# 小儿骨科诊断

# Paediatric Orthopaedic Diagnosis

原　著　Benjamin Joseph
James Robb
Randall T. Loder
Ian Torode

主　译　张学军
副主译　曹　隽　姚子明
译　者（按姓名汉语拼音排序）
曹　隽　范竟一　冯　磊
高景淳　高荣轩　李　浩
刘　虎　宋宝健　姚子明
朱丹江

北京大学医学出版社

XIAOER GUKE ZHENDUAN

图书在版编目（CIP）数据

小儿骨科诊断 / (印) 本杰明·约瑟夫 (Benjamin Joseph) 等原著；张学军主译. – 北京：北京大学医学出版社, 2021.1

书名原文: Paediatric Orthopaedic Diagnosis

ISBN 978-7-5659-2259-6

Ⅰ. ①小… Ⅱ. ①本… ②张… Ⅲ. ①小儿疾病—骨疾病—诊断 Ⅳ. ①R726.804

中国版本图书馆CIP数据核字(2020)第170891号

北京市版权局著作权合同登记号：图字：01-2018-0215



**小儿骨科诊断**

**主　　译**：张学军
**出版发行**：北京大学医学出版社
**地　　址**：（100083）北京市海淀区学院路38号　北京大学医学部院内
**电　　话**：发行部 010-82802230；图书邮购 010-82802495
**网　　址**：http：//www.pumpress.com.cn
**E-mail**：booksale@bjmu.edu.cn
**印　　刷**：北京信彩瑞禾印刷厂
**经　　销**：新华书店
**责任编辑**：冯智勇　　**责任校对**：靳新强　　**责任印制**：李　啸
**开　　本**：889 mm × 1194 mm　1/16　　**印张**：20.25　　**字数**：580千字
**版　　次**：2021年1月第1版　2021年1月第1次印刷
**书　　号**：ISBN 978-7-5659-2259-6
**定　　价**：198.00元

# 译者前言

自 1981 年潘少川教授主编了我国第一部小儿骨科专著《小儿矫形外科学》至今已经有 40 个年头。在此期间，我国小儿骨科从理论体系到临床技术都得到了长足发展，专业体系建设更为完善，小儿骨科队伍逐步成长、壮大。但与此同时，全国每千名儿童的医师配比却仅为 0.55 人，儿科医生短缺的现状逐步引起社会的重视。在此背景下，北京儿童医院骨科团队组织一批同时具备专业素养与临床经验的医生团队翻译本书，力求为行业同仁，尤其是医学生及年轻医生的临床诊断提供有效帮助。

本书原著是由 4 位世界著名的资深小儿骨科医生撰写，目的在于给年轻的小儿骨科医生提供准确、便捷的临床诊断帮助。整本书按照年龄分为新生儿、婴幼儿、学步期儿童及学龄前儿童、学龄期儿童、青少年五大部分，几乎涵盖了小儿骨科领域的所有疾病的诊断。在每一章又按照病史、体格检查、辅助检查的诊断思路，循序渐进地推导出诊断，图文并茂，论述体系完整，并且在每章的最后总结成表格，便于读者理解与记忆。本书内容翔实，可作为门诊或者病房工作常用的手头宝典，其全面且有章法的诊断思路有助于医学生与年轻医生更好地掌握诊断技巧，打下扎实的基本功。

北京儿童医院骨科在潘少川教授的带领下先后出版了《小儿骨折》《实用小儿骨科学》《小儿骨科规避后患要略》和《发育型髋关节发育不良》等著作。但学科的发展日新月异，学科发展成果的交流与普及仍待加强，学科队伍的建设任重道远，基于此考虑选择引入并翻译了本书。这本《小儿骨科诊断》是前述著作的延续和补充，我们希望能够继续发扬潘少川教授的治学精神，为小儿骨科专业发展与小儿骨科医生队伍建设略尽绵薄之力。

如有翻译不妥之处，敬请广大读者批评指正。

**张学军**
北京儿童医院骨科

# 原著序一

本书由 4 位资深小儿骨科医生撰写，旨在给临床工作者提供一本针对儿童各类骨骼肌肉疾病准确诊断的参考书籍。本书并不追求新，相反，我们编写的理念是回溯医疗工作的传统。每章都以一系列问题作为开始，这也是临床工作者经常询问患者或家长的问题。这些问题就像是临床工作中在采集病史，而采集病史至关重要。如同 William Osler 所说过的："倾听你的患者，他会告诉你正确的诊断"。

为做出正确诊断，下一步要做的是体格检查。作者将体格检查以新的分类表达为"视、触、动"。每种分类都列出正常与异常发现，强调临床工作中应在进行详尽的体格检查后再进行进一步的影像学或者实验室检查。

接下来，作者将主题转到相关的研究、影像学检查、实验室检查等。这些内容，尤其是将信息精炼成的图表，为医生做进一步鉴别诊断提供了依据。最后，书中所引用参考文献的信息有助于读者查阅并可拓宽他们的知识面。

书中将患者或家属常见的表述与临床专业诊断术语依据主题分门别类，这有助于医学生与临床医生通过对此书的学习更好地掌握诊断技巧。

作者刻意没有过多地讨论各类疾病的治疗。这是为了符合临床工作的首要要求：认识并理解通过何种方法建立正确的诊断。对于如何治疗可以通过其他渠道进一步学习。

总之，本书对于临床教学工作很有价值。其用词严谨并通俗易懂，且涵盖了该领域大多数临床常见疾病，适于临床工作者随时学习。

**Tony Herring, MD**
TX, US

# 原著序二

小儿骨科正处于十字路口。这个专业包含了各种易于发现的疾病，也包含了大量难以诊断的疾病。而这些疾病基于儿童不同年龄的特点更是增加了诊断的复杂性。本书介绍了针对不同症状表现如何做出正确诊断，并根据儿童不同年龄的特点做了分类。所有常见疾病都做了详细的介绍，并进一步以问答形式引出诊断的正确路径。这是本书最重要的成功之处。有句老话说："仔细倾听患者心声，都会对医生有所启发"。现代小儿骨科已经发展为一门需要医生与医疗辅助及护理团队协同合作的学科，首诊多在急诊而非在门诊被发现。本书是一本实用的有关结构化诊断和临床评估的手册，而这些正是目前的培训中所欠缺的。因此，本书不仅适用于临床一线医生，也适用于医学教学工作者。本书最大的贡献就在于全面系统地解读了常见疾病的诊断流程，并强调根据不同儿童的年龄避免不恰当的过度检查。

**Prof. N .M. P. Clarke, ChM, DM, FRCS, FRCS Ed**

Southampton, UK

# 原著前言

医生在建立正确诊断工作中的地位如同侦探在追踪线索破获犯罪中一样。医生与侦探在工作中都询问问题。而问题越适当，疾病与罪犯也越容易被发现。

当面对一个跛行的儿童，第一个问题就是“跛行是否伴随疼痛？”而对这一问题的回答会明显缩小诊断的范围。如果儿童不痛，第二个问题则是“什么时候出现跛行的？”如果儿童自开始走路就出现跛行，那诊断的范围就小得多了。进一步可以通过体格检查和辅助检查进行鉴别。因此，本书强调采用合理的问诊帮助医生更快、更好地诊断疾病。

本书基于年龄分章节阐述：新生儿、婴幼儿、学步期儿童及学龄前儿童、学龄期儿童、青少年。先天性疾病也可能在学龄期才被发现，这时需要读者从新生儿章节获取必要的知识。

本书涵盖了几乎所有临床常见的病症，部分章节还专门探讨了罕见病，但也并非对每一主题都包罗万象。

希望本书对于所有医学生、儿童骨科医生、小儿外科医生、新生儿医生有所裨益。


| | |
|---|---|
| Kochi, India | Benjuamin Joseph |
| Indianapolis, IN, USA | Randall T. Loder |
| Edinburgh, UK | James Robb |
| Melbourne, Australia | Ian Torode |

# 目　录

## 第一部分　新生儿

## 第二部分 婴幼儿



## 第三部分 学步期儿童及学龄前儿童

## 第四部分 学龄期儿童

## 第五部分 青少年

# 第一部分
# 新生儿

# 第 1 章　髋关节畸形

## 1.1　引言

新生儿髋关节畸形的范围很广，包含了从轻度的髋臼发育不良到严重的缺陷，如股骨近段的缺陷。发育性髋关节发育不良（developmental dysplasia of the hip, DDH）是最常见的髋关节异常；早期诊断并且治疗，往往能够得到满意的治疗效果，然而延误的话，治疗的并发症会增加，且效果不确切。有些髋关节畸形通过简单的查体可能不会发现明显的异常，因为髋关节是深层关节，不像膝关节轻微异常就很容易发现。

以下列出了在诊断新生儿髋关节畸形的病史和病因时需要回答的几个重要问题。

## 1.2　建立诊断的问题

- 婴儿是早产还是足月产？
- 婴儿是第一胎吗？
- 有无臀位的病史？
- 有无髋关节发育不良的家族史？
- 有无孕期胎儿活动减少？
- 有无孕期孕妇生病或药物滥用的病史？
- 有无肢体关节松弛或僵硬？
- 有无其他肌肉骨骼畸形？
- 髋关节检查有假性瘫痪或疼痛吗？

婴儿是早产还是足月产？

髋关节发育不良在足月儿中更常见，而在早产儿中并不常见（Loder and Skopelja 2011）。

婴儿是第一胎吗？

发育性髋关节发育不良在第一胎中更常见。

有无臀位的病史？

发育性髋关节发育不良与臀位产有密切的关联。

有无髋关节发育不良的家族史？

有家族史者可能会有发育性髋关节发育不良。

有无孕期胎儿活动减少？

孕期胎儿活动减少（运动不能）在关节挛缩中常有报道。

有无孕期孕妇生病或药物滥用的病史？

孕早期服用药物或者孕妇生病可能会导致胎儿出现严重的先天性畸形和综合征。

有无肢体关节松弛或僵硬？

关节僵硬出现在关节挛缩中，而关节松弛常见于 Larsen 综合征（Larsen syndrome）；在这两种情况中，髋关节可能脱位。

有无其他肌肉骨骼畸形？

髋关节发育不良通常伴有跖骨内收和先天性肌性斜颈。关节挛缩、Larsen 综合征、脊髓脊膜膨出常伴有对称性关节挛缩和关节脱位。Windswept 髋关节畸形常伴有婴儿型脊柱侧凸（Green and Griffin 1982）。

髋关节检查有假性瘫痪或疼痛吗？

一些难产的新生儿可能会发生股骨近端骨骺骨折。

## 1.3　体格检查

### 1.3.1　视

观察正常的腹股沟皱褶是否出现或者缺失。注意臀纹是否对称。在矢状位、冠状面和横断面上寻找髋关节的畸形。观察是否有肢体短缩，且短缩的是股骨（Galeazzi 征）。注意是否下肢也有短缩。关注下肢是否自主活动并且注意是否存在活动减少或缺失。

### 1.3.2 触

触诊股三角，观察股骨头提供的正常阻力是否存在。触诊股动脉搏动，注意 Narath 血管征是否阳性。触诊股骨大转子，观察对于髂前上棘来说是否维持着正常的解剖关系。

### 1.3.3 动

在髋关节和膝关节屈曲 90° 的情况下外展活动双侧髋关节，观察是否存在外展受限（新生儿正常情况下，双侧大腿几乎可以触到床面）。检查髋关节内旋和外旋的活动范围。

### 1.3.4 特殊检查

**新生儿髋关节不稳定性检查：Barlow 试验和 Ortolani 试验**

Ortolani 试验提示可复性髋脱位。Barlow 试验提示复位的髋关节可以脱位。这两个试验应该在婴儿放松、温暖且脱掉尿裤的情况下完成（图 1.1）。

Ortolani 试验是在髋关节放松和内收下完成的，检查者手指轻轻地放在大转子上并轻微牵引，髋关节轻轻地外展。特别对于左侧髋关节，右手轻轻握住左大腿，示 / 中指放在大转子上，拇指放在大腿内侧。左手固定对侧髋关节。在轻轻地外展和牵引下，当股骨头复位进入髋臼时，检查者会感觉到弹响。对侧手的位置通常在右髋关节上。每侧髋关节分别测试。

Barlow 试验是在髋关节屈曲、外展位完成的，手的位置和 Ortolani 试验相似，然后大腿慢慢地内收同时向后方加压，检查者会感觉到股骨头脱出髋臼后缘（Barlow 1963）。

## 1.4 辅助检查

### 1.4.1 X 线平片

新生儿不适合拍摄骨盆正位片；这时的髋关节大部分是软骨的，因此很难解释。在出生到 4 个月龄之间，可以选择超声检查。大于 4 个月龄的，可以拍摄骨盆正位片。DDH 包含了从简单的髋臼发育不良到高位脱位。Tönnis 描述了髋关节发育不良的 4 个级别：**0 级**是正常的髋关节；**1 级**是指股骨头骨化中心位于 Perkin 线内侧；**2 级**是指股骨头骨化中心位于 Perkin 线外侧但在髋臼外上缘下方；**3 级**是指股骨头骨化中心位于髋臼外上缘平面；**4 级**是指股骨头骨化中心位于髋臼外上缘以上（Tönnis 等 1987）。

### 1.4.2 超声

髋关节超声检查有助于髋关节发育不良的诊断以及监控治疗。有两种常用方法（Weintroub and Grill, 2000）：Graf 静态方法（1984）和 Harcke 动态方法（1995, 2005）。

Graf 方法使用角度测量（α、β 角）和股骨头覆盖率来评估髋关节的形态（图 1.2）。Harcke 动态方法通过 Ortolani 试验和 Barlow 试验来评估髋关节的稳定性。

## 1.5 鉴别诊断

### 1.5.1 发育性髋关节发育不良

**新生儿髋关节不稳定**

这个诊断是通过 Barlow 征阳性或者感觉有些半脱位但不是完全脱位做出的。在行 Ortolani 试验时有可能出现完全脱位。动态和静态超声可以证实此诊断。

**髋臼发育不良伴有或不伴有不稳定**

简单地说就是一个变浅的髋臼。如果髋关节稳定，Barlow 检查不会有异常。通过超声检查（α 角比正常值低）或者 X 线片（髋臼指数比正常值高）即可诊断（Tönnis 1976）。

### 1.5.2 畸形的髋关节脱位

**关节挛缩中的髋关节脱位**

这种髋关节常见于合并关节挛缩的儿童（Bernstein 2002; Bevan et al. 2007），并且包含了轻度的挛缩至完全的脱位。体格检查提示一个屈曲、内收挛缩的髋关节。当出现脱位时，这种通常是僵

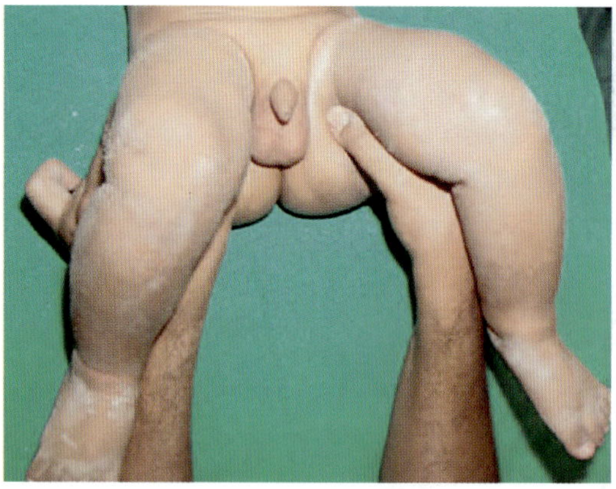

拇指握在大腿内侧并且示指和中指放在大转子处

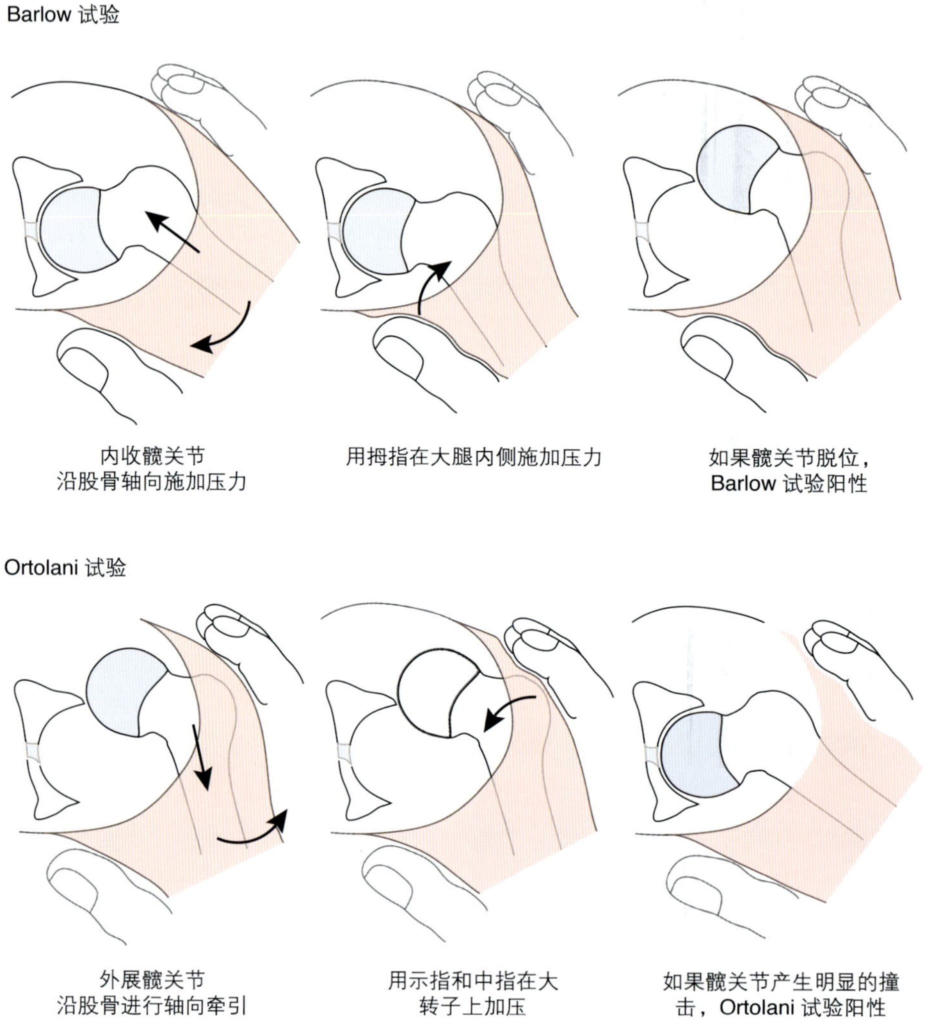


**图 1.1** Ortolani 试验和 Barlow 试验过程图解

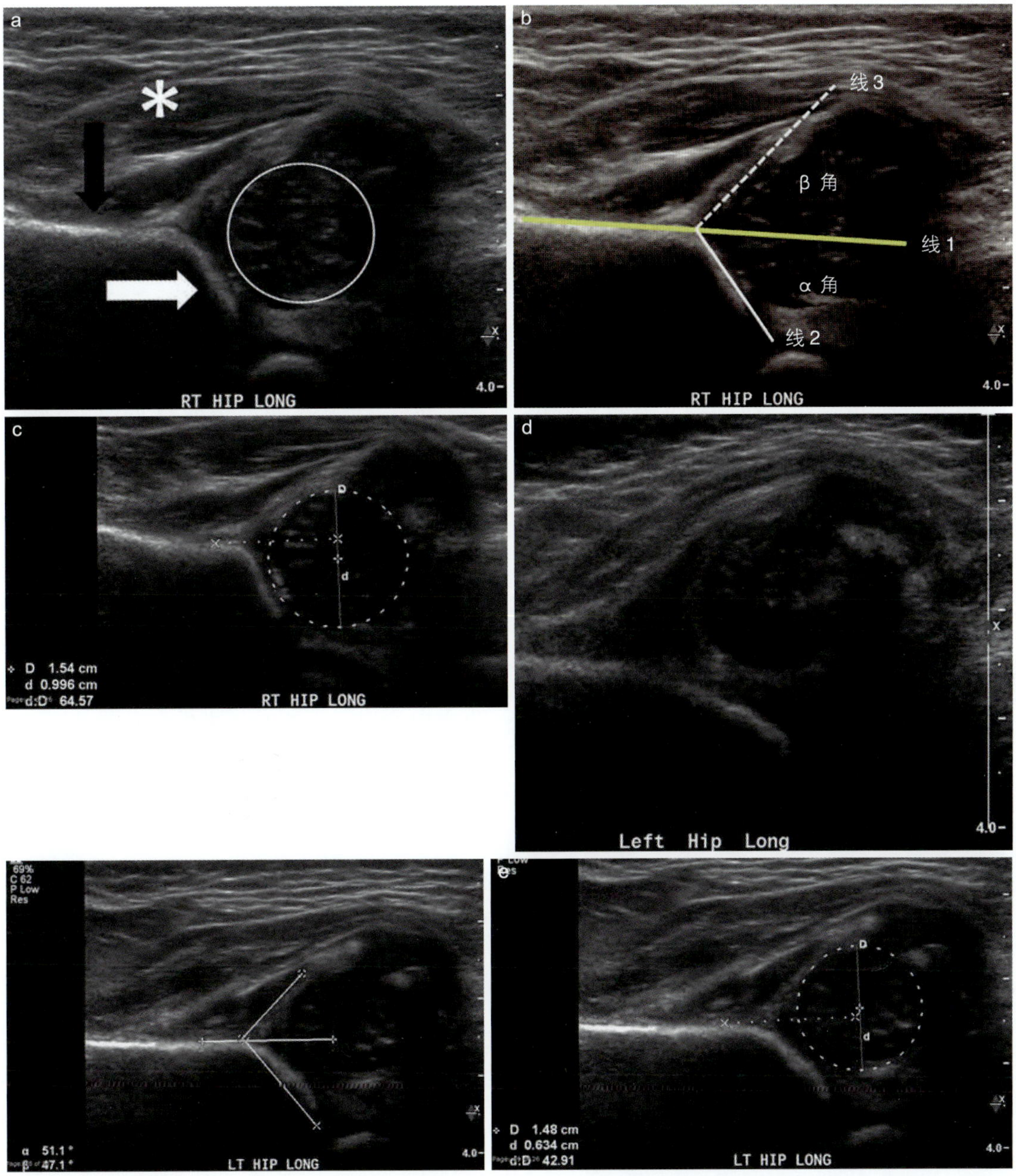


**图 1.2**　DDH 的髋关节超声检查。( a ) 典型的正常新生儿的髋关节纵向超声图像。髂骨用黑色箭头标注，骨性臼顶用白色箭头标注，外展肌肉用白色星号标注，股骨头用白色圆圈标注。( b ) 在超声图像上测量 α 角和 β 角以确定 Graf 分级。首先画出基线，它是沿着髂骨通过髋臼骨性和软骨性部分的交点（线 1，黄色实线）。线 2（白色实线）是从髋臼边缘到 Y 形软骨；线 3（白色虚线）是从髋臼边缘到侧位的软骨性臼顶。α 角是基线和线 2 之间的夹角；β 角是基线和线 3 之间的夹角。正常的 α 角 >60°。( c ) 股骨头覆盖率是使用 ( d/D ) ×100 计算得来的。D 代表股骨头直径、d 代表骨性髋臼顶覆盖的部分。在这个病例中，股骨头覆盖率为 65%。( d ) 髋关节脱位：注意股骨头和髋臼之间没有任何接触。( e ) 一个臀位产的新生儿存在轻度的髋臼发育不良。α 角为 51°（图 a），股骨头覆盖率为 42.9%（图 b）

硬的、高位的脱位，例如 Ortolani 征为阴性；在新生儿中超声检查可以清晰地显示脱位情况；骨盆 X 线片检查也可以显示脱位情况（图 1.3）。

### 脊柱裂中的髋关节脱位

合并脊柱裂的患儿通常是出生后即存在髋关节脱位或者后天发育成髋关节脱位（Broughton et al. 1993）。它们通常与屈曲和内收挛缩相关。那些出生即合并髋关节脱位的存在畸形性髋关节脱位。在高位脊柱裂的患儿中，髋关节内收肌和髋屈肌强壮，而髋外展肌和髋伸直肌削弱（例如 L3 和 L4）；这样可导致髋关节脱位（图 1.4）。

### 骨骼发育不良和常见综合征中的髋关节脱位

合并先天性关节脱位的脊柱骨骺发育不良是一种与先天性髋关节和膝关节脱位相关的骨骼发育不良的类型（Hermanns et al. 2008）。除了关节脱位，身材短小以及进展性脊柱后凸都是这种疾病的特征表现。这种疾病是由 *CHST3* 基因变异引发的。Larsen 综合征（Larsen et al. 1950）是一系列症状，包括多发关节脱位（髋关节、肘关节、膝关节）、严重的足畸形（马蹄内翻足或马蹄外翻足）和面部畸形。本病通常通过产前超声检查可以诊断（Rochelson et al. 1993; Tongsong et al. 2000）。先天性膝关节脱位通常与 Larsen 综合征相关（Houston et al.1981；Laville et al. 1994；Rønningen and Bjerkreim 1978；Steel and Kohl 1972）。

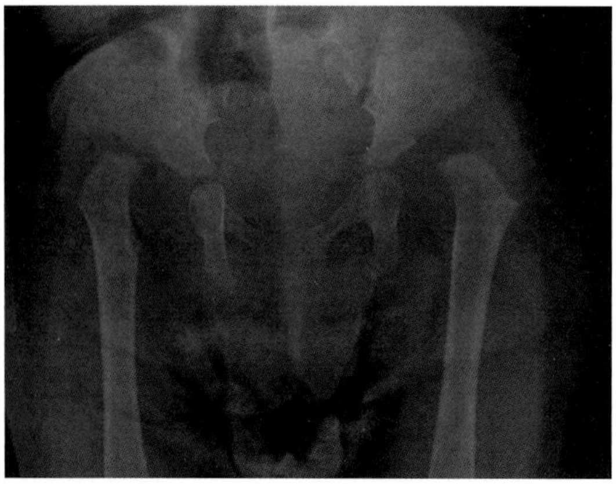

图 1.3 合并关节挛缩的婴儿双侧髋关节脱位

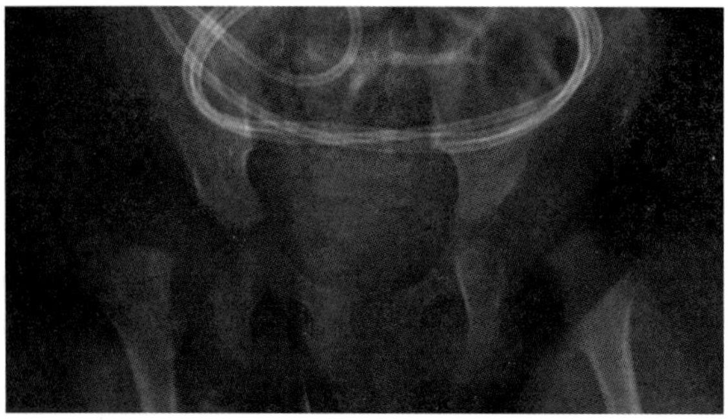

图 1.4 合并高位腰椎脊髓脊膜膨出的婴儿伴有右髋完全脱位和左侧髋关节半脱位

## 1.5.3 先天性髋内翻

先天性髋内翻是指股骨近段的颈干角小于正常值。它也与干骺端下方的三角骨块有关（Beals 1988；Weinstein et al. 1984）。本病通常是单侧受累并且常合并股骨短缩。体格检查没有关节不稳表现，但是存在髋关节内旋受限，而且在严重的病例存在明显的股骨短缩和 Galeazzi 征阳性。本病往往都是婴儿会走以后出现 Trendelenburg 跛行才被发现。X 线片证实颈干角减小，股骨近段骨骺向下移位成垂直方向，以及干骺端下方的三角骨块（图 1.5）。

## 1.5.4 股骨近段局限性缺陷

股骨近段局限性缺陷（proximal femoral focal deficiency，PFFD）泛指先天性股骨畸形，包括了先天性髋内翻和先天性股骨短缩甚至是股骨完全缺失（Gillespie 1998；Lange et al. 1978；Panting and Williams 1978；Pappas 1983）。本病有很多不同的分型系统。临床上患侧大腿比对侧短（除外双侧受累的）并伴有髋关节和膝关节屈曲挛缩。常与大腿外旋有关。Ortolani 征和 Barlow 征阴性。X 线片可以明确诊断。

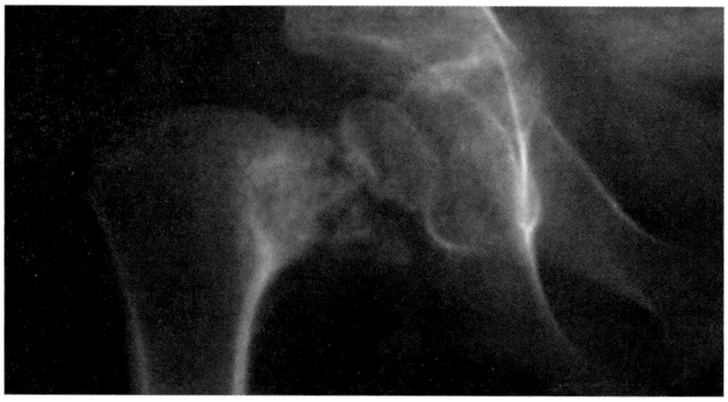

图 1.5 合并先天性髋内翻的儿童的 X 线片。注意干骺端下方的三角骨块

### 1.5.5　罕见疾病

**膀胱外翻中的髋关节**

由于膀胱 / 泄殖腔外翻的患儿骨愈合时间延长，髋关节外观上是翻转的并且髋臼是后倾的（图 1.6）。这就导致了患儿走路以后出现外旋的步态（Sponseller et al.1995）。

**髋关节发育不良合并对侧髋关节外展受限**

髋关节发育不良见于髋关节外展活动受限的儿童中。这种发育不良的髋关节是对侧活动受限。体格检查提示臀纹不对称和下肢不等长（Green and Griffin 1982）。

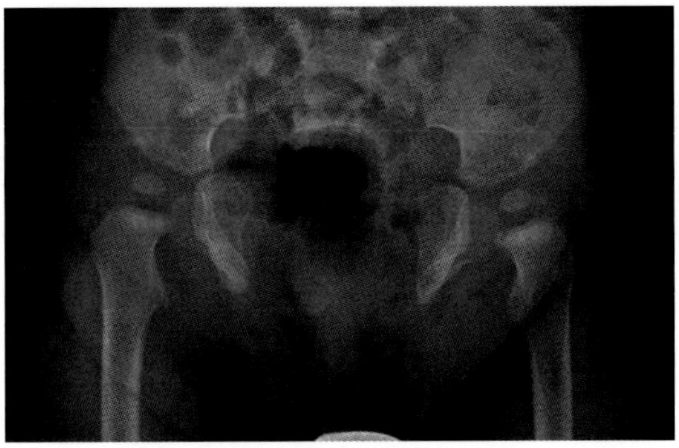

图 1.6　合并膀胱外翻的儿童的骨盆 X 线片。注意耻骨联合增宽

**新生儿股骨近端骨骺骨折**

新生儿在生产过程中可能会发生这种骨折；下肢保持一个外旋的体位并且表现为假性瘫痪（Lindseth et al.1971；Ogden et al.1984；Theodorou et al.1982）。X 线片显示股骨近端骨骺向近端和侧方移位，类似脱位。超声检查显示股骨近端骨骺位于髋臼内。

**感染性疾病**

婴儿化脓性髋关节炎合并或不合并骨髓炎和髂腰肌脓肿会导致受累的髋关节外展和屈曲体位。婴儿会易激惹但不一定有发热。被动活动受累的髋关节会引起患儿哭闹，并常表现为假性瘫痪（Frank et al.2005；Karmazya et al.2007；Robben 2004；Samora and Klingele 2013）。使用超声检查和磁共振检查有利于诊断。

## 1.6　建立诊断

诊断流程见表 1.1。

表 1.1　确定在新生儿中畸形髋关节病因的诊断

| | | | | | | |
|---|---|---|---|---|---|---|
| **病史** | | | | | | |
| 第一胎女孩<br>足月分娩<br>（这些特征可能不是一直都有） | 性别，出生次序没有相关性 | 性别，出生次序没有相关性 | 性别，出生次序没有相关性 | 性别，出生次序没有相关性 | 性别，出生次序没有相关性 | 性别，出生次序没有相关性 |
| 可能有阳性家族史 | 没有阳性家族史 | 通常没有阳性家族史 | 可能有阳性家族史 | 经常有阳性家族史 | 很少有阳性家族史 | 很少有阳性家族史 |
| 可能有臀位史 | — | — | — | — | — | — |
| 正常的胎动 | 经常宫内胎动减少（运动不能） | 经常宫内胎动减少 | 正常的胎动 | 正常的胎动 | 正常的胎动 | 正常的胎动 |
| — | — | — | — | — | — | 偶尔可能会有孕期母亲生病或滥用药物史 |
| **体格检查** | | | | | | |
| Barlow 和（或）Ortolani 试验阳性 | Barlow 和 Ortolani 试验通常阴性 | Barlow 和（或）Ortolani 试验可能阳性 | Barlow 和 Ortolani 试验阳性 | Barlow 和 Ortolani 试验通常阴性 | Barlow 和 Ortolani 试验阴性 | Barlow/Ortolani 试验阴性 |
| 可能有髋关节外展受限 | 有髋关节外展受限 | 可能有髋关节外展受限 | 髋关节极限活动范围可达全展平 | 可能有髋关节外展受限 | 出现外展受限和极度内收 | 外展活动正常或减少 |
| 一般会有全身韧带松弛 | 不会有韧带松弛 | 没有韧带松弛 | 出现显著的韧带松弛 | 没有韧带松弛 | 无韧带松弛 | 无韧带松弛 |
| 下肢自主活动正常提示不存在瘫痪 | 下肢自主活动减少 | 下肢自主活动可能减少（髋关节可能保持屈曲位） | 下肢自主活动正常 | 下肢自主活动正常 | 下肢自主活动正常 | 下肢自主活动出现 |
| 被动髋关节内旋比外旋活动显著提示股骨前倾 | 被动髋关节旋转活动变小 | 被动髋关节旋转活动正常 | 被动髋关节旋转活动变大 | 被动髋关节旋转活动可能变小 | 被动髋关节外旋活动变大而内旋变小 | 髋关节旋转活动变小 |
| 无膝关节畸形 | 可能出现膝关节屈曲或过伸畸形 | 可能出现膝关节屈曲畸形或者膝关节可能没有畸形 | 可能出现膝关节过伸 | 可能出现膝关节过伸 | 无膝关节畸形 | 无膝关节畸形 |
| 可能出现跖骨内收 | 可能出现马蹄内翻足或凸底外翻足 | 可能出现马蹄足 / 马蹄内翻足 / 凸底外翻足 | 可能出现马蹄内翻足畸形 | 偶尔会出现马蹄内翻足畸形 | 无足部畸形 | 足部可能或不存在畸形 |
| | | | | 身材矮小和身体比例改变显著 | | 大腿部分很短 |
| 最可能的诊断：<br>发育性髋关节发育不良（DDH） | 最可能的诊断：<br>关节挛缩中畸形的髋关节脱位 | 最可能的诊断：<br>脊柱裂中瘫痪性的髋关节脱位 | 最可能的诊断：<br>Larsen 综合征中的髋关节脱位 | 最可能的诊断：<br>在骨骼发育不良中畸形的髋关节脱位 | 最可能的诊断：<br>髋内翻 | 最可能的诊断：<br>股骨近段局限性缺陷（PFFD） |
| **检查** | | | | | | |
| 超声：<br>髋臼发育不良<br>α 角减小和 β 角度增大 | X 线平片：<br>髋关节脱位 | X 线平片：<br>脊柱裂<br>髋关节脱位 | X 线平片：<br>髋关节脱位<br>跟骨和肱骨远端异常骨化 | X 线平片：<br>髋关节脱位<br>骨骺发育不良<br>扁平椎 | X 线平片：<br>颈干角减小 | X 线平片：<br>股骨近段局限性缺陷 |
| **诊断** | | | | | | |
| DDH | 合并关节挛缩的髋关节脱位 | 脊柱裂中瘫痪性的髋关节脱位 | 合并 Larsen 综合征的髋关节脱位 | 合并脊柱骨骺发育不良的髋关节脱位 | 先天性髋内翻 | PFFD |

（Randall T. Loder 著　高荣轩　朱丹江 译）

## 参考文献


Barlow TG. Early diagnosis and treatment of congenital dislocation of the hip. Proc R Soc Med. 1963;56:804–6.

Beals RK. Coxa vara in childhood: evaluation and management. J Am Acad Orthop Surg. 1998;6:93–9.

Bernstein R. Arthrogryposis and amyoplasia. J Am Acad Orthop Surg. 2002;10:417–24.

Bevan WP, Hall JG, Bamshad M, et al. Arthrogryposis multiplex congenital (amyoplasia). An orthopaedic perspective. J Pediatr Orthop. 2007;27:594–600.

Broughton NS, Menelaus MB, Cole WG, et al. The natural history of hip deformity in myelomeningocele. J Bone Joint Surg Br. 1993;75-B:760–3.

Frank G, Mahoney HM, Eppes SC. Musculoskeletal infections in children. Pediatr Clin North Am. 2005; 52:1083–106.

Gillespie R. Classification of congenital abnormalities of the femur. In: Herring JA, Birch JG, editors. The child with a limb deficiency. Rosemont: American Academy of Orthopaedic Surgeons; 1998. p. 63–72.

Graf R. Classification of hip joint dysplasia by means of sonography. Arch Orthop Trauma Surg. 1984;102: 248–55.

Green NE, Griffin PP. Hip dysplasia associated with abduction contracture of the contralateral hip. J Bone Joint Surg Am. 1982;64-A:1273–81.

Harcke HT. The role of ultrasound in diagnosis and management of developmental dysplasia of the hip. Pediatr Radiol. 1995;25:225–7.

Harcke HT. Imaging methods used for children with hip dysplasia. Clin Orthop. 2005;434:71–7.

Hermanns P, Unger S, Rossi A, et al. Congenital joint dislocations caused by carbohydrate sulfotransferase 3 deficiency in recessive Larsen syndrome and humero-spinal dysostosis. Am J Med Genet. 2008;82: 1368–74.

Houston CS, Reed MH, Desautels JEL. Separating Larsen syndrome from the “arthrogryposis basket”. J Can Assoc Radiol. 1981;32:206–14.

Karmazyn B, Loder RT, Kleiman MB, et al. The role of pelvic magnetic resonance in evaluating nonhip sources of infection in children with acute nontraumatic hip pain. J Pediatr Orthop. 2007;27:158–64.

Lange DR, Schoenecker PL, Baker CL. Proximal femoral focal deficiency: treatment and classification in forty-two cases. Clin Orthop. 1978;135:15–25.

Larsen LJ, Schottstaedt ER, Bost FC. Multiple congenital dislocations associated with characteristic facial abnormality. J Pediatr. 1950;37:574–81.

Laville JM, Lakermance P, Limouzy F. Larsen’s syndrome: review of the literature and analysis of thirty-eight cases. J Pediatr Orthop. 1994;14:63–73.

Lindseth RE, Rosene J, Harold A. Traumatic separation of the upper femoral epiphysis in a new born infant. J Bone Joint Surg Am. 1971;53-A:1641–4.

Loder RT, Skopelja EN (2011) The epidemiology and demographics of hip dysplasia. ISRN Orthopedics. 2011(238607):(238607) 46 p.

Ogden JA, Lee KE, Rudicel SA, et al. Proximal femoral epiphysiolysis in the neonate. J Pediatr Orthop. 1984;4:285–92.

Panting AL, Williams PF. Proximal femoral focal deficiency. J Bone Joint Surg Br. 1978;60-B:46–52.

Pappas AM. Congenital abnormalities of the femur and related lower extremity malformations: classification and treatment. J Pediatr Orthop. 1983;3:45–50.

Robben SGF. Ultrasonography of musculoskeletal infections in children. Eur Radiol. 2004;14:L65–77.

Rochelson B, Petrikovsky B, Shmoys S. Prenatal diagnosis and obstetric management of Larsen syndrome. Obstet Gynecol. 1993;81:845–7.

Rønningen H, Bjerkreim I. Larsen’s syndrome. Acta Orthop Scand. 1978;49:138–42.

Samora JB, Klingele K. Septic arthritis of the neonatal hip: acute management and late reconstruction. J Am Acad Orthop Surg. 2013;21:632–41.

Sponseller PD, Bisson LJ, Gearhart JP, et al. The anatomy of the pelvis in the exstrophy complex. J Bone Joint Surg Am. 1995;77-A:177–89.

Steel HH, Kohl EJ. Multiple congenital dislocations associated with other skeletal anomalies (Larsen’s syndrome) in three siblings. J Bone Joint Surg Am. 1972;54-A:75–82.

Theodorou SD, Ierodiaconou MN, Mitsou A. Obstetrical fracture-separation of the upper femoral epiphysis. Acta Orthop Scand. 1982;53:239–43.

Tongsong T, Wanapirak C, Pongsatha S, et al. Prenatal sonographic diagnosis of Larsen syndrome. J Ultrasound Med. 2000;19:419–21.

Tönnis D. Normal values of the hip joint for the evaluation of X-rays in children and adults. Clin Orthop. 1976; 119:39–47.

Tönnis D, Legal H, Graf R. Congenital dysplasia and dislocation of the hip in children and adults (Terry C. Telger, Trans.). Berlin/Heidelberg: Springer; 1987.

Weinstein JN, Kuo KN, Millar EA. Congenital coxa vara. A retrospective review. J Pediatr Orthop. 1984;4:70–7.

Weintroub S, Grill F. Ultrasonography in developmental dysplasia of the hip. J Bone Joint Surg Am. 2000; 82-A:1004–18.

# 第 2 章　股骨畸形

## 2.1　引言

股骨的畸形可能是一种独立的畸形，它也可能与其他畸形相关，包括髋关节、膝关节或者其他骨骼。先天性股骨畸形包括短缩、股骨近端或远端发育不良、弯曲或者重复畸形；有些时候会同时发生。

## 2.2　建立诊断的问题

- 孕期母亲有无病毒感染或药物滥用病史？
- 有无类似畸形的家族史？
- 畸形是单侧的还是双侧的？
- 股骨是否完全形成或者有无股骨近段或远段缺失？
- 有无下肢骨骼的缺失？
- 有无其他肢体的畸形，如果有的话，畸形是否为对称性的？

孕期母亲有无病毒感染或药物滥用病史？

孕早期药物摄入或者其他的暴露可能使婴儿更易患有严重的先天性畸形。

有无类似畸形的家族史？

当评估骨骼发育异常的时候，虽然可能会存在新的基因突变而没有任何家族史，但询问有无家族史仍很重要。

畸形是单侧的还是双侧的？

双侧的股骨畸形更像是骨骼发育不良（例如躯干矮小、弯肢性侏儒）。股骨缺失综合征可单侧发病，也可双侧受累。

股骨是否完全形成或者有无股骨近段或远段缺失？

股骨近段缺失（或股骨近段局限性缺陷，proximal focal femoral deficiency, PFFD）和股骨远段缺失（或股骨远段局限性缺陷，distal focal femoral deficiency, DFFD）都合并严重的肢体短缩。PFFD 的髋关节是不稳定的，而 DFFD 的膝关节是不稳定的。

有无下肢骨骼的缺失？

下肢骨骼发育不良可见于 PFFD，也可合并双股骨。

有无其他肢体的畸形，如果有的话，畸形是否为对称性的？

在躯干发育不良或成骨不全中，股骨弓形可能合并其他长管状骨弓形弯曲。躯干发育不良的弓形弯曲通常是轻度的和对称性的，而成骨不全的弓形弯曲可能是严重的和非对称性的。

## 2.3　体格检查

### 2.3.1　视

注意明显的畸形是什么；注意是否有短缩和弓形弯曲。如果大腿出现了弓形弯曲，注意方向和弯曲的位置。观察是否有弯曲位置皮肤的凹陷。注意畸形是单侧的还是双侧的。观察是否有下肢和上肢的畸形，有无面部畸形。

### 2.3.2　触

触诊整个股骨的长度；特别注意股骨头和股骨髁是否可以触及。如果存在弓形弯曲，注意弯曲的位置和程度。确认是否在股骨干上有任何骨赘疣

（重复畸形）。注意股骨是否存在压痛。

### 2.3.3　动

完成 Barlow 试验和 Ortolani 试验检查髋关节不稳定性。检查膝关节的不稳定性。注意髋关节和膝关节活动有无疼痛。检查髋关节、膝关节和踝关节的活动范围。

## 2.4　辅助检查

**X 线平片**

观察弓形弯曲畸形（例如成骨不全、躯干矮小）和假关节（股骨近段缺陷）。如果考虑为骨骼发育不良，必须要做骨骼检查。

**超声**

在小年龄儿童中，超声检查可以证实是否存在软骨性的股骨头或由股骨近段局限性缺陷造成的假关节（Grissom and Harcke 1994; Kayser et al. 2005）。

**基因评估**

有超过 40 种基因性的综合征合并股骨弓形弯曲（Alanay et al. 2007）。遗传学家的会诊对于诊断综合征是必不可少的。

## 2.5　鉴别诊断

### 2.5.1　短缩

**先天性股骨短缩**

本病在股骨发育不良中是最轻微的畸形。简而言之，本病就是患侧股骨比对侧短（Gillespie 1998; Gillespie and Torode 1983; Pappas 1983）并且在年龄大的孩子中常合并膝关节松弛和膝内翻（Gillespie and Torode 1983; Sanpera et al. 1995）。在合并腓半肢畸形或发育不全的孩子中，它也是一种合并畸形。

### 2.5.2　发育缺失

**股骨近段局限性缺陷**

股骨近段局限性缺陷（PFFD）是先天性股骨畸形范畴内从先天性髋内翻、先天性股骨短缩甚至到完全的股骨缺失中的一部分（Gillespie 1998; Lange et al. 1978; Panting and Williams 1978; Pappas 1983）。本病可以通过孕期超声检查诊断（Goncalves et al. 1996）。有很多不同的分型系统（Aitken 1969; Gillespie and Torode 1983; Pappas 1983; Sanpera et al. 1995）。临床上，大腿患侧比对侧短（除外双侧受累）并合并髋关节和膝关节屈曲（图 2.1）。常伴有大腿外旋。Ortolani 试验和 Barlow 试验是阴性的。X 线检查可以明确诊断（图 2.2a～e）。

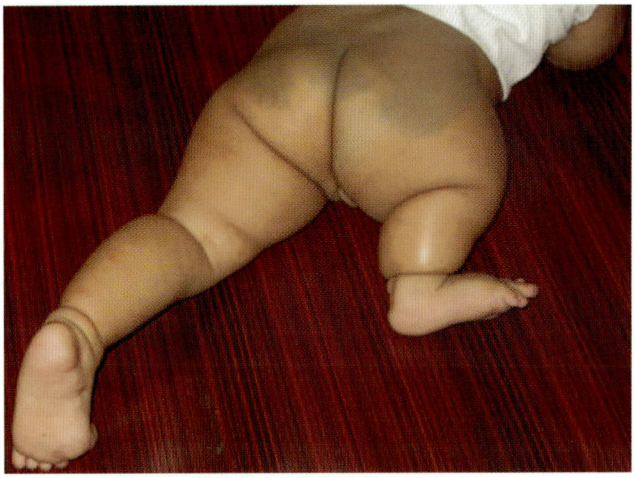

**图 2.1**　合并股骨近段局限性缺陷的儿童外观照片。在严重的病例，患侧踝关节和健侧膝关节处于同一水平

**股骨远段局限性缺陷**

本病罕见，股骨远端骨骺可能伴有股骨远段短缩和股骨远段与股骨近段间的假关节或者完全的股骨远端干骺端缺失（Gilsanz 1983; Taylor et al. 2009）（图 2.3a～c）。

### 2.5.3　弯曲不伴有短缩

**成骨不全**

合并成骨不全的儿童可能在出生时就存在股骨弯曲，并通常在产前超声检查时就已发现股骨弯曲。成骨不全是导致胎儿股骨弯曲的第 3 常见原因

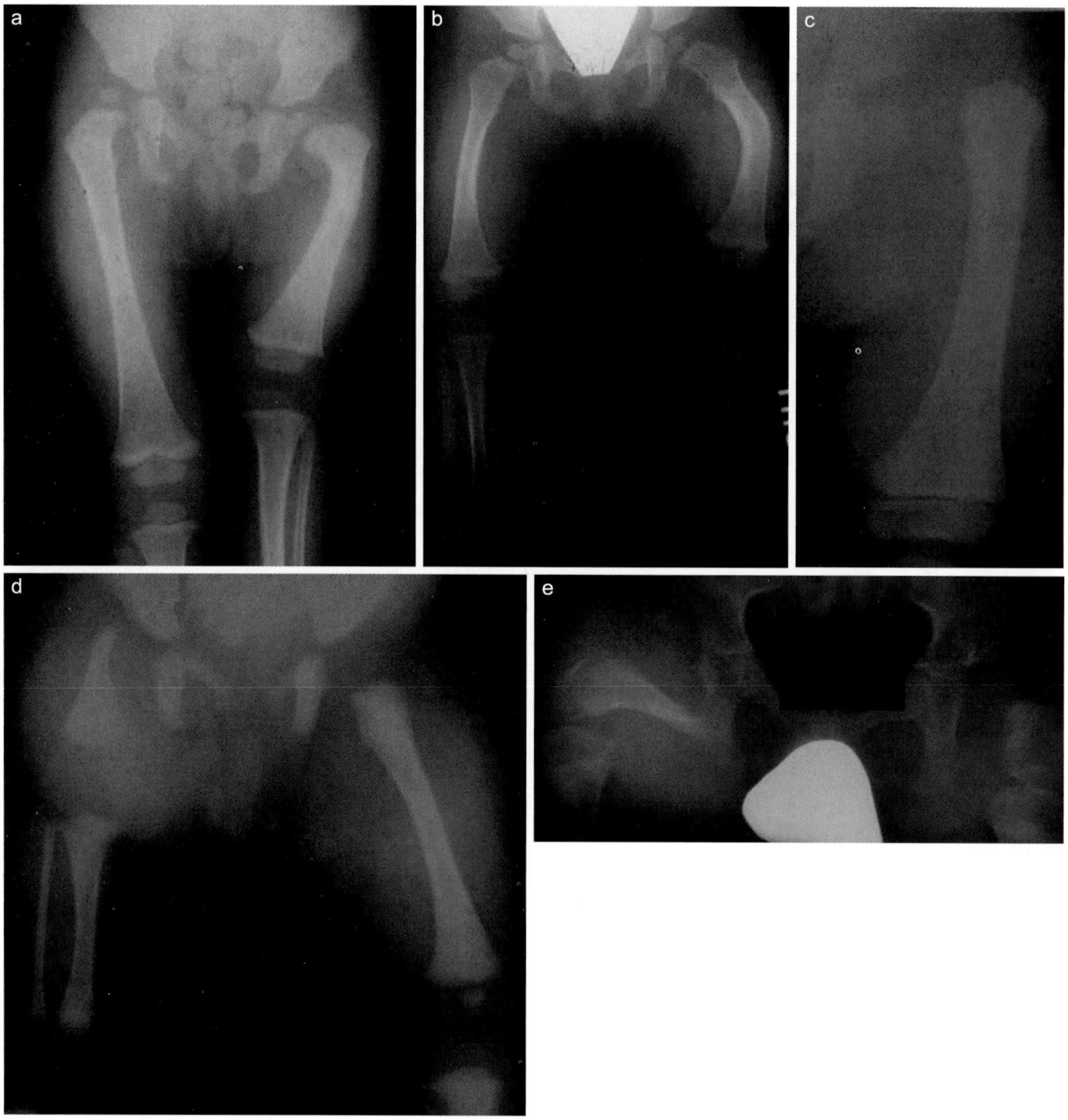

图 2.2　股骨近段局限性缺陷（PFFD）在 X 线检查上的变异：（a）先天性股骨短缩伴有轻度弯曲。（b）先天性股骨短缩伴有中度弯曲。（c）轻度 PFFD 合并股骨颈和转子间的假关节。（d）中度 PFFD，无髋关节但残留一部分股骨远段。（e）严重的双侧 PFFD，伴有双侧股骨近段缺失

（Alanay et al. 2007）。弯曲最常见于股骨近三分之一处并且最常向前外侧弯曲（图 2.4）。

## 2.5.4　弯曲伴有短缩

### 躯干发育异常

躯干发育异常（campomelic dysplasia, CMPD）可以在怀孕 13 周时依据股骨弯曲而诊断。出生时股骨短缩并且弯曲。在股骨近三分之一处出现轻度或者中度的股骨向外侧弯曲（图 2.5）。胫骨在远端 1/3 处也出现向外侧弯曲。可能出现马蹄内翻足、腓骨发育不良、发育性髋关节发育不良、腭裂、男性生殖器异常、气管软化等。X 线片另一个特征是胸椎的椎弓根没有骨化。可能存在上颈椎不稳。有报道在出生时或者怀孕期间存在股骨弯曲的超过 40 个病例中最常见的是肢体畸形（Alanay et al. 2007）。

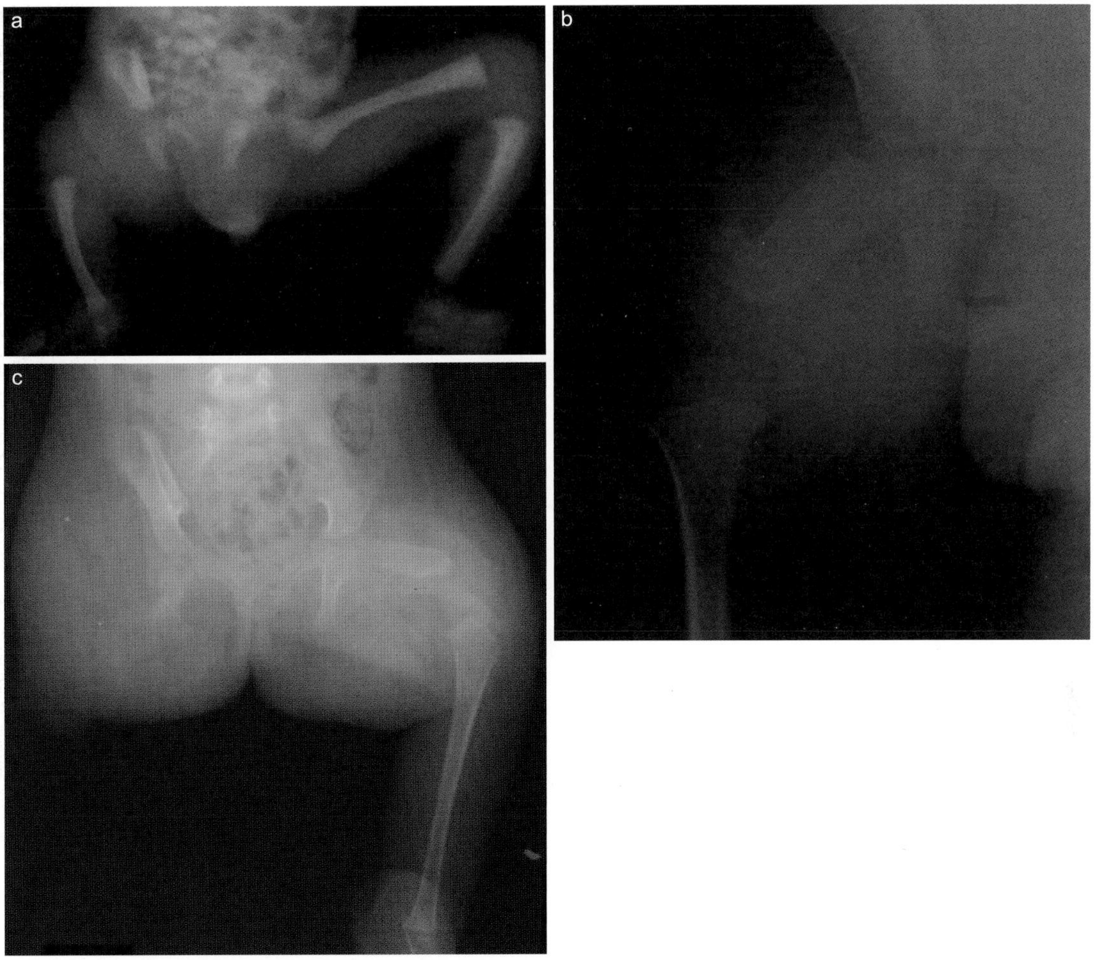


**图 2.3**　一新生儿骨盆和下肢的 X 线片：右侧股骨未显示，同侧腓骨也没有显示（a）。在一段时间后，股骨近段骨化，股骨远端局部缺失的范围和程度已经很明确了（b）。另一个婴儿合并左侧股骨远端缺失并且右侧先天性无下肢（c）

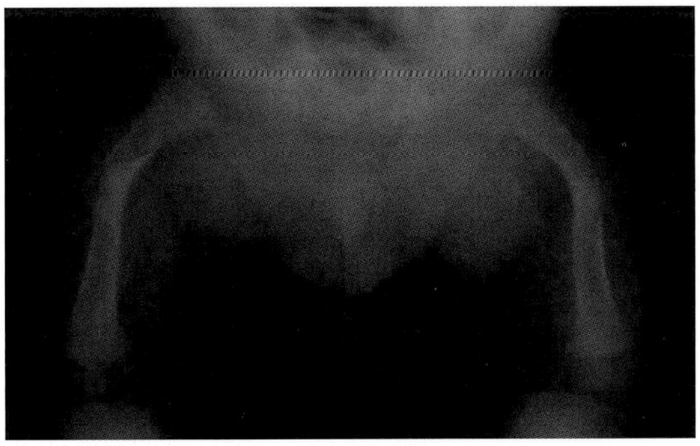

**图 2.4**　合并成骨不全的患儿伴有股骨前外侧弯曲

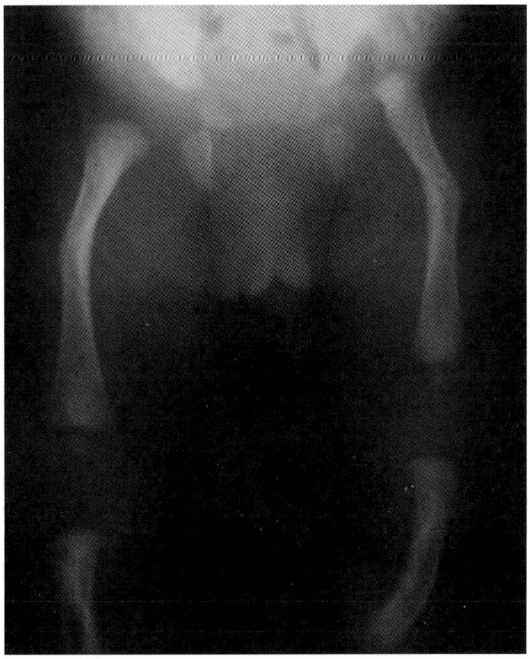

**图 2.5**　躯干发育异常的患儿合并股骨弯曲

### 2.5.5　重复畸形

**双股骨**

通常是股骨远端的重复畸形，常合并胫骨发育不全（Kotakemori and Ito 1978; Aalami-Harandi and Zahir 1976; Küsswetter et al. 1976）

### 2.5.6　罕见疾病

**Kyphomelic 发育不良**

本病是常染色体隐性综合征，最显著的特征是股骨成角同时合并股骨短缩和股骨喇叭状干骺端（Cormier-Daire et al. 2004; Turnpenny et al. 1990）；常有桡骨和胫骨的弯曲。

**Stüve–Wiedemann 综合征**

本病是常染色体隐性综合征，包括长管状骨的弯曲、脊柱侧凸和呼吸受限（Cormier-Daire et al.2004; Hassan et al. 2010）。虽然在婴儿期是致命的，但有些儿童能存活下来。股骨存在髋内翻和弯曲，同时伴有膝关节过伸。

## 2.6　建立诊断

诊断流程见表 2.1。

表 2.1　确定新生儿合并股骨畸形的诊断流程

| | | | | | |
|---|---|---|---|---|---|
| **病史** | | | | | |
| — | 可能有孕期母亲生病或滥用药物病史 | 可能有孕期母亲生病或滥用药物病史 | — | — | 可能有孕期母亲生病或滥用药物病史 |
| — | — | — | 可能有阳性家族史 | 可能有阳性家族史 | — |
| **体格检查** | | | | | |
| 股骨短 | 股骨很短 | 股骨很短 | 相对于身高，股骨正常 | 股骨短 | 股骨可能为正常长度或短 |
| 单侧受累 | 可能单侧或双侧 | 可能单侧或双侧 | 双侧 | 双侧 | 单侧或双侧 |
| 股骨无弯曲 | 股骨无弯曲 | 股骨无弯由，远端无法触及 | 股骨前侧或前外侧弯曲<br>弯曲的程度从轻到重度 | 股骨近三分之一处前外侧弯曲<br>弯曲通常为轻度<br>在凹侧可能存在皮肤凹陷 | 股骨在中段或远三分之一处分为两段<br>重复的股骨可能在中间或侧面 |
| 髋关节稳定 | 髋关节不稳定 | 髋关节稳定 | 髋关节稳定 | 髋关节可能不稳定 | 髋关节稳定 |
| 膝关节稳定 | 膝关节可能不稳定 | 膝关节很不稳定 | 膝关节稳定 | 膝关节稳定 | 膝关节稳定 |
| 胫骨正常 | 胫骨可能正常 | 胫骨可能正常 | 胫骨可能弯曲<br>（经常向前弯曲） | 胫骨在远三分之一段向前外侧弯曲 | 胫骨可能缺如 |
| 腓骨正常 | 腓骨可能缺如 | 腓骨可能缺如 | 腓骨可能弯曲<br>（如果胫骨弯曲） | 腓骨发育不良 | 腓骨可能缺如 |
| 足部正常 | 足部正常 | 足部正常 | 足部正常 | 可能有马蹄内翻足 | 足部可能畸形 |
| | | | 可能出现巩膜蓝染和韧带松弛 | | |
| — | — | — | 上肢可能弯曲 | 上肢可能弯曲 | — |
| 最可能的诊断：<br>先天性股骨短缩 | 最可能的诊断：<br>股骨近段局限性缺陷 | 最可能的诊断：<br>股骨远段局限性缺陷 | 最可能的诊断：<br>成骨不全 | 最可能的诊断：<br>躯干发育异常 | 最可能的诊断：<br>双股骨 |
| **检查** | | | | | |
| X 线检查提示正常的股骨<br>需要全长片证实肢体不等长 | X 线检查提示股骨近段正常结构缺陷 | X 线检查提示股骨远段正常结构缺陷 | X 线检查提示全身性的骨质减少<br>有既往或近期骨折以及上肢和下肢长骨弯曲的证据 | X 线检查提示股骨和胫骨弯曲<br>骨盆平片可见到髋关节脱位 | X 线检查提示重复的股骨<br>伴或不伴腓骨或胫骨发育不良 |
| **诊断** | | | | | |
| 先天性股骨短缩 | 股骨近段局限性缺陷 | 股骨远段局限性缺陷 | 成骨不全 | 躯干发育异常 | 双股骨<br>（股骨重复畸形） |

（Randall T. Lode 著　高荣轩　朱丹江 译）

## 参考文献

Aalami-Harandi B, Zahir A. Congenital bifid femur. Acta Orthop Scand. 1976;47:419–22.

Aitken GT. Proximal femoral focal deficiency: definition, classification and management. In: Aitken G, editor. Proximal femoral focal deficiency: a congenital anomaly. Washington, D.C.: National Academy of Sciences; 1969. p. 1–22.

Alanay Y, Krakow D, Rimoin DL, et al. Angulated femurs and the skeletal dysplasias: experience of the international skeletal dysplasia registry (1988–2006). Am J Med Genet Part A. 2007;143A:1159–68.

Cormier-Daire V, Geneviève D, Munnich A, et al. New insights in congenital bowing of the femora. Clin Genet. 2004;66:169–76.

Gillespie R. Classification of congenital abnormalities of the femur. In: Jherring JA, Birch JG, editors. The child with a limb deficiency. Rosemont: American Academy of Orthopaedic Surgeons; 1998. p. 63–72.

Gillespie R, Torode IP. Classification and management of congenital abnormalities of the femur. J Bone Joint Surg Br. 1983;65-B:557–68.

Gilsanz V. Distal femoral focal deficiency. Radiology. 1983;147:105–7.

Gonçalves LF, De Luca GR, Vitorello DA, et al. Prenatal diagnosis of bilateral proximal femoral hypoplasia. Ultrasound Obstet Gynecol. 1996;8:127–30.

Grissom LE, Harcke HT. Sonography in congenital deficiency of the femur. J Pediatr Orthop. 1994;14: 29–33.

Hassan A, Whately C, Letts M. The orthopaedic manifestations and management of children with Stüve-Wiedemann syndrome. J Bone Joint Surg Br. 2010;92-B: 880–4.

Kayser R, Mahlfeld K, Grasshoff H, et al. Proximal focal femoral deficiency – a rare entity in the sonographic differential diagnosis of developmental dysplasia of the hip. J Pediatr. 2005;146:141.

Kotakemori K, Ito J. Femoral bifurcation with tibial aplasia. A case report and review of the literature. Clin Orthop. 1978;135:26–8.

Küsswetter W, Matzen KA, Baumann D. Bifurcation of the distal femur. Acta Orthop Scand. 1976;47:648–52.

Lange DR, Schoenecker PL, Baker CL. Proximal femoral focal deficiency: treatment and classification in forty-two cases. Clin Orthop. 1978;135:15–25.

Panting AL, Williams PF. Proximal femoral focal deficiency. J Bone Joint Surg Br. 1978;60-B:46–52.

Pappas AM. Congenital abnormalities of the femur and related lower extremity malformations: classification and treatment. J Pediatr Orthop. 1983;3: 45–50.

Sanpera Jr I, Fixsen JA, Sparks LT, et al. Knee in congenital short femur. J Pediatr Orthop B. 1995;4: 159–63.

Taylor BC, Kean J, Paloski M. Distal focal femoral deficiency. J Pediatr Orthop. 2009;29:576–80.

Turnpenny PD, Dakwar RA, Boulos FN. Kyphomelic dysplasia: the first 10 cases. J Med Genet. 1990;27: 269–72.

# 第 3 章　膝关节畸形

## 3.1　引言

出生时膝关节畸形表现为明显的结构上的异常。畸形可以是单独存在，或者是全身综合征的一部分。为了诊断，需要解答下面所列问题。

## 3.2　建立诊断的问题

- 关节是伸展、过伸或屈曲的?
- 膝关节有无活动相关的畸形?
- 有无腘蹼?
- 畸形是单侧还是双侧对称性的?
- 有无足趾个数异常的足部畸形?
- 孕期有无病毒感染史?
- 有无类似畸形的家族史?
- 是否难产?
- 膝关节的活动范围是多少?

关节是伸展、过伸或屈曲的?

先天性膝关节脱位是典型的过伸畸形。膝关节屈曲畸形更多见于神经肌肉性疾病（关节挛缩，脊髓脊膜膨出）或者合并先天性异常例如胫侧半肢畸形和先天性髌骨脱位。在关节挛缩中，膝关节在伸直时可能是僵硬的，没有任何过伸。

膝关节有无活动相关的畸形?

活动畸形（多是外展）多见于先天性髌骨脱位。多发畸形可见于 Larsen 综合征（Larsen syndrome）。

有无腘蹼?

本病提示翼状带综合征（pterygium syndrome）。

畸形是单侧还是双侧对称性的?

双侧膝关节畸形更多见于关节挛缩、综合征和半肢畸形，而骨骺骨折常是单侧的。

有无足趾个数异常的足部畸形?

胫侧半肢畸形常表现为膝关节屈曲畸形和相关的马蹄内翻足，常合并赘生趾和不同程度的胫骨短缩。

孕期有无病毒感染史?

孕早期的暴露更容易导致婴儿患有严重的先天性畸形和（或）综合征；暴露包括病毒感染（Martínez-Frías et al. 2001）和化学性或物理性暴露（Coelho et al. 2000; Hall 1996）。产前超声检查异常可能提示综合征的或发育异常的问题。

有无类似畸形的家族史?

这点对于评定综合征很重要，但如果存在新的变异，家族史就会阴性。

是否难产?

难产可能提示急性股骨远端骨骺骨折。

膝关节的活动范围是多少?

典型的先天性过伸畸形会有很好的被动弯曲的运动弧线。先天性膝关节脱位在过伸体位下会有短的运动弧线，甚至不能完成到伸直位。在关节挛缩、脊髓脊膜膨出和翼状带综合征畸形中通常不能见到或仅见到很小程度的被动活动。从畸形位置计算缺失的活动度可提示膝关节存在关节内或关节外的僵直。

## 3.3　体格检查

### 3.3.1　视

辨别畸形是屈曲或伸直畸形以及有无合并旋转畸形（图 3.1）。观察畸形是单侧还是双侧对称性的。注意膝关节前方是否有凹陷或褶皱以及膝关节后方有无腘蹼。注意髋关节和足部有无畸形。寻找面部畸形。

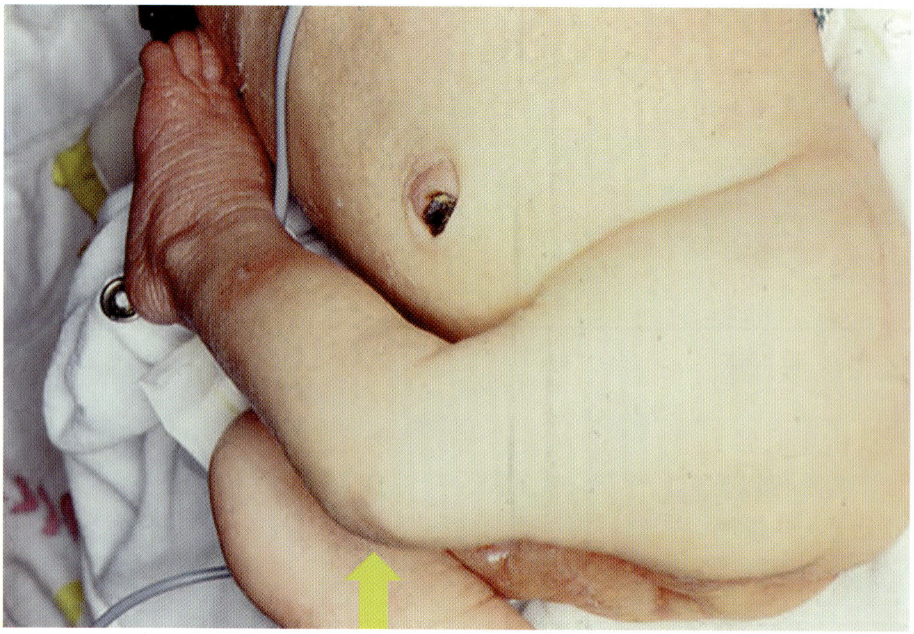

图 3.1 遗传综合征的患儿伴有膝关节过伸畸形。注意突出的股骨后侧髁（箭头）

### 3.3.2 触

触诊膝关节前方并明确髌骨是在正常位置还是活动的。感觉腘绳肌肌腱并观察如果存在屈曲畸形，它是否为紧绷的。观察如果存在过伸畸形，股四头肌是否为紧绷的。

### 3.3.3 动

注意膝关节的被动活动范围。也要注意髋关节的活动范围，发育性髋关节发育不良更常见于伴有先天性膝关节脱位的新生儿。检查其他肢体活动范围是否正常。

## 3.4 辅助检查

**X 线平片**

这是常规的第一步检查并且可以显示任何显而易见的、胫股相对关系的畸形。拍摄准确的前后位和侧位 X 线片非常重要；当腘横纹缺失和骨性标志不易触诊时，特别是合并膝关节脱位的关节挛缩，为拍摄这些平片，合适的体位很不容易。

先天性膝关节脱位表现为胫骨位于股骨前方，偶尔也会有近端移位（图 3.2）。轻度的过伸畸形不会表现为相对于股骨的胫骨向前的半脱位。下肢的 X 线平片可以协助诊断胫侧的半肢畸形（图 3.3）。相对于股骨的胫骨向后的半脱位可见于合并关节挛缩、翼状带综合征和胫侧半肢畸形的、严重的膝关节屈曲挛缩。

**超声**

超声检查在显示股骨远端和胫骨近端之间软骨构成的骨骺的解剖结构时是非常有用的。如果胫骨不能够在 X 线片上直观地显示，那么超声检查能够显示有无软骨构成的胫骨近端残留和区别各种类型的胫侧半肢畸形（图 3.3c）。在膝关节过伸的患者中，需要完善髋关节超声以明确髋关节状态。

**磁共振成像（MRI）**

磁共振检查不是常规必备的，但是它可以依据股骨 - 胫骨的相对关系提供细节信息，除了包括缺失和存在，也包括髌骨位置、交叉韧带的情况、四头肌和腘绳肌以及它们的附着位置。

**基因评估**

在诊断综合征时，通常有必要进行基因评估。

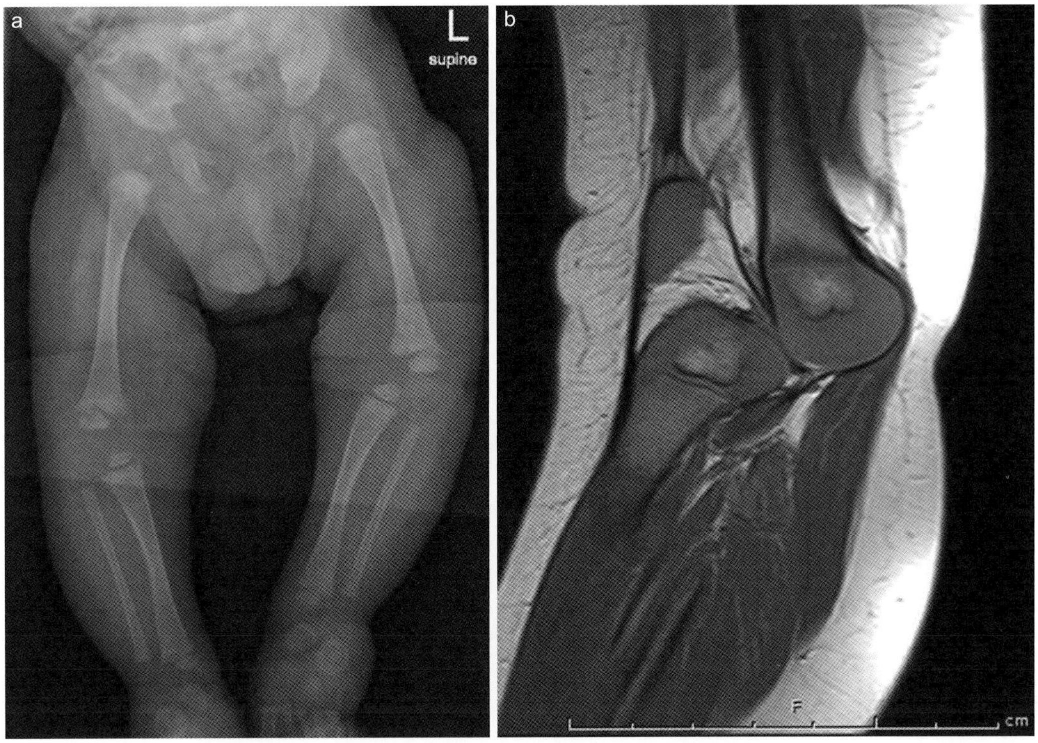


图 3.2 （ a ）合并 Larsen 综合征和双侧膝关节脱位患儿的前后位下肢 X 线片。注意相对于股骨胫骨向前移位，同时合并旋转畸形，特别是左膝关节。（ b ）膝关节矢状位 MRI 提示相对于股骨胫骨近端向前移位

## 3.5　鉴别诊断

### 3.5.1　屈曲畸形

#### 神经肌肉的原因

**关节挛缩**

在关节挛缩的患儿中，膝关节屈曲畸形是非常常见的（ Bernstein 2002; Bevan et al. 2007; Lampasi et al. 2012; Sarwarket al. 1990 ）。这种畸形通常是僵硬的，有小幅度的被动活动；主动活动几乎没有。膝关节前方的皮肤凹陷，皮肤光滑几乎没有褶痕。翼状带畸形见于大部分严重的病例。

**脊柱裂**

在脊柱裂中膝关节屈曲畸形并不是不常见，特别是高位病变。脊柱裂通常在脊柱的视诊和体格检查后就可以明确诊断。这种畸形经常是僵硬性的，伴有很小幅度的被动活动；无法主动伸直膝关节。

**骶骨发育不全症（尾部退化综合征）**

骶骨发育不全症是骶骨先天性的、部分或者完全的缺失；尾部退化综合征是腰椎、骶骨以及尾骨和两侧髂骨翼之间软骨结合部的大部分到完全缺失（ Adra et al. 1994; Banta and Hichols 1969; Boulas 2009; Guidera et al. 1991 ; Merello et al. 2006; Phillips et al. 1982 ）。本病患儿的母亲通常有糖尿病（ Banta and Hichols 1969; Blumel et al. 1959; Passarge and Lenz 1966; Perrot et al. 1987; Phillips et al. 1982; Renshaw 1978 ）。膝关节畸形和脊柱裂类似；然而，脊柱临床查体无开放性脊柱闭合不全。这种屈曲挛缩与翼状带综合征相关联（ Bantaand Hichols1969; Phillips et al. 1982 ）。在一些比较复杂的病例中，腰椎比正常的短或者在很严重的病例中腰椎完全缺失（ Banta and Hichols 1969; Phillips et al. 1982 ）。X 线平片通常可以明确骶骨发育不全症的诊断（图 3.4 ）。

**先天性髌骨脱位**

先天性髌骨脱位可以作为单一畸形或者和其他综合征相关，例如指甲 - 髌骨综合征（ nail-patella

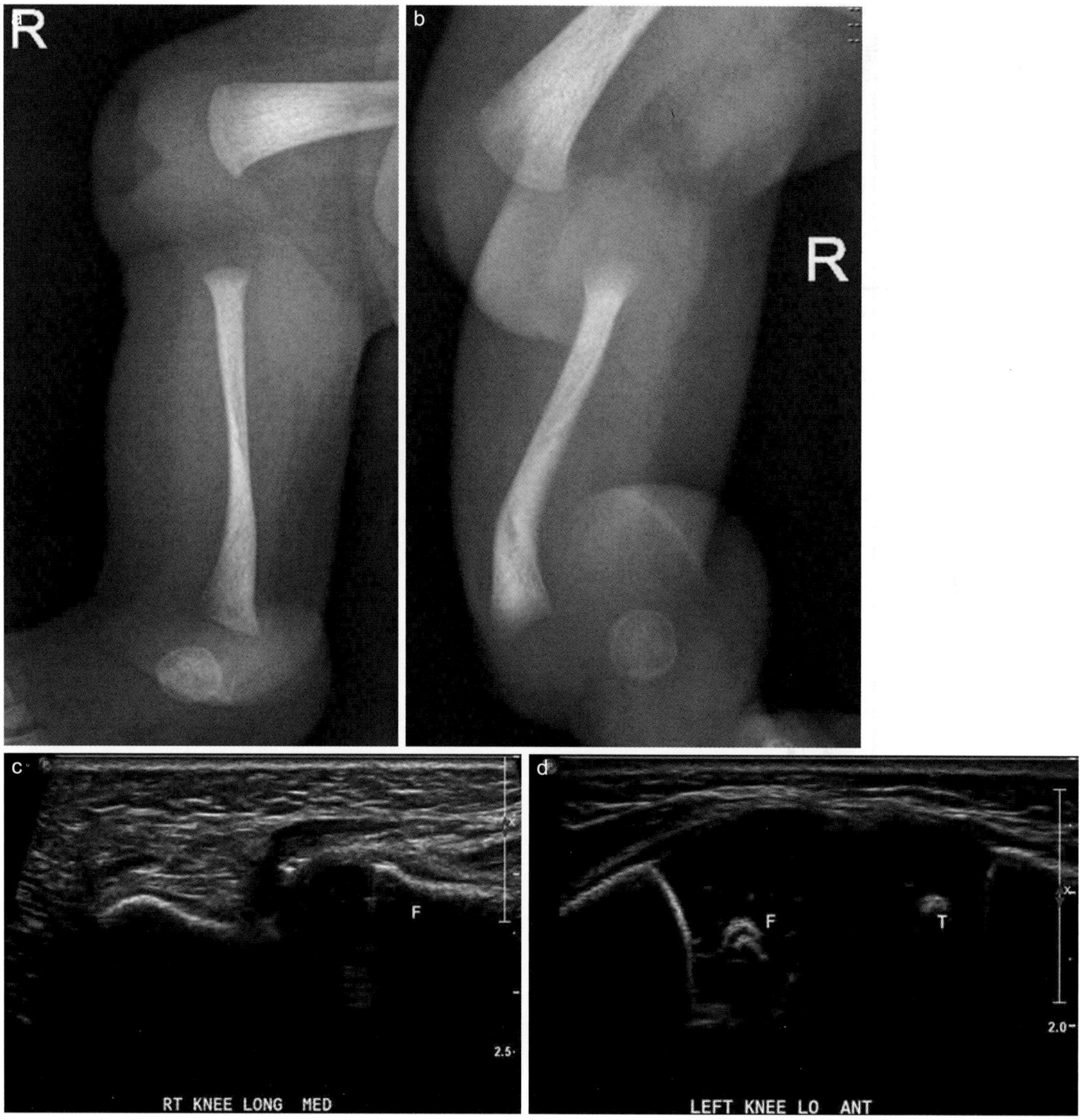


**图 3.3** （a, b）完全胫骨半肢畸形（Jones 1a 型）患儿的膝关节前后位和侧位 X 线片。（c, d）超声检查提示右侧股骨近段骨骺缺失（c），但左侧有一部分（d）

syndrome）（Ghanem et al. 2000）。髌骨可能在出生时脱位或者由于髌骨和（或）股骨滑车沟的发育不良在生后 1～2 年内进展成为脱位（Ghanem et al. 2000；Jones et al. 1976; Stanisavljevic et al. 1976）。任一类型的特征都是膝关节主动伸直受限、膝外翻和胫骨外旋后继发的外侧胫骨结节（图 3.5）。先天性髌骨脱位通常表现为生后 1～2 年内的延迟行走或者行走越来越困难。这种行走困难是由于膝关节屈曲挛缩、伸肌无力和胫骨外旋所致（Langenskiöld and Ritsilä 1992）。

**腘翼状胬肉综合征 / 多发性翼状胬肉综合征**

本病有很特殊的面容（唇 / 腭裂）、肢体和生殖器（Froster-Iskenius1990; Herold et al. 1986; Parikh et al. 2004）。最相关的肢体特征是大腿弯曲处的巨大翼状赘蹼（图 3.6），常常从坐骨延伸到跟骨。膝关节活动度很小。足部也常为僵硬的马蹄足。

### 3.5.2 伸展畸形

**单一的先天性膝关节脱位**

先天性髌骨脱位可以作为单一畸形或者和其他

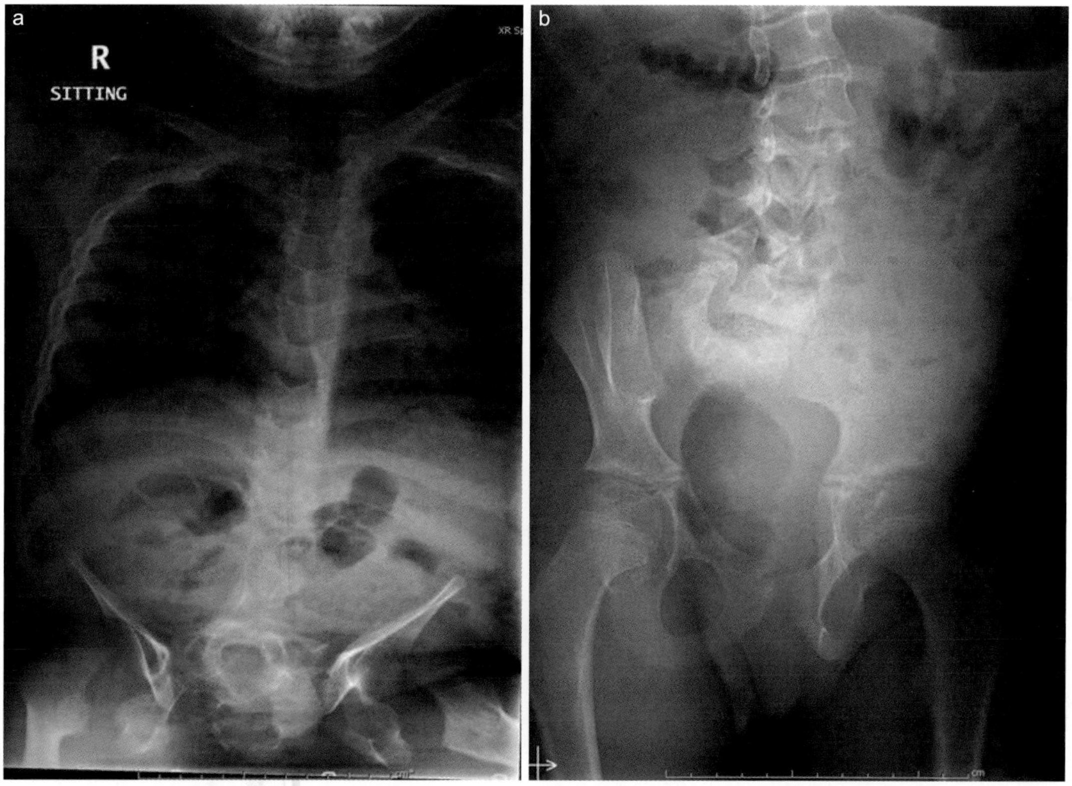


**图 3.4**　（a, b）尾部退化综合征：最后 4 节腰椎椎体、骶骨、尾骨完全缺失（a）和远端骶骨部分缺失（b）

综合征相关，例如 Larsen 综合征、脊髓脊膜膨出或关节挛缩（Ko et al. 1999）（图 3.7）。这种畸形涵盖了从轻度的、可以完成简单伸展的过伸畸形到明显的、相对于股骨远端胫骨近端前移的完全性脱位。这类患儿通常还有其他肌肉骨骼系统的异常，特别是髋关节发育不良和足部畸形（Ooish et al. 1993）。无面部畸形排除了 Larsen 综合征；合并关节挛缩的患儿通常存在四肢对称性的挛缩 / 畸形以及严重的足部畸形（例如马蹄内翻足或垂直距骨）（Bernstein 2002; Bevan et al. 2007; Hall 1997）。

## 合并关节挛缩的先天性膝关节脱位

在关节挛缩的患儿中可以见到合并或不合并膝关节脱位的过度伸展（Bernstein 2002; Sarwark et al. 1990）（图 3.8a ~ c）。在关节挛缩的膝关节伸直挛缩中，虽然髌骨向近端和侧向移位很常见（Borowski et al. 2008），但很少有膝关节脱位（Bevan et al. 2007; Lampasi et al. 2012）。

## 合并 Larsen 综合征的先天性膝关节脱位

Larsen 综合征（Larsen et al. 1950）是一种包括多关节的脱位（髋关节、肘关节、膝关节）、足部畸形（马蹄内翻足或马蹄外翻足）以及面部畸形的疾病。它是由细丝蛋白 B 突变导致的（Zhang et al. 2006）。产前超声经常可以诊断（Rochelson et al. 1993; Tongsong et al. 2000）。先天性膝关节脱位通常可以联想到 Larsen 综合征（Houston et al. 1981; Laville et al. 1994; Rønningen and Bjerkreim1978; Steel and Kohl 1972）（图 3.2）。

## 无脱位的先天性股四头肌挛缩

在不合并其他综合征的情况下，本病是极罕见的。患儿存在过伸的膝关节和（或）屈曲受限（Chiu et al. 1974; Gammie et al. 1963; Gunn 1964; Nozawa et al.2004; Özdemir et al. 2006）。虽然有其他的病因（Williams 1968），但从病史来看，本病与大腿肌内注射有关（Chiu et al. 1974）。

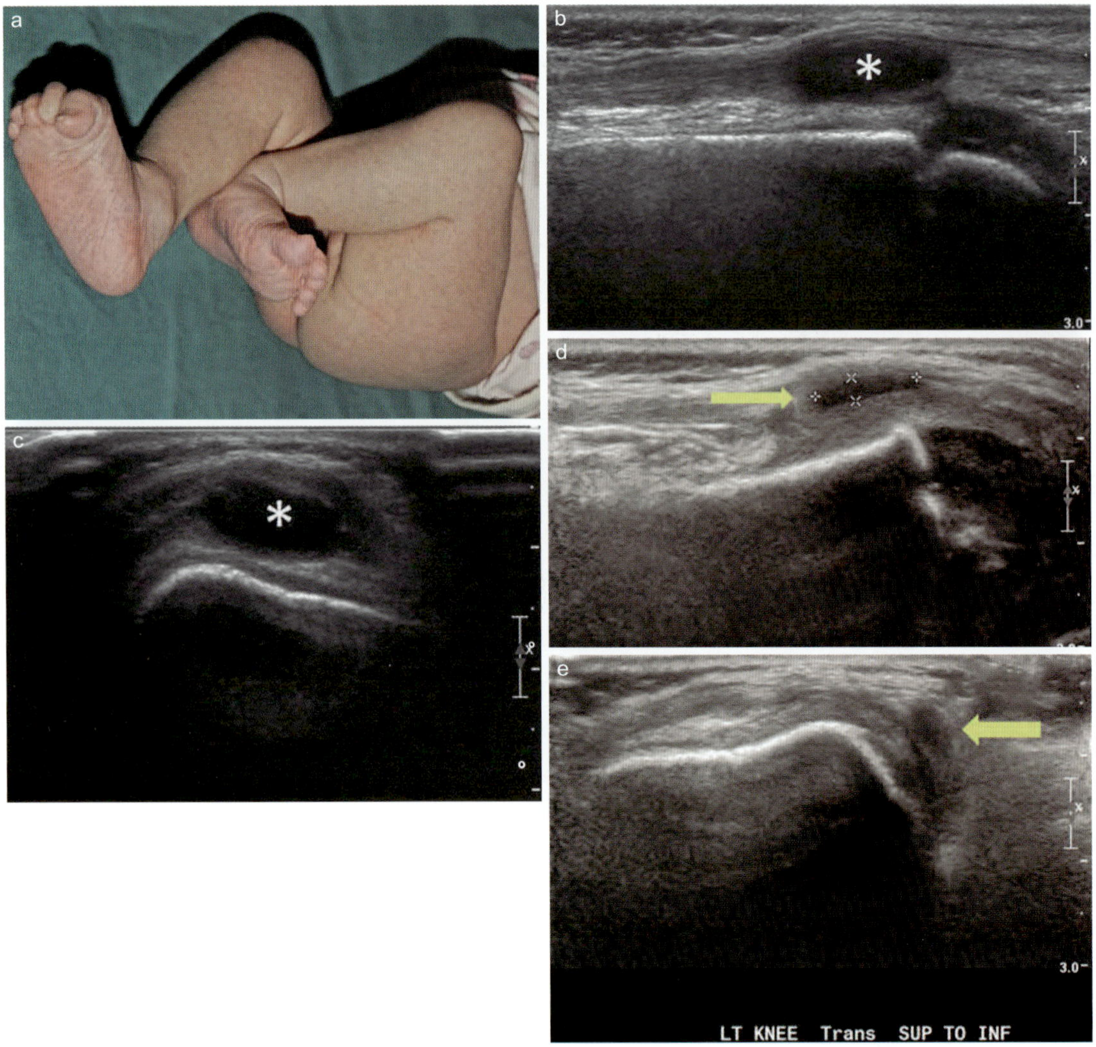


**图 3.5** （a）先天性左侧髌骨脱位，可以见到膝关节屈曲畸形和下肢外旋。右侧膝关节矢状位（b）和水平位（c）超声图像提示正常的髌骨大小和位置。左膝关节超声检查（d, e）提示位于股骨外侧发育不良的髌骨（箭头）

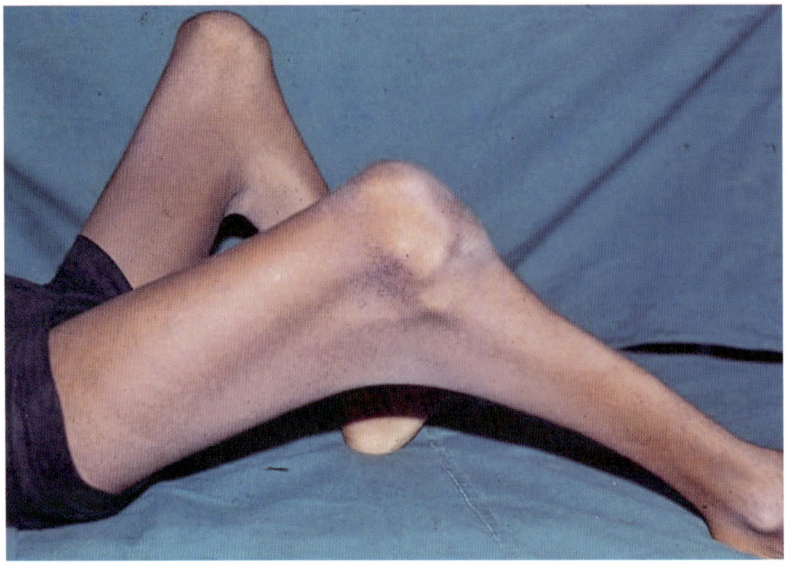

**图 3.6** 年长患儿腘翼状胬肉

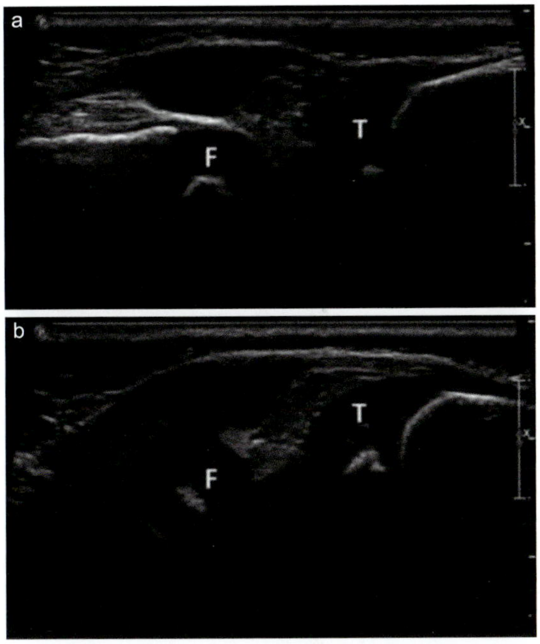


图 3.7　膝关节过伸畸形患儿合并腰椎高位的脊髓脊膜膨出。在伸直位时（a），超声检查提示过伸畸形，但没有任何脱位或者相对于股骨远端骨骺胫骨近端骨骺没有任何移位。在屈曲位时（b），超声检查提示畸形很容易被矫正。F 表示股骨远端骨骺，T 表示胫骨近端骨骺

### 3.5.3　罕见疾病

#### 股骨远端骨骺分离（产伤）

本病极罕见（Jain and Bielski 2001; Krosin and Lincoln 2009; Mangurten et al. 2005）。婴儿通常为过期妊娠和（或）合并关节挛缩（例如：关节挛缩症、脊柱裂）。膝关节肿胀伴有假性瘫痪。X 线检查可以证实股骨和胫骨错位；如果股骨远端骨骺没有骨化，诊断就非常困难；对于这些病例，超声检查可能会很有帮助（Brown and Eustace 1997）。

#### 先天性髌骨和股四头肌发育不良

本病很罕见（Oner et al. 2013），并且需要和指甲 - 髌骨综合征鉴别。指甲 - 髌骨综合征除了存在髌骨发育不良，还包括了肘关节畸形、髂骨角（iliac horns）以及肾和眼部疾病（青光眼）（Sweeney et al. 2003）。本病也可以伴有其他综合征，例如 Meier-Gorlin 综合征（Bongers et al. 2001）和髌骨综合征（genitopatellar syndrome）（Cormier-Daire et al. 2000; Reardon 2002）。

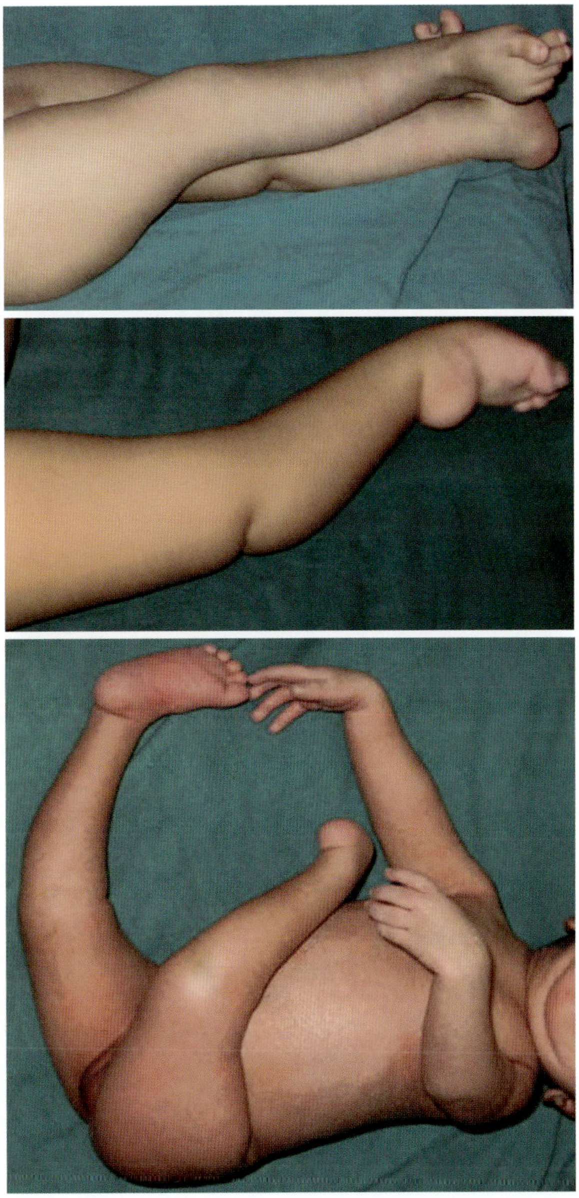

图 3.8　关节挛缩症中股四头肌挛缩的严重程度可能不同：膝关节可能处于伸直位（a）、轻度的过伸位（b），甚至在这个新生儿的左下肢可以见到严重的过伸（c）

#### 先天性膝关节强直

这是一种罕见疾病并且通常表现为屈曲畸形，膝关节没有任何的主动或者被动活动（Madadi et al. 2010; Yaniv et al. 2004）。影像学证实为完全性的软骨性或者骨性的融合。

## 3.6　建立诊断

诊断流程见表 3.1 和 3.2。

**表 3.1　出生时膝关节屈曲畸形的诊断流程**

| | | | | |
|---|---|---|---|---|
| **病史** | | | | |
| 运动不能病史（子宫内胎动减少） | 出生时腰骶椎膨大或有开放性缺损 | 患儿母亲可能有妊娠糖尿病病史 | 产前没有异常 | 可能有运动不能病史（子宫内胎动减少） |
| **体格检查** | | | | |
| 膝关节屈曲畸形 | 膝关节屈曲畸形 | 膝关节屈曲畸形 | 膝关节屈曲畸形<br>+ 腿外旋畸形 | 膝关节屈曲畸形<br>+ 腘窝的蹼化 |
| 通常对侧膝关节对称性受累 | 经常（不总是）对侧膝关节对称性受累 | 经常（不总是）对侧膝关节对称性受累 | 偶尔对侧膝关节受累 | 经常（不总是）对侧膝关节受累 |
| 其他部位：<br>髋关节、足部、腕关节、肘关节和肩关节可能存在畸形 | 其他部位：<br>髋关节和足部通常存在畸形，但上肢没有 | 其他部位：<br>髋关节和足部通常存在畸形，但上肢没有可能存在肛门直肠畸形 | 其他部位：<br>无其他部位受累 | 其他部位：<br>可能存在肘蹼和颈蹼可能出现唇/腭裂、并指（趾）、男性阴囊壁裂和女性阴唇发育不良 |
| 出现股四头肌无力 | 出现股四头肌无力 | 出现股四头肌无力 | 股四头肌无效（股四头肌不再是使膝关节轴向向前），肌肉力量不弱 | 股四头肌经常无力 |
| 出生时无脊柱畸形 | 腰椎或腰骶椎后侧发育缺陷<br>出生时可能存在脊柱畸形 | 骶骨缺失和双侧髂后上棘几乎可以彼此接触<br>出生时可能存在脊柱畸形 | 无脊柱畸形 | 偶尔出现脊柱畸形 |
| 没有感觉缺失 | 存在感觉缺失 | 可能存在感觉缺失 | 没有感觉缺失 | 没有感觉缺失 |
| 肌肉力量减弱影响上肢和下肢 | 肌肉力量减弱影响下肢 | 肌肉力量减弱影响下肢 | 无肌肉力量减弱 | 肌肉力量减弱不是一个特征 |
| 最可能的诊断：<br>关节挛缩症 | 最可能的诊断：<br>脊柱裂 | 最可能的诊断：<br>骶骨发育不全症 | 最可能的诊断：<br>先天性髌骨脱位 | 最可能的诊断：<br>翼状胬肉综合征 |
| **检查** | | | | |
| — | 腰骶椎 X 线平片 | 骨盆和腰骶椎 X 线平片 | 对于髌骨未骨化的患者 X 线检查没有太大用处 | — |
| — | — | — | 超声检查可显示髌骨在侧向位置 | — |
| **诊断** | | | | |
| 关节挛缩症 | 脊柱裂 | 骶骨发育不全症 | 先天性髌骨脱位 | 翼状带综合征/多发性翼状胬肉综合征 |

表 3.2　出生时膝关节伸直或者过伸畸形的诊断流程

| | | | |
|---|---|---|---|
| **病史** | | | |
| 可能存在运动不能病史（子宫内胎动减少） | 产前病史无意义 | 运动不能病史（子宫内胎动减少） | 产前病史无意义 |
| **体格检查** | | | |
| 膝关节伸直畸形 | 膝关节过伸畸形 | 膝关节过伸畸形 | 膝关节过伸畸形 |
| 通常对侧膝关节对称性受累 | 对侧膝关节可能受累 | 通常对侧膝关节对称性受累 | 通常对侧膝关节对称性受累 |
| 其他部位：<br>髋关节、足部、腕关节、肘关节和肩关节可能存在畸形 | 其他部位：<br>可能存在 DDH | 其他部位：<br>髋关节、足部、腕关节、肘关节和肩关节可能存在畸形 | 其他部位：<br>髋关节可能脱位<br>足部可能畸形 |
| 关节僵硬 | 其他关节正常 | 关节僵硬 | 关节过度活动 |
| 面部正常 | 面部正常 | 面部正常 | 面部畸形 |
| 最可能的诊断：<br>无膝关节脱位的先天性股四头肌挛缩 | 最可能的诊断：<br>单一的先天性膝关节脱位 | 最可能的诊断：<br>合并关节挛缩的先天性膝关节脱位 | 最可能的诊断：<br>合并 Larsen 综合征的先天性膝关节脱位 |
| **检查** | | | |
| 膝关节侧位 X 线平片：<br>无脱位 | 膝关节侧位 X 线平片：<br>脱位 | 膝关节侧位 X 线平片：<br>脱位 | 膝关节侧位 X 线平片：<br>脱位<br>足部侧位 X 线平片可能提示跟骨额外的骨化中心<br>肘关节侧位 X 线平片提示肱骨远端发育不良 |
| **诊断** | | | |
| 先天性股四头肌挛缩（包括关节挛缩症） | 单一的先天性膝关节脱位 | 合并关节挛缩的先天性膝关节脱位 | 合并 Larsen 综合征的先天性膝关节脱位 |

（Randall T. Loder 著　高荣轩　朱丹江 译）

## 参考文献


Adra A, Cordero D, Mejides A, et al. Caudal regression syndrome: etiopathogenesis, prenatal diagnosis, and perinatal management. Obstet Gynecol Surv. 1994;49:508–16.

Banta JV, Hichols O. Sacral agenesis. J Bone Joint Surg Am. 1969;51-A:693–703.

Bernstein R. Arthrogryposis and amyoplasia. J Am Acad Orthop Surg. 2002;10:417–24.

Bevan WP, Hall JG, Bamshad M, et al. Arthrogryposis multiplex congenita (amyoplasia). An orthopaedic perspective. J Pediatr Orthop. 2007;27:594–600.

Blumel J, Evans EB, Eggers GWN. Partial and complete agenesis or malformation of the sacrum with associated anomalies. J Bone Joint Surg Am. 1959;41-A:497–518.

Bongers EMHF, Opitz JM, Fryer A, et al. Meier-Gorlin syndrome: report of eight additional cases and review. Am J Med Genet. 2001;102:115–24.

Borowski A, Grissom L, Littleton AG, et al. Diagnostic imaging of the knee in children with arthrogryposis and knee extension or hyperextension contracture. J Pediatr Orthop. 2008;28:466–70.

Boulas MM. Recognition of caudal regression syndrome. Adv Neonatal Care. 2009;9:61–9.

Brown J, Eustace S. Neonatal transphyseal supracondylar fracture detected by ultrasound. Pediatr Emerg Care. 1997;13:410–2.

Chiu SS, Furuya K, Arai T, et al. Congenital contracture of the quadriceps muscle. J Bone Joint Surg Am. 1974;56-A:1054–8.

Coelho K-EFA, Sarmento MF, Veiga CM, et al. Misoprostol embryotoxicity: clinical evaluation of fifteen patients with arthrogryposis. Am J Med Genet. 2000;95:297–301.

Cormier-Daire V, Chauvet M-L, Lyonnet S, et al. Genitopatellar syndrome: a new condition comprising absent patellae, scrotal hypoplasia, renal anomalies, facial dysmorphism, and mental retardation. J Med Genet. 2000;37:520–4.

Froster-Iskenius UG. Popliteal pterygium syndrome. J Med Genet. 1990;27:320–6.

Gammie WFP, Taylor JH, Urich H. Contracture of the vastus intermedius in children. A report of two cases. J Bone Joint Surg Br. 1963;45-B:370–5.

Ghanem I, Wattincourt L, Seringe R. Congenital dislocation of the patella. Part I: pathologic anatomy. J Pediatr Orthop. 2000;20:812–6.

Guidera KJ, Raney E, Ogden JA, et al. Caudal regression: a review of seven cases, including the mermaid syndrome. J Pediatr Orthop. 1991;11:743–7.

Gunn DR. Contracture of the quadriceps muscle. A discussion on the etiology and relationship to recurrent dislocation of the patella. J Bone Joint Surg Br. 1964;46-B:492–7.

Hall JG. Arthrogryposis associated with unsuccessful attempts at termination of pregnancy. Am J Med Genet. 1996;63:293–300.

Hall JG. Arthrogryposis multiplex congenita: etiology, genetics, classification, diagnostic approach, and general aspects. J Pediatr Orthop B. 1997;6:159–66.

Herold HZ, Shmueli G, Baruchin AM. Popliteal pterygium syndrome. Clin Orthop. 1986;209:194–7.

Houston CS, Reed MH, Desautels JEL. Separating Larsen syndrome from the "arthrogryposis basket". J Can Assoc Radiol. 1981;32:206–14.

Jain R, Bielski RJ. Fracture of lower femoral epiphysis in an infant at birth: a rare obstetrical injury. J Perinatol. 2001;21:550–2.

Jones RDS, Fisher RL, Curtis BH. Congenital dislocation of the patella. Clin Orthop. 1976;119:177–83.

Ko J-Y, Shih C-H, Wenger DR. Congenital dislocation of the knee. J Pediatr Orthop. 1999;19:252–9.

Krosin MT, Lincoln TL. Traumatic distal femoral physeal fracture in a neonate treated with open reduction and pinning. J Pediatr Orthop. 2009;29:445–8.

Lampasi M, Antonioli D, Donzelli O. Management of knee deformities in children with arthrogryposis. Musculoskelet Surg. 2012;96:161–9.

Langenskiöld A, Ritsilä V. Congenital dislocation of the patella and its operative treatment. J Pediatr Orthop. 1992;12:315–23.

Larsen LJ, Schottstaedt ER, Bost FC. Multiple congenital dislocations associated with characteristic facial abnormality. J Pediatr. 1950;37:574–81.

Laville JM, Lakermance P, Limouzy F. Larsen's syndrome: review of the literature and analysis of thirty-eight cases. J Pediatr Orthop. 1994;14:63–73.

Madadi F, Kahlaee AH, Sarmadi A, et al. Congenital bony fusion (absence) of the knee. Knee. 2010;17:421–3.

Mangurten HH, Puppala B, Knuth A. Neonatal distal femoral physeal fracture requiring closed reduction and pinning. J Perinatol. 2005;25:216–9.

Martínez-Frías ML, García Mazario MJ, Caldas CF, et al. High maternal fever during gestation and severe congenital limb disruptions. Am J Med Genet. 2001;98:201–3.

Merello E, De Marco P, Mascelli S, et al. *HLXB9* homeobox gene and caudal regression syndrome. Birth Def Res A Clin Mol Teratol. 2006;76:205–9.

Nozawa S, Tanaka C, Shikata J, et al. Congenital contracture of the quadriceps muscle: a case report with magnetic resonance imaging. Arch Orthop Trauma Surg. 2004;124:272–4.

Oner M, Halici M, Guney A. Congenital total absence of the quadriceps muscle and patella: a case report with computed tomography scan and three-dimensional reconstructions. J Pediatr Orthop B. 2013;22:322–4.

Ooishi T, Sugioka Y, Matsumoto S, et al. Congenital dislocation of the knee. Its pathologic features and treatment. Clin Orthop. 1993;287:187–92.

Özdemir O, Atalay A, CÇeliker R, et al. Congenital contracture of the quadriceps muscle: confirming the diagnosis with magnetic resonance imaging. Joint Bone Spine. 2006;73:554–6.

Parikh SN, Crawford AH, Do TT, et al. Popliteal pterygium syndrome: implications for orthopaedic management. J Pediatr Orthop B. 2004;13:197–201.

Passarge E, Lenz W. Syndrome of caudal regression in infants of diabetic mothers: observations of further cases. Pediatrics. 1966;37:672–5.

Perrot LJ, Williamson S, Jimenez JF. The caudal regression syndrome in infants of diabetic mothers. Ann Clin Lab Sci. 1987;17:211–20.

Phillips WA, Cooperman DR, Lindquist TC, et al. Orthopaedic management of lumbosacral agenesis. J Bone Joint Surg Am. 1982;64-A:1282–94.

Reardon W. Genitopatellar syndrome: a recognizable phenotype. Am J Med Genet. 2002;111:313–5.

Renshaw TS. Sacral agenesis. A classification and review of twenty-three cases. J Bone Joint Surg Am. 1978; 60-A:373–83.

Rochelson B, Petrikovsky B, Shmoys S. Prenatal diagnosis and obstetric management of Larsen syndrome. Obstet Gynecol. 1993;81:845–7.

Rønningen H, Bjerkreim I. Larsen's syndrome. Acta Orthop Scand. 1978;49:138–42.

Sarwark JF, MacEwen GD, Scott Jr CI. Amyoplasia (a common form of arthrogryposis). J Bone Joint Surg Am. 1990;72-A:465–9.

Stanisavljevic S, Zemenick G, Miller D. Congenital, irreducible, permanent lateral dislocation of the patella. Clin Orthop. 1976;116:190–9.

Steel HH, Kohl EJ. Multiple congenital dislocations associated with other skeletal anomalies (Larsen's syndrome) in three siblings. J Bone Joint Surg Am. 1972;54-A: 75–82.

Sweeney E, Fryer A, Mountford R, et al. Nail patella syndrome a review of the phenotype aided by developmental biology. J Med Genet. 2003;40: 153–62.

Tongsong T, Wanapirak C, Pongsatha S, et al. Prenatal sonographic diagnosis of Larsen syndrome. J Ultrasound Med. 2000;19:419–21.

Williams PF. Quadriceps contracture. J Bone Joint Surg Br. 1968;50-B:278–84.

Yaniv M, Ezra E, Weintroug S, et al. Congenital absence (ankylosis) of the knee. J Bone Joint Surg Br. 2004; 86-B:590–2.

Zhang D, Herring JA, Swaney SS, et al. Mutations responsible for Larsen syndrome cluster in the FLNB protein. J Med Genet. 2006;43:e24.

# 第 4 章　胫骨弯曲

## 4.1　引言

胫骨畸形可以在产前超声检查中诊断（Begam et al. 2011），重要的是骨科医生要熟悉显示胫骨弯曲的频谱条件。当产前诊断提示可疑时，在大多数情况下，孩子出生时就可以明确诊断胫骨弯曲。在检查孩子前，列出以下在检查时需要回答的问题是非常有用的，如果不能明确诊断，回答下列问题会帮着完成诊断。

## 4.2　建立诊断的问题

- 哪个平面的畸形？
- 什么部位的畸形？
- 有无足部相关的畸形？
- 有无足部的其他畸形？
- 双腿畸形是对称的吗？
- 如果畸形是单侧的，有无患侧下肢或大腿的短缩？
- 有无其他骨外的、有助于诊断的临床特征？

哪个平面的畸形？

畸形平面经常可以帮助出生即发现胫骨畸形的儿童做出诊断。胫骨可能向前内侧（图 4.1a, b）、前外侧或后内侧（图 4.1c, d）弯曲。

什么部位的畸形？

当可能存在先天性异常的时候，胫骨弯曲最常见于胫骨中下三分之一处。

有无足部相关的畸形？

在出生时和胫骨弯曲相关的足部常见畸形是马蹄内翻足和跟骨外翻（图 4.2a）；这些的形成都与前内侧弓和后内侧弓有关。马蹄足或马蹄内翻足畸形（图 4.2b）很少被注意到并且在一些病例中足部可能没有畸形。

有无足部的其他畸形？

合并胫骨前内侧弯曲，可能会有足部趾列缺失（图 4.3）。这是腓骨缺如的特征。侧位的缺失不会见于存在对称性的前内侧弓畸形的患儿（图 4.4）。

双腿畸形是对称的吗？

如果患儿双侧下肢存在相同的畸形，这有可能是中段骨骼发育不良（图 4.4）。细致地评估身体比例可以确认伴腿部短缩的躯体模式。

如果畸形是单侧的，有无患侧下肢或大腿的短缩？

典型的大腿或下肢短缩常见于存在严重的先天性缺陷患儿，例如腓侧半肢畸形（图 4.5a）。有的时候，肢体短缩很严重提示除了腓骨缺失之外，股骨也可能缺失。在双侧相同畸形和短缩的患儿中，仅仅骨骼中段部分短缩就会导致身体比例的改变（图 4.5b）。

有无其他骨外的、有助于诊断的临床特征？

出现牛奶咖啡斑（café au lait spots）提示患儿患有神经纤维瘤病（NF-1）并常会伴有小腿前外侧弯曲。这些斑点并不总出现在四肢，因此必须脱去衣服检查躯干（图 4.6）。蓝色巩膜提示患有成骨不全。

## 4.3　辅助检查

### 4.3.1　X 线平片

根据患侧肢体的 X 线平片可以得出诊断。

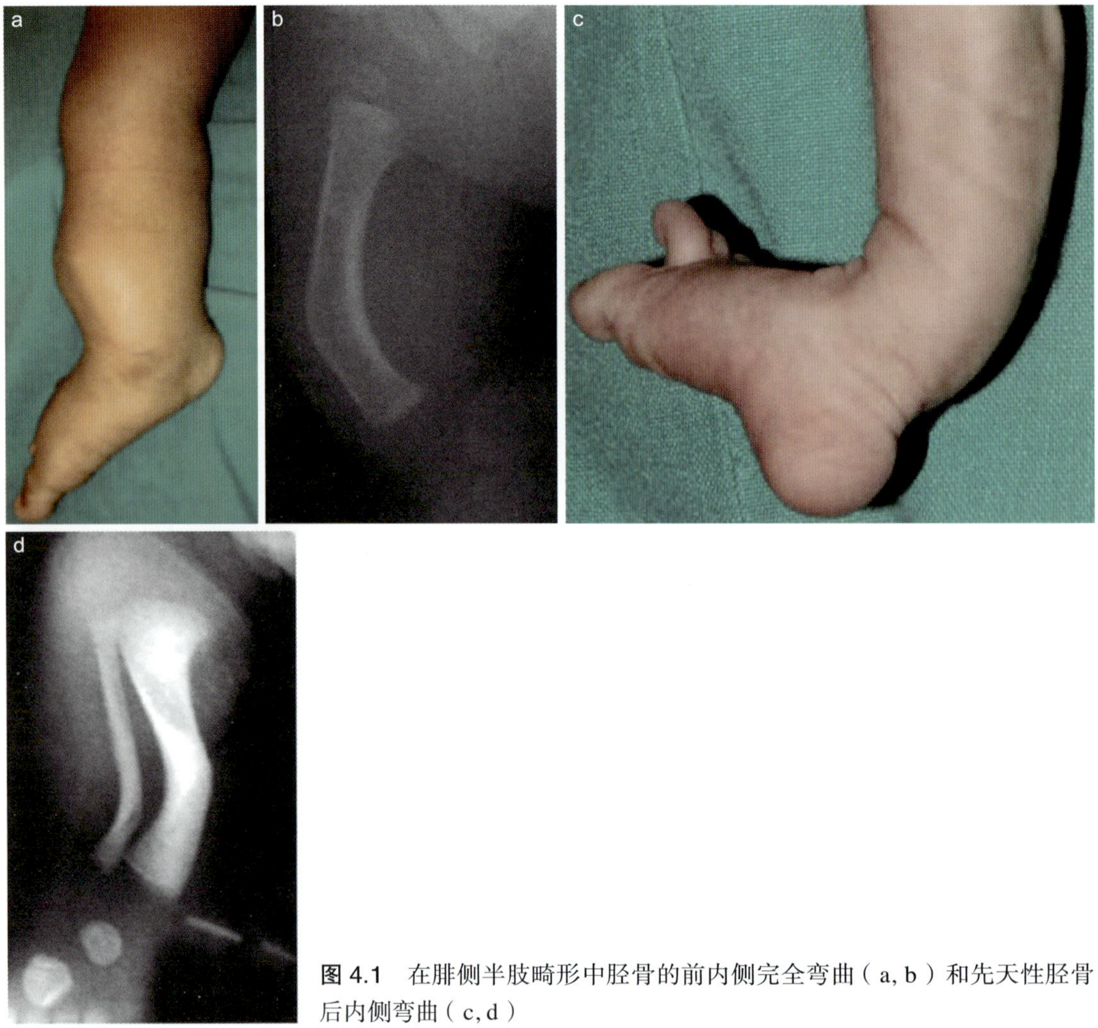


**图 4.1**　在腓侧半肢畸形中胫骨的前内侧完全弯曲（a, b）和先天性胫骨后内侧弯曲（c, d）

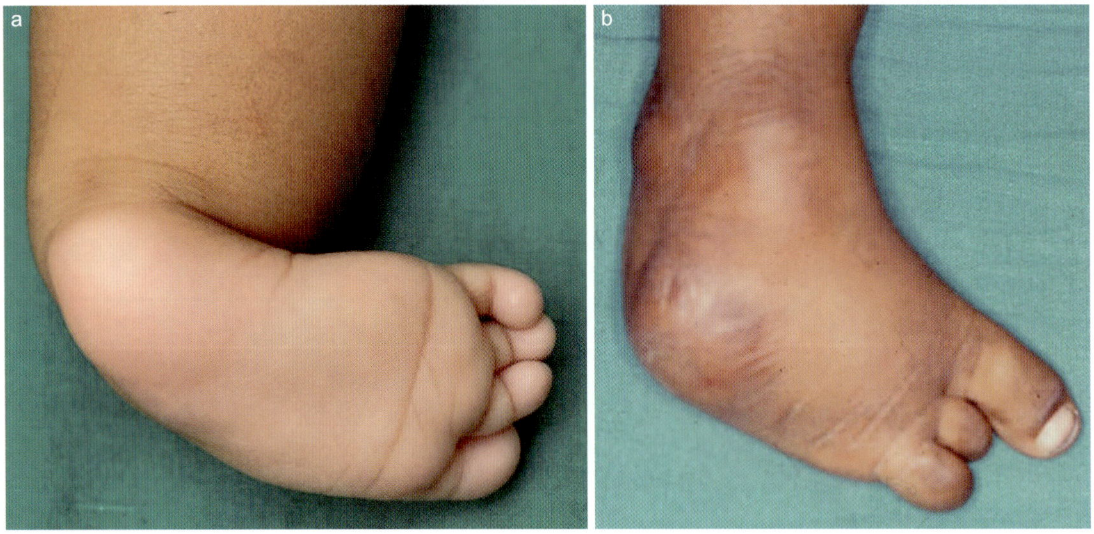


**图 4.2**　胫骨弯曲合并的跟骨外翻（a）、马蹄内翻足（b）

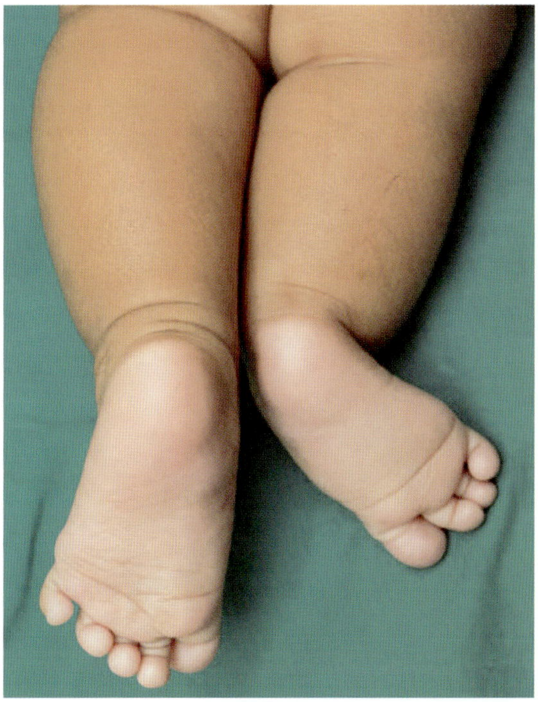

图 4.3 腓侧半肢畸形合并胫骨前内侧弯曲足部趾列的缺失

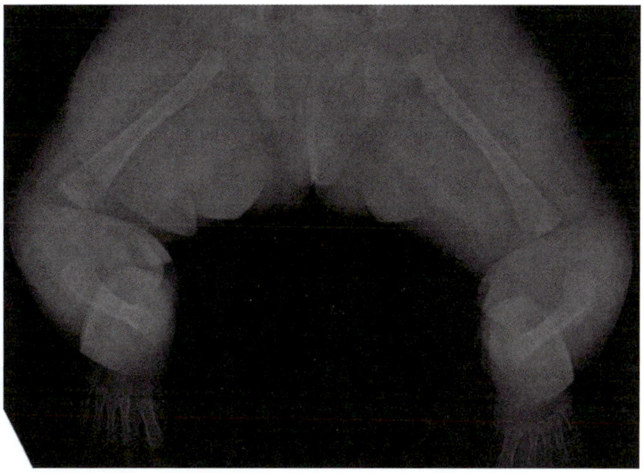

图 4.4 下肢中骨发育不良的婴儿合并双侧腓侧半肢畸形的双下肢 X 线片。下肢和足部的畸形是对称的，没有足部的缺失

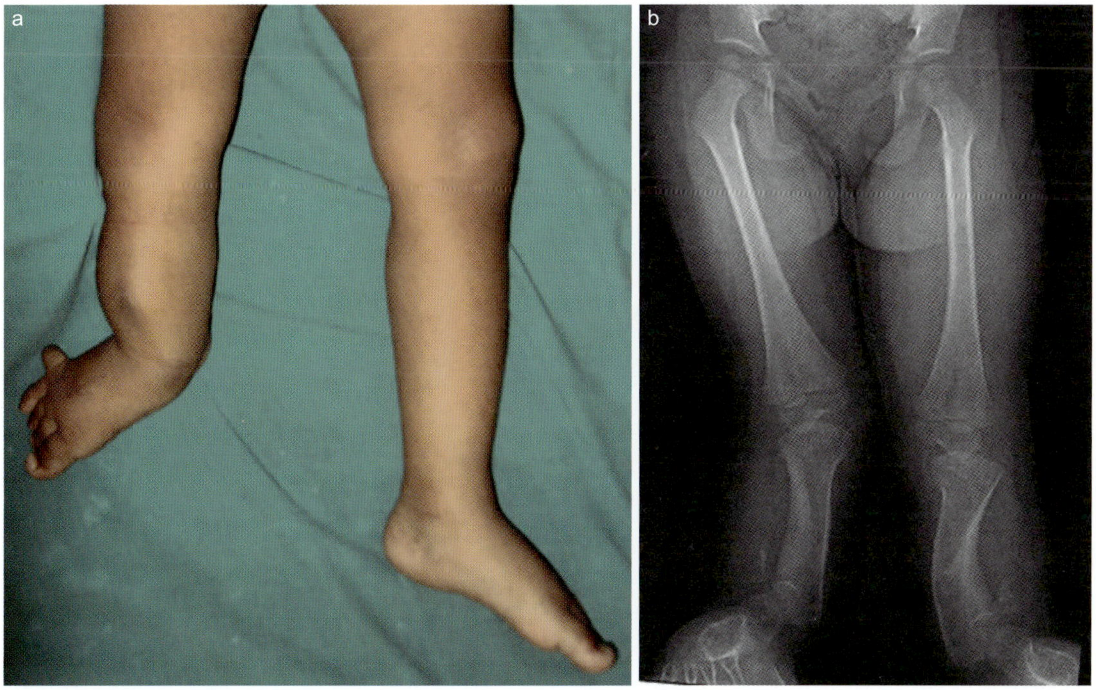

图 4.5 腓侧半肢畸形的患儿出现明显的右下肢短缩（a）；患侧股骨轻微短缩。在这个下肢中骨发育不良的患儿，下肢肢中部分短缩伴有胫骨弯曲和腓侧半肢畸形（b）

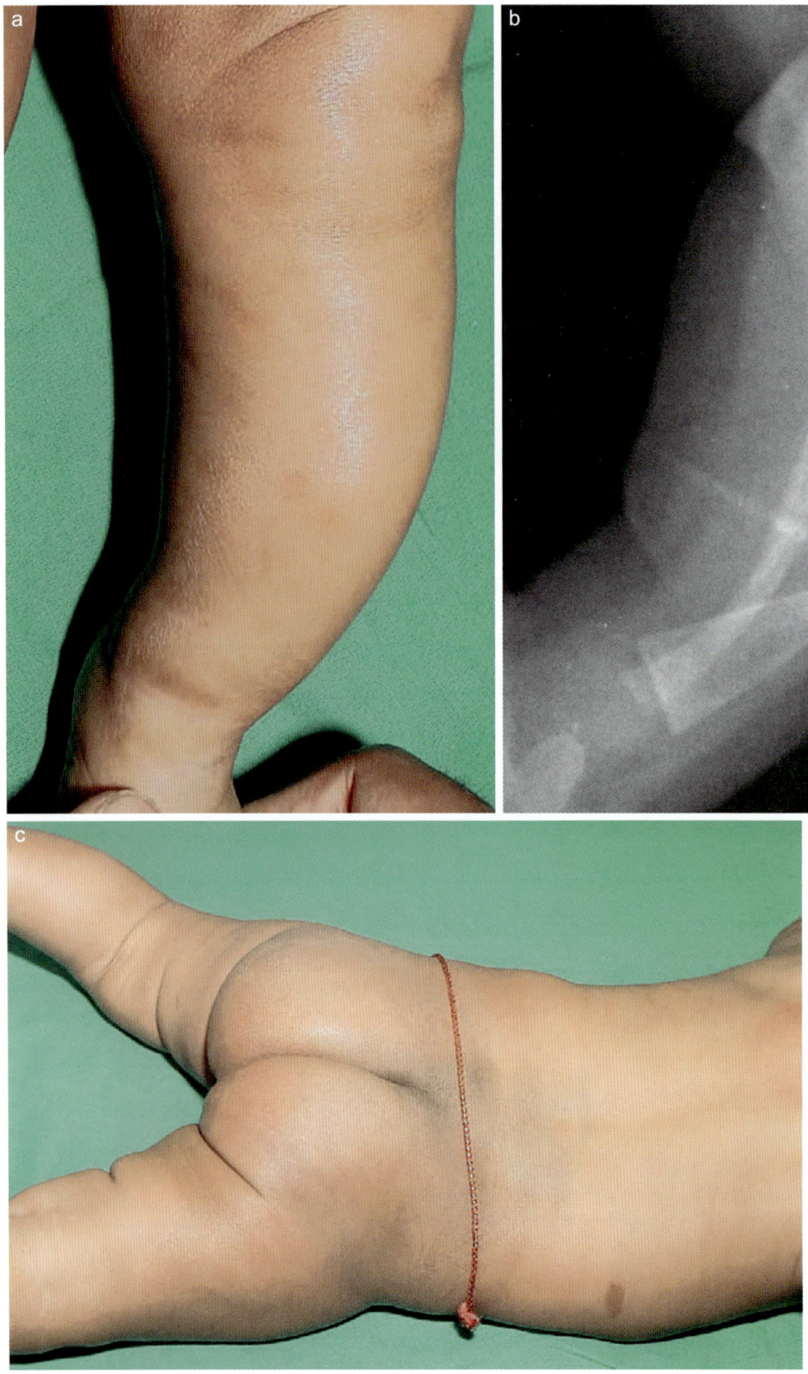

**图 4.6**　合并Ⅰ型神经纤维瘤病的患儿出现了小腿前外侧弯曲（a）。可以见到胫骨假关节（b）；在右侧躯干可以看到牛奶咖啡斑（c）

## 腓侧半肢畸形的 X 线特征

- 腓骨：可能全部或者部分缺失。
- 胫骨：前内侧弯曲；弯曲的严重程度从轻微到严重；胫骨比正常的短。
- 跗骨：常常存在厚厚的距跟联合（联合体在年长患儿 X 线平片上可能会比较明显）。
- 趾列：足趾序列常有缺失，缺失的数量各不相同。

## 胫骨前外侧弯曲在形成假关节前的 X 线特征

- 胫骨：前外侧弯曲最常见于小腿中下三分之一处，很少见于中段三分之一和远段三分之一处。弯曲部位的髓腔可能部分或者完全闭塞。
骨骼可能在弯曲部位出现狭窄。在新生儿出现弯曲部位的骨折非常罕见。

- 腓骨：腓骨可以正常或者弯曲并且和胫骨有类似的改变。
- 足部：在出生时是正常的。

**先天性胫骨后内侧弯曲的 X 线特征**

- 胫骨：后内侧弯曲出现在中下段三分之一处。髓腔没有闭塞但可能会狭窄。
  胫骨比对侧短并且短缩的程度与弯曲的严重程度相关。
- 腓骨：腓骨可能弯曲。
- 足部：跟骨外翻畸形。跗骨和足趾序列正常。

### 4.3.2 超声

对于存在重大缺陷的儿童，例如腓侧半肢畸形，除外其他脏器畸形很重要，为了达到这个目的，腹部超声和心脏彩超检查很有必要。

## 4.4 鉴别诊断

### 4.4.1 腓侧半肢畸形

部分或完全的腓骨发育不良可能与胫骨弯曲有关。弯曲的严重程度从几乎看不出来的轻度弯曲到几乎 90° 的弯曲。弯曲的方向是向前或者前内侧。不同数量的轴后序列缺失，足部可能有畸形；马蹄外翻足是最常见的畸形，马蹄足和马蹄内翻足很少见。如果腓骨缺失是部分或完全的，X 线检查通常可以确诊。趾列的数量关系到结果。如果有 3 个或更多的趾列，比起更少的趾列，重建足部的可能性更大（Coventry and Johnson 1952; Achterman and Kalamchi 1979; Stanitski and Stanitski 2003）。

### 4.4.2 先天性胫骨假关节

胫骨前外侧弯曲是先天性胫骨假关节的前兆（图 4.6a）。弯曲的胫骨容易发生骨折并且骨折通常发生在患儿会走之后（Grill et al. 2000; Joseph and Mathew 2000; Joseph et al. 2003）。

骨折很少发生在婴儿期（McKeown and Frazer 1961）（图 4.6b）。一旦骨折发生在早期，治疗就特别困难。大部分先天性胫骨假关节的患儿合并有 I 型神经纤维瘤病（NF-1）；出生时发现牛奶咖啡斑提示本病。先天性胫骨假关节的患儿确认合并神经纤维瘤病提示预后效果不好。如果怀疑存在神经纤维瘤病，必须检查脊柱。

### 4.4.3 先天性胫骨后内侧弯曲

弯曲的严重程度和短缩的程度关系到处理方法（Napiontek and Shadi 2014）。轻度的弯曲有自愈的可能，而重度的弯曲不可能完全恢复，这种情况在儿童期还是需要手术的（Pappas 1984; Badgley et al. 1952; Shah et al. 2009）。如果有轻度的短缩，采用简单的方法就可以使肢体长度保持等长，例如对侧骨骺阻滞方法；更严重的肢体短缩就需要正规的肢体延长技术。

### 4.4.4 新生儿中胫骨弯曲的少见病因

**成骨不全**

合并严重的成骨不全的患儿可能会因为宫内骨折而出现弯曲的胫骨。成骨不全的家族史、出现蓝色巩膜、其他长管状骨的畸形可以协助诊断。

**先天性胫骨前外侧弯曲合并重复踇趾**

本病很罕见，就像前外侧弯曲合并先天性胫骨假关节（Tuncay et al. 1994; Bressers andCastelein 2001）（图 4.7a, b）。畸形可以部分或者完全自愈。对于不规则的巨趾需要手术治疗。如果胫骨畸形没有完全恢复，手术也可能需要推迟。

轻度成角的、不完全的胫骨重复畸形会导致胫骨弯曲。偶尔可以见到两个明显分离的骨皮质和髓腔；随着时间的推移，最终会形成一个髓腔。

**弯肢性侏儒**

该综合征的特点包括侏儒症、颅面畸形、短缩的上肢和下肢合并股骨和胫骨弯曲、脊柱侧凸（Kozlowski et al. 1978）。也可能合并 DDH、马蹄内翻足或足部的外翻畸形。

典型的可以在股骨和胫骨弯曲的顶点处看到皮肤凹陷。

**三角形胫骨**

文献中全部病例都是单侧的，以男婴左侧为

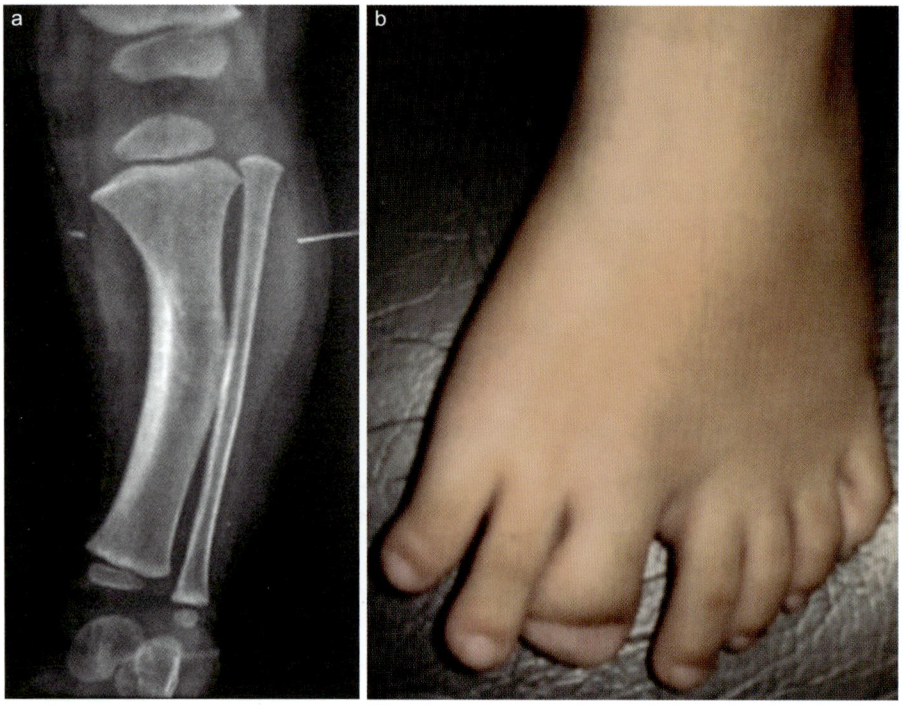


**图 4.7** 先天性胫骨前外侧弯曲（a）合并重复踇趾（b）；这个患儿同时也有轴前的、镜影多趾（Courtesy of Dr. Ranjit Deshmukh, Pune, India）

主。典型的前外侧弯曲并伴有受累的胫骨短缩（图 4.8）。腓骨是完全笔直的，比胫骨长，导致近端胫腓关节分离以及腓骨头向近端移位。本病中常见到重复的脚趾；轴前重复较轴后的常见。也可以见到手的多指（Currarino et al. 2003）。

这些改变可以在 X 线侧位片上诊断；胫骨被分为近端和远端部分，这两部分都朝向成角的顶点，成角则位于中点或者中下三分之一处。缺少髓腔的三角形骨块位于成角的凹侧，常见到半透亮线把骨块从胫骨上隔开。畸形大部分可以自愈。

### 婴儿骨皮质增生症（Caffey's Disease）

本病绝大部分发生在 6 个月龄以内婴儿，但也有小部分出生就患病了（Kitchin 1951）（图 4.9）。患儿会有不适和低热、局部皮温升高以及轻微压痛。随着时间的推移，本病局部肿胀和弯曲都会自愈。

### Weismann–Netter–Stuhl 综合征

本综合征是一种家族性、常染色体显性疾病，最初认为是先天性无进展的胫腓骨向前弯曲。现在认为股骨弯曲也是本病的一个重要特征。另外，患儿可能会有身材矮小、走路延迟、脊柱后凸、面部畸形以及上肢的部分短缩（Tiederet al. 1995）。

## 4.5 建立诊断

出生时胫骨弯曲病因的诊断流程见表 4.1。

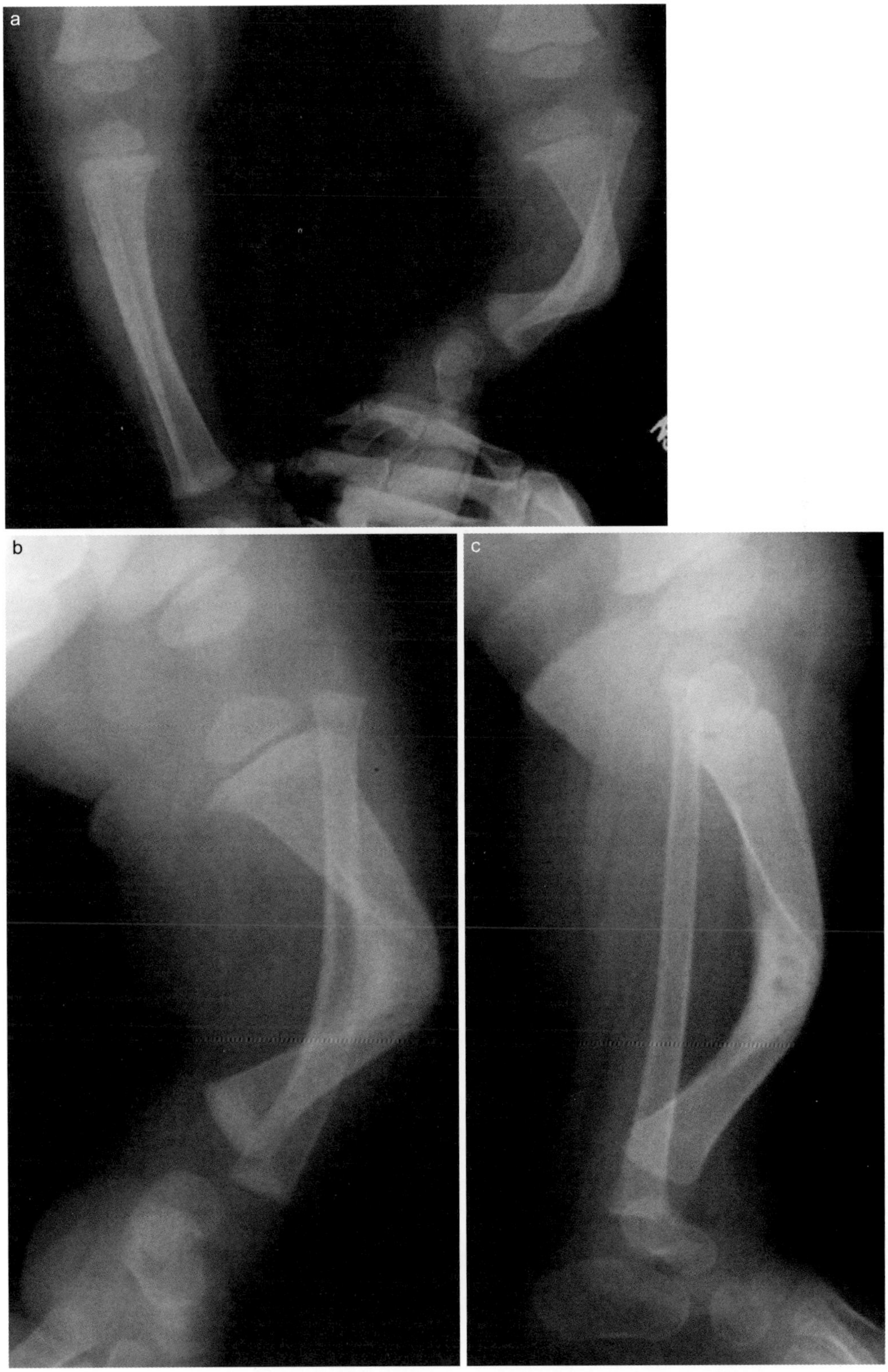


图 4.8　一个合并三角形胫骨的婴儿病例（a）；1 年后明显看到畸形自愈表现（b, c）。患儿大些后侧位 X 线片上可以见到特征性的胫骨锥形段和在弯曲凹侧面三角形填充的骨痂（d）。在患儿 9 岁时，虽然仍有短缩，但畸形基本已经自愈（e）（Courtesy: Dr. Charles Johnston, Dallas, USA）

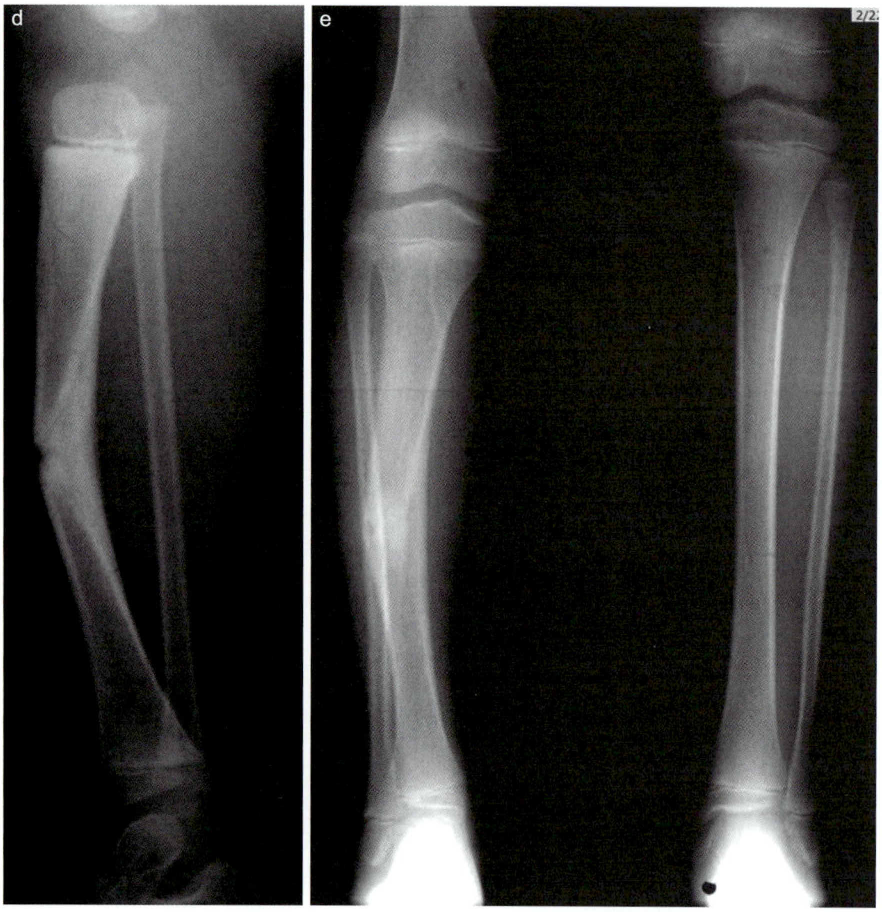


图 4.8 （续）

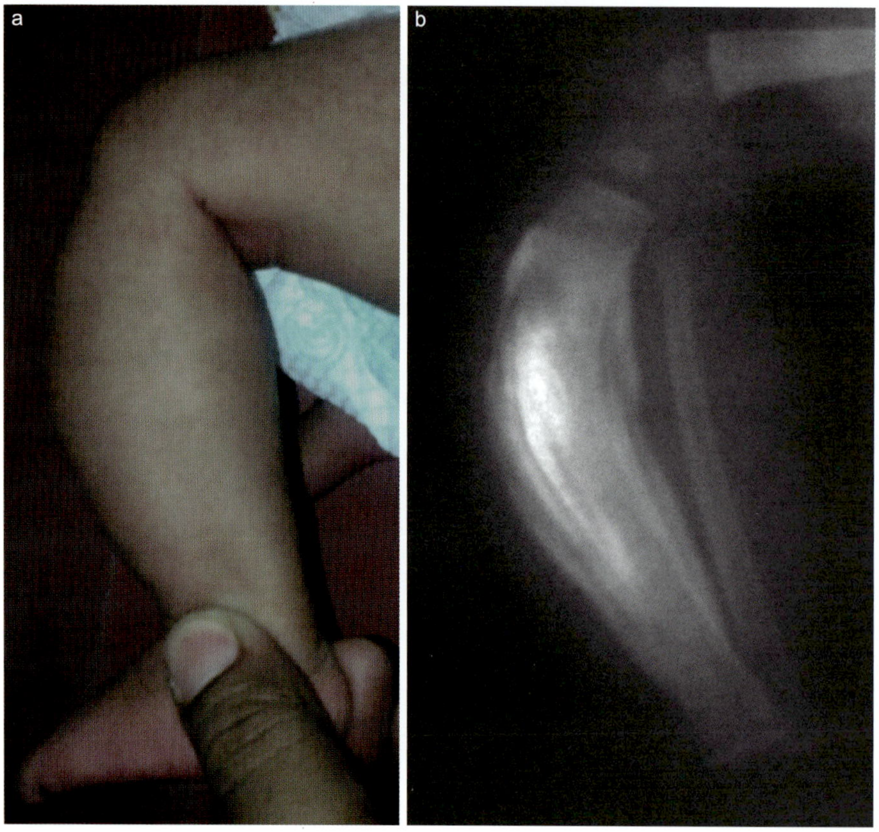


图 4.9　在新生儿中见到胫骨向前弯曲（a）；小腿皮温升高和轻微压痛。X线片提示大量骨膜反应伴有洋葱皮纹样改变，这些都是 Caffey's 病的特征（Courtesy: Dr. Pabitra Sahoo, Cuttack, India）

表 4.1　出生时胫骨弯曲病因的诊断流程

| | | |
|---|---|---|
| **病史** | | |
| 类似畸形的家族史很罕见 | 可能有神经纤维瘤病的家族史 | 无阳性家族史 |
| **体格检查** | | |
| 前内侧弯曲 | 前外侧弯曲 | 后内侧弯曲 |
| 马蹄内翻足、马蹄足<br>或者可能出现马蹄内翻足畸形 | 无足部畸形 | 仰趾外翻足畸形 |
| 不同程度的胫骨短缩 | 无胫骨短缩 | 与弯曲严重程度成比例的胫骨短缩 |
| 通常出现轻度的大腿短缩<br>不经常出现严重的大腿短缩 | 无大腿短缩 | 无大腿短缩 |
| 对侧上肢或下肢可能出现相关的畸形 | 无其他畸形 | 无其他畸形 |
| 无牛奶咖啡斑 | 可能有牛奶咖啡斑 | 无牛奶咖啡斑 |
| 最可能的诊断：<br>腓侧半肢畸形 | 最可能的诊断：<br>先天性胫骨假关节 | 最可能的诊断：<br>先天性胫骨后内侧弯曲 |
| **检查** | | |
| X 线平片：<br>腓骨全部或部分缺如<br>胫骨前内侧弯曲；髓腔和骨皮质正常<br>在年龄稍大的患儿可以见到大量的距骨和跟骨间融合 | X 线平片：<br>胫骨前外侧弯曲；在弯曲部位的髓腔可能完全或者部分闭塞；<br>很少在新生儿期就出现弯曲部位骨折<br>腓骨可能正常或弯曲并提示与胫骨类似的改变<br>足部骨骼正常 | X 线平片：<br>胫骨在中下三分之一处向后内侧弯曲<br>髓腔不会闭塞，但可能会狭窄<br>胫骨比对侧短缩，而且短缩程度与弯曲严重程度相关<br>腓骨可能弯曲<br>足部骨骼正常 |
| **诊断** | | |
| 腓侧半肢畸形 | 先天性胫骨假关节 | 先天性胫骨后内侧弯曲 |

（Benjamin Joseph 著　高荣轩　朱丹江 译）

## 参考文献


Achterman C, Kalamchi A. Congenital deficiency of the fibula. J Bone Joint Surg Br. 1979;61-B:133–7.

Badgley CE, O'Connor SJ, Kudner DF. Congenital kyphoscoliotic tibia. J Bone Joint Surg Am. 1952;34-A:349–71.

Begam MA, Alsafi W, Bekdache GN, et al. Stuve-Wiedemann syndrome: a skeletal dysplasia characterized by bowed long bones. Ultrasound Obstet Gynecol. 2011;38:553–8.

Bressers MM, Castelein RM. Anterolateral tibial bowing and duplication of the hallux: a rare but distinct entity with good prognosis. J Pediatr Orthop B. 2001;10:153–7.

Coventry MB, Johnson Jr EW. Congenital absence of the fibula. J Bone Joint Surg Am. 1952;34(A):941–55.

Currarino G, Herring JA, Johnston Jr CE, et al. An unusual form of congenital anterolateral tibial angulation-the delta tibia. Pediatr Radiol. 2003;33:346–53.

Grill F, Bollini G, Dungl P, et al. Treatment approaches for congenital pseudarthrosis of tibia: results of the EPOS multicenter study. European Paediatric Orthopaedic Society (EPOS). J Pediatr Orthop B. 2000;9:75–89.

Joseph B, Mathew G. Management of congenital pseudarthrosis of the tibia by excision of the pseudarthrosis, onlay grafting, and intramedullary nailing. J Pediatr Orthop B. 2000;9:16–23.

Joseph B, Somaraju VV, Shetty SK. Management of congenital pseudarthrosis of the tibia in children under 3 years of age: effect of early surgery on union of the pseudarthrosis and growth of the limb. J Pediatr Orthop. 2003;23:740–6.

Kitchin IA. An atypical case of infantile cortical hyperostosis. J Bone Joint Surg Br. 1951;33B:248–50.

Kozlowski K, Butzler HO, Galatius-Jensen F, et al. Syndromes of congenital bowing of the long bones. Pediatr Radiol. 1978;7:40–8.

McKeown F, Frazer MJ. Neurofibromatosis with pathological fractures in the newborn. Arch Dis Child. 1961;36:340–3.

Napiontek M, Shadi M. Congenital posteromedial bowing of the tibia and fibula: treatment option by multilevel osteotomy. J Pediatr Orthop B. 2014;23:130–4.

Pappas AM. Congenital posteromedial bowing of the tibia and fibula. J Pediatr Orthop. 1984;4:525–31.

Shah HH, Doddabasappa SN, Joseph B. Congenital postero-medial bowing of the tibia: a retrospective analysis of growth abnormalities in the leg. J Pediatr Orthop B. 2009;18.

Stanitski DF, Stanitski CL. Fibular hemimelia: a new classification system. J Pediatr Orthop. 2003;23:30–4.

Tieder M, Manor H, Peshin J, et al. The Weismann-Netter, Stuhl syndrome: a rare pediatric skeletal dysplasia. Pediatr Radiol. 1995;25:37–40.

Tuncay IC, Johnston 2nd CE, Birch JG. Spontaneous resolution of congenital anterolateral bowing of the tibia. J Pediatr Orthop. 1994;14:599–602.

# 第5章 垂 足

## 5.1 引言

最常见需要早期治疗的足部先天性畸形是马蹄足——足下垂和前足跖屈。虽然马蹄足本身的诊断简单明显，但其病因很多（图5.1）。病因不同，其预后、治疗千差万别。正因如此，应该尽量去明确病因。由宫内姿势所引起的轻度垂足是最轻微的畸形——姿势性马蹄足，其经非手术治疗可完全治愈。最严重的则是合并先天性多发性关节挛缩症的极其僵硬的马蹄足，或是采用最积极治疗仍无效的综合征型的马蹄足。

在绝大多数情况下，马蹄足是一种孤立的畸形，并没有明显的病因，称为特发性马蹄足。其次是合并神经异常的马蹄足——神经源性马蹄足。马蹄足可与下肢缺陷相关，综合征型马蹄足和骨骼发育不良型马蹄足罕见。

## 5.2 建立诊断的问题

- 有没有提示子宫内挤压病史？
- 有马蹄足家族史吗？
- 脊柱是否正常？
- 是否存在上肢和（或）下肢对称畸形？
- 肢体的近端关节是否有其他畸形？
- 膝关节弯曲范围是否正常？
- 足趾数是否正常？
- 四肢有束带吗？
- 有生理缺陷或侏儒症吗？
- 畸形足的僵硬度或柔软度如何？

**有没有提示子宫内挤压病史？**

由于双胎妊娠或子宫肌瘤所致宫腔空间减少，或子宫先天异常可引起姿势性马蹄足。

**有马蹄足家族史吗？**

马蹄足家族史可提示特发性马蹄足和马蹄足相关的综合征或骨骼发育不良。姿势性马蹄足的婴儿通常没有阳性家族史。

**脊柱是否正常？**

马蹄足可能与脊柱裂和骶骨发育不全有关。临床上囊性脊柱裂和完全性骶骨发育不全可以依据临床检查而诊断，但是对于轻微脊柱裂或部分骶骨发育不全，如果没有MRI很难诊断。

**是否存在上肢和（或）下肢对称畸形？**

上下肢对称畸形是先天性多发性关节挛缩症或关节挛缩的特征。

**肢体的近端关节是否有其他畸形？**

髋关节屈曲、外展畸形可见于完全性骶骨发育不全，膝关节屈曲畸形可见于骶骨发育不全、脊柱裂、先天性多发性关节挛缩症和胫骨完全不发育（图5.2）。

**膝关节弯曲范围是否正常？**

先天性股四头肌挛缩和先天性膝关节脱位可能与马蹄足有关。轻微的股四头肌挛缩只能通过被动屈曲膝关节查出（图5.3）。如果膝关节不能弯曲至90°以上，马蹄足的塑形将会困难。因此，应尽早恢复膝关节屈曲度，以利于马蹄足的快速治疗。

**足趾数是否正常？**

合并胫骨发育不全的儿童马蹄内翻足经常伴有内侧足趾缺如或相对少见的内侧多趾。马蹄足合并腓骨发育不全罕见；这些孩子经常外侧足趾缺如（图5.1c）。

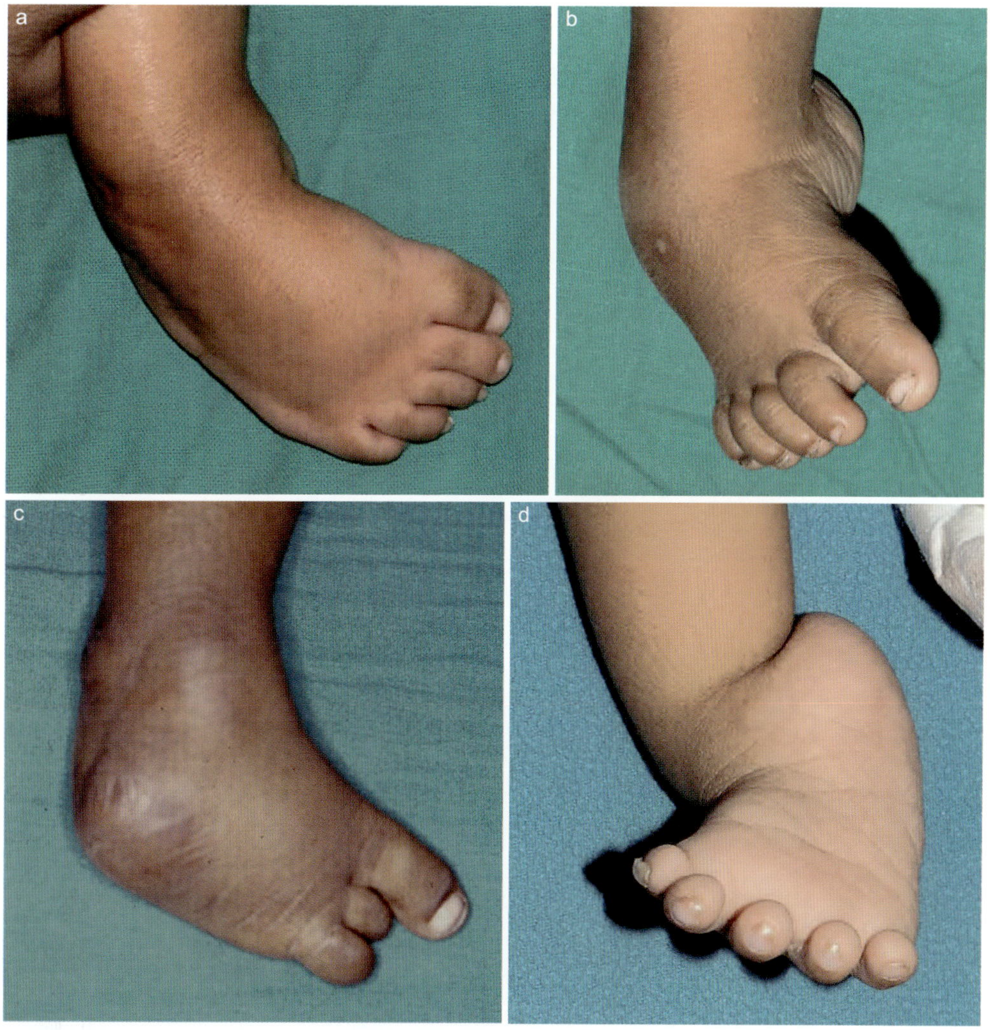

**图 5.1** 姿势性马蹄足（a），僵硬的特发性马蹄足（b），合并腓骨发育不全及腓侧足趾缺失的马蹄足（c），合并胫骨不发育及第一足趾发育不良的马蹄足（d）

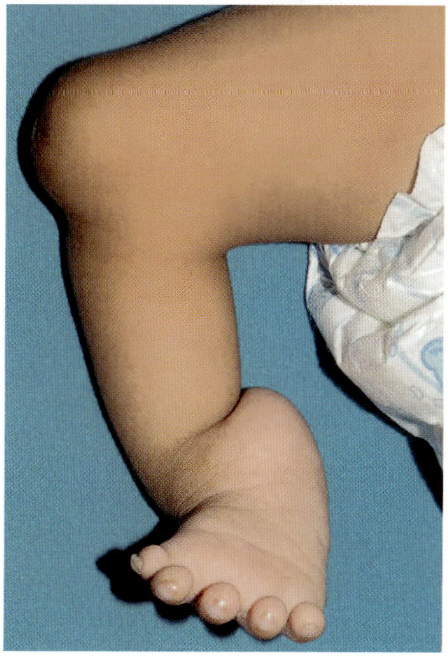

**图 5.2** 膝关节屈曲畸形、马蹄内翻足畸形的患儿，同时合并完全性腓骨发育不全

四肢有束带吗？

羊膜带综合征或先天性束带综合征可能与马蹄足有关（图 5.4）。在一部分儿童中，如果腓神经因束带而损伤，会出现神经源性的马蹄足畸形（Allington et al. 1995; Gomez 1996; Hennigan and Kuo 2000）。

有生理缺陷或侏儒症吗？

畸形性侏儒症与特别僵硬的马蹄足相关，这种骨骼发育不良的特征性表现是严重的侏儒伴有外耳异常（菜花耳朵）、拇指外展（hitchhiker 拇指）和足部畸形。

畸形足的僵硬度或柔软度如何？

尝试轻柔地纠正足部畸形，为潜在可能的病理类型提供有价值的判断依据。第一次检查时，如果足部畸形几乎可以完全纠正，最可能的是姿势性马蹄足。如果畸形未得到任何纠正，则提示骨性畸形如跗骨联合。

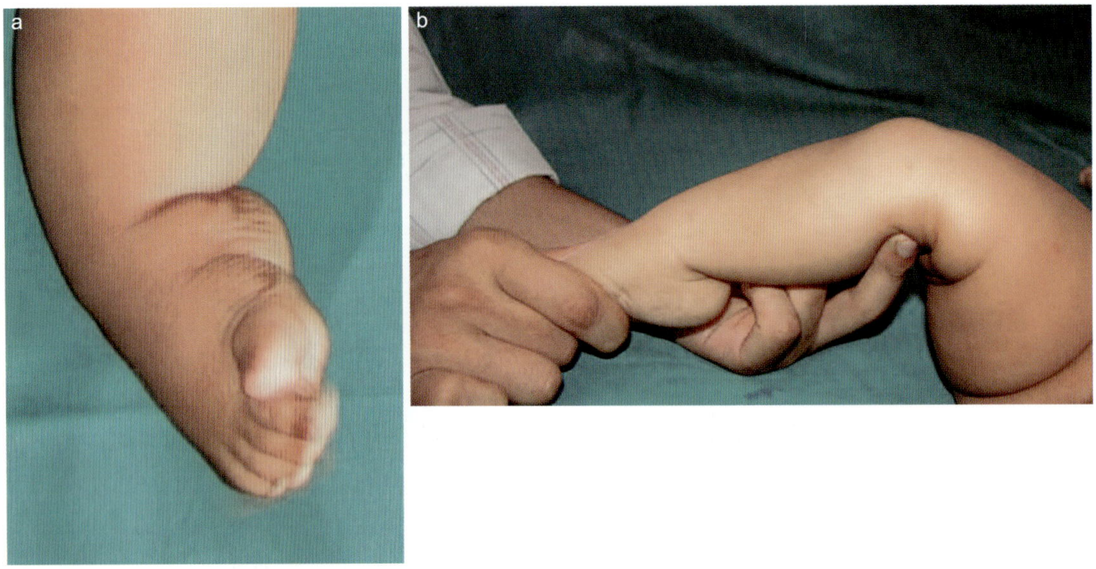


**图 5.3**　先天性马蹄足（a），该婴儿因先天性股四头肌挛缩导致膝关节屈曲受限（b）

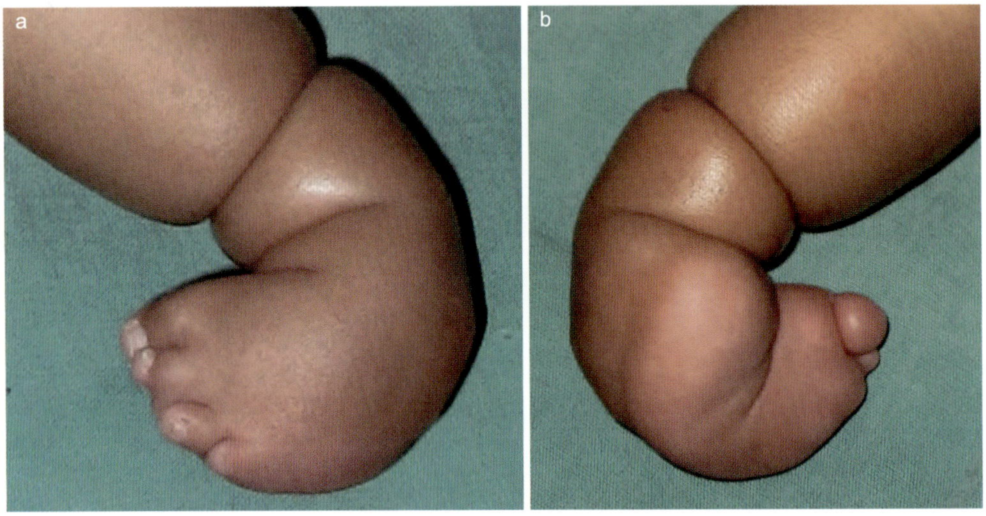


**图 5.4**　一个马蹄足伴有羊膜带综合征婴儿的足踝前（a）后（b）观。近端束带完全并环绕肢体

## 5.3　体格检查

### 5.3.1　视

视诊是否有生理缺陷和侏儒症。检查脊柱是否有畸形，尤其是腰骶椎。视诊同侧髋关节和膝关节的畸形，以及对侧上下肢的畸形或缺陷。

检查足部内侧和脚跟背侧是否有很深的皱褶或第一足趾短缩，这些都是僵硬足的特征。注意足趾的数量，是否都发育良好，长度是否正常。

### 5.3.2　触

触诊腰骶椎除外脊柱裂和骶骨发育不全。注意两髂后上棘间距；完全性骶骨发育不全者间距明显减小。触诊腓骨头、外踝以及胫骨全长，检查是否发育良好。触诊脚后跟，看是否可触及跟骨，如果可触及，则提示马蹄足非常轻微，如姿势性马蹄足。严重的马蹄足，足跟触诊空虚。触诊外踝前侧距骨头的外侧部分。

### 5.3.3 动

尝试被动外翻、背屈足部，纠正畸形。操作应轻柔，不引起患儿不适。应该评估、记录每个马蹄足（后足马蹄、后足内翻、围绕距骨足部内旋和前足内收）的矫正程度。

#### 特殊检查

要对周围神经系统的完整性进行简单检查，确保没有神经源性马蹄足。

#### 足趾握持反射

试验方法：抚摸脚底，使足趾屈曲。如果足趾瘫痪，反射将消失。

#### 巴宾斯基征

正常新生儿巴宾斯基征通常阳性。下肢瘫痪时，第一足趾不能背屈，其余足趾不能扇形展开。

## 5.4 评估畸形的严重程度

大多数外科医生会评估畸形的严重程度，一方面是制订治疗方案，另一方面是记录对治疗的反应。评估畸形程度的分类系统有几个（Catterall 1991; Dimeglio et al. 1995; Harrold and Walker 1983; Hennigan and Kuo 2000），研究显示这些分类系统中有些的有效性和重复性并不完全令人满意（Shaheen et al. 2012; Dyer and Davis 2006; Flynn et al. 1998; Fopma et al. 2003）。Dimeglio（1995）分类和 Pirani（Shaheen et al. 2012）评分是使用最广泛的分类系统（图 5.5 和图 5.6）。

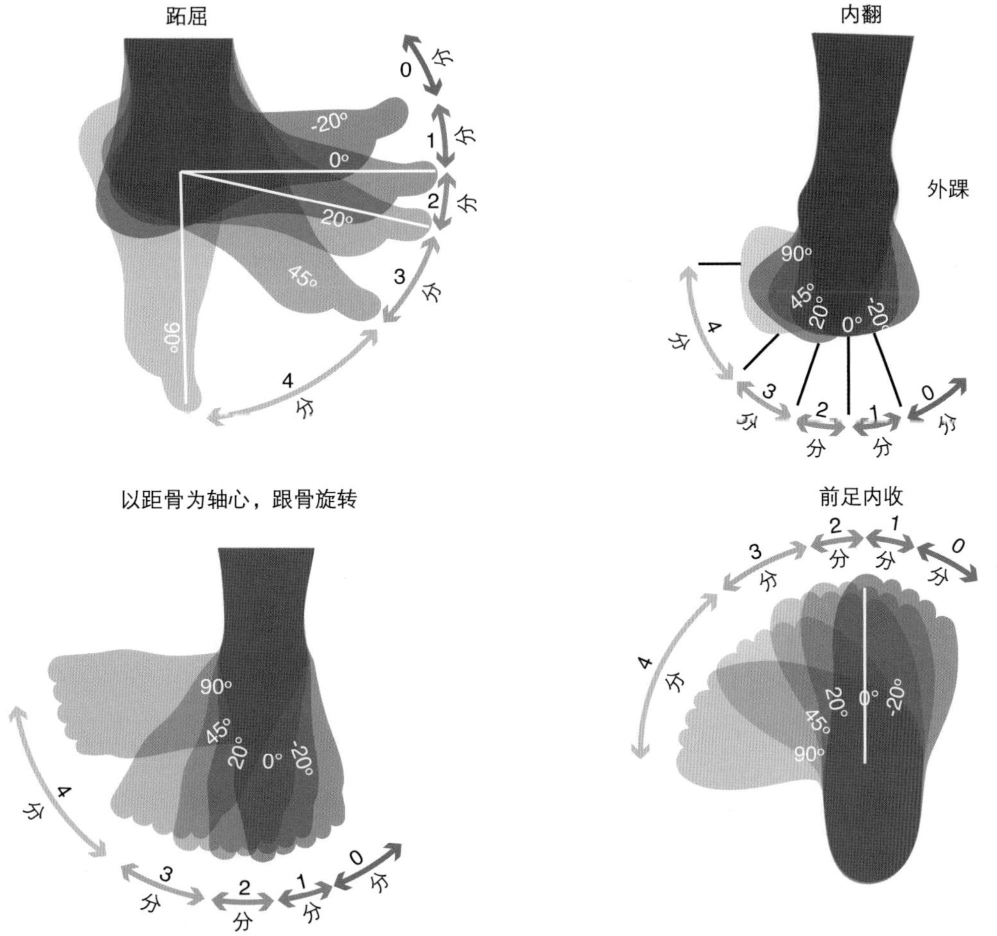


图 5.5 改良的 Dimeglio 马蹄足分类图解（1995）。尝试纠正作者定义的四种畸形中的每种畸形，得到的评分如图所示。另外四个附加分数评估足内侧或后侧的皱褶和腓肠肌消瘦。所有分数的总和就是最终分数，最终分数将足畸形分为四个等级，分数越低，足越灵活

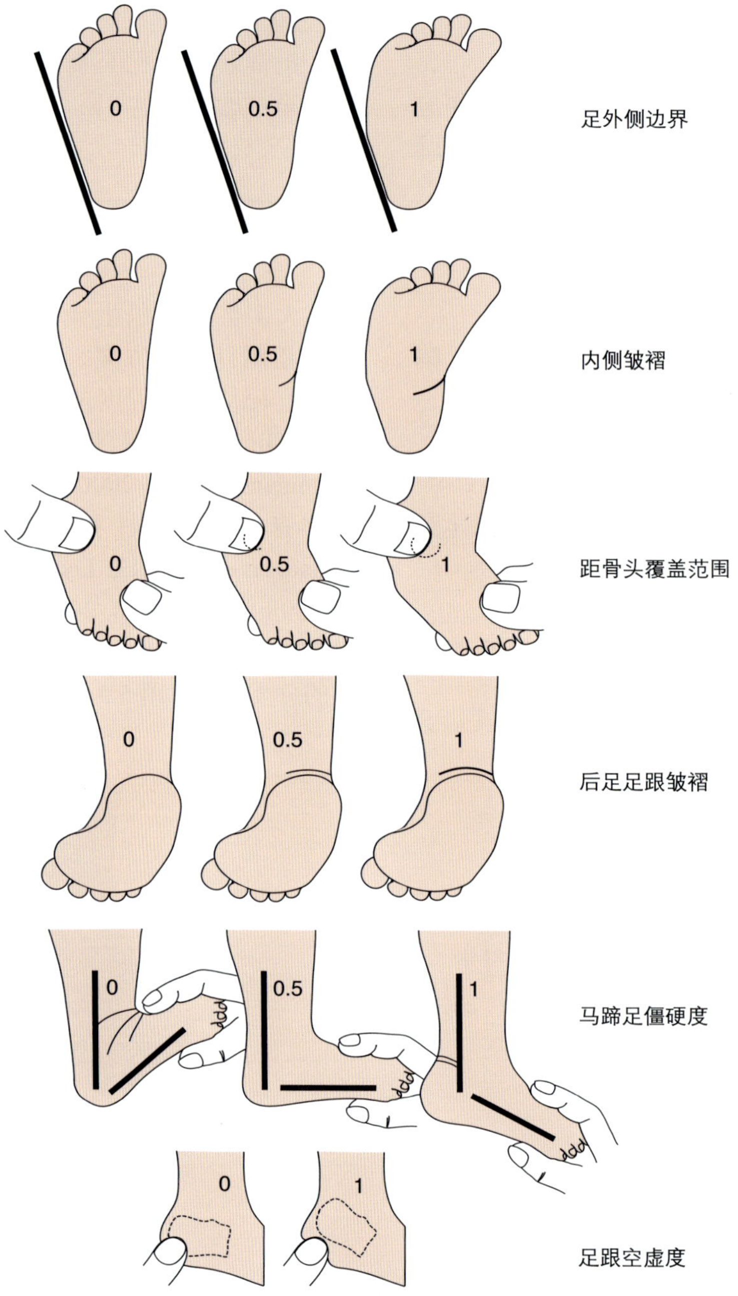


**图 5.6** Pirani 评分系统图解。评估后足足跟皱褶、马蹄足僵硬程度、足跟的丰满或空虚度，以及中足足外侧边界、内侧皱褶和足背外侧距骨头覆盖范围

## Dimeglio 分类

Dimeglio 等评估马蹄足、后足内翻、前足内收和围绕距骨足部的旋转。尝试纠正每种畸形，测量畸形角度并评分，如图 5.5 所示。四种畸形的分数和附加分数相加为最终得分，附加分数评分足内侧或后侧的皱褶及腓肠肌消瘦。依据得分，足部畸形严重程度可分为四个等级（表 5.1）。

**表 5.1 先天性马蹄足的 Dimeglio 分类**

| 评分 | 分级 | 严重程度 | 柔软度 |
|---|---|---|---|
| <5 | Ⅰ | 轻 | 90% 以上可恢复<br>柔软－柔软足 |
| 5 ~ 9 | Ⅱ | 中 | 50% ~ 90% 可恢复<br>柔软－僵硬足 |
| 10 ~ 14 | Ⅲ | 重 | 10% ~ 50% 可恢复<br>僵硬－柔软足 |
| >15 | Ⅳ | 非常严重 | 低于 10% 可恢复<br>僵硬－僵硬足 |

### Pirani 评分

在 Pirani 评分系统中，后足畸形的三个方面和中足的三个特点分别评为 0(正常)、0.5(中等)或 1(严重)。这些单项分数相加算出最终得分(0～6)。和 Dimeglio 分类一样，得分越低，畸形越轻。Pirani 评分比 Dimeglio 分类简单。

## 5.5 辅助检查

### X 线平片

一般马蹄足的诊断不需行 X 线检查，但如果标准位拍摄，X 线片可以提供后足跗骨排列的有用信息(Ritchie and Keim 1964; Herbsthofer et al. 1998; Munshi et al. 2006; Fridman and de Almeida Fialho 2007)。评估距下关节位置采用跟距角，马蹄足前后位及侧位片跟距角均减小，后足内翻矫正时跟距角改善。在外力下背屈拍摄侧位片，测量跟骨背屈角，该角是评估马蹄足严重度的很好指标(Fridman and de Almeida Fialho 2007; Munshi et al. 2006)。如果足部非常僵硬，所有的轻柔操作似乎一点都不能矫正，这时必须拍摄足的 X 线片，以排除大量的跟距骨骨桥，跟距骨骨桥有时可见于特发性马蹄足(Spero et al. 1994; Rao and Joseph 1994; Callahan 1980)。在婴儿，并非所有的骨桥都能在 X 线片上得到证实。跗骨骨桥和马蹄足可能是多发骨桥综合征的一部分(Rebello and Joseph 2003)。如果外侧足趾缺如合并腓骨不发育，必须拍摄 X 线片，因为大量的跟距骨骨桥经常合并此类缺陷。

### 超声

一些外科医生通过超声检查来量化畸形的严重程度、监测非手术治疗效果(Coley et al. 2007; Shiels et al. 2007)。一个特别有用的指标是测量内踝与足舟骨粗隆之间的距离，距离越小，畸形越严重。

## 5.6 鉴别诊断

### 姿势性马蹄内翻足

姿势性马蹄内翻足由子宫内体位引起，通常是子宫内挤压导致。畸形柔软，多数对简单拉伸反应良好，系列按摩后石膏固定可矫正，远期预后很好。

### 特发性马蹄内翻足

绝大多数的马蹄内翻足(约 90%)都归为这一类，不合并任何明显的神经异常、综合征或肢体缺陷。大多数对标准化的系列按摩、石膏固定反应良好。复发部分需要手术治疗，通常是肌腱转移。

### 特发性复杂马蹄内翻足

一小部分特发性马蹄内翻足非常僵硬，很难治疗，意识到这点很重要。Ponseti 等把它们称为“复杂的特发性马蹄足”(Ponseti et al. 2006)。这类畸形的特征性表现是严重的马蹄内翻足，腓肠肌肌腹短，脚掌和脚后跟有很深的皱褶，跖骨明显跖屈，极端僵硬。这些畸形一开始就要识别出来，因为标准的治疗方法经常失败(Ponseti et al. 2006)。

### 伴先天性多发关节挛缩症的马蹄内翻足

引起先天性多发关节挛缩症的根本问题(包括 140 种以上)经常是前角细胞的耗竭，因此，这类畸形有神经源性因素。然而，这类马蹄内翻足不同于其他形式的神经性马蹄内翻足，因此应分开考虑。这类先天性马蹄内翻足非常僵硬，膝、肘和腕的屈伸畸形非常明显(图 5.7)。有种先天性多发性关节挛缩症，只有手脚受影响，称为远端关节挛缩。

### 神经源性马蹄内翻足

无论神经系统状况如何，引起所有神经源性马蹄内翻足的基本原因都是踝关节轴和距下关节轴之间的肌肉不平衡(Song et al. 2008)。跖屈和内翻比背屈和外翻力量强大，因为后者肌肉轻度或完全瘫痪(图 5.8)。脊柱裂和外周神经受损时，足部感觉丧失，固定过程中要加以留意，否则会出现神经性溃疡。

### 伴肢体缺陷型马蹄内翻足

胫骨发育不良比腓骨发育不良出现马蹄内翻足的可能性更大(图 5.9)。典型表现是单侧发病时，患侧腿短于健侧腿。距骨骨桥常见于腓骨不发育的患儿，在有些病例中，距骨骨桥可能妨碍畸形的非手术治疗。

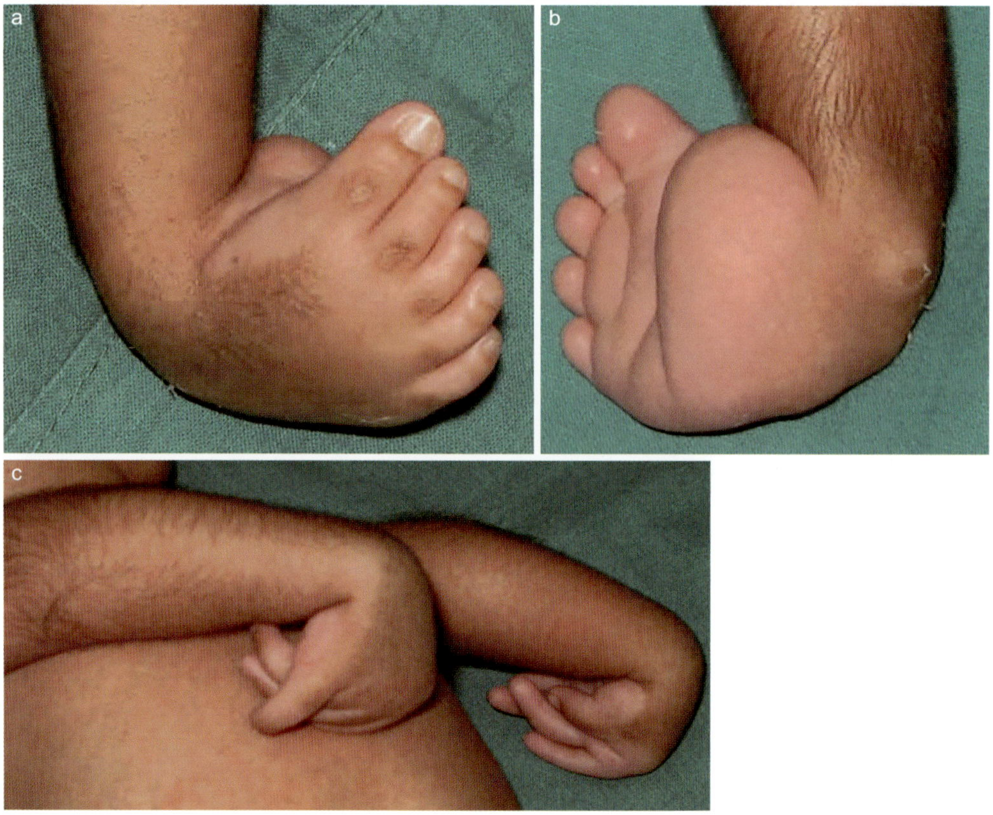


**图 5.7** 先天性多发关节挛缩症新生儿，马蹄足（a，b）合并腕关节屈曲畸形（c）；马蹄足畸形严重

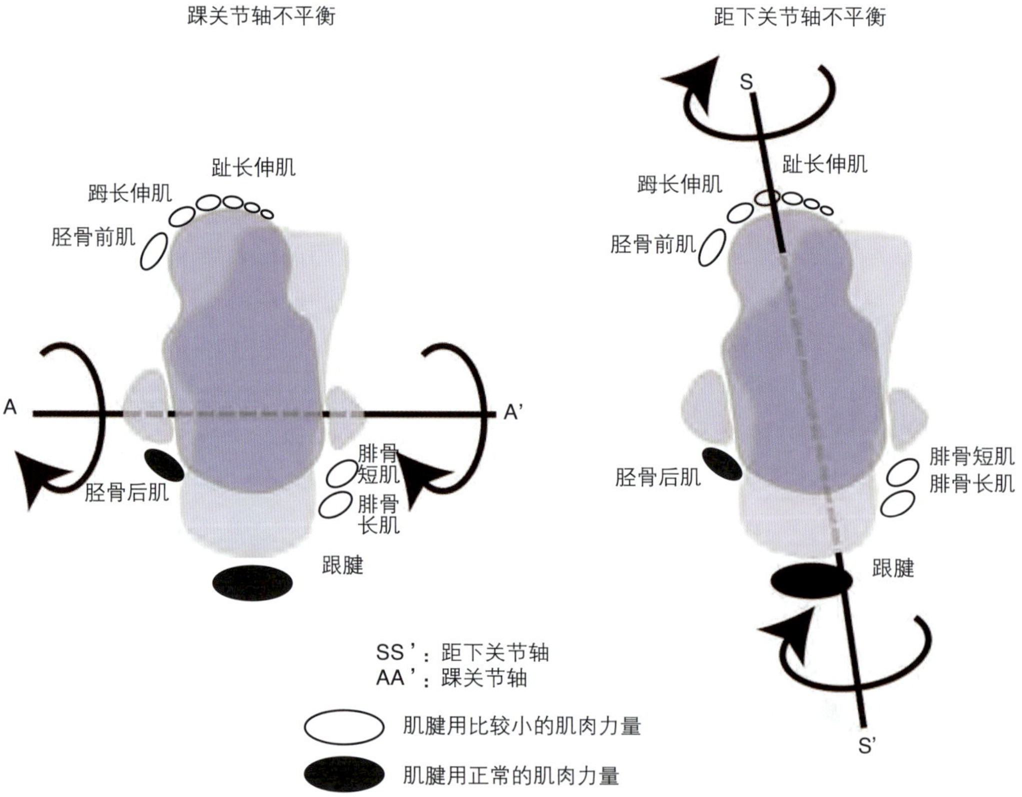


**图 5.8** 图解踝关节轴和距下关节轴肌肉不平衡如何引起神经源性马蹄足的马蹄内翻畸形

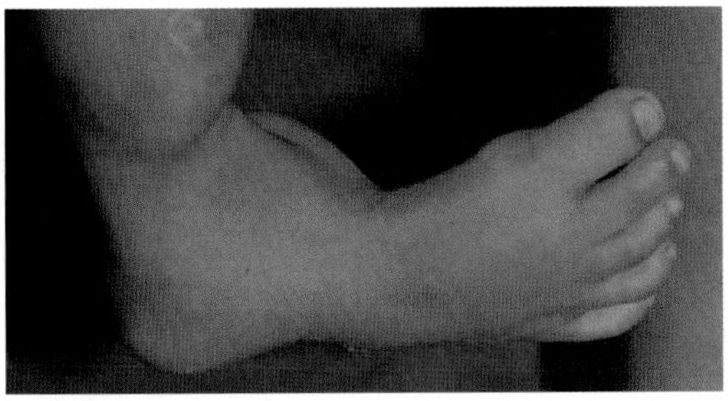

图 5.9 伴有胫骨发育不良的严重马蹄内翻足

## 综合征性马蹄内翻足和伴骨骼发育不良的马蹄内翻足

有报道马蹄内翻足见于一些综合征中，如 Freeman-Sheldon 综合征、Larsen 综合征、指甲－髌骨综合征、Gordon 综合征（Gordon et al. 1969），梅干腹综合征和 Möbius 综合征。有报道后足内翻畸形见于 Nievergelt-Pearlman 型多发骨性联接综合征（Rebello and Joseph 2003）。在某些条件下，畸形足整体表现像特发性马蹄内翻足。在 Larsen 综合征中，韧带过度松弛可能会使过度矫正的可能性增大，尤其是手术矫正时。在多发骨性联接综合征中，非手术治疗无效，因为这属于骨性畸形（Rebello and Joseph 2003）。

马蹄内翻足属于畸形发育不良中足部畸形的一部分，并不是最常见的畸形（Ryoppy et al. 1992; Weiner et al. 2008）。畸形侏儒症的足部畸形通常很僵硬，难以治疗。

诊断合并马蹄内翻足的综合征很重要，它有助于发现其他需要紧急干预的畸形。此外，因为合并的畸形，马蹄内翻足本身的治疗可能需要做一些改变。

## 5.7 建立诊断

明确畸形的病因很重要，因为它能明确预测对非手术治疗的反应和预后（Gurnett et al. 2008）。建立诊断的方法概要见表 5.2 和表 5.3。

表 5.2 新生儿垂足病因诊断

| | | | |
|---|---|---|---|
| **病史** | | | |
| 常无马蹄内翻足家族史 | 可能有家族史 | 可能有家族史 | 可能有家族史 |
| 常有提示子宫内挤压病史 | 罕见子宫内挤压病史 | 罕见子宫内挤压病史 | 罕见子宫内挤压病史 |
| **体格检查** | | | |
| 无面部先天性畸形 | 无面部先天性畸形 | 无面部先天性畸形 | 可能有面部先天性畸形 |
| 脊椎和骶骨正常 | 脊椎和骶骨正常 | 脊椎和骶骨正常 | 可能有脊柱裂、骶骨发育不全或脊柱侧凸 |
| 无上肢、膝关节、髋关节对称畸形 | 无上肢、膝关节、髋关节对称畸形 | 无上肢、膝关节、髋关节对称畸形 | 可能有上肢、膝关节、髋关节对称畸形 |
| 无同侧膝关节或髋关节畸形 | 无同侧膝关节或髋关节畸形 | 无同侧膝关节或髋关节畸形 | 可能有同侧膝关节或髋关节畸形 |
| 足趾数量、发育正常 | 足趾数量、发育正常 | 足趾数量正常，第一足趾可能短小 | 足趾数量可能减少，可能有多趾或不同程度的足趾发育不良 |
| 无患肢短缩 | 患肢短缩不可察觉 | 可能有可察觉的患肢短缩（非常轻微） | 可能有明显的患肢短缩 |
| 无肌力减弱或感觉丧失 | 无肌力减弱或感觉丧失 | 无肌力减弱或感觉丧失 | 可能有肌力减弱或感觉丧失 |
| 柔软足 | 僵硬足 | 非常僵硬足 | 多变的 |
| Dimeglio 评分：＜5 | Dimeglio 评分：5～15 | Dimeglio 评分：＞15 | Dimeglio 评分：5～20 |
| 初步诊断：姿势性马蹄内翻足 | 初步诊断：特发性僵硬马蹄内翻足 | 初步诊断：特发性复杂马蹄内翻足 | 初步诊断：非特发性马蹄内翻足 |
| **辅助检查** | | | |
| 不必要 | 通常不必要 | 足部X线平片排除距骨骨桥（新生儿作用有限，因为骨桥到后面才出现） | 依据临床表现拍足部、脊柱和骨盆的 X 线平片 |
| **诊断** | | | |
| 姿势性马蹄内翻足 | 特发性僵硬马蹄内翻足 | 特发性复杂马蹄内翻足（无距骨骨桥）<br>合并距骨骨桥马蹄内翻足（如果 X 线平片可见骨桥） | 非特发性马蹄内翻足（见表 5.3） |

表 5.3 新生儿非特发性垂足病因诊断

| | | | | |
|---|---|---|---|---|
| **病史** | | | | |
| | | 可能有家族史 | | 可能有家族史 |
| **体格检查** | | | | |
| 头面部：可能有面部先天畸形 | 头面部：无面部先天畸形，可能有脑积水 | 头面部：通常没有面部先天畸形 | 头面部：无面部先天畸形 | 头面部：常有面部先天畸形 |
| 身高和身体比例：正常 | 身高和身体比例：正常 | 身高和身体比例：正常 | 身高和身体比例：正常 | 身高和身体比例：常有侏儒症，身体比例倒置 |
| 脊椎和骶骨：正常 | 脊椎和骶骨：脊柱裂或骶骨发育不全 | 脊椎和骶骨：正常 | 脊椎和骶骨：正常 | 脊椎和骶骨：可能有脊柱侧凸 |
| 上肢：肩关节、肘关节和腕关节对称畸形 | 上肢：正常 | 上肢：可能有纵向或横向缺陷 | 上肢：可能有并指、不同程度的手指发育不全、束带 | 上肢：可能短，拇指可能外展 |
| 膝关节：常有同侧膝关节畸形（弯曲或过伸） | 膝关节：可能有屈曲畸形 | 膝关节：可能有屈曲畸形 | 膝关节：正常 | 膝关节：一般正常，可能有屈曲畸形 |
| 腿：不短 | 腿：不短 | 腿：短 | 腿：长度正常，可能有部分 / 完全束带 | 腿：可能短 |
| 足趾：数量、发育正常 | 足趾：数量、发育正常 | 足趾：可能有轴前或轴后足趾缺陷 | 足趾：并趾和不同程度发育不良<br>束带 | 足趾：正常或发育不良 |
| 肌力：足踝肌力弱可能明显 | 肌力：足踝肌力弱 | 肌力：足踝肌力可能弱（如股四头肌肌力弱伴有胫骨发育不良） | 肌力：常正常，有时足部稍弱 | 肌力：正常 |
| 感觉：足部无感觉丧失 | 感觉：可能有足部感觉丧失 | 感觉：正常 | 感觉：常正常，有时足部稍差 | 感觉正常 |
| 马蹄内翻足柔韧度：僵硬足 | 马蹄内翻足柔韧度：常是僵硬足，有时柔软 | 马蹄内翻足柔韧度：僵硬足 | 马蹄内翻足柔韧度：僵硬足 | 马蹄内翻足柔韧度：常是僵硬足 |
| 初步诊断：关节弯曲型马蹄内翻足 | 初步诊断：神经源性马蹄内翻足 | 初步诊断：合并肢体缺陷型马蹄内翻足 | 初步诊断：羊膜束带综合征马蹄内翻足 | 初步诊断：综合征性马蹄内翻足或合并骨发育不良的马蹄内翻足 |
| **检查** | | | | |
| 无须拍片 | 脊椎和骨盆X线片：可能确诊脊柱裂或骶骨发育不全 | 肢体、骨盆和脊椎X线片：可显示先天性畸形的性质和范围 | 很少需要拍片（除非严重的束带环绕小腿，以判断胫骨是否受影响） | 需要骨骼检查，判断发育不良或综合征的类型 |
| 无须其他检查 | 日后可能需要脊柱 / 头颅 MRI | 腹部 B 超以排除内脏畸形 | 无须其他检查 | 后面可能需要遗传学检查 |
| **诊断** | | | | |
| 关节弯曲型马蹄内翻足 | 脊柱裂 / 骶骨发育不全 / 周围神经损伤引起的神经源性马蹄内翻足 | 合并胫骨或腓骨缺陷型马蹄内翻足 | 羊膜束带综合征马蹄内翻足 | 综合征性马蹄内翻足或合并骨发育不良的马蹄内翻足 |

（Benjamin Joseph 著　朱丹江　高荣轩 译）

## 参考文献

Allington NJ, Kumar SJ, Guille JT. Clubfeet associated with congenital constriction bands of the ipsilateral lower extremity. J Pediatr Orthop. 1995;15:599–603.

Callahan RA. Talipes equinovarus associated with an absent posterior tibial tendon and a tarsal coalition: a case report. Clin Orthop Relat Res. 1980;(146): 231–3.

Catterall A. A method of assessment of the clubfoot deformity. Clin Orthop Relat Res. 1991;(264):48–53.

Coley BD, Shiels 2nd WE, Kean J, et al. Age-dependent dynamic sonographic measurement of pediatric clubfoot. Pediatr Radiol. 2007;37:1125–9.

Dimeglio A, Bensahel H, Souchet P, et al. Classification of clubfoot. J Pediatr Orthop B. 1995;4:129–36.

Dyer PJ, Davis N. The role of the Pirani scoring system in the management of club foot by the Ponseti method. J Bone Joint Surg Br. 2006;88:1082–4.

Flynn JM, Donohoe M, Mackenzie WG. An independent assessment of two clubfoot-classification systems. J Pediatr Orthop. 1998;18:323–7.

Fopma E, Elton RA, Macnicol MF. The classification of congenital talipes equinovarus. J Bone Joint Surg Br. 2003;85:1087; author reply 1088.

Fridman MW, de Almeida Fialho HS. The role of radiographic measurements in the evaluation of congenital clubfoot surgical results. Skeletal Radiol. 2007;36: 129–38.

Gomez VR. Clubfeet in congenital annular constricting bands. Clin Orthop Relat Res. 1996;(323):155–62.

Gordon H, Davies D, Berman M. Camptodactyly, cleft palate, and club foot. A syndrome showing the autosomal-dominant pattern of inheritance. J Med Genet. 1969;6:266–74.

Gurnett CA, Boehm S, Connolly A, et al. Impact of congenital talipes equinovarus etiology on treatment outcomes. Dev Med Child Neurol. 2008;50:498–502.

Harrold AJ, Walker CJ. Treatment and prognosis in congenital club foot. J Bone Joint Surg Br. 1983;65: 8–11.

Hennigan SP, Kuo KN. Resistant talipes equinovarus associated with congenital constriction band syndrome. J Pediatr Orthop. 2000;20:240–5.

Herbsthofer B, Eckardt A, Rompe JD, et al. Significance of radiographic angle measurements in evaluation of congenital clubfoot. Arch Orthop Trauma Surg. 1998; 117:324–9.

Munshi S, Varghese RA, Joseph B. Evaluation of outcome of treatment of congenital clubfoot. J Pediatr Orthop. 2006;26:664–72.

Ponseti IV, Zhivkov M, Davis N, et al. Treatment of the complex idiopathic clubfoot. Clin Orthop Relat Res. 2006;451:171–6.

Rao B, Joseph B. Varus and equinovarus deformities of the foot associated with tarsal coalition. Foot. 1994;4:94–9.

Rebello G, Joseph B. The foot in multiple synostoses syndromes. Foot Ankle Surg. 2003;9:19–24.

Ritchie GW, Keim HA. A radiographic analysis of major foot deformities. Can Med Assoc J. 1964;91:840–4.

Ryoppy S, Poussa M, Merikanto J, et al. Foot deformities in diastrophic dysplasia. An analysis of 102 patients. J Bone Joint Surg Br. 1992;74:441–4.

Shaheen S, Jaiballa H, Pirani S. Interobserver reliability in Pirani clubfoot severity scoring between a paediatric orthopaedic surgeon and a physiotherapy assistant. J Pediatr Orthop B. 2012;21:366–8.

Shiels 2nd WE, Coley BD, Kean J, et al. Focused dynamic sonographic examination of the congenital clubfoot. Pediatr Radiol. 2007;37:1118–24.

Song KS, Kang CH, Min BW, et al. Congenital clubfoot with concomitant peroneal nerve palsy in children. J Pediatr Orthop B. 2008;17:85–9.

Spero CR, Simon GS, Tornetta 3rd P. Clubfeet and tarsal coalition. J Pediatr Orthop. 1994;14:372–6.

Weiner DS, Jonah D, Kopits S. The 3-dimensional configuration of the typical foot and ankle in diastrophic dysplasia. J Pediatr Orthop. 2008;28:60–7.

# 第 6 章　足外翻

## 6.1　引言

如果后足出现在踝关节或距下关节的外翻或者前足旋前都会导致新生儿的足外翻畸形。

新生儿期，足外翻最常见的原因是由于先天性跟骨外翻畸形引起，这是一种可以自愈的良性病变。相反，极少数情况下可有遗留畸形。足外翻和足跟外翻畸形是由于跟骨没有充足的骨质结构去支撑外踝、行使外翻功能的肌肉或肌腱挛缩，或者是由于足部外翻和内翻肌肉力量不平衡所致（图 6.1）（Edwards and Menelaus 1987; Yang and Lee 2002; Cho et al. 2006; Lampasi et al. 2008）。

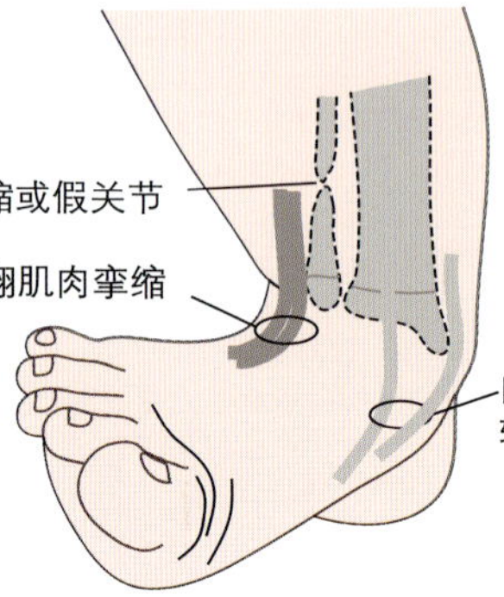


**图 6.1**　出生时引起足外翻的因素

## 6.2　建立诊断的问题

- 有无提示子宫压迫的病史？
- 脊柱是否正常？
- 身上有无牛奶咖啡斑？
- 是否有上肢或者下肢的对称畸形？
- 腿部有无弯曲畸形和短缩？
- 外踝和腓骨下端是否触及？
- 脚趾是否正常？
- 髋关节是否稳定？
- 受影响的足部畸形的柔软度或者僵硬度如何？

有无提示子宫压迫的病史?

就像姿势性马蹄内翻足一样，可以假设先天性跟骨外翻是子宫内压迫所导致的封装效应。然而，Wynne-Davies 等（1982）没有发现羊水过多或者过少与跟骨外翻有关联，同样另一个研究中（Nunes and Dutra 1986）发现足外翻畸形与双胞胎也无明显联系。

脊柱是否正常?

足外翻畸形可能合并脊柱裂和骶骨发育不全，因此腰骶部的脊柱检查是必需的。

身上有无牛奶咖啡斑?

牛奶咖啡斑提示的 Ⅰ 型神经纤维瘤病（neurofibromatosis type, NF-1）可见于儿童腓骨假关节。

是否有上肢或者下肢的对称畸形?

足外翻、跟骨外翻、先天性垂直距骨（先天性凸状足外翻）常常是先天性多发挛缩中对称性上肢或者下肢畸形的一部分。

腿部有无弯曲畸形和短缩?

研究表明（Pappas 1984; Shah et al. 2009），腓骨发育不全如先天性胫骨后弯和内弯常合并跟骨外翻或者马蹄内翻足畸形。病变是单侧的情况下，患肢长度小于健侧。

外踝和腓骨下端是否触及?

腓骨完全缺如和腓骨下端部分缺如常合并足外翻（图 6.2）。同样的腓骨假关节常合并踝关节外翻畸形（Yang and Lee 2002; Cho et al. 2006; Lampasi et al. 2008）。

**脚趾是否正常?**

马蹄外翻足畸形常见于合并外侧足趾缺如的腓骨发育不全（图 6.2）。

**髋关节是否稳定?**

有研究（Paton and Choudry 2009）显示发育性髋关节发育不良和跟骨外翻畸形之间有关联。

**受影响的足部畸形的柔软度或者僵硬度如何?**

先天性跟骨外翻和跟骨外翻合并胫骨后弯是柔软的畸形，可以通过被动的跖屈和内翻得到很大程度的矫正。先天性垂直距骨和腓骨发育不全或者腓骨假关节相关畸形是非常僵硬的畸形。

## 6.3 体格检查

### 6.3.1 视

褪去孩子身上的衣物，仔细寻找牛奶咖啡斑。检查腰骶部脊柱，排除脊柱裂和骶骨发育不全。查找四肢的对称性畸形。查找腿部有无弯曲，如果有记录弯曲的程度（见第 4 章）。检查下肢有无短缩，注意足趾数量。

从前面观察，确认前脚是否脚掌朝下；从后面观察，确认后足的位置；从脚底观察，评估脚的侧面是否一致。

### 6.3.2 触

触诊腰骶部脊柱，排除有无脊柱裂和骶尾骨发育不全。记录两侧髂后上棘间的距离；在完全性骶骨发育不全时，这个距离明显减小。触诊腓骨全段，明确是否存在发育不全，明确腓骨下 1/3 有无间断。记录腓骨肌腱相对于外踝的位置。

### 6.3.3 动

行 Barlow 试验和 Ortolani 试验，排除新生儿髋关节不稳定（见第 1 章）。尝试通过被动的反转矫正脚部畸形，评估畸形是柔软或者僵硬。

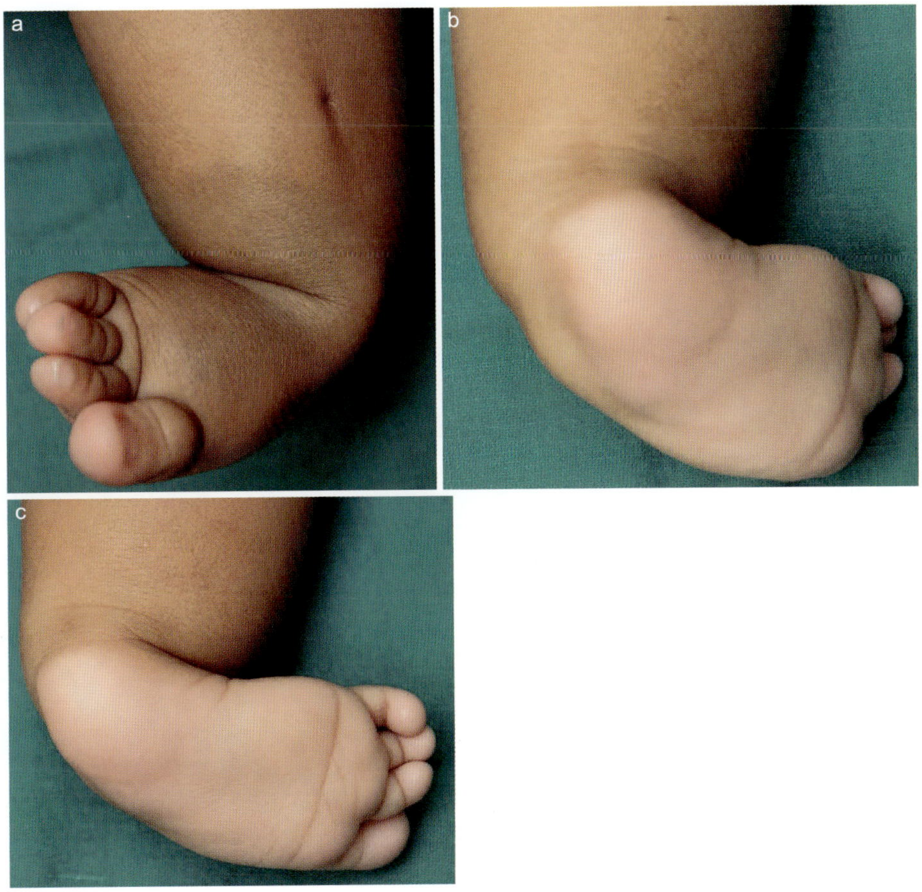


**图 6.2**　继发于腓骨发育不全的新生儿足外翻畸形。正面观脚掌面向下（a），后面观脚跟外翻比较明显（b），前脚外展可以更好地看到脚底的双侧边缘（c）。胫骨上常可见酒窝征（a）

### 6.3.4　特殊检查

外周神经系统完整性检查是很有必要的，以排除神经疾病引起的足部畸形。

#### 足跖握持反射

试验方法：抚摸脚底，使足趾屈曲。如果足趾瘫痪，反射将消失。

#### 巴宾斯基征

在新生儿期巴宾斯基征常可为阳性。如果下肢麻痹，踇趾不能背屈，其余足趾不能扇形展开。

## 6.4　辅助检查

#### X 线平片

怀疑有腓骨异常的要行 X 线检查。足位于跖屈位的侧位 X 线片能区别垂直距骨和斜形距骨。斜形距骨时，距骨的正常位置关系在跖屈位时可得到修复，但垂直距骨时不会（图 6.3）。

## 6.5　鉴别诊断

#### 先天性特发性跟骨外翻

特发性跟骨外翻畸形以足背屈和外翻为特点。足背部畸形显得比较严重，可与胫骨相连接。被动尝试矫正畸形时，至少可恢复至脚的中立位。在大多数病例中，畸形可自发纠正或者被动伸位矫正。小部分患者，需要石膏固定改善足跖屈和外翻。只有极少数顽固畸形的患者需要手术治疗（Edwards and Menelaus 1987; Yu and Hladik 1994）。

#### 跟骨外翻合并先天性胫骨后内弯曲

跟骨外翻常合并先天性胫骨后内弯曲畸形（Pappas 1984; Shah et al. 2009）。它对治疗的反应和单纯性先天性特发跟骨外翻相同（图 6.4）。

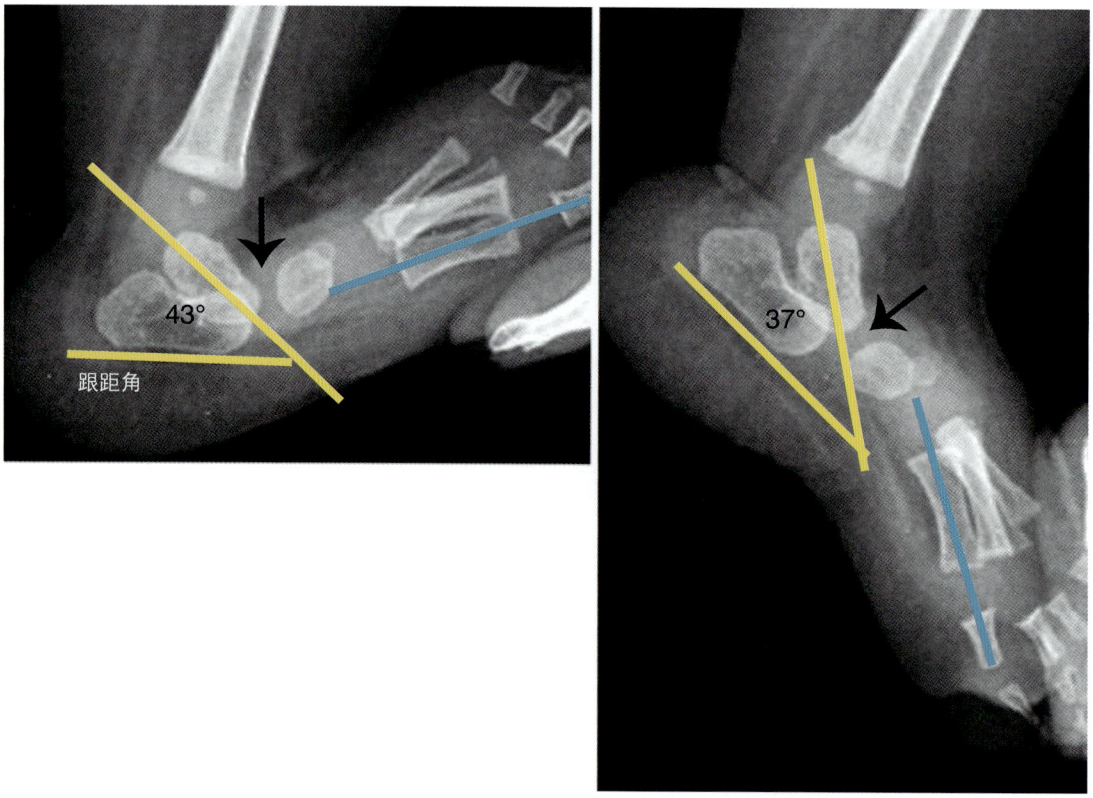


图 6.3　新生儿斜形距骨足部侧位片。在背屈片上可见距骨严重的跖屈，跗骨间的关节松弛（箭头所示），第一跖骨的轴线和距骨的轴线无相交（蓝线）。足位于跖屈位置时，跟骨的长轴线和距骨的长轴线形成的跟距角减小（黄线），跗骨间的半脱位减轻，第一跖骨的轴线几乎与距骨的轴线平行。垂直距骨时不会见到这种跖屈位置的改善

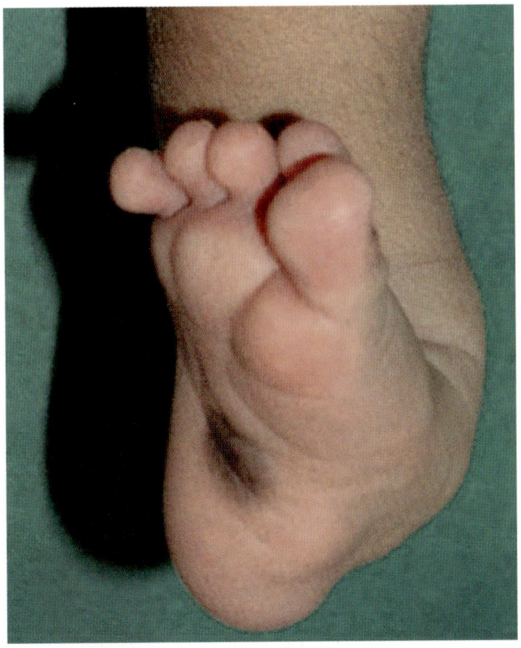

图 6.4　跟骨外翻合并胫骨后内弯曲畸形

## 斜形距骨和垂直距骨

把跟骨外翻和先天性凸状足外翻、垂直距骨、不严重的斜形距骨区分开来是很重要的（图 6.5）（Greenberg 1981; Kumar et al. 1982）。先天性垂直距骨是合并有马蹄足、后足外翻和前足的背屈、外展、内旋的复杂僵硬畸形。比目鱼肌、踝关节和足趾背屈肌、外旋肌都连接在垂直距骨上。比目鱼肌在先天性跟骨外翻时没有收缩功能。由于胫骨前肌和腓骨肌相连接，所以前足的内旋功能受限（跗骨关节任意方向上的轴线都是相交的）。

## 多发先天性挛缩（关节挛缩症）

足外翻、跟骨外翻、垂直距骨可见于新生儿的多发先天性挛缩（图 6.6）。与马蹄内翻足（见第 5 章）相比，这种畸形比较少见，是一种僵硬畸形，一般不需要手术处理。

## 神经源性足

足外翻、跟骨外翻和垂直距骨都可以合并脊柱裂（Rodrigues and Dias 1992; Frawley et al. 1998; Swaroop and Dias 2011）。这些畸形常可以用肌肉力量不平衡来解释，但是有些病例，足部畸形肌肉麻痹模型无法解释（Frawley et al. 1998）。挛缩的肌肉和肌腱是可见的，在大部分病例，可以通过离断挛缩的肌腱矫正畸形（Rodrigues and Dias 1992）。

## 下肢缺陷的外翻足畸形

完全的或部分的腓骨发育不全，常伴有足部一定角度的外翻；偶尔可见严重外翻（图 6.7）。这种情况常合并马蹄足畸形。

## 先天性腓骨假关节

孤立的腓骨假关节很少见，但是腓骨假关节常伴随胫骨假关节。很大一部分儿童有神经纤维瘤病 I 型的特点，并有明确的神经纤维瘤病家族史。如果腓骨末端发育不全，常可见踝关节外翻畸形。

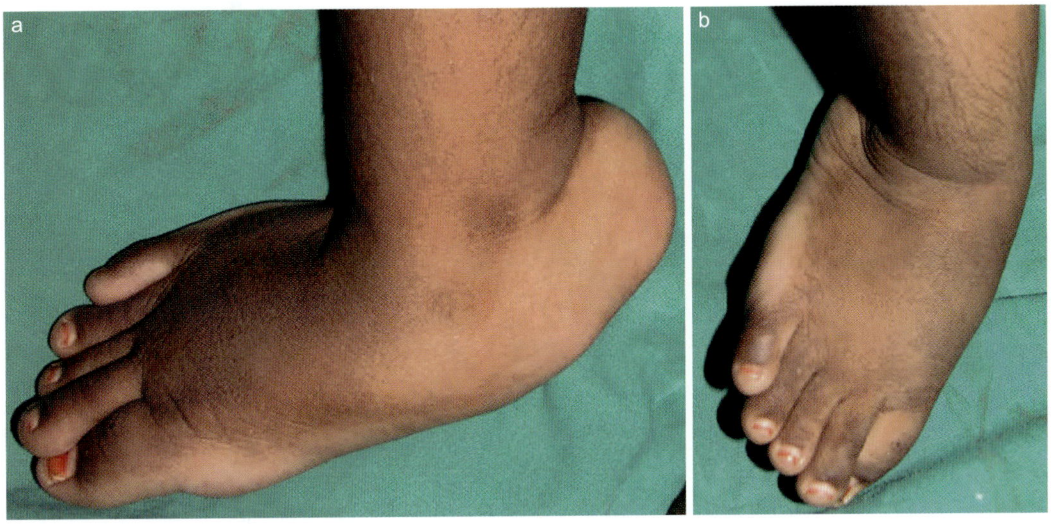


图 6.5　儿童先天性垂直距骨，凸状足（a）和外翻（b）明显

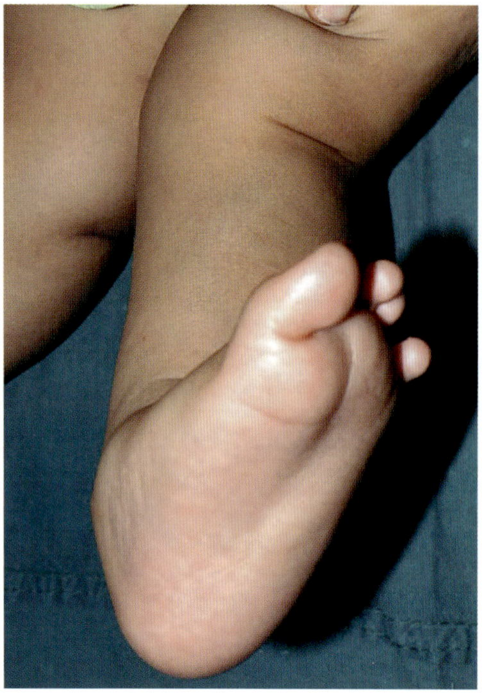

图 6.6 多发性先天性挛缩婴儿伴有跟骨外翻畸形和膝关节过伸

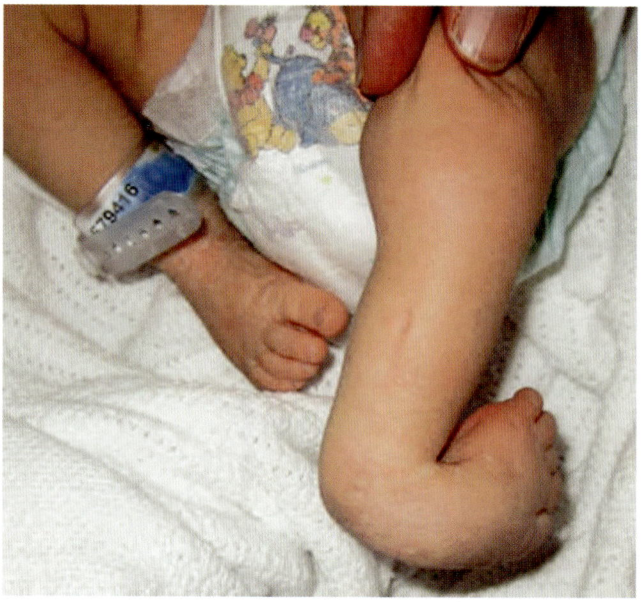

图 6.7 左侧腓骨发育不全合并严重的足外翻

## 罕见疾病

### 先天性腓骨肌转位

Purnell 等报道了 4 例婴幼儿继发于先天性腓骨肌转位的跟骨外翻畸形（Purnell et al. 1983）。这种畸形比先天性跟骨外翻更难矫正。这些转位的腓骨肌就像歪曲的踝关节背屈肌，它们在踝关节的轴线前移动。当这些肌肉转位时外翻的力臂也会增加（图 6.8）

## 6.6 建立诊断

确立引起婴儿足外翻的原因见表 6.1。

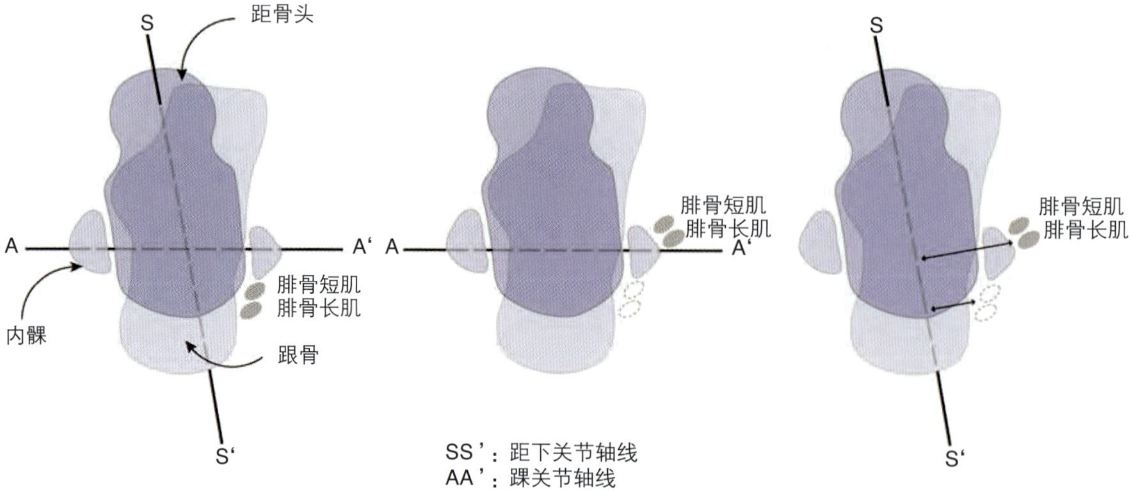


图 6.8 图示正常足部踝关节和距下关节轴线与腓骨肌的关系（左）及当腓骨肌转位时二者的关系（中和右）。当转位时，肌肉力线位于踝关节轴线的前方，外翻肌的力臂也会增加，即肌肉至轴线的垂直距离大幅度的增加

表 6.1　新生儿足外翻病因的诊断

| | | | | | | |
|---|---|---|---|---|---|---|
| **病史** | | | | | | |
| 提示子宫内压迫病史的表现 | | | 胎动减少病史（运动不能）的表现 | | | 神经纤维瘤病家族史的表现 |
| **体格检查** | | | | | | |
| 皮肤正常 | 皮肤正常 | 皮肤正常 | 皮肤正常 | 皮肤正常 | 皮肤正常 | 皮肤可见牛奶咖啡斑 |
| 脊柱正常 | 脊柱正常 | 脊柱正常 | 通常脊柱正常 | 脊柱裂或骶尾骨发育不全 | 脊柱正常 | 通常出生时脊柱正常 |
| 可能伴有新生儿髋关节不稳定 | 其他四肢无畸形 | 其他四肢无畸形 | 上肢或下肢的对称畸形 | 膝关节和髋关节畸形 | 偶尔会有其他肢体畸形 | 其他四肢无畸形 |
| 胫骨正常 | 胫骨向后弯曲 | 胫骨正常 | 胫骨正常 | 胫骨正常 | 胫骨向前弯曲 | 胫骨可能正常 / 前外侧弯曲或者胫骨假关节 |
| 胫骨的长度正常 | 胫骨短缩 | 胫骨的长度正常 | 胫骨的长度正常 | 胫骨的长度正常 | 胫骨短缩 | 胫骨可短缩 |
| 腓骨正常 | 腓骨向后弯曲 | 腓骨正常 | 腓骨正常 | 腓骨正常 | 腓骨部分或全部缺如 | 腓骨下 1/3 假关节 |
| 无神经系统异常 | 无神经系统异常 | 无神经系统异常 | 偶尔可见运动缺陷，足部感觉正常 | 可见运动或感觉缺失 | 无神经系统异常 | 无神经系统异常 |
| 足部柔软畸形（足部可以被动恢复到正常位置）<br>无比目鱼肌挛缩 | 足部柔软畸形（足部可以被动恢复到正常位置）<br>无比目鱼肌挛缩 | 足部僵硬畸形<br>比目鱼肌挛缩 | 足部僵硬畸形<br>比目鱼肌挛缩（如果畸形是垂直距骨） | 足部僵硬畸形<br>比目鱼肌挛缩（如果畸形是垂直距骨） | 足部僵硬畸形<br>比目鱼肌挛缩（如果畸形为马蹄内翻足） | 足部僵硬畸形<br>无比目鱼肌挛缩 |
| 可能的诊断：<br>先天性特发性跟骨外翻 | 可能的诊断：<br>跟骨外翻合并先天性胫骨后内弯曲畸形 | 可能的诊断：<br>孤立的斜形或者垂直距骨 | 可能的诊断：<br>足外翻 / 跟骨外翻 / 垂直距骨合并多发性肌肉挛缩 | 可能的诊断：<br>足外翻 / 跟骨外翻 / 垂直距骨合并脊柱裂或骶尾骨发育不全 | 可能的诊断：<br>足外翻合并腓骨发育不全 | 可能的诊断：<br>踝关节外翻合并先天性腓骨假关节 |
| **检查** | | | | | | |
| X 线检查无阳性发现 | X 线检查可见胫骨弯曲 | 跖屈下侧位片可鉴别斜形和垂直距骨 | 常规 X 线检查无阳性发现 | 脊柱 X 线检查确定脊柱畸形的性质 | 下肢 X 线片确定腓骨缺陷的程度 | 下肢 X 线检查确定假关节的性质和范围 |
| **诊断** | | | | | | |
| 先天性特发性跟骨外翻 | 跟骨外翻合并先天性胫骨后内弯曲畸形 | 孤立性斜形距骨（如果跖屈位片显示跗骨间的正常关系恢复）或孤立性垂直距骨（如果跖屈位片显示跗骨间的关系未恢复正常） | 多发性肌肉挛缩并发足外翻 | 神经源性足外翻 / 跟骨外翻 / 垂直距骨 | 足外翻畸形合并腓骨发育不全 | 先天性腓骨假关节继发踝关节外翻 |

（Benjamin Joseph 著　朱丹江　高荣轩 译）

## 参考文献

Cho TJ, Choi IH, Chung CY, et al. Isolated congenital pseudarthrosis of the fibula: clinical course and optimal treatment. J Pediatr Orthop. 2006;26:449–54.

Edwards ER, Menelaus MB. Reverse club foot. Rigid and recalcitrant talipes calcaneovalgus. J Bone Joint Surg Br. 1987;69:330–4.

Frawley PA, Broughton NS, Menelaus MB. Incidence and type of hindfoot deformities in patients with low-level spina bifida. J Pediatr Orthop. 1998;18:312–3.

Greenberg AJ. Congenital vertical talus and congenital calcaneovalgus deformity: a comparison. J Foot Surg. 1981;20:189–93.

Kumar SJ, Cowell HR, Ramsey PL. Vertical and oblique talus. Instr Course Lect. 1982;31:235–51.

Lampasi M, Antonioli D, Di Gennaro GL, et al. Congenital pseudarthrosis of the fibula and valgus deformity of the ankle in young children. J Pediatr Orthop B. 2008;17:315–21.

Nunes D, Dutra MG. Epidemiological study of congenital talipes calcaneovalgus. Braz J Med Biol Res. 1986;19:59–62.

Pappas AM. Congenital posteromedial bowing of the tibia and fibula. J Pediatr Orthop. 1984;4:525–31.

Paton RW, Choudry Q. Neonatal foot deformities and their relationship to developmental dysplasia of the hip: an 11-year prospective, longitudinal observational study. J Bone Joint Surg Br. 2009;91:655–8.

Purnell ML, Drummond DS, Engber WD, et al. Congenital dislocation of the peroneal tendons in the calcaneovalgus foot. J Bone Joint Surg Br. 1983;65:316–9.

Rodrigues RC, Dias LS. Calcaneus deformity in spina bifida: results of anterolateral release. J Pediatr Orthop. 1992;12:461–4.

Shah HH, Doddabasappa SN, Joseph B. Congenital posteromedial bowing of the tibia: a retrospective analysis of growth abnormalities in the leg. J Pediatr Orthop B. 2009;18:120–8.

Swaroop VT, Dias L. Orthopaedic management of spina bifida-part II: foot and ankle deformities. J Child Orthop. 2011;5:403–14.

Wynne-Davies R, Littlejohn A, Gormley J. Aetiology and interrelationship of some common skeletal deformities. (Talipes equinovarus and calcaneovalgus, metatarsus varus, congenital dislocation of the hip, and infantile idiopathic scoliosis). J Med Genet. 1982;19:321–8.

Yang KY, Lee EH. Isolated congenital pseudoarthrosis of the fibula. J Pediatr Orthop B. 2002;11:298–301.

Yu GV, Hladik J. Residual calcaneovalgus deformity: review of the literature and case study. J Foot Ankle Surg. 1994;33:228–38.

# 第 7 章　肩胛带畸形

## 7.1　引言

先天性肩胛骨、锁骨和肩部畸形相当少见（McClure and Raney 1975; Williams 2003），但是如果出现则会影响肩关节的活动和外观。常见的肩胛骨异常包括肩胛骨的位置、运动、大小及形状异常，发育不全和重复畸形非常少见。锁骨常见的畸形包括锁骨短缩、部分缺如、假关节（Beals 2000; Currarino and Herring 2009; Fairbank 1949）；假关节可被误诊为锁骨产伤性骨折。肌肉的异常包括挛缩和发育不全；肩部肌肉挛缩引起肩部畸形和活动受限是比较常见的（Axt et al. 1997）。

## 7.2　建立诊断的问题

- 有无胎儿期运动不能（胎动减少）病史?
- 肩胛骨的大小、高度是否正常? 肩峰和喙凸的正常关系是否形成?
- 锁骨是否完整?
- 肩关节被动活动范围正常吗? 若不正常，哪个运动受限?
- 颅骨、脊柱、四肢等其他骨骼是否正常?

有无胎儿期运动不能（胎动减少）病史?

关节挛缩患儿的母亲常有胎动减少的病史。

肩胛骨的大小、高度是否正常? 肩峰和喙凸的正常关系是否形成?

先天性高肩胛的特点是肩胛骨的大小和形状改变，位置靠近身体中央。其他少见的畸形包括肩峰或喙凸形成异常。

锁骨是否完整?

锁骨完全或者部分发育不全见于锁骨颅骨发育不全综合征。锁骨先天性假关节可见锁骨中段肿胀和异常运动。

肩关节被动活动范围正常吗? 若不正常，哪个运动受限?

肩关节外展受限是高肩胛和关节挛缩的特点。然而，关节挛缩症中，肩关节常外旋受限。肩关节外展受限也可见于儿童先天性三角肌挛缩。

颅骨、脊柱、四肢等其他骨骼是否正常?

锁骨颅骨发育不全时可见囟门闭合延迟。高肩胛畸形时可见颈部短缩合并或者不合并系带和先天性脊柱侧凸。对称性的关节畸形，关节运动受限可见于儿童关节挛缩。

## 7.3　体格检查

临床检查常可以明确诊断。

### 7.3.1　视

记录肩部的轮廓，肩胛骨和锁骨的位置。观察不对称的胸壁，手和手指是否发育正常，注意记录。观察脊柱是否垂直，颈部的长度是否正常，后部发际线的水平是否正常。记录肩关节、上肢和下肢其他关节有无对称性畸形。

### 7.3.2　触

系统地触诊肩胛骨，包括肩胛骨体部、内侧和外侧缘、上极和下极、肩峰和喙凸的关系。触诊锁骨的全长，记录有无不连续或者中部肿胀。

### 7.3.3 动

检查肩关节外展、内收、屈曲、伸直、旋转的被动活动范围。记录肩胛骨是否在胸腔上移动。移动锁骨末端以发现异常运动。观察肩是否接近前正中线。

### 7.3.4 特殊检查

肩胛骨位征：如果肩关节外展受限，被动内收肩关节，观察肩胛角是否变得突出（见 16.2 章节）。

听诊胸部确定是否存在右位心。

## 7.4 辅助检查

**X 线平片**

行肩胛骨、胸部、锁骨的 X 线检查，如果有脊柱畸形需行颈椎和胸椎的 X 线检查。

**磁共振成像（MRI）**

如果有颈椎和胸椎的畸形，需行脊髓的 MRI。

## 7.5 鉴别诊断

### 7.5.1 肩胛骨异常

**先天性高肩胛**

先天性高肩胛（Sprengel 畸形）是肩胛骨常见的畸形。先天性高肩胛描述并不贴切，因为畸形是由于胎儿发育时肩胛骨下降异常导致的（Grogan et al. 1983）。肩胛骨形态比正常小，位置比正常高，旋转，以至于关节窝朝下（图 7.1a）。高肩胛畸形可单独出现，也可合并脊柱畸形，如脊柱侧凸、半椎体、部分缺失、脊柱裂、脊柱纵裂、胸壁畸形和 Klippel-Feil 综合征都很常见。肩关节外展受限是儿童高肩胛畸形的典型表现（图 7.1b）。这部分是由于关节窝向下倾斜引起的。超过一半的高肩胛畸形患儿出现肩胛骨和椎体的后部结构的骨性、软骨性、纤维性连接结构（肩椎连接）；它限制肩胸关节的运动，导致外展受限。少数情况下可出现肩胛骨和锁骨的骨性连接（Mikawa et al. 1991）。高肩胛畸形的严重程度依靠肩胛骨的高度来分级，儿童高肩胛畸形的分级尚不清楚，尽管可见更严重的和

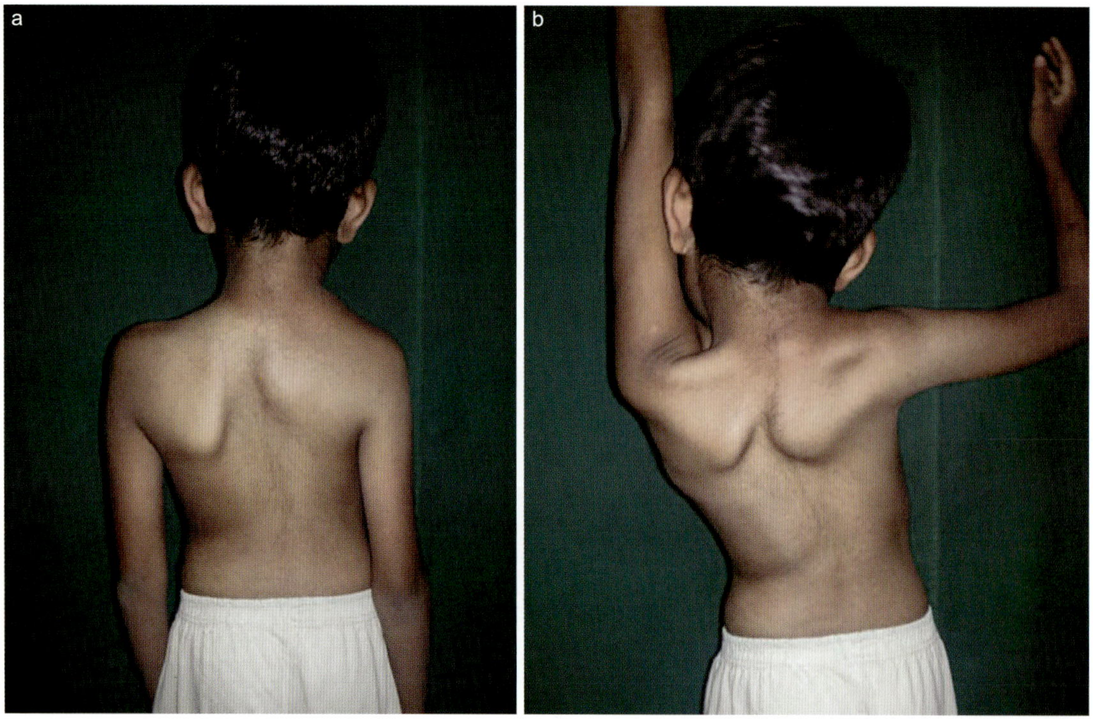


图 7.1 （a）右侧高肩胛畸形患儿背部外观；（b）肩胛骨的位置距离较近，并且有一定的旋转。畸形侧肩关节外展明显受限

不雅观的畸形（Cavendish 1972）。

### 肩胛骨发育不全

儿童高肩胛畸形常可见肩胛骨发育不全；短指发育不良者也可见肩胛骨发育不良（Natasha et al. 2006）。肩胛骨发育不良不会引起功能和外观的异常，但识别肩胛骨发育不良有助于诊断潜在的发育不良。

## 7.5.2　锁骨畸形

### 先天性锁骨假关节

先天性锁骨假关节基本上都发生在右侧（Lloyd-Roberts et al. 1975），这是因为锁骨下动脉对锁骨发育过程中的压力右侧高于左侧。右位心的患儿可发生左侧锁骨假关节（Lloyd-Roberts et al. 1975）。几乎没有双侧受累者（Mooney and Koman 1991）。锁骨假关节常发生在中 1/3，显著的特点是锁骨中段肿胀（图 7.2）。区别于产伤性骨折的特点是没有疼痛和压痛。青少年胸廓出口综合征合并先天性锁骨假关节也有报道（Sales de Gauzy et al. 1999; Watson et al. 2013）。

### 锁骨颅骨发育不全

锁骨部分或者完全缺如，导致肩关节接近身体中线（图 7.3）。肩部的轮廓发生改变。合并出现的异常畸形包括囟门闭合延迟、牙齿异常、耻骨骨化异常、脊柱侧凸、膝外翻。

## 7.5.3　肌肉异常

### 挛缩

关节挛缩的患儿常可见肩关节内收和内旋挛缩（Axt et al. 1997; Bennettet al. 1985; Williams, 1985 ; Zlotolow and Kozin 2012）。先天性三角肌挛缩很少见，需要早期手术松解（Bhagat et al. 2008; Chari et al. 1979）。

### 发育不全

肩关节周围肌肉发育不全已引起关注；该发育不全可见于 Poland 综合征。Poland 综合征中，胸大肌的胸骨锁骨头缺如，患侧手部发育不全，可见手指短缩和并指畸形。现认为手指短缩是由于中间指骨发育不全或者短缩引起的（Al-Qattan and Al Thunayan 2005）。

# 7.6　建立诊断

引起婴儿肢体活动减少的病因诊断过程见表 7.1。

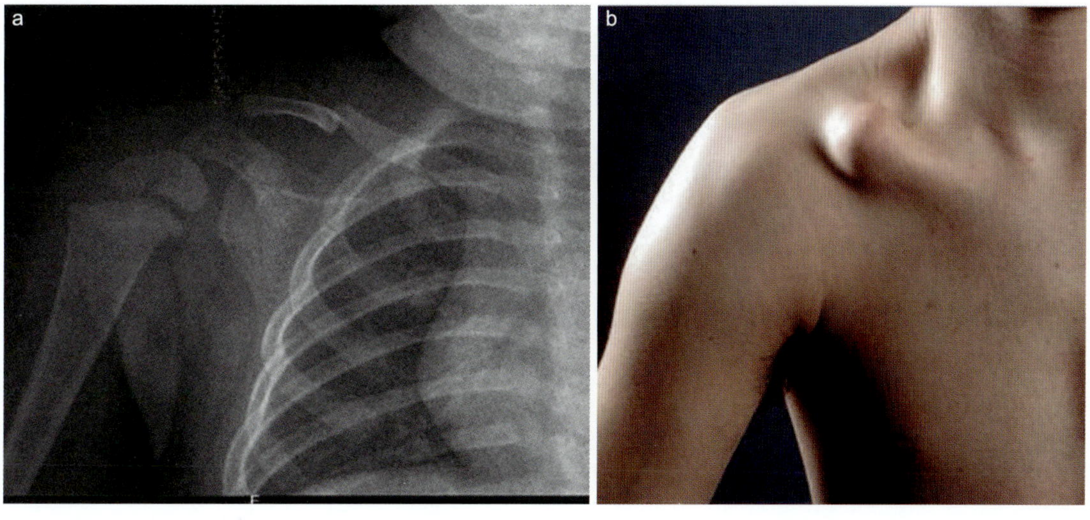


图 7.2　（a）右侧先天性锁骨假关节患儿的 X 线检查；（b）一未进行任何治疗的大龄先天性锁骨假关节患儿的临床变现

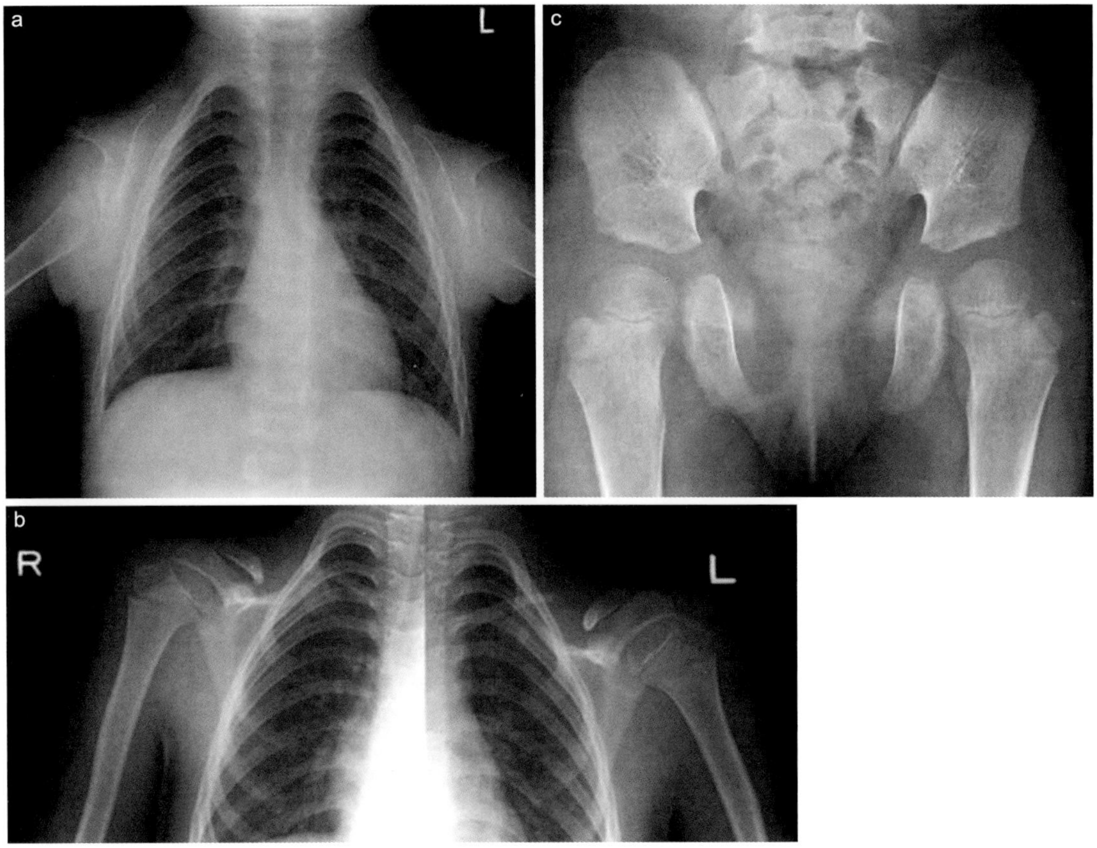


图 7.3 两位锁骨颅骨发育不全患儿的 X 线胸片：一个患儿锁骨完全缺如（a），另一患儿锁骨的末端可见显示（b）。可见耻骨骨化不全（c）

**表 7.1 肩部异常病因的诊断**

| 体格检查 | | | | |
|---|---|---|---|---|
| 肩部：<br>轮廓改变<br>胸廓正常<br>背部：肩胛骨上角突出（在颈后）<br>颈部短缩或者有蹼 | 肩部：<br>轮廓下垂<br>可能在中线处接近肩关节<br>胸廓狭窄<br>背部正常或者有脊柱侧凸<br>颈部正常 | 肩部：<br>轮廓正常或者下垂<br>胸部：锁骨中部肿胀<br>背部正常<br>颈部正常 | 肩部：<br>轮廓正常<br>胸部正常<br>背部：肩胛角突出<br>颈部正常 | 肩部：<br>轮廓正常<br>胸部：胸大肌缺失（胸骨头）<br>背部正常<br>颈部正常 |
| 受累侧：<br>左 / 右 / 双侧 | 受累侧：<br>双侧 | 受累侧：<br>都是右侧（若左侧受累则存在右位心） | 受累侧：<br>左 / 右 / 双侧 | 受累侧：<br>左 / 右 |
| 肩胛骨：<br>位置偏高，形态偏小<br>旋转以至于关节窝朝下 | 肩胛骨：<br>正常 | 肩胛骨：<br>正常 | 肩胛骨：<br>旋转以至于关节窝朝下<br>当手臂在同侧时肩胛角显得突出 | 肩胛骨：<br>正常 |
| 锁骨：<br>正常 | 锁骨：<br>全部或者部分缺失 | 锁骨：<br>运动异常<br>畸形运动部位骨骼肿胀 | 锁骨：<br>正常 | 锁骨：<br>正常 |
| 手部正常 | 手部正常 | 手部正常 | 手部正常 | 手指短缩<br>并指 |
| 可能的诊断：<br>Sprengel 畸形 | 可能的诊断：<br>锁骨颅骨发育不全 | 可能的诊断：<br>先天性锁骨假关节 | 可能的诊断：<br>先天性三角肌挛缩 | 可能的诊断：<br>Poland 综合征 |

表 7.1 （续）

| 检查 | | | | |
|---|---|---|---|---|
| X 线平片：<br>显示肩胛骨近侧的位置和发育不全<br>可能见到肩椎骨 | X 线平片：<br>显示锁骨部分或者全部缺如，耻骨支和耻骨体骨化不全，囟门未闭 | X 线平片：<br>显示锁骨假关节 | X 线平片：<br>肩胛骨旋转，但大小、形态均正常 | X 线平片：<br>正常 |
| **诊断** | | | | |
| Sprengel 畸形 | 锁骨颅骨发育不全 | 先天性锁骨假关节 | 先天性三角肌挛缩 | Poland 综合征 |

（Benjamin Joseph 著　朱丹江　高荣轩 译）

## 参考文献


Al-Qattan MM, Al Thunayan A. The middle phalanx in Poland syndrome. Ann Plast Surg. 2005;54:160–4.

Axt MW, Niethard FU, Doderlein L, et al. Principles of treatment of the upper extremity in arthrogryposis multiplex congenita type I. J Pediatr Orthop B. 1997; 6:179–85.

Beals RK. The short clavicle syndrome. J Pediatr Orthop. 2000;20:389–91.

Bennett JB, Hansen PE, Granberry WM, et al. Surgical management of arthrogryposis in the upper extremity. J Pediatr Orthop. 1985;5:281–6.

Bhagat S, Bansal M, Sharma H, et al. A rare case of progressive bilateral congenital abduction contracture with shoulder dislocations treated with proximal deltoid release. Arch Orthop Trauma Surg. 2008;128:293–6.

Cavendish ME. Congenital elevation of the scapula. J Bone Joint Surg Br. 1972;54:395–408.

Chari PR, Rao YV, Rao BK. Congenital abduction contracture with dislocation of the shoulder in children: report of two cases. Aust N Z J Surg. 1979;49:105–6.

Currarino G, Herring JA. Congenital pseudarthrosis of the clavicle. Pediatr Radiol. 2009;39:1343–9.

Fairbank HA. Cranio-cleido-dysostosis. J Bone Joint Surg Br. 1949;31B:608–17, illust.

Grogan DP, Stanley EA, Bobechko WP. The congenital undescended scapula. Surgical correction by the woodward procedure. J Bone Joint Surg Br. 1983;65: 598–605.

Lloyd-Roberts GC, Apley AG, Owen R. Reflections upon the aetiology of congenital pseudarthrosis of the clavicle. With a note on cranio-cleido dysostosis. J Bone Joint Surg Br. 1975;57:24–9.

McClure JG, Raney RB. Anomalies of the scapula. Clin Orthop Relat Res. 1975;(110):22–31.

Mikawa Y, Watanabe R, Yamano Y. Omoclavicular bar in congenital elevation of the scapula. A new finding. Spine (Phila Pa 1976). 1991;16:376–7.

Mooney JF, Koman LA. Bilateral congenital pseudarthrosis of the clavicle associated with trisomy 22. Orthopedics. 1991;14:171–3.

Natasha G, Ghai R, Shah D, et al. Campomelic dysplasia: prenatal diagnosis by ultrasound. Skeletal Radiol. 2006;35:699–701.

Sales de Gauzy J, Baunin C, Puget C, et al. Congenital pseudarthrosis of the clavicle and thoracic outlet syndrome in adolescence. J Pediatr Orthop B. 1999;8: 299–301.

Watson HI, Hopper GP, Kovacs P. Congenital pseudarthrosis of the clavicle causing thoracic outlet syndrome. BMJ Case Rep. 2013;2013.

Williams MS. Developmental anomalies of the scapula-the "omo"st forgotten bone. Am J Med Genet A. 2003;120A:383–7.

Williams PF. Management of upper limb problems in arthrogryposis. Clin Orthop Relat Res. 1985;(194): 60–7.

Zlotolow DA, Kozin SH. Posterior elbow release and humeral osteotomy for patients with arthrogryposis. J Hand Surg Am. 2012;37:1078–82.

# 第 8 章　肘关节畸形

## 8.1　引言

新生儿的肘关节可屈曲或伸直，其病理基础涉及软组织和骨骼。轻度屈曲畸形可见于多种情况，但很少需要任何干预措施。本章讨论引起严重畸形的原因以及活动受限的原因。

## 8.2　建立诊断的问题

- 怀孕期间是否有胎动减少病史？是否存在对称性畸形？
- 畸形位置是否可以进行被动运动？
- 患肢是否合并其他畸形？
- 肘前有蹼吗？
- 耳朵、面部或手指有异常吗？

怀孕期间是否有胎动减少病史？是否存在对称性畸形？

胎动减少病史和双侧对称畸形是先天性多发性关节挛缩（典型关节挛缩）肌发育不良型的典型表现。

畸形位置是否可以进行被动运动？

肱骨和桡骨或尺骨之间有融合时，任何被动运动都不可能超过畸形位置。如果屈肌或伸肌挛缩太严重，可使肘关节完全伸直（当肱三头肌挛缩时）或完全屈曲（当肱二头肌和肱肌挛缩时），不能进行被动运动。

患肢是否合并其他畸形？

其他关节对称性畸形是先天性多发性关节挛缩症的特征性表现，而合并肢体缺如，如手指发育不良，则提示先天性肘关节异常。

肘前有蹼吗？

肘前蹼是肘前翼状胬肉的诊断，可能合并颈蹼和腘窝翼状胬肉（Escobar 综合征）或合并肱桡骨融合。

耳朵、面部或手指有异常吗？

褶皱的耳朵和蜘蛛指是 Beals 综合征的特征表现。合并肘关节融合的综合征可能有面部畸形。

## 8.3　体格检查

肘部的检查通常能区分先天性肘关节畸形是由软组织引起还是骨骼引起。

### 8.3.1　视

视诊颅骨、面部、耳朵、颈部和脊柱是否有异常。注意肢体是否有对称性畸形。如果畸形只涉及单侧肘部，观察患肢是否有发育不全，是否有手指缺如。如果肘关节屈曲，注意肘前是否有蹼。

检查手部，观察手指是否有屈曲畸形、蜘蛛指和指间关节粘连。

### 8.3.2　触

触诊肱骨、尺骨和桡骨全长，注意是否发育良好、长度是否正常。

### 8.3.3　动

记录肘关节被动活动情况。

## 8.4　辅助检查

**X 线平片**

如果肢体发育不良或肘关节不能被动活动，必须拍摄肢体全长的平片。

## 8.5　鉴别诊断

### 8.5.1　先天性多发性关节挛缩

典型关节挛缩或肌发育不良者，肘关节可能处于伸直位（图 8.1），因为肱三头肌挛缩而屈肌力量相对弱；或处于屈曲位，因为肱二头肌和肱肌挛缩而伸肌力量相对弱（Williams 1985; Axt et al. 1997）。

### 8.5.2　Beals 综合征

Beals 综合征或先天性挛缩性蜘蛛指的特点是类似关节挛缩的屈曲挛缩、类似马方综合征的蜘蛛指、褶皱的耳朵和肌发育不良。挛缩最明显的是肘关节、膝关节和手指，挛缩能自发改善，改善程度多变（Green and Lesser 2006; Tuncbilek and Alanay 2006）。

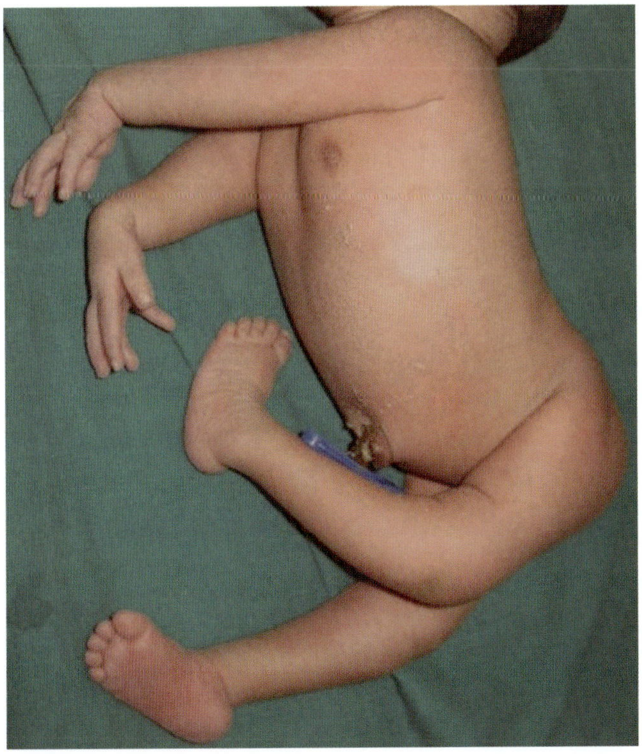

图 8.1　一个刚出生的婴儿合并关节挛缩和肘关节伸直。下肢有明显的对称畸形

### 8.5.3　肘前翼状胬肉

肘关节屈曲侧有蹼合并屈曲畸形，称为肘前翼状胬肉（图 8.2），可单独出现或作为多发翼状胬肉综合征的一部分（Gillin and Pryse Davis 1976; Escobar et al. 1978; Chen et al. 1980）。家族中曾观察到该畸形，有记录遗传方式为常染色体隐性遗传。有在一个家庭中发现肱三头肌长头缺失的报道（Wallis et al. 1988）。

### 8.5.4　肱桡骨骨性融合

肱桡骨骨性融合很少单独出现，可伴尺骨发育不全，或是多发骨性连接综合征的一部分，或作为其他广义综合征的一部分（Lambert 1947; Jacobsen and Crawford 1983; Drawbert et al. 1985; McIntyre et al. 2003）。融合的肘关节可以伸直或屈曲（McIntyre and Benson 2002）。他们将肱桡骨骨性融合分为两大组，即无骨发育不良组和骨发育不良或不发育组，然后根据肘关节是伸直还是屈曲进一步进行细分（图 8.3）。最常见的合并畸形是尺骨发育不良（图 8.4），同时它也可能是综合征的一部分。合并该异常的各种综合征中，有些是常染色体显性遗

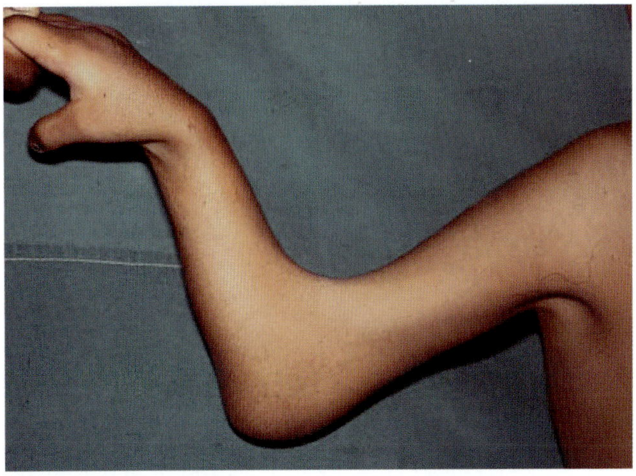

图 8.2　肘前翼状胬肉

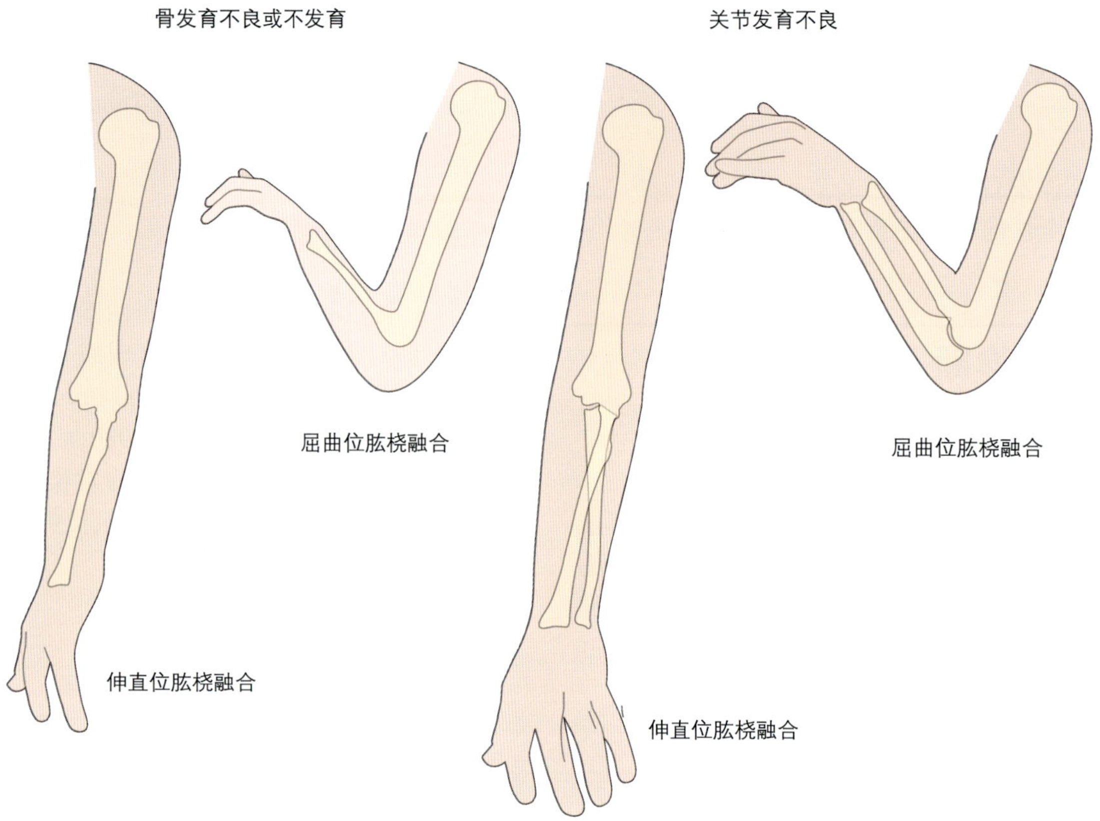


**图 8.3** McIntyre 和 Benson 提出的肱骨骨性融合分类

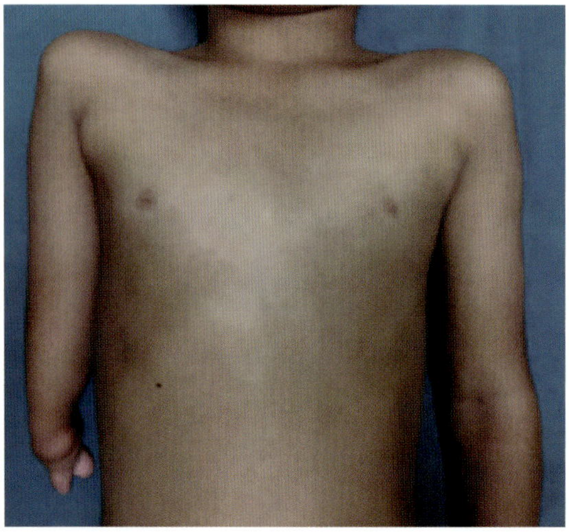

**图 8.4** 尺骨发育不良的儿童上肢，肱桡骨骨性融合在伸直位。肢体发育不良，轴后侧缺失

传，其他是隐性遗传（表 8.1）（Drawbert et al. 1985; Bianchi et al. 1991; Kantaputra and Mongkolchaisup 1999）。也有散发病例报道，因此，并不一定都有类似缺陷的阳性家庭史（McIntyre and Benson 2002）。多发骨性连接综合征常有指间关节粘连（Drawbert et al. 1985）。

## 8.5.5 罕见疾病

### 肱尺和肱桡骨骨性融合

肱骨尺骨骨性融合是肱骨桡骨骨性融合发生率的 1/3，有描述为单独的骨性融合，也有描述骨性融合是复杂综合征的一部分（Marles et al. 2003; Musa 2004）。肱骨桡骨尺骨骨性融合极其罕见（Kakarala et al. 2006）；估计这种肘关节融合的发生率是肱桡骨骨性融合的 1/10（McIntyre and Benson 2002）。

### 肩部发育不良和远端肱骨发育不良

肩部发育不良和远端肱骨发育不良是肱骨远端的罕见异常，伴有侏儒症和特征性面部异常（Joseph and Varghese 2003; Sauvegrain and Maroteaux 1992）。肩胛发育不良患儿，其远端肱骨发育不良、桡骨头脱位，肘关节可能有屈曲畸形（Sauvegrain and Maroteaux 1992）。

表 8.1 肱桡骨骨性融合分类

| 肱桡骨骨性融合伴骨发育不良或不发育（通常尺骨有缺陷） | | 肱桡骨骨性融合关节发育不良不伴骨发育不良 | |
|---|---|---|---|
| 常染色体显性遗传（AD） | 常染色体隐性遗传（AR） | 常染色体显性遗传（AD） | 常染色体显性遗传（AD） |
| Cornelia de Lange 综合征（若果突变位于 NIPBL 或 SMC3 基因则是 AD 遗传，若果突变位于 SMC1A 基因则是 X 连锁遗传）<br>肢体发育不良 - 肾疾病综合征 | SC 短肢畸形综合征<br>Robert 综合征<br>股骨 - 腓骨 - 尺骨复合体 | 多发骨性融合综合征<br>Pfeiffer 综合征<br>Apert 综合征 | Antley–Bixler 综合征 |

改良自 McIntyre and Benson（2002）

### 先天性肌缺如

先天性肱二头肌缺如导致肘关节伸直畸形，无法主动屈曲（Ethans and Leahey 2001）。同样，先天性肱三头肌缺如导致屈曲畸形（Wallis et al. 1988）。

## 8.6 建立诊断

对于出生肘关节畸形，建立诊断过程概要见表 8.2。

表 8.2 新生儿肘关节畸形或肘关节活动减少，建立诊断过程概要

| 病史 | | | | | |
|---|---|---|---|---|---|
| 罕见家族史 | | 可能有阳性家族史 | | 可能有阳性家族史 | |
| 孕期可能有胎动减少病史 | | 可能有胎动减少病史 | | 无胎动减少病史 | |
| **体格检查** | | | | | |
| 多发关节对称性挛缩 | | 肘关节屈曲面可见蹼 | | 肘关节僵硬 | |
| 肘关节伸直或屈曲 | 肘关节屈曲 | 肘关节屈曲 | | 肘关节伸直或屈曲 | |
| 外耳正常 | 外耳皱褶 | 无颈蹼 | 可能有颈蹼 | 患肢发育不良 | 患肢无发育不良 |
| 无蜘蛛指 | 有蜘蛛指 | 腘窝区无蹼 | 腘窝区可能有蹼 | 手指常缺如 | 无手指缺如 |
| | | | | 可能有大的肢体缺如 | 无肢体缺如 |
| | | | | 无指关节粘连 | 常有指关节粘连 |
| **辅助检查** | | | | | |
| 无须摄片（除非肘关节完全僵硬，排除骨性僵硬） | 无须摄片 | 无须摄片 | 无须摄片 | 肢体全长X线片显示：<br>骨性融合的性质和范围<br>骨发育不良或不发育的性质和范围 | 肢体全长X线片显示：<br>肘关节骨性融合的性质和范围<br>腕骨骨性融合或指关节粘连（如果有） |
| **诊断** | | | | | |
| 关节挛缩 | Beals综合征（先天性挛缩性蜘蛛指） | 单纯肘前翼状胬肉 | 多发翼状胬肉综合征 | 肱桡骨骨性融合伴尺骨发育不良或不发育 | 肱桡骨骨性融合（单独或多发骨性融合的一部分） |

（Benjamin Joseph 著　朱丹江　高荣轩 译）

## 参考文献


Axt MW, Niethard FU, Doderlein L, et al. Principles of treatment of the upper extremity in arthrogryposis multiplex congenita type I. J Pediatr Orthop B. 1997;6:179–85.

Bianchi E, Cordini S, Fiori P, et al. Antley-Bixler syndrome: description of two patients. Skeletal Radiol. 1991;20:339–43.

Chen H, Chang CH, Misra RP, et al. Multiple pterygium syndrome. Am J Med Genet. 1980;7:91–102.

Drawbert JP, Stevens DB, Cadle RG, et al. Tarsal and carpal coalition and symphalangism of the Fuhrmann type. Report of a family. J Bone Joint Surg Am. 1985; 67:884–9.

Escobar V, Bixler D, Gleiser S, et al. Multiple pterygium syndrome. Am J Dis Child. 1978;132:609–11.

Ethans KD, Leahey JL. Congenital bilateral absence of the elbow flexors. Am J Phys Med Rehabil. 2001; 80:759–61.

Gillin ME, Pryse-Davis J. Pterygium syndrome. J Med Genet. 1976;13:249–51.

Green L, Lesser D. A newborn with Beals syndrome. South Med J. 2006;99:617–9.

Jacobsen ST, Crawford AH. Humeroradial synostosis. J Pediatr Orthop. 1983;3:96–8.

Joseph B, Varghese RA. Congenital distal humeral dysplasia: a case report. Pediatr Radiol. 2003;33:7–10.

Kakarala G, Kavarthapu V, Lahoti O. Distraction osteogenesis to improve limb function in congenital bilateral humeroradioulnar synostosis. Acta Orthop Belg. 2006;72:765–8.

Kantaputra PN, Mongkolchaisup S. Juberg-Hayward syndrome: a new case report and clinical delineation of the syndrome. Clin Dysmorphol. 1999;8:123–7.

Lambert LA. Congenital humeroradial synostosis with other synostotic anomalies. J Pediatr. 1947;31: 573–7.

Marles SL, Reed M, Evans JA. Humeroradial synostosis, ulnar aplasia and oligodactyly, with contralateral amelia, in a child with prenatal cocaine exposure. Am J Med Genet A. 2003;116A:85–9.

McIntyre JD, Benson MK. An aetiological classification for developmental synostoses at the elbow. J Pediatr Orthop B. 2002;11:313–9.

McIntyre JD, Brooks A, Benson MK. Humeroradial synostosis and the multiple synostosis syndrome: case report. J Pediatr Orthop B. 2003;12:192–6.

Musa AA. Humeroulnar synostosis: case report. East Afr Med J. 2004;81:492.

Sauvegrain J, Maroteaux P. Omodysplasia. Am J Med Genet. 1992;44:242–3.

Tuncbilek E, Alanay Y. Congenital contractural arachnodactyly (Beals syndrome). Orphanet J Rare Dis. 2006;1:20.

Wallis CE, Shun-Shin M, Beighton PH. Autosomal dominant antecubital pterygium: syndromic status substantiated. Clin Genet. 1988;34:64–9.

Williams PF. Management of upper limb problems in arthrogryposis. Clin Orthop Relat Res. 1985;(194):60–7.

# 第 9 章　腕关节畸形

## 9.1　引言

新生儿腕部畸形包括屈曲、桡偏和尺偏。屈曲畸形最常见于关节挛缩症（Smith and Drennan 2002），而桡偏或尺偏与桡骨或尺骨发育缺陷有关（Broudy and Smith 1979; Roth et al. 1996）。

## 9.2　建立诊断的问题

- 双侧手腕畸形对称吗？
- 有无合并运动受限的其他关节畸形？
- 前臂短吗？是否有拇指或手指的发育不全？
- 身高和身体比例是否正常？

双侧手腕畸形对称吗？

对称畸形是先天性多发性关节挛缩症的特点，偶尔见于桡骨或尺骨发育缺陷的患儿。对称畸形也可见于肢中骨发育不良。

有无合并运动受限的其他关节畸形？

四肢近端关节的畸形可见于先天性多发性关节挛缩症。肘关节畸形可见于肢体缺陷的患儿。

前臂短吗？是否有拇指或手指的发育不全？

手指、拇指发育不全以及前臂短缩是桡骨或尺骨发育缺陷的典型特征。前臂短缩可出现于肢中骨发育不良。

身高和身体比例是否正常？

侏儒症和身体比例改变可见于骨骼发育不良伴腕关节畸形的患儿。

## 9.3　体格检查

### 9.3.1　视

注意四肢是否有近端关节的畸形。

### 9.3.2　触

触诊前臂，注意是否可触及桡骨和尺骨，其长度是否正常。

### 9.3.3　动

活动手腕，注意是否有活动范围减少，并检查肘关节活动范围。

## 9.4　辅助检查

**X 线平片**

如果怀疑尺骨或桡骨发育不良或不发育，需要对患肢拍片。

## 9.5　鉴别诊断

### 9.5.1　先天性多发性关节挛缩症

典型的关节挛缩症患儿腕关节屈曲畸形常见，畸形可能非常严重（图 9.1）。

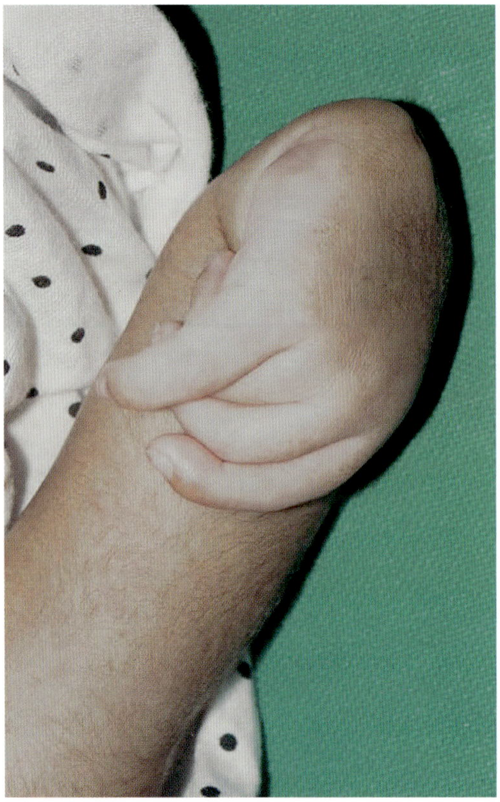

图 9.1　新生儿先天性多发性关节挛缩症严重的腕关节屈曲畸形

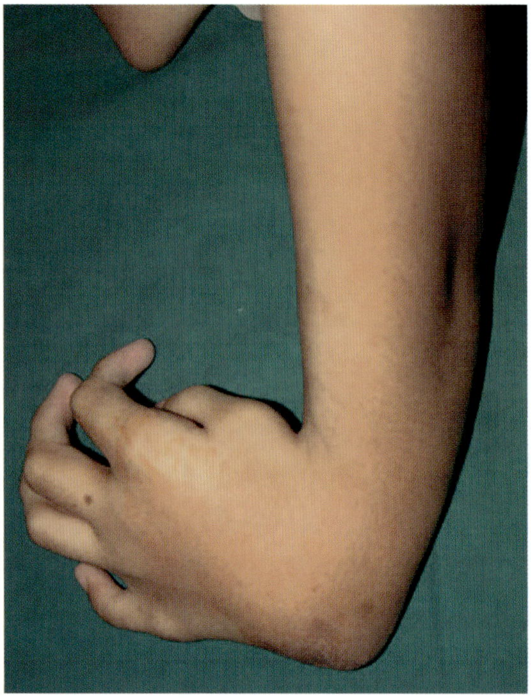

图 9.2　桡骨发育不全患儿手腕的严重桡偏

## 9.5.2　桡骨或尺骨发育缺陷

腕关节的桡偏是桡骨发育缺陷的典型特征，桡偏的程度反映了缺陷的严重程度（图 9.2）。然而，尺偏并不总是与尺骨发育不全有关（图 9.3）；在一项研究中，26 个尺骨发育不全的患儿中只有 3 个有腕关节尺偏大于 20°（Broudy and Smith 1979）。需要记住的是虽然桡骨发育不全特征性地合并桡侧手指缺如，但尺骨发育不全并不总是合并尺侧手指发育不全。尺侧手指发育不全、拇指发育不全都可见于尺骨发育不全的患儿（Broudy and Smith 1979）。

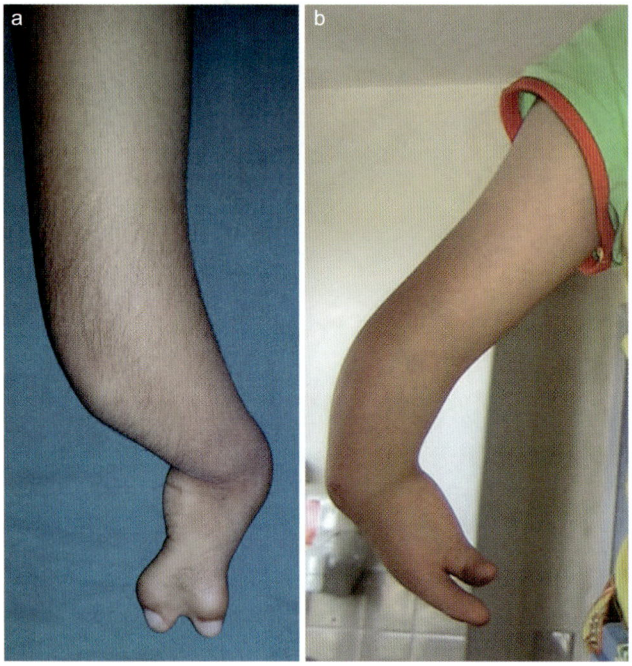


图 9.3　尺骨发育不全的患儿，手腕尺偏伴手指缺如（a）。另一个患儿前臂弯曲很明显（b）

## 9.5.3　Langer 肢中骨发育不良、Leri-Weill 软骨骨生成障碍和 Turner 综合征

Langer 肢中骨发育不良的特点是不成比例的侏儒，非常短的尺骨、腓骨伴桡骨和胫骨的弯曲。该畸形可在出生时甚至产前诊断（Roth et al. 1996）。现在已经清楚是 *SHOX* 基因突变导致 Langer 肢中骨发育不良、Leri-Weill 软骨骨生成障碍、Turner 综合征和 Madelung 畸形的特征性的前臂和腕部畸形（Grigelioniene et al. 2001; Leka et al. 2006）。

在 Leri-Weill 综合征和 Turner 综合征中可见腕关节的尺侧偏移（Tauber et al. 2004）。然而，手腕畸形在年长患儿身上更加明显，将在第 19 章讨论。

### 9.5.4 罕见疾病

有报道描述一种罕见的新型综合征，其特点是腕关节尺偏合并腕关节发育不全和关节挛缩（Phadke and Dalal 2007）。

## 9.6 建立诊断

表 9.1 为新生儿腕部畸形诊断过程概要。

表 9.1 先天性手腕畸形病因诊断过程概要

| | | | |
|---|---|---|---|
| **病史** | | | |
| 家族史无 | 家族史可能有 | 家族史可能有 | 家族史可能有 |
| 孕期运动不能病史（胎动减少）可能有 | 运动不能病史无 | 运动不能病史无 | 运动不能病史无 |
| **体格检查** | | | |
| 手腕屈曲畸形 | 手腕桡偏（外翻）常见 | 手腕可能有尺偏，也可能无偏移 | 手腕常有尺偏 |
| 无手指缺如 | 拇指可能发育不良或缺如 | 手指缺如 | 无手指缺如 |
| 拇指可能内收 | 拇指可能功能差 | 拇指畸形常见 | 无拇指畸形 |
| 前臂不短 | 前臂短 | 前臂短 | 前臂短 |
| 前臂不能弯曲 | 前臂可弯曲 | 前臂可弯曲 | 前臂和腿可弯曲 |
| 对称性影响 | 可能是对称性——常是非对称性 | 罕见对称性 | 有对称性影响 |
| 下肢关节运动受限存在 | 下肢关节运动受限不存在 | 下肢关节运动受限不存在 | 下肢关节运动受限不存在 |
| 下肢长度正常 | 下肢长度正常 | 下肢长度正常 | 下肢不成比例短缩 |
| 身高正常 | 身高正常 | 身高正常 | 身高矮小 |
| 初步诊断：<br>关节挛缩症的手腕弯曲畸形 | 初步诊断：<br>手腕桡偏合并桡侧缺陷 | 初步诊断：<br>手腕畸形合并尺侧缺陷 | 初步诊断：<br>Langer 肢中骨发育不良 |
| 无拍上肢 X 线片指征 | 上肢 X 线片示桡侧缺陷 | 上肢 X 线片示尺侧缺陷 | X 线片示双侧不成比例的尺骨和腓骨短缩伴有桡骨和胫骨的弯曲 |
| **诊断** | | | |
| 关节挛缩症的手腕畸形 | 手腕畸形合并桡侧缺陷 | 手腕畸形合并尺侧缺陷 | Langer 肢中骨发育不良 |

（Benjamin Joseph 著　朱丹江　高荣轩 译）

## 参考文献


Broudy AS, Smith RJ. Deformities of the hand and wrist with ulnar deficiency. J Hand Surg Am. 1979;4:304–15.

Grigelioniene G, Schoumans J, Neumeyer L, et al. Analysis of short stature homeobox-containing gene (SHOX) and auxological phenotype in dyschondrosteosis and isolated Madelung deformity. Hum Genet. 2001;109:551–8.

Leka SK, Kitsiou-Tzeli S, Kalpini-Mavrou A, et al. Short stature and dysmorphology associated with defects in the SHOX gene. Hormones (Athens). 2006;5:107–18.

Phadke SR, Dalal A. Short stature, ulnar deviation of hands with absent carpals and joint contractures: a new syndrome. Clin Dysmorphol. 2007;16:55–7.

Roth P, Agnani G, Arbez-Gindre F, et al. Langer mesomelic dwarfism: ultrasonographic diagnosis of two cases in early mid-trimester. Prenat Diagn. 1996;16:247–51.

Smith DW, Drennan JC. Arthrogryposis wrist deformities: results of infantile serial casting. J Pediatr Orthop. 2002;22:44–7.

Tauber M, Lounis N, Coulet J, et al. Wrist anomalies in Turner syndrome compared with Leri-Weill dyschondrosteosis: a new feature in Turner syndrome. Eur J Pediatr. 2004;163:475–81.

# 第 10 章　新生儿脊柱畸形

## 10.1　引言

脊柱畸形作为一种可视疾病，虽然畸形本身可能有多种形式，并可能是由多种原因引起的，但在新生儿中是比较少见的。矛盾的是，出生时看似明显的脊柱畸形，其预后往往较好，而一些患有严重但隐匿先天性畸形的患儿出生时无明显畸形，随着生长发育而逐渐加重。

疾病谱包括出生时正常容易治疗的脊柱侧凸到先天性脊柱畸形，包括各种已命名的综合征，甚至有潜在的致命危险的 Jarcho-Levin 综合征等。

诊断脊柱畸形和病情程度，主要依据产前超声检查和新生儿出生后的体格检查。

## 10.2　建立诊断的问题

- 产前超声检查结果是什么?
- 有家族史吗?
- 产妇是否有酗酒史?
- 除了颈部或躯干畸形，其他部位是否有异常?
- 身体的比例是否正常，是否为不成比例的侏儒?
- 四肢是否有畸形或其他解剖特征异常?
- 婴儿是否有疼痛或呼吸困难?
- 脊柱区域皮肤是否有肿胀、凹陷、多毛等异常?
- 畸形的部位在哪里?
- 畸形位于哪个平面?

**产前超声检查结果是什么?**

产前超声应该能描述脊柱形态并发现脊柱畸形，例如单个或多个半椎体。脊柱的整体排列都应该可见，任何严重的偏斜或不连续性都需要记录。此外，常规产前超声应检查与遗传畸形相关的颈项线厚度。脊髓纵裂、神经肠囊肿、骶骨发育不良在超声检查都有所报告（Gadodia et al. 2010; Jackson and Rose 1998; Dane et al. 2007; Karasahin et al. 2009）。

**有家族史吗?**

孤立的半椎体畸形是不会遗传的，但脊椎肋骨发育不良等情况可能有家族遗传性。家族史对综合征疾病很重要，例如神经纤维瘤病、成骨不全综合征和软骨发育不良。

**产妇是否有酗酒史?**

胎儿酒精综合征相关的先天性脊柱融合致病因素中母亲酗酒史很重要（Tredwell et al. 1982）。

**除了颈部或躯干畸形，其他部位是否有异常?**

当明显正常的儿童表现为头颈部畸形时，要考虑枕部至胸椎之间的先天性畸形的可能。其他更常见的可能是有胸锁乳突肌“肿物”的肌性斜颈。

在躯干也有类似的可能性。胸椎半椎体可导致脊柱侧凸畸形；然而，更常见的是，胸椎脊柱侧凸早期发生曲度改变，可自愈或持续存在需介入干预治疗。

**身体的比例是否正常，是否为不成比例的侏儒?**

身体不成比例的侏儒症是骨骼发育不良和软骨发育不良这类患者特征性表现之一。可能有家族史。婴儿的典型特征是四肢短小和相对长度正常的躯干。软骨发育不良有两种脊柱畸形。常见是胸腰椎后凸畸形（图 10.1a），且严重的病例需要进行干预治疗。椎管狭窄可能不存在，但应怀疑，因为枕骨大孔处的狭窄可能对患儿产生严重的影响（图 10.1b）。骨骼发育不良除了身材矮小通常伴有搭便车拇指（hitchhiker thumb）、足部畸形和关节挛缩。

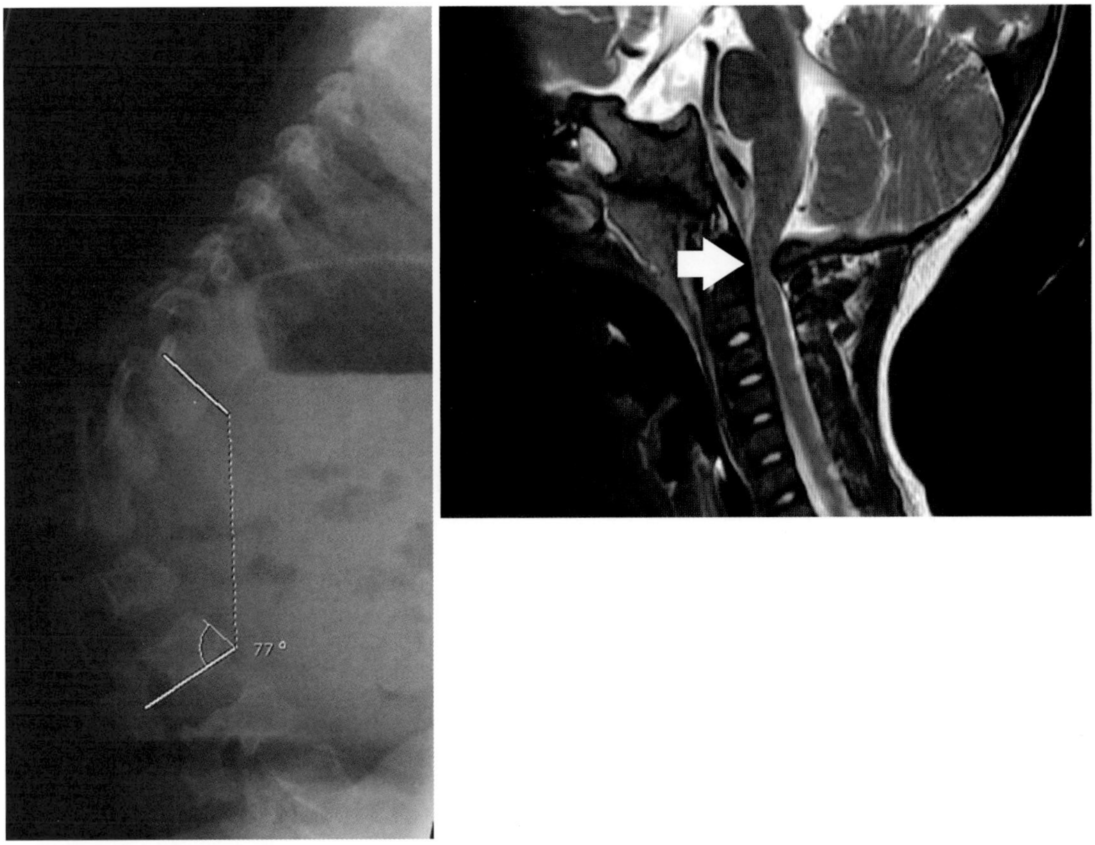


图 10.1 患有软骨发育不良的婴儿的胸腰椎后凸畸形（a）和枕骨大孔狭窄（b, 箭头）

脊柱侧凸常见，侧凸通常较严重并进展。成骨不全症严重的婴儿可能出现宫内骨折和肢体畸形。可以出现颅骨变形和颅底凹陷症。脊柱侧凸常见。

四肢是否有畸形或其他解剖特征异常?

某些身体特征在某些儿童中很明显。例如，耳朵缺失和面部畸形时应该警惕 Goldenhar 综合征（图 10.2a）并有潜在的脊柱畸形（图 10.2b, c）（Avon and Shively 1988）。桡侧拐棒手提示 VACTERL 综合征，可能合并椎体异常和脊柱畸形。韧带松弛、关节畸形和脱位应警惕 Larsen 综合征和颈椎后凸畸形。

如果发现小腿的胫骨半肢畸形应高度怀疑合并先天性脊柱侧凸。马蹄足，尤其是存在运动或感觉障碍时，应该排除隐性椎管闭合不全。

婴儿是否有疼痛或呼吸困难?

疼痛是成骨不全的共同特征。此外，严重的多发肋骨骨折的儿童可能会导致呼吸窘迫。呼吸窘迫是 Jarcho-Levin 综合征或胸功能不全综合征的标志。这些综合征可见脊柱侧凸和肋骨融合。在气管食管瘘的患儿，常见肋骨融合和先天性脊柱侧凸。并非所有的肋骨融合都与开胸修补瘘有关。

脊柱区域皮肤是否有肿胀、凹陷、多毛等异常?

腰骶部的局部肿胀、皮肤凹陷和毛发增多是隐性椎管闭合不全的典型表现。必须行脊柱和脊髓检查。潜在的先天畸形包括脊髓纵裂、脊髓异常或脊髓拴系。

畸形的部位在哪里?（见表 10.1）

斜颈显然只能在颈部出现，然而脊柱先天畸形可以发生在脊柱的任何部位。但是，Larsen 综合征畸形的典型部位在颈部，软骨发育不全和黏多糖症畸形的典型部位是在胸腰椎交界处。Prader-Willi 综合征、Coffin-Siris 综合征和 Williams 综合征畸形常见于胸椎。

颈部短粗、后发际线低平和颈椎融合导致的颈部活动受限被称为 Klippel-Feil 综合征（图 10.3）（Klippel and Feil 1975）。

在躯干远端和骨盆，由于腰骶椎畸形和不同程度的骶骨发育不全，会出现不同的畸形，后者与神经功能缺损有关，前者表现为婴儿骨盆倾斜或腰骶

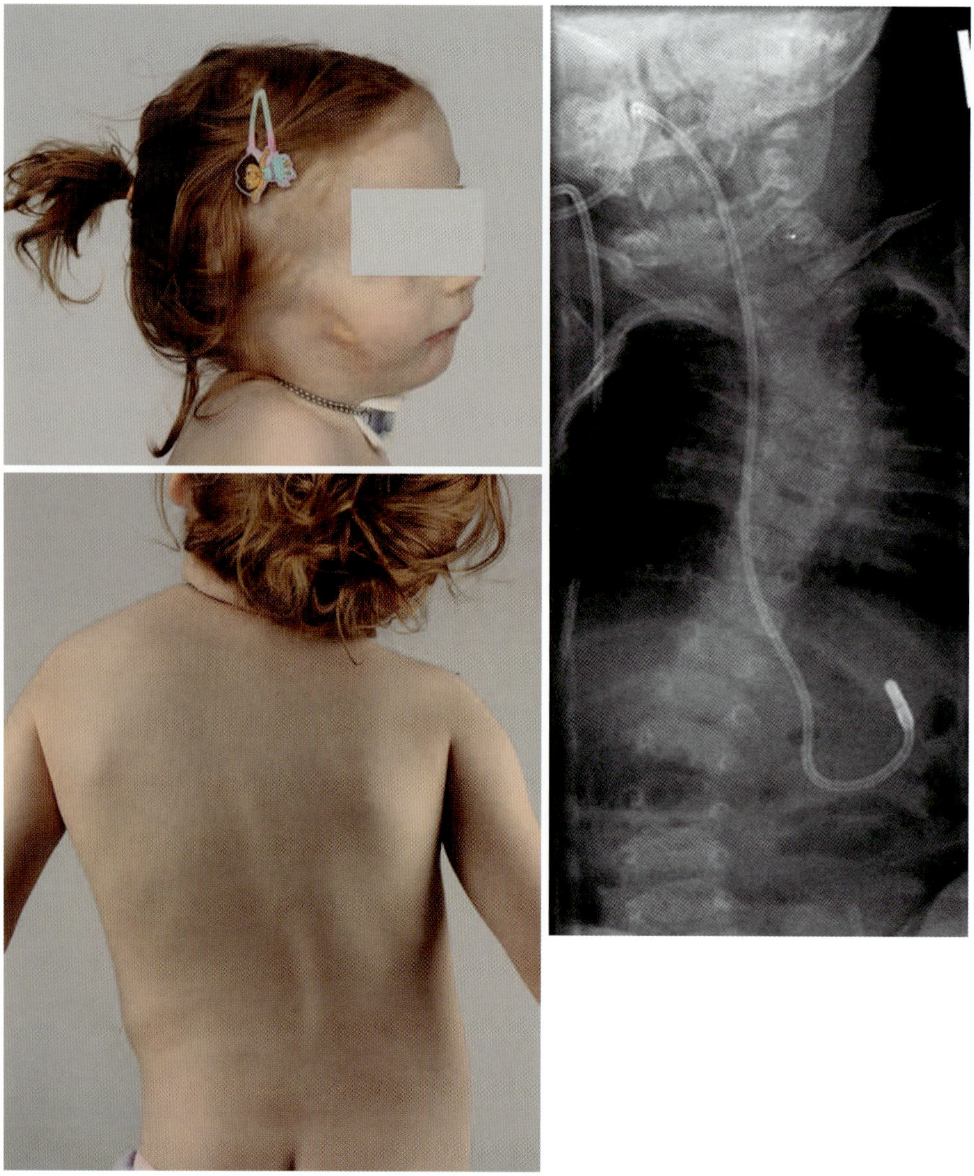

图 10.2 Goldenhar 综合征患儿的耳发育不良（a）和脊柱侧凸（b，c）

后凸。

畸形位于哪个平面？（见表 10.1）

先天性畸形可在任何平面上产生畸形，这取决于椎骨的组成部分有无发育障碍，是否有相关的分节障碍。椎体发育不良可造成轻度畸形如蝶形椎体，也可造成严重畸形如椎体缺如。对于脊髓来说，最严重的畸形是两个弯曲交界处半椎体畸形导致的先天性脊椎脱位。

Larsen 综合征、软骨发育不全和黏多糖症的特征是脊柱后凸（图 10.4），脊柱后方的分节障碍导致严重的颈椎前凸。旋转畸形常见于斜颈和上颈椎形成障碍。躯干发育不良有典型的胸椎侧后凸畸形。

## 10.3 体格检查

### 10.3.1 视

观察颅骨的大小和形状有无异常。观察有无耳和下颌骨发育异常。观察眼球运动有无异常。观察头部和颈部相对躯干的排列。寻找颈部长度和发际

表 10.1　不同情况下脊柱畸形的部位和性质

| 畸形部位 | 畸形性质 | 疾病 |
| --- | --- | --- |
| 颈椎 | 脊柱后凸 | Larsen 综合征<br>骨畸形性发育不良 |
| 胸椎 | 脊柱侧凸 | Prader-Willi 综合征<br>婴儿型特发性脊柱侧凸 |
| | 脊柱后侧凸 | 躯干发育异常 |
| 胸腰椎 | 脊柱后凸 | 软骨发育不全<br>黏多糖症<br>假性软骨发育不全<br>Ehlers-Danlos 综合征<br>Marfan 综合征 |
| | 脊柱侧凸 / 脊柱后侧凸 | 脊髓脊膜膨出 |
| 腰椎和腰骶椎 | 脊柱后凸 | 脊髓脊膜膨出<br>Ehlers-Danlos 综合征<br>Marfan 综合征 |
| | 脊柱前凸 | 脊髓脊膜膨出 |
| | 脊柱后凸 | 脊髓脊膜膨出 |
| | 脊柱后侧凸 | 脊髓脊膜膨出 |

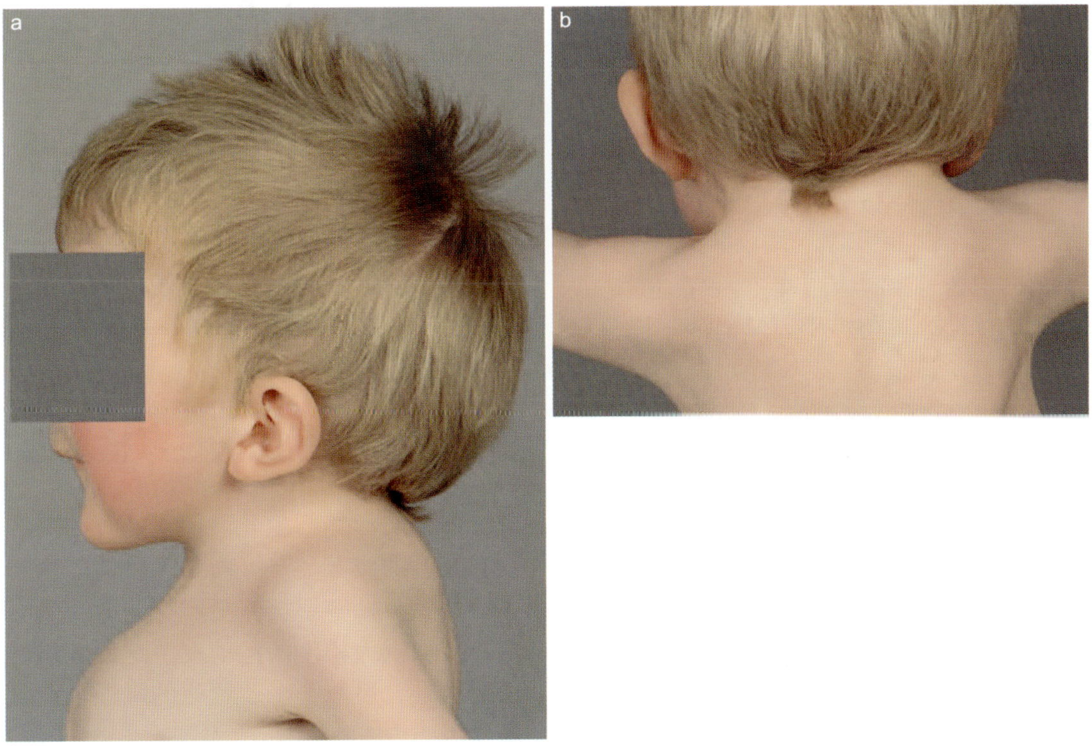


图 10.3　（a，b）Klippel-Feil 综合征儿童可见发际线低、短颈

线。检查有无不成比例的生长，四肢有无异常。检查躯干的前方和后方。观察有无脊柱裂的任何迹象及皮肤色素沉着。

## 10.3.2　触

检查四肢，注意关节有无畸形及稳定性，有无骨缺如和指 / 趾缺如。触诊脊柱注意有无畸形。

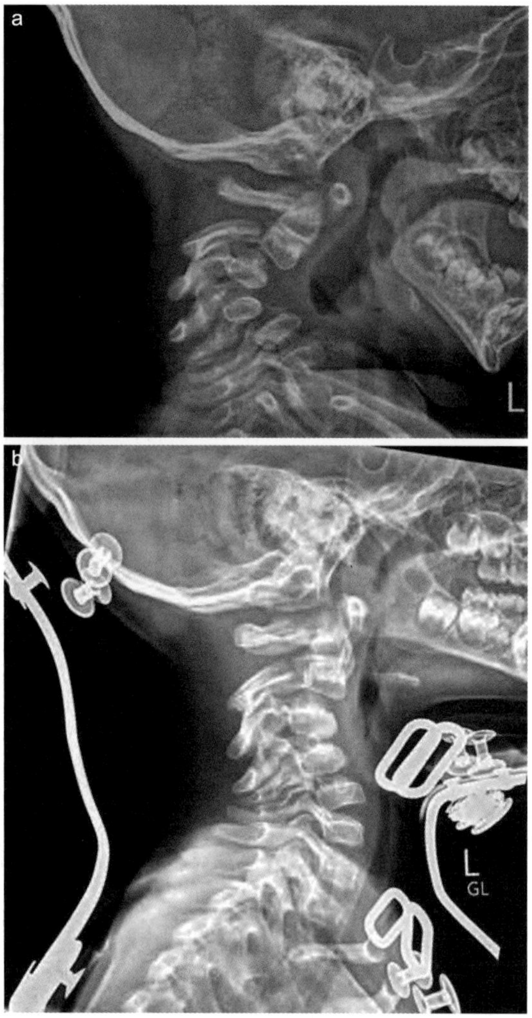


图 10.4　一个 18 个月的 Larsen 综合征患儿有严重的颈椎后凸畸形（a）。经过 3 年的支具治疗，畸形减轻（b）

### 10.3.3　动

检查头部的活动度和头颈部运动有无受限。肌性斜颈与先天性脊柱侧凸触诊不同，斜颈时脊柱的运动会偏向一侧。检查脊柱的被动活动度。正常儿童的胸椎和腰椎活动非常灵活，而先天性畸形会限制活动，先天性融合使活动丧失。

### 10.3.4　特殊检查

记录四肢的肌力和感觉。虽然准确评估婴儿的肌力和感觉几乎是不可能的，但足底对刺激的反应会给一些感觉和肌力情况的提示。

把婴儿高举在检查的手上，检查脊柱畸形能否矫正。

## 10.4　辅助检查

**X 线平片**

X 线平片能提供所需的大部分信息。一个脊柱全长仰卧位的前后平片适用于 2 岁以下的患儿。特发性侧凸必要的测量包括 Cobb 角、肋椎角差（rib vertebral angle difference, RVAD）及肋骨头位置。

**CT**

CT 平扫与三维重建可以提供更详细的信息，这往往有助于手术规划的制订。

**MRI**

先天性脊柱侧凸应行 MRI 检查。大约 20% 的病例会有脊髓异常。对于有神经系统缺陷的患者应及时行 MRI 检查。

**超声**

先天性脊柱侧凸也应进行肾超声检查，因为约 20% 的病例会合并泌尿生殖系统畸形。

## 10.5　鉴别诊断

### 10.5.1　斜颈和先天性颈椎发育异常

这些畸形是新生儿最明显的脊柱畸形之一。斜颈有典型的头部姿势。斜颈时脊柱的运动经常偏向一侧。先天性畸形会有更广泛的活动受限。因为近端颈椎提供大幅度的运动度，这些部位需要进行仔细的检查，可能会触及紧张的胸锁乳突肌，偶尔可触及肌肉内“肿块”。

### 10.5.2　婴幼儿早发性脊柱侧凸

这些患儿可能有一系列的畸形，或者逐渐加重的特发的脊柱侧凸。前者更倾向于通过随诊观察得到矫正和解决。后者如果在平片上 RVAD 大于 20° 或有旋转的证据，畸形可能为进展性的。早期石膏治疗是合适的。

### 10.5.3　综合征涉及的先天畸形和其他特征

这组疾病包括 Goldenhar 综合征、VACTERL 综合征、Klippel-Feil 综合征、脊柱畸形合并气管食管瘘和其他。这组疾病主要是通过特殊的面部特征和其他畸形确定。脊柱畸形的表现不一，均需要进行检查有无肾、心脏和脊髓异常。

### 10.5.4　脊柱裂 / 脊髓脊膜膨出

这些在新生儿是十分明显的，大多数可以在产前诊断。脊柱侧凸在这些儿童中很常见，但在早期并不明显。然而，后凸畸形可在脊膜膨出早期闭合脊膜膨出时修补移位的竖脊肌而获得良好的治疗效果。

### 10.5.5　软骨发育不全

通过临床表现诊断。这些患儿可能会出现两种疾患：一是枕骨大孔狭窄使这些患儿处于脊髓损伤的危险之中；二是腰椎后凸畸形可能需要在儿童早期进行治疗。

### 10.5.6　成骨不全

脊柱畸形在成骨不全中很常见。然而，在新生儿中，这些婴儿需要避免四肢和脊柱的外伤。便携的支具常很有用。

## 10.6　建立诊断

新生儿和婴幼儿脊柱畸形的病因诊断路径见表 10.2。

表 10.2　新生儿脊柱畸形的诊断

| | | | | | |
|---|---|---|---|---|---|
| **病史** | | | | | |
| — | — | 产前超声可发现椎体畸形 | 产前超声可发现椎体畸形 | — | 产前超声检查可发现肢体畸形 |
| 产妇可能有酗酒史 | — | — | — | — | |
| **体格检查** | | | | | |
| 颈部畸形 | 胸椎畸形 | 胸腰椎畸形 | 胸腰椎畸形 | 胸腰椎畸形 | 胸腰椎和腰椎椎畸形 |
| 颈部活动受限 | — | — | — | — | — |
| 胸锁乳突肌可能挛缩 | — | — | — | — | — |
| 身体比例：<br>颈部短而发际线低 | 身体比例：<br>正常 | 身体比例：<br>正常 | 身体比例：<br>正常或躯干可能短 | 身体比例：<br>改变 | 身体比例：<br>可能会出现改变 |
| 肌力正常 | 肌力正常 | 肌力正常 | 下肢无力 | 肌力正常 | 因疼痛难以评估 |
| 无疼痛 | 无疼痛 | 无疼痛 | 无疼痛 | 无疼痛 | 常有疼痛 |
| — | — | 可能有内脏异常的证据（例如：气管食管瘘） | — | — | — |
| — | — | 可能有其他肢体畸形<br>（例如：桡侧棍棒手） | — | — | — |
| 初步诊断：<br>斜颈 / 颈椎异常 | 初步诊断：<br>婴幼儿特发性脊柱侧凸 | 初步诊断：<br>先天性脊柱侧凸伴或不伴内脏异常综合征 | 初步诊断：<br>脊柱裂 / 脊髓脊膜膨出 | 初步诊断：<br>骨骼发育畸形 | 初步诊断：<br>成骨不全症 |

表 10.2 （续）

| 辅助检查 | | | | | |
|---|---|---|---|---|---|
| X 线平片：可有上颈椎先天性椎体异常表现（形成或分节障碍） | X 线平片：脊柱侧凸但无先天性椎体异常 | X 线平片：脊柱侧凸但合并先天性椎体异常（形成或分节障碍） | X 线平片：脊柱裂和脊柱后凸 / 脊柱前凸 / 脊柱侧凸 | X 线平片：特殊类型脊柱发育不良的特征（例如：软骨发育不全） | X 线平片：长骨骨折和脊柱侧凸 |
| **诊断** | | | | | |
| 先天性斜颈（肌肉或骨） | 婴幼儿特发性脊柱侧凸 | 先天性脊柱侧凸伴或不伴内脏异常综合征 | 脊柱裂 | 脊柱侧凸或脊柱后凸伴骨发育不良 | 成骨不全症相关的脊柱侧凸 |

（Ian Torode 著 宋宝健 刘 虎 译）

## 参考文献


Avon SW, Shively JL. Orthopaedic manifestations of Goldenhar syndrome. J Pediatr Orthop. 1988;8:683–6.

Dane C, Yayla M, Dane B. Prenatal diagnosis of Jarcho-Levin syndrome in the first trimester. Gynecol Obstet Invest. 2007;63:200–2.

Gadodia A, Sharma R, Jeyaseelan N, et al. Prenatal diagnosis of mediastinal neurentric cyst with an intraspinal component. J Pediatr Surg. 2010;45:1377–9.

Jackson M, Rose NC. Diagnosis and management of fetal nuchal translucency. Semin Roentgenol. 1998;33:333–8.

Karasahin KE, Gezginc K, Alanbay I, et al. Ultrasonographic diagnosis of diastematomyelia during the 14th week of gestation. Taiwan J Obstet Gynecol. 2009;48:163–6.

Klippel M, Feil A. The classic: a case of absence of cervical vertebrae with the thoracic cage rising to the base of the cranium (cervical thoracic cage). Clin Orthop Relat Res. 1975;(109):3–8.

Tredwell SJ, Smith DF, Macleod PJ, et al. Cervical spine anomalies in fetal alcohol syndrome. Spine (Phila Pa 1976). 1982;7:331–4.

# 第 11 章　手指和足趾缺失

## 11.1　引言

手指和足趾数量的减少可能发生在明确的基因突变导致的形成障碍（发育不全），或者由于羊膜束带收缩所致的宫内截肢导致（Dy et al. 2014; Petit et al. 2014）。手指或脚趾的单独缺失可能是横向末端发育不全，但手指或脚趾缺失也可能是一个更广泛的纵向发育不全的部分表现；纵向发育不全远比横向发育不全更常见（Makhoul et al. 2003）。缺失手指的数目不一定反映出近端骨骼发育不全的程度（Petit et al. 2014; Del Campo et al. 1999）（图 11.1）。通常，一个以上的指（趾）受累时，受累指（趾）的缺陷情况可能是相似的，或者也可能有很大不同（Ferda Percin and Yilmaz 2003）。

认识出生缺陷的自然病史和程度，直接关系到后续的治疗。

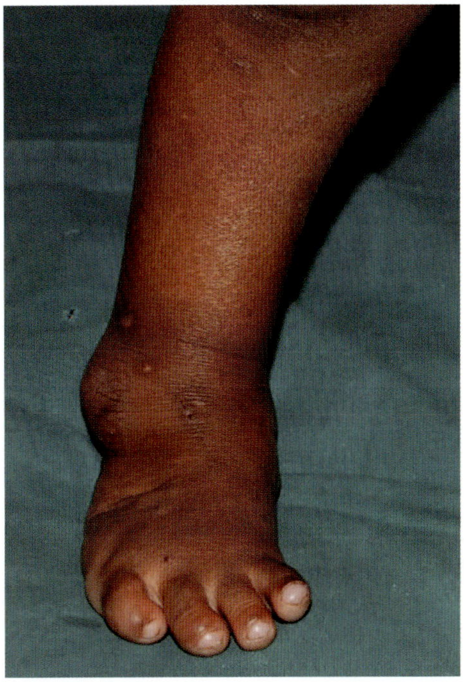

**图 11.1**　一个婴儿大踇趾缺失合并股骨近端局部缺失和胫骨部分发育不全

## 11.2　建立诊断的问题

- 哪几个指（趾）缺失？
- 缺失的手指或脚趾是束带造成的，还是由于发育缺陷造成的真正缺失？
- 如果是真的发育不全，是横向末端发育不全还是纵向发育不全？
- 如果有纵向缺失，尺骨、桡骨、腓骨或胫骨部分或完全缺失？
- 有其他肢体的缺陷吗？

哪几个指（趾）缺失?

手部的发育不全可能是桡侧列（轴前）、尺侧列（轴后）或中央列。缺失的手指的情况可能提示肢体缺失的程度。拇指的缺失经常与桡骨缺失相关（Inusha and Prasad, 2008）。然而，要注意的是少数尺侧列发育不全的儿童可能有拇指缺失（Malik and Afzal 2013）。在足部，缺失也分为轴前、轴后或中央列。

缺失的手指或脚趾是束带造成的，还是由于发育缺陷造成的真正缺失?

小腿、手指和脚趾的缩窄环，包括手和脚的不对称的横向缺陷，是羊膜束带综合征的典型特征（Al-Qattan 2000; Barros et al. 2014）。

如果是真的发育不全，是横向末端发育不全还是纵向发育不全?

当存在相关的手指或脚趾缺失时，其对应的肢体中段骨缺失的严重程度可能更明显（桡骨、尺骨、腓骨、胫骨），轻度发育不良的情况可能不明显。

如果有纵向缺失，尺骨、桡骨、腓骨或胫骨部分或完全缺失?

前臂或腿部骨骼发育不全的程度需要明确，因为后续的治疗会千差万别。

有其他肢体的缺陷吗?

通常，上下肢可能表现出不同程度的缺陷，这可能是由于胚胎发育早期发育的肢芽受到同样的损害造成的(Fuhrmann et al. 1980; Courtens et al. 2005)。

## 11.3　体格检查

### 11.3.1　视

如果有脚趾或手指缺失，注意缺失的类型(轴前、轴后或中央列)。检查所有四肢，确认是否仅限于手或脚。观察肢体是否短小，是否有近端关节的畸形。

### 11.3.2　触

触诊前臂和小腿，确认桡骨、尺骨、胫骨、腓骨都完整。

### 11.3.3　动

尝试活动膝关节和肘部，确定被动活动的范围。

## 11.4　辅助检查

**影像学检查**

患肢进行X线平片检查，以确定缺陷的程度。

**超声**

腹部超声是排除相关内脏异常的必要手段。

**血液系统检查**

血小板、白细胞和红细胞计数是儿童拇指缺如所必需的检查。

## 11.5　鉴别诊断

### 11.5.1　桡侧列缺失

桡侧列缺失常与桡侧纵列缺失或桡侧拐杖手(radial club hand)有关。虽然可能是显性或隐性遗传，但桡侧拐杖手通常是由于自发的突变。桡侧拐杖手常伴随着血液系统、心脏和肾的严重畸形，重要的是临床医生必须意识到这些相关性(Dy et al. 2014)。这种相关的综合征中最常见的是血小板减少伴桡骨缺失(thrombocytopenia-absent radius, TAR)综合征(表11.1)。

由于拇指发育不良合并内脏和全身系统畸形的相关性，对于每个拇指发育不良或缺失的儿童都应评估以排除这些严重畸形。

**表11.1　桡侧列发育不良相关的综合征**

| 综合征 | 畸形和血液系统疾病 | 桡侧列缺失儿童的相关发生率(%) |
|---|---|---|
| 血小板减少伴桡骨缺失(TAR)综合征 | 血小板减少<br>桡侧拐杖手 | 15 |
| VACTERL联合征 | 椎体缺损<br>肛门闭锁畸形<br>食管闭锁<br>食管气管瘘<br>肾畸形<br>桡侧拐杖手 | 13 |
| Holt-Oram综合征(心手综合征) | 房间隔和室间隔缺损<br>桡侧拐棒手 | 4 |
| Fanconi贫血 | 由于骨髓衰竭引起的全血细胞减少症 | ~1 |

### 11.5.2　尺侧纵向缺失

尺侧纵向缺失的儿童可能有中央列的缺失(图11.2)。尺侧纵向缺失相对桡侧缺失少见，常与严重或危及生命的内脏畸形或血液病无关。

虽然在肢体缺陷是尺骨缺失，但拇指畸形频率很高(几乎高达90%)，而且少数情况下，拇指甚至可能缺失(Malik and Afzal 2013; Dy et al. 2014)。整个肢体常发育不良，肘关节往往由于肱骨桡骨骨性融合而僵硬。

### 11.5.3　胫骨半肢畸形合并胫侧列缺失

胫骨半肢畸形常与蹞趾发育不良或缺乏有关，尤其是当整个胫骨缺失时（Majewski et al. 1996）（图 11.3）。

### 11.5.4　腓骨半肢畸形合并腓侧列缺失

腓骨半肢畸形的儿童常有足外侧列的缺失（图 11.4）；胫骨往往短缩，可能会有一定程度的胫骨前内侧弯曲。腓骨发育不良和胫骨弓形弯曲合并缺指常被称为 FATCO 综合征。

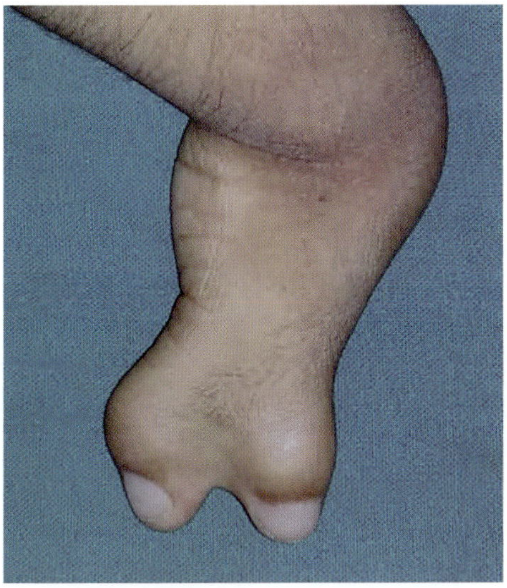

图 11.2　一个儿童尺侧纵向缺失

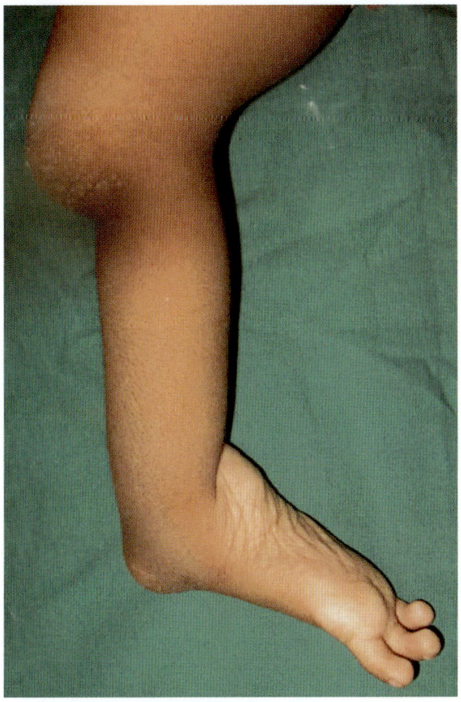

图 11.3　一个儿童足内侧列缺失合并胫骨完全性发育不良

### 11.5.5　中央列缺失

中央列的缺失表现为分裂手或分裂足（图 11.5）；这种畸形也被称为先天性缺指。分裂手或分裂足常为常染色体显性遗传。与其他形式的手指发育不良相比，它可以是一个孤立的畸形或作为更广泛的肢体畸形综合征的一部分（Majewski et al. 1996;

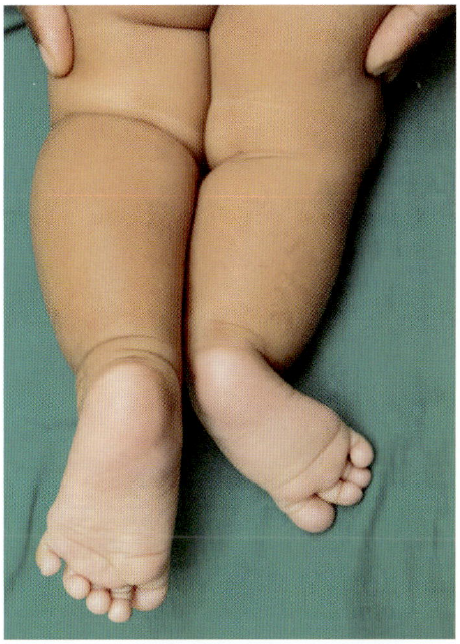

图 11.4　一个腓骨半肢畸形的儿童伴小脚趾缺失

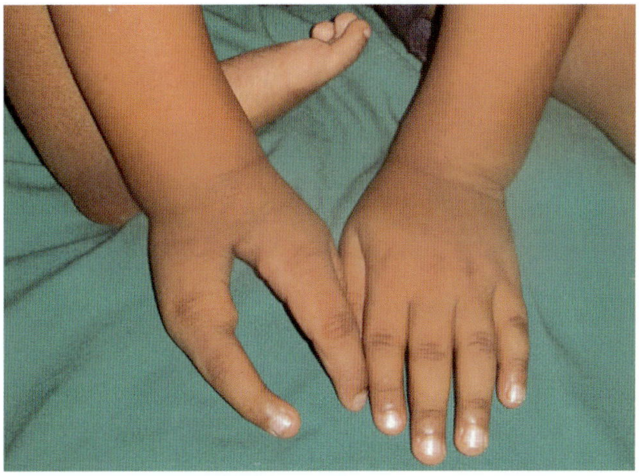

图 11.5　累及一侧的手中央列缺失。这个患儿同时合并一侧下肢完全的胫骨半肢畸形

Petit et al. 2014; Tos et al. 2011; Wada et al. 2013）。虽然典型的蹞趾缺失与胫骨发育不全有关，但中央列缺失也有报道（Majewski 等 1996）。

### 11.5.6　横向末端缺失

手指或足趾横向末端缺失（无指症和无趾症）罕见（Makhoul et al. 2003），并且常为单侧、独立发病的畸形（Malik and Riaz 2012）。

### 11.5.7　羊膜束带

胎儿在妊娠早期暴露于米索前列醇（前列腺素 $E_1$ 类似物）或绒毛膜取样可能易患羊膜束带综合征（McGuirk et al. 2001）。

羊膜束带引起的手和脚的各类缺陷（图 11.6）包括环形狭窄、截肢、末节并指和马蹄内翻足（Al-Qattan 2000; Barros et al. 2014; Goldfarb et al. 2009）。在羊膜束带综合征缺陷常见于第 2～3 或第 3～4 手指末端（McGuirk et al. 2001）。更近端的狭窄环可能在肢体出现；这些狭窄环可能与一些并发症相关，例如肢体远端水肿（图 11.6c）、循环衰竭、神经损伤，甚至局部的假关节形成（Magee et al. 2007）。

## 11.6　建立诊断

表 11.2 中列出了建立诊断的概要。

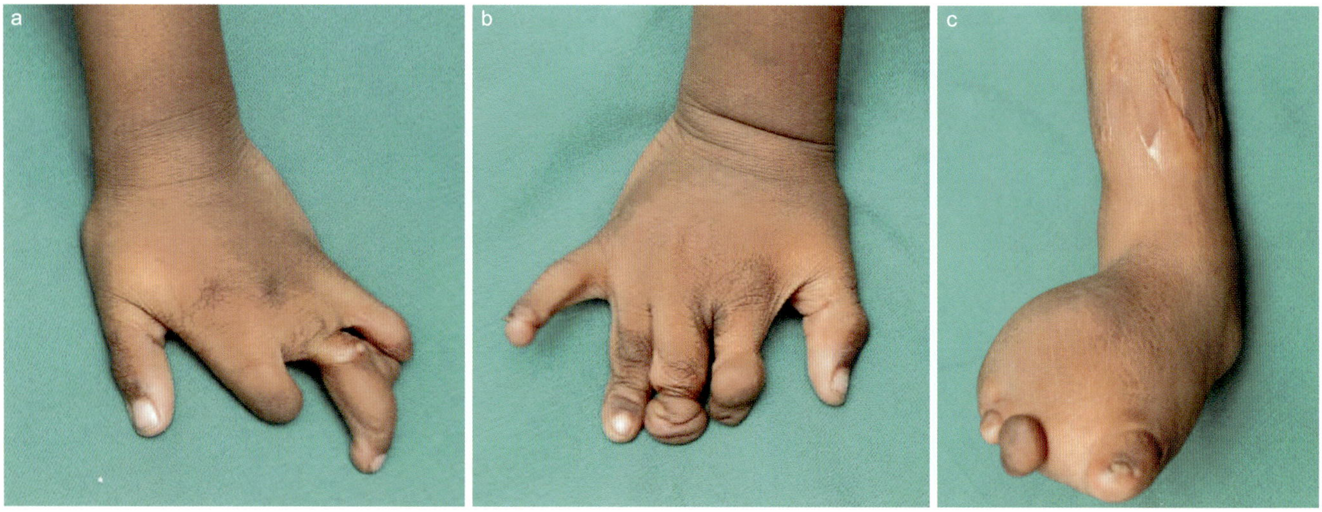


图 11.6　羊膜束带综合征患儿手（a、b）和脚（c）的末端缺失。小腿可见“Z”字成形术后的瘢痕，且在足背可见残余淋巴水肿（c）

表 11.2　儿童缺指（缺趾）类型的诊断

| | | | |
|---|---|---|---|
| **病史** | | | |
| 家族史罕见<br>可能有怀孕期间母亲生病或滥用药物的病史 | 可能有家族史<br>可能有怀孕期间母亲生病或滥用药物的病史 | 可能有家族史<br>可能有怀孕期间母亲生病或滥用药物的病史 | 无家族史<br>妊娠早期可能有接触米索前列醇的病史 |
| — | — | — | 可能存在绒毛膜取样的病史 |
| 无上消化道或下消化道有关的症状 | 无上消化道或下消化道有关的症状 | 与上消化道或下消化道有关的症状可能存在 | 无上消化道或下消化道有关的症状 |
| **体格检查** | | | |
| 缺指或缺趾 | 缺指或缺趾 | 拇指缺失 | 缺指或缺趾 |
| 缺指 / 趾的类型：<br>横向末端缺失包括一个或多个手指（或这个手指） | 缺指 / 趾的类型：<br>纵向缺失 | 缺指 / 趾的类型：<br>纵向缺失累及拇指 | 缺指 / 趾的类型：<br>横向末端缺失常累及第 2、3 或 4 指 |
| 无狭窄环 | 无狭窄环 | 无狭窄环 | 有狭窄环 |

表 11.2 （续）

| | | | |
|---|---|---|---|
| 前臂或小腿的骨骼：<br>没有缺失 | 前臂或小腿的骨骼：<br>前臂桡侧或尺侧缺失，小腿胫侧或腓侧缺失 | 前臂或小腿的骨骼：<br>桡侧列缺失 | 前臂或小腿的骨骼：<br>没有缺失 |
| 初步诊断：<br>独立的横向缺失 | 初步诊断：<br>纵向缺失未累及全身系统或内脏 | 初步诊断：<br>纵向缺失合并全身系统或内脏畸形 | 初步诊断：<br>羊膜束带综合征型缺指 |
| **检查** | | | |
| 肢体 X 线平片：<br>除局部末端缺失外没有其他畸形 | 肢体 X 线平片：<br>纵向缺失累及肢体近端节段 | 肢体 X 线平片：<br>出现部分或全部桡侧列发育不全 | 肢体 X 线平片：<br>超出末端缺失很少有骨质异常，在小腿束带可与胫骨假关节有关 |
| 腹部超声：<br>无内脏畸形 | 腹部超声：<br>无内脏畸形 | 腹部超声：<br>有内脏畸形，肾常受累 | 腹部超声：<br>不适用 |
| — | — | 心脏彩超：可能有房间隔缺损或室间隔缺损 | — |
| — | — | 血液学检查：可能有贫血表现，血小板减少或全血细胞减少 | — |
| **诊断** | | | |
| 手部或足部累及手指或足趾的独立的横向缺失 | 未累及全身系统或内脏的肢体纵向缺失（手指或脚趾发育不良是其中一部分） | 桡侧纵列缺失合并血液系统或内脏畸形（拇指发育不良是其中一部分） | 羊膜束带综合征相关的横向缺失 |

（Benjamin Joseph 著　宋宝健　刘　虎 译）

## 参考文献


Al-Qattan MM. Classification of the pattern of intrauterine amputations of the upper limb in constriction ring syndrome. Ann Plast Surg. 2000;44:626–32.

Barros M, Gorgal G, Machado AP, et al. Revisiting amniotic band sequence: a wide spectrum of manifestations. Fetal Diagn Ther. 2014;35:51–6.

Courtens W, Jespers A, Harrewijn I, et al. Fibular aplasia, tibial campomelia, and oligosyndactyly in a male newborn infant: a case report and review of the literature. Am J Med Genet A. 2005;134:321–5.

Del Campo M, Jones MC, Veraksa AN, et al. Monodactylous limbs and abnormal genitalia are associated with hemizygosity for the human 2q31 region that includes the HOXD cluster. Am J Hum Genet. 1999;65:104–10.

Dy CJ, Swarup I, Daluiski A. Embryology, diagnosis, and evaluation of congenital hand anomalies. Curr Rev Musculoskelet Med. 2014;7:60–7.

Ferda Percin E, Yilmaz S. Unusual combination of limb malformations in the same patient: brachydactyly with syndactyly and postaxial polydactyly of the hands and postaxial oligodactyly of the feet. Clin Dysmorphol. 2003;12:283–4.

Fuhrmann W, Fuhrmann-Rieger A, de Sousa F. Poly-, syn- and oligodactyly, aplasia or hypoplasia of fibula, hypoplasia of pelvis and bowing of femora in three sibs–a new autosomal recessive syndrome. Eur J Pediatr. 1980;133:123–9.

Goldfarb CA, Sathienkijkanchai A, Robin NH. Amniotic constriction band: a multidisciplinary assessment of etiology and clinical presentation. J Bone Joint Surg Am. 2009;91 Suppl 4:68–75.

Inusha P, Prasad KK. Radial aplasia with oligodactyly. Indian J Hum Genet. 2008;14:29–30.

Karaman A, Kahveci H. A male newborn infant with fatco syndrome (fibular aplasia, tibial campomelia and oligodactyly): a case report. Genet Couns. 2010;21:285–8.

Magee T, Mackay DR, Segal LS. Congenital constriction band with pseudarthrosis of the tibia: a case report and literature review. Acta Orthop Belg. 2007;73:275–8.

Majewski E, Goecke T, Meinecke P. Ectrodactyly and absence (hypoplasia) of the tibia: are there dominant and recessive types? Am J Med Genet. 1996;63:185–9.

Makhoul IR, Goldstein I, Smolkin T, et al. Congenital limb deficiencies in newborn infants: prevalence, characteristics and prenatal diagnosis. Prenat Diagn. 2003;23:198–200.

Malik S, Afzal M. Ulnar aplasia, dysplastic radius and preaxial oligodactyly: rare longitudinal limb defect in a sporadic male child. J Res Med Sci. 2013;18:818–21.

Malik S, Riaz HF. Terminal transverse deficiency of fingers, symbrachydactyly with anonychia of toes, and congenital scalp defect: case report of a subject with Adams-Oliver syndrome. Pak J Med Sci. 2012;28:231–4.

McGuirk CK, Westgate MN, Holmes LB. Limb deficiencies in newborn infants. Pediatrics. 2001;108:E64.

Petit F, Jourdain AS, Andrieux J, et al. Split hand/foot malformation with long-bone deficiency and BHLHA9 duplication: report of 13 new families. Clin Genet. 2014;85:464–9.

Tos T, Karaman A, Gul D. A boy with Weyers-like ulnar ray/oligodactyly reduction limb defects and split hand malformation: case report. Genet Couns. 2011;22:245–8.

Wada A, Nakamura T, Fujii T, et al. Limb salvage treatment for Gollop-Wolfgang complex (femoral bifurcation, complete tibial hemimelia, and hand ectrodactyly). J Pediatr Orthop B. 2013;22:457–63.

# 第 12 章　多指

## 12.1　引言

多指以轴前（桡侧）多指和轴后（尺侧）多指常见，中央型多指罕见。多指近端变化很大。多位专家尝试对复杂的多指进行分型（Blauth and Olason 1988; Wassel 1969）。多指常合并其他手部畸形，最常见为并指（多并指）。儿童多指和多趾之间有相同的模式（Miura et al. 1987）。需要意识到，多指是常见的肢体畸形的一部分，而且对于一些多系统受累的遗传型特异性综合征，多指是其中的特征表现之一（Schwabe and Mundlos 2004）。

## 12.2　建立诊断的问题

- 多指位于轴前、中央还是轴后？
- 多指近端的重复类型有什么影响？
- 多指是单侧、双侧还是对称性发生？
- 是否伴随肢体畸形？
- 是否伴随其他骨骼畸形或缺失？
- 是孤立的多指畸形，还是综合征的一部分？

多指位于轴前、中央还是轴后？

已经发现多指畸形的发病率存在种族差异；轴前多指在白种人比较常见，而轴后多指则在有色人种中更常见（Kozin 2003）。某些综合征常发生轴前多指，而有些则与轴后多指相关。

多指近端的重复类型有什么影响？

多指近端的重复类型会影响手术入路，因此很重要。

多指是单侧、双侧还是对称性发生？

双侧对称性多指更可能与综合征有关。

是否伴随肢体畸形？

伴有肢体畸形常影响治疗效果

是否伴随其他骨骼畸形或缺失？

如果有额外的骨骼畸形，多指更可能是一种综合征的一部分。

是孤立的多指畸形，还是综合征的一部分？

有数个综合征与多指有关，但因综合征不同而重复类型不同（Schwabe and Mundlos 2004）（表 12.1）。

## 12.3　体格检查

### 12.3.1　视

观察重复的部位（尺侧或桡侧）。注意上肢和

表 12.1　综合征与不同类型的多指畸形

| 轴前（桡侧）多指 | 轴后（尺侧）多指 | 中央多指 |
|---|---|---|
| 尖头并指多指综合征<br>Townes-Brocks 综合征 | Ellis-van Creveld 综合征（软骨外胚层发育不良症）<br>Smith-Lemli-Opitz 综合征<br>McKusick-Kaufman 综合征<br>Bardet-Biedl 综合征 | Pallister-Hall 综合征 |
| Greig 头多趾综合征<br>口面指综合征<br>短肋骨 - 多指综合征 | | |

下肢是否有其他畸形。观察是否有面部畸形。检查口腔，注意上腭是否高弓或裂口。

### 12.3.2　触

触诊手部，检查重复手指近端是否有骨骼成分。

### 12.3.3　动

确定每个手指各个关节是否可以活动。

## 12.4　辅助检查

**影像学检查**

普通 X 线片对于确定近端的重复程度和是否有相关的骨骼畸形是必要的。

## 12.5　鉴别诊断

### 12.5.1　轴前多指

轴前多指是一种基因遗传相关的多种因素混杂的疾病。最常见的类型是双指骨拇指的多指畸形。这种形式的重复拇指往往是散发的、单侧的，不与任何综合征相关，治疗仅限于与拇指相关的功能和美观问题。第二类是三指节拇指多指畸形。第三类是多余的示指代替正常的拇指。然而，另一种形式的轴前多指与第 3/4 指并指畸形相关。轴前镜影手多指畸形是一种罕见的类型，可伴有双尺骨和镜影足。

**双指骨拇指多指**

拇指多指畸形按近端重复程度和畸形不同，在此基础上分类（Wassel 1969）。共分为七种类型；最常见的是Ⅳ型（约 50% 的病例），是指远节和近节指骨完全重复（Wassel 1969; Al-Qattan 2010）（图 12.1）。

### 12.5.2　轴后多指

轴后多指多为常染色体显性遗传（Schwabe and Mundlos 2004）。轴后多指分为两型：A 型是发育良好的多指连接于第 5 掌骨或额外的掌骨（图 12.2），而 B 型是发育不良的多指。

轴后多指是 Ellis-van Creveld 综合征的特征之一（图 12.3）；其他畸形包括指甲营养不良、牙列异常和先天性心脏畸形。

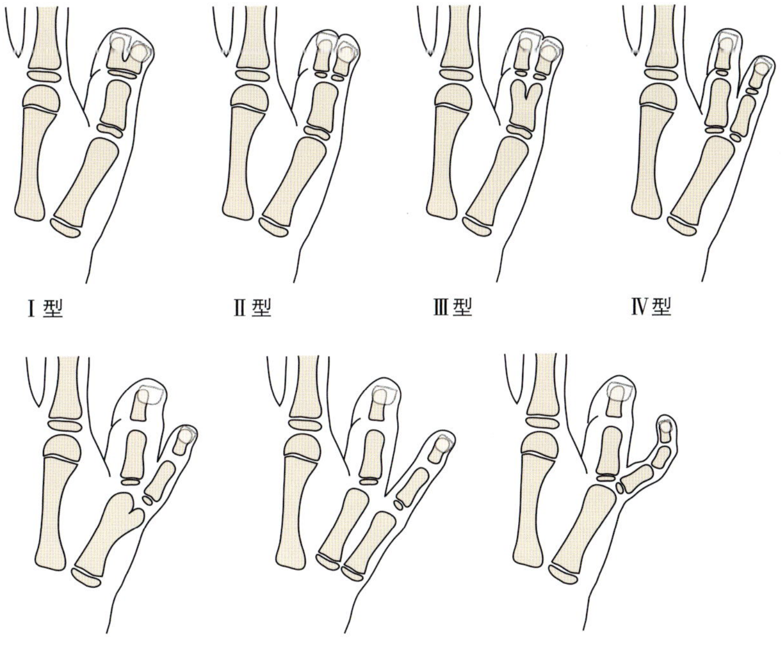


**图 12.1**　重复拇指类型的示意图

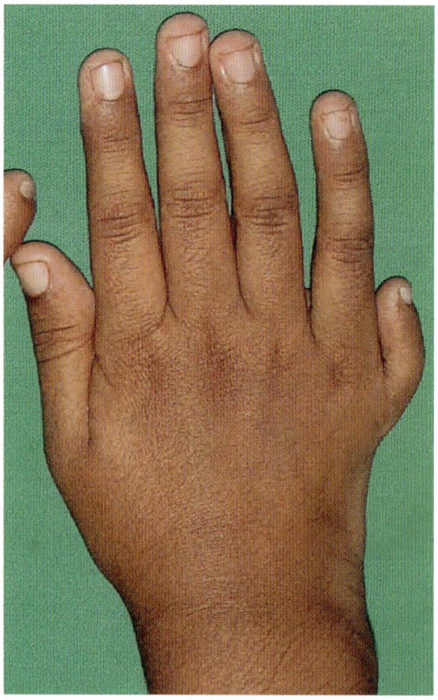

图 12.2 轴后多指

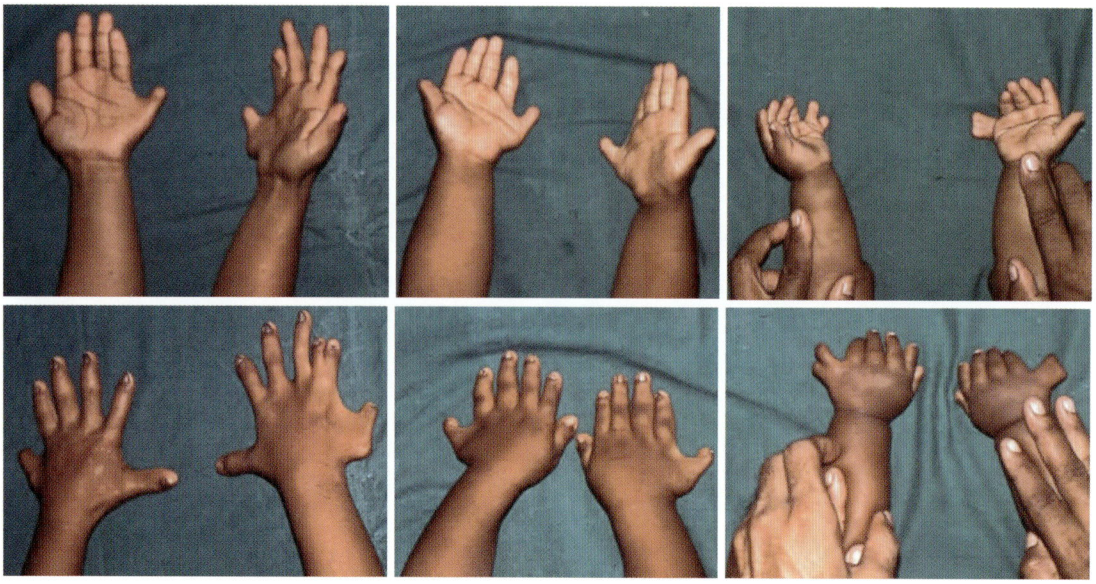

图 12.3 Ellis-van Creveld 综合征相关的轴后多指的 3 个兄弟姐妹的手部掌侧和背侧

（Benjamin Joseph 著 宋宝健 刘 虎 译）

## 参考文献


Al-Qattan MM. The distribution of the types of thumb polydactyly in a Middle Eastern population: a study of 228 hands. J Hand Surg Eur Vol. 2010;35:182–7.

Blauth W, Olason AT. Classification of polydactyly of the hands and feet. Arch Orthop Trauma Surg. 1988;107:334–44.

Kozin SH. Upper-extremity congenital anomalies. J Bone Joint Surg Am. 2003;85-A:1564–76.

Miura T, Nakamura R, Imamura T. Polydactyly of the hands and feet. J Hand Surg Am. 1987;12:474–6.

Schwabe GC, Mundlos S. Genetics of congenital hand anomalies. Handchir Mikrochir Plast Chir. 2004;36:85–97.

Wassel HD. The results of surgery for polydactyly of the thumb. A review. Clin Orthop Relat Res. 1969;64:175–93.

# 第 13 章　多趾畸形

## 13.1　引言

一个或多个脚趾的多趾可能是孤立的畸形（Bromley et al. 2000）；或与其他骨骼畸形相关联；或是某种综合征的一部分（Castilla et al. 1998）。85% 的多趾畸形是一个孤立的畸形，而剩下的 15% 则伴有其他先天性畸形（Castilla et al. 1998）。多达 310 种临床症候群已经确定与多趾相关，多趾畸形在 90 种基因的 80 种突变中与综合征密切相关（Biesecker 2011）。这强调临床医师必须注意对多趾畸形的新生儿进行体检评估，以排除更严重的貌似微不足道的异常相关的综合征。多趾的位置、数量、形态和对称性可以帮助鉴别这些不同情况。

## 13.2　建立诊断的问题

- 多趾是轴前、中央或轴后型?
- 多趾的近端的重复程度如何?
- 多趾仅出现在一个肢体上，还是双侧和对称的?
- 是否有相关的肢体畸形?
  —脚的其余部分是否正常?
  —是否有下肢骨骼的畸形、缺失或重复?
- 是否有其他的骨骼畸形或缺陷?

**多趾是轴前、中央或轴后型?**

多趾可能是轴前（踇趾重复）、中央或轴后（第 5 趾重复）型；轴后多趾是最常见的多趾类型。轴前多趾比中央型多趾更常见（图 13.1）。

**多趾的近端的重复程度如何?**

多趾的重复模式被记录并进行综合分类（Blauth and Olason 1988; Watanabe et al. 1992）。这些作者认为有些情况下多趾可能仅累及末节趾骨，而多数情况受累近端骨性结构（中节或近节趾骨、跖骨和跗骨）也经常重复（图 13.2）。重要的是要确定近端重复的范围来计划适当的治疗。

**多趾仅出现在一个肢体上，还是双侧和对称的?**

多趾可以是双侧的、对称的，也可能累及手部（图 13.3）。

**是否有相关的肢体畸形?**

单发多趾因重复部位不同而发生率各异（Castilla et al. 1998）。多趾合并其他畸形的比例轴后多趾最少（第 5 趾多趾，11.8%）；轴前多趾为其 2 倍（二指节踇趾多趾；20%）；少见类型的多趾为其 5 倍（包括中央型多趾、三节踇、轴前镜影多趾；54.9%）。这方面的知识提醒临床医生对于罕见类型的儿童多趾畸形应警惕其他畸形。

**是否有其他的骨骼畸形或缺陷?**

有额外的骨骼畸形的存在表明多趾畸形是某种综合征的一部分。

## 13.3　体格检查

应对足部、小腿和大腿进行系统检查，以确定相关的骨骼畸形。

仔细检查头部、面部、眼睛、口腔、颈部、胸部、心脏、腹部、直肠、生殖器、头发和指甲，排除这些部位的畸形，是排除特定综合征的关键。除了对新生儿进行初步检查外，这些儿童还需要随访到童年时期，因为智力障碍等一些特征只会在儿童早期出现。推荐同一位儿科医生进行最初的评估和后续的随访。

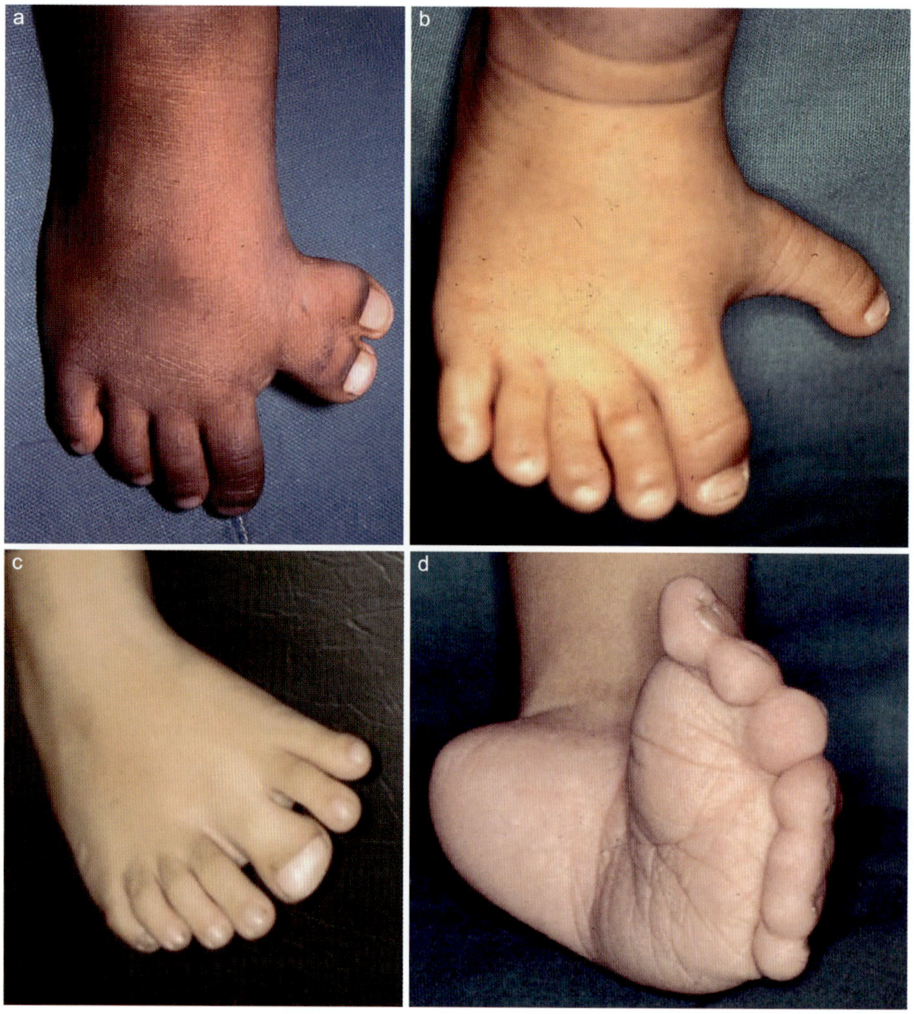


图 13.1 轴前多趾的病例（a～d）。大脚趾的多趾合并踇内翻（a）。多趾可能具有小脚趾的特征（b），也可能是镜像重复（c，d）

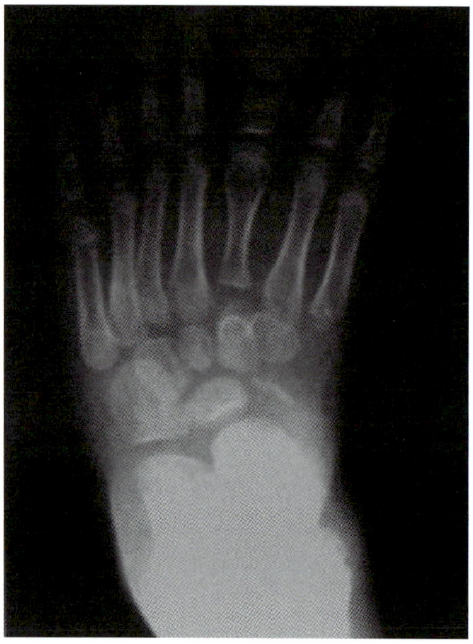

图 13.2 足部 X 线平片显示在图 4.7b 中的重复踇趾畸形仅累及末节趾骨。两个轴前的多趾其中一个有重复跗骨畸形

## 13.4 鉴别诊断

### 13.4.1 单发多趾

单发多趾多为轴后型，可以为单侧或双侧。

### 13.4.2 多趾合并其他肢体畸形

**并趾**

并趾是最常见的多趾伴发的畸形；这可能不会导致足部的严重残疾。

**踇内翻**

踇内翻常与轴前多趾伴发（Belthur et al. 2011）

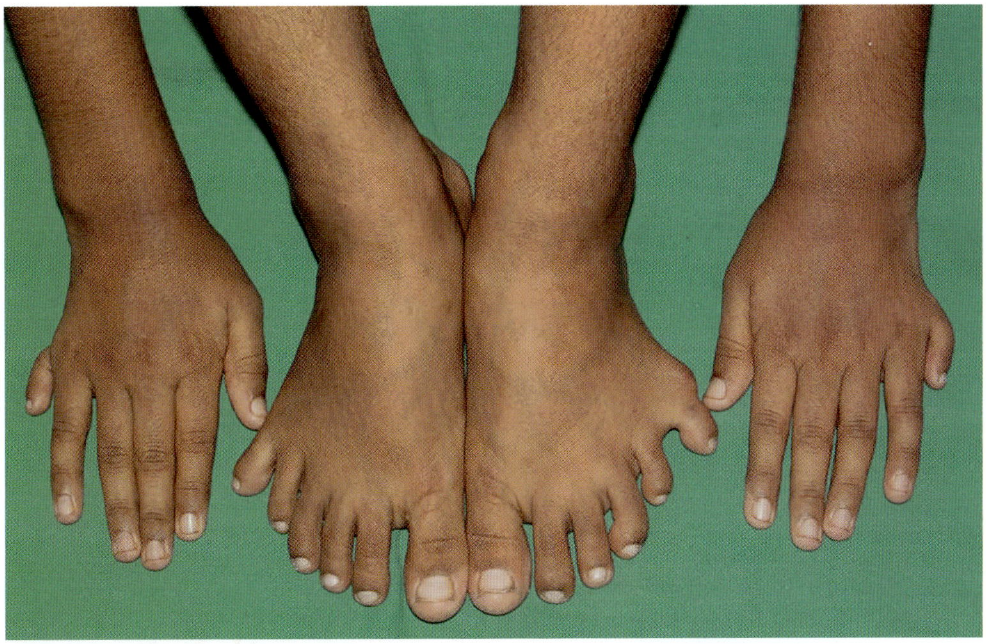

**图 13.3**　手和足的轴后多指 / 趾

（图 13.1a）。如果有踇内翻，第一跖骨可能有短缩和发育不良（Joseph et al. 1984, 1987）。儿童可能需要早期外科手术。

### 马蹄内翻足畸形

一个重度马蹄内翻足畸形可能存在胫骨部分或完全缺失（Verghese et al. 2007）（图 13.4 和图 13.5）。

### 胫骨畸形或缺失

前外侧弯曲的胫骨已报道与轴前多趾有关（Bressers and Castelein 2001）（见第 4 章）。镜影足的儿童可能有胫骨缺失；胫骨缺失的程度可从轻度发育不良到完全缺失（Verghese et al. 2007）（图 13. 4）。

### 双腓骨重复畸形

双腓骨畸形（腓骨复肢畸形）可在轴前镜影足畸形和胫骨完全缺如中见到（图 13.5a）（Verghese et al. 2007; Bayram et al. 1996; Ganey et al. 2000）。足部骨骼的重复畸形延伸到跟骨近端，可被认为一个双足跟（图 13.5b）。这种罕见畸形的儿童可能有同样的双尺骨和镜影手的上肢畸形。这种上肢和下肢畸形类型合并鼻缺损称为 Laurin-Sandrow 综合征（Sandrow et al. 1970）。

### 13.4.3　多趾合并综合征

有几个综合征与多趾相关，见表 13.2、表 13.3 和表 13.4。

## 13.5　建立诊断

新生儿的脚趾相关情况诊断的建立参见表 13.1。需要对患肢拍摄 X 线平片进行诊断。

明确的诊断可能来自数个综合征之一，只有对患儿进行详细的影像学评估和全身系统进行诊断性分析明确后，才能给出最终诊断。还可能需要进行基因分析来确诊。如果确诊多趾是单发的，就可以对多趾实施治疗计划（Al-Qattan et al. 2002; Giorgini and Aquino 1984; Morley 和 Smith 2001）。

三类综合征与多趾相关：这些肢体畸形需要骨科治疗切除多趾（表 13.2）、一些重要内脏器官的畸形治疗优先于肢体畸形（表 13.3）和一组致死性综合征（表 13.4）。

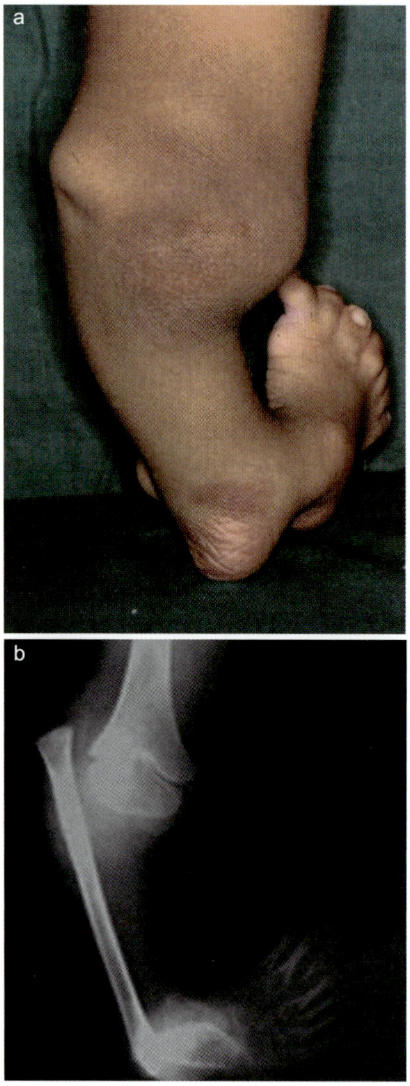

图 13.4　重度马蹄内翻足畸形、胫骨完全缺如合并轴前镜影足的儿童

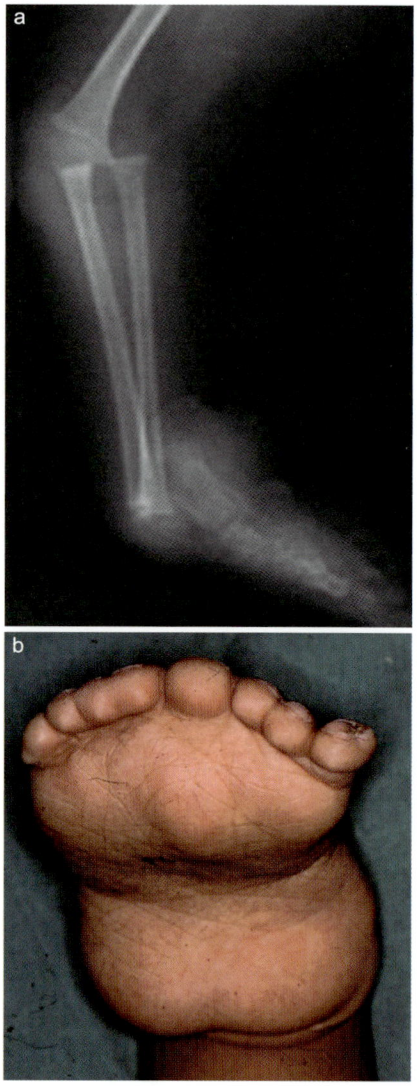

图 13.5　双腓骨重复畸形，胫骨完全缺如，轴前镜影足。无重复尺骨畸形，没有面部畸形

**表 13.1　多趾相关诊断的特征性信息**

| | 孤立的多趾 | 轴前多指与胫骨前外侧弯曲（Bressers，Castelein 2001） | 镜影足疾病谱和胫骨发育不良（Verghese et al. 2007） | | | 多趾畸形为综合征的小部分 |
|---|---|---|---|---|---|---|
| 多余足趾位置 | 轴后或轴前（偶尔中央型） | 轴前 | 轴前镜影足 | | | 轴前 / 轴后或中央型 |
| 多趾近端的重复程度[a] | 多样 | 近节趾骨 | 跗骨（距骨重复） | 跖骨 | 跗骨包括跟骨 | 多样 |
| 相关肢体异常或畸形 | NIL | 胫骨前外侧弓形弯曲 | 马蹄内翻足<br>胫骨发育不全 | 马蹄内翻足<br>胫骨缺如 | 双跟马蹄内翻足<br>完全腓骨缺如<br>胫骨发育不全 | 多样 |
| 对称性和上肢受累情况 | 可有双侧上肢受累 | 双侧上肢可正常 | 双侧上肢可正常 | 双侧上肢可正常 | 双侧上肢可有明确的畸形 | 多样 |
| 额外的骨骼畸形表现 | NIL | NIL | NIL | NIL | 可表现为鼻的畸形 | 有 |

[a] 由 X 线平片决定

[b] Laurin-Sandrow 综合征有镜影手、镜影足畸形和鼻部畸形

表 13.2　多趾畸形合并综合征的病例可能需要外科干预的情况（除了处理多趾以外）

| 综合征 / 文献 | 主要特点 | 可能需要矫形外科干预 |
|---|---|---|
| Fuhrmann et al.　（1980） | 多并指<br>腓骨和骨盆发育不良，弓形股骨 | 矫正腓骨发育不良可能合并的股骨弯曲、足踝畸形 |
| Ellis-van Creveld 综合征<br>（Goldblatt et al. 1992） | 轴后多指<br>稀疏的头发、异常的指甲和牙齿以及先天性心脏畸形 | 许多本综合征患儿在儿童期发展的膝外翻需要矫正（心脏异常可能需要更早注意） |
| Lamb et al.（1983） | 轴前多指<br>拇指缺失示指多指畸形，部分或完全的胫骨缺如 | 示指拇化，与胫骨缺如相关问题的矫形 |
| Borg et al.（1999） | 轴前镜影手<br>单侧胫骨发育不全 | 治疗肢体不等长 |
| Agarwal et al.（1996） | 多并指<br>拇指缺失示指多指畸形，胫骨缺如，桡骨远端发育不全 | 示指拇化，治疗胫骨和桡骨发育不全的相关问题 |
| Laurin-Sandrow 综合征<br>（Sandrow et al. 1970; Pilkington et al. 2000） | 轴前镜影手或镜影足<br>双尺骨或双腓骨，桡骨和胫骨发育不全，鼻畸形 | 改善手和下肢的功能 |

表 13.3　多指畸形为综合征的次要组成成分的病例

| 综合征 / 文献 | 主要特点 |
|---|---|
| 13- 三体综合征 | 轴后多指（趾）<br>脑结构异常、唇腭裂、心脏畸形、肾畸形、脐膨出、男孩的隐睾和女孩的双角子宫、先天性垂直距骨 |
| Acrocallosal 综合征（Aykut et al. 2008） | 多指（趾）<br>精神发育迟滞，胼胝体发育不全；前额突出，宽鼻梁，鼻和下颚骨短，内眦赘皮褶皱，前囟大和锥形手指，脐膨出和脐疝，以及其他一些常见表现。 |
| Greig 头多趾综合征（Debeer et al. 2007） | 轴前或轴后多指（趾）畸形<br>颅面部畸形 |
| WAGR 综合征（Bremond-Gignac et al. 2005） | 轴前多指（趾）<br>肾母细胞瘤、先天性无虹膜、泌尿生殖系统异常、生长和精神发育迟滞（WAGR） |
| Lawrence-Moon-Bardet-Biedl 综合征<br>（Castle et al. 1993; Gershoni-Baruch et al. 1992） | 轴后或中央多指（趾）<br>视锥视杆营养不良儿童发病的视力丧失，躯干肥胖，学习障碍，男性生殖腺发育不全和复杂的女性泌尿生殖系统畸形、肾功能不全 |
| 口面指综合征（Doss et al. 1998） | 轴后多指（趾）<br>口腔（腭裂，分叉舌）、牙齿、面部畸形、与其他器官的不同类型的各种相关的异常（至少有 13 种已被描述的） |
| McKusick-Kaufmann 综合征 | 多指（趾）<br>子宫阴道积水，先天性心脏缺陷 |

表 13.4　一些致命的综合征，多指（趾）畸形为特征之一

| 综合征 | 特点 |
|---|---|
| Hydrolethalus 综合征 | 多指畸形（趾）<br>脑积水、小颌畸形、心脏和呼吸系统畸形 |
| 短肋、多指畸形综合征 - Majewski 型 | 多指畸形（趾）<br>短肋，肺发育不良、侏儒症 |
| Meckel 综合征 | 多指（趾）<br>枕部脑膨出，多囊性肾发育不良，肝胆管增生、纤维化和囊肿 |
| Hall 综合征 | 多指（趾）<br>下丘脑错构胚细胞瘤、垂体功能减退、肛门闭锁 |

（Benjamin Joseph 著　宋宝健　刘　虎 译）

## 参考文献


Agarwal RP, Jain D, Ramesh Babu CS, et al. A hereditable combination of congenital anomalies. J Bone Joint Surg Br. 1996;78:492–4.

Al-Qattan MM, Hashem FK, Al Malaq A. An unusual case of preaxial polydactyly of the hands and feet: a case report. J Hand Surg Am. 2002;27:498–502.

Aykut A, Cogulu O, Ekmekci AY, et al. An additional manifestation in acrocallosal syndrome: temporal lobe hypoplasia. Genet Couns. 2008;19:237–40.

Bayram H, Herdem M, Temocin AK. Fibular dimelia and mirror foot without associated anomalies. Clin Genet. 1996;49:311–3.

Belthur MV, Linton JL, Barnes DA. The spectrum of preaxial polydactyly of the foot. J Pediatr Orthop. 2011; 31:435–47.

Biesecker LG. Polydactyly: how many disorders and how many genes? 2010 update. Dev Dyn. 2011;240: 931–42.

Blauth W, Olason AT. Classification of polydactyly of the hands and feet. Arch Orthop Trauma Surg. 1988;107: 334–44.

Borg DH, Van Roermund PM, Kon M. A sporadic case of tetramelic mirror-image polydactyly and unilateral tibial hypoplasia without associated anomalies. J Hand Surg Br. 1999;24:482–5.

Bremond-Gignac D, Gerard-Blanluet M, Copin H, et al. Three patients with hallucal polydactyly and WAGR syndrome, including discordant expression of Wilms tumor in MZ twins. Am J Med Genet A. 2005;134:422–5.

Bressers MM, Castelein RM. Anterolateral tibial bowing and duplication of the hallux: a rare but distinct entity with good prognosis. J Pediatr Orthop B. 2001;10:153–7.

Bromley B, Shipp TD, Benacerraf B. Isolated polydactyly: prenatal diagnosis and perinatal outcome. Prenat Diagn. 2000;20:905–8.

Castilla EE, Lugarinho R, da Graca Dutra M, et al. Associated anomalies in individuals with polydactyly. Am J Med Genet. 1998;80:459–65.

Castle J, Roesen HM, Schram A. Laurence-Moon-Bardet-Biedl syndrome and polydactyly. J Foot Ankle Surg. 1993;32:276–9.

Debeer P, Devriendt K, De Smet L, et al. The spectrum of hand and foot malformations in patients with Greig cephalopolysyndactyly. J Child Orthop. 2007;1:143–50.

Doss BJ, Jolly S, Qureshi F, et al. Neuropathologic findings in a case of OFDS type VI (Varadi syndrome). Am J Med Genet. 1998;77:38–42.

Fuhrmann W, Fuhrmann-Rieger A, de Sousa F. Poly-, syn- and oligodactyly, aplasia or hypoplasia of fibula, hypoplasia of pelvis and bowing of femora in three sibs-a new autosomal recessive syndrome. Eur J Pediatr. 1980;133:123–9.

Ganey TM, Carey TP, O'Neal ML, et al. Morphologic and radiographic characterization of fibular dimelia. J Pediatr Orthop B. 2000;9:293–305.

Gershoni-Baruch R, Nachlieli T, Leibo R, et al. Cystic kidney dysplasia and polydactyly in 3 sibs with Bardet-Biedl syndrome. Am J Med Genet. 1992;44: 269–73.

Giorgini RJ, Aquino JM. Surgical approach to polydactyly. J Foot Surg. 1984;23:221–5.

Goldblatt J, Minutillo C, Pemberton PJ, et al. Ellis-van Creveld syndrome in a Western Australian aboriginal community. Postaxial polydactyly as a heterozygous manifestation? Med J Aust. 1992;157:271–2.

Joseph B, Chacko V, Abraham T, et al. Pathomechanics of congenital and acquired hallux varus: a clinical and anatomical study. Foot Ankle. 1987;8:137–43.

Joseph B, Jacob T, Chacko V. Hallux varus-a study of thirty cases. J Foot Surg. 1984;23:392–7.

Lamb DW, Wynne-Davies R, Whitmore JM. Five-fingered hand associated with partial or complete tibial absence and pre-axial polydactyly. A kindred of 15 affected individuals in five generations. J Bone Joint Surg Br. 1983;65:60–3.

Morley SE, Smith PJ. Polydactyly of the feet in children: suggestions for surgical management. Br J Plast Surg. 2001;54:34–8.

Pilkington S, Hearth M, Richards AM, et al. Laurin-Sandrow syndrome-a surgical challenge. Br J Plast Surg. 2000;53:68–70.

Sandrow RE, Sullivan PD, Steel HH. Hereditary ulnar and fibular dimelia with peculiar facies. A case report. J Bone Joint Surg Am. 1970;52:367–70.

Verghese R, Shah H, Rebello G, et al. Pre-axial mirror polydactyly associated with tibial deficiency: a study of the patterns of skeletal anomalies of the foot and leg. J Child Orthop. 2007;1:49–54.

Watanabe H, Fujita S, Oka I. Polydactyly of the foot: an analysis of 265 cases and a morphological classification. Plast Reconstr Surg. 1992;89:856–77.

# 第 14 章　新生儿手指和脚趾畸形

## 14.1　引言

手指和脚趾的先天畸形包括重复畸形、分化障碍［并指和指（趾）关节融合症］、短指（趾）和缺指（趾）畸形等。缺指（趾）畸形已经在第 11 章描述，多指（趾）也在第 12、13 章描述；其他常见的畸形在本章讲述。这些畸形大多数通过临床检查和 X 线平片容易诊断。在少数情况可能会混淆诊断。特征性的手指或脚趾畸形将有助于明确诊断一种常见的综合征。

## 14.2　建立诊断的问题

- 手指或脚趾的异常是分化障碍、缺失、短指（趾），还是畸形？
- 这种畸形是某种全身综合征的一个重要诊断指标吗？

**手指或脚趾的异常是分化障碍、缺失、短指（趾），还是畸形？**

需要明确畸形的类型。如果明确的话，这将有助于制订治疗计划。

**这种畸形是某种全身综合征的一个重要诊断指标吗？**

一些手或脚的畸形是特定综合征的确诊部分，而认识这些畸形有助于诊断这些综合征。

## 14.3　体格检查

### 14.3.1　视

注意脚趾和手指的数量，并注意它们的相对长度。观察指（趾）蹼，注意有无异常。看手指（脚趾）的排列方式。确定手指和脚趾畸形的位置和平面。注意指（趾）甲外观良好还是发育不良。观察是否有在指（趾）间关节屈侧褶皱的存在。注意患儿握拳是否正常。

### 14.3.2　触

触诊掌骨和指骨间的间隙排除相邻掌（跖）骨和指（趾）骨骨性融合。

### 14.3.3　动

尝试活动每个指（趾）的掌指关节和指间关节。外展拇指，注意虎口是否正常或收缩。

## 14.4　辅助检查

### 14.4.1　影像学检查

X 线平片是必要的，以确定手和脚的骨骼是否正常或有畸形。

## 14.5　鉴别诊断：手指和拇指

手指的畸形包括并指、短指、多指、关节融合症、发育不全，并可为这些畸形的组合（图 14.1）。这些畸形的不同类型已经描述和分类（图 14.2）。

### 14.5.1　并指（趾）

并指畸形为常见的畸形，是一种相邻的手指之间异常的连接，可能是一个单发的畸形，也可能是

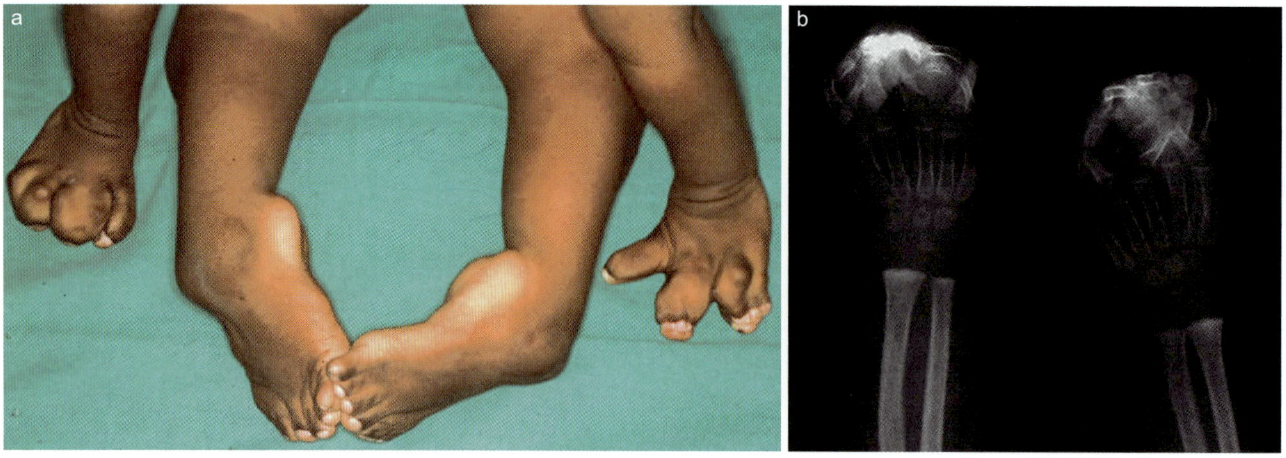


**图 14.1** 一个患儿手和脚的畸形，同时合并双腓骨、并趾、多指、短指畸形（a）。另一个患儿累及双手的多并指（b）

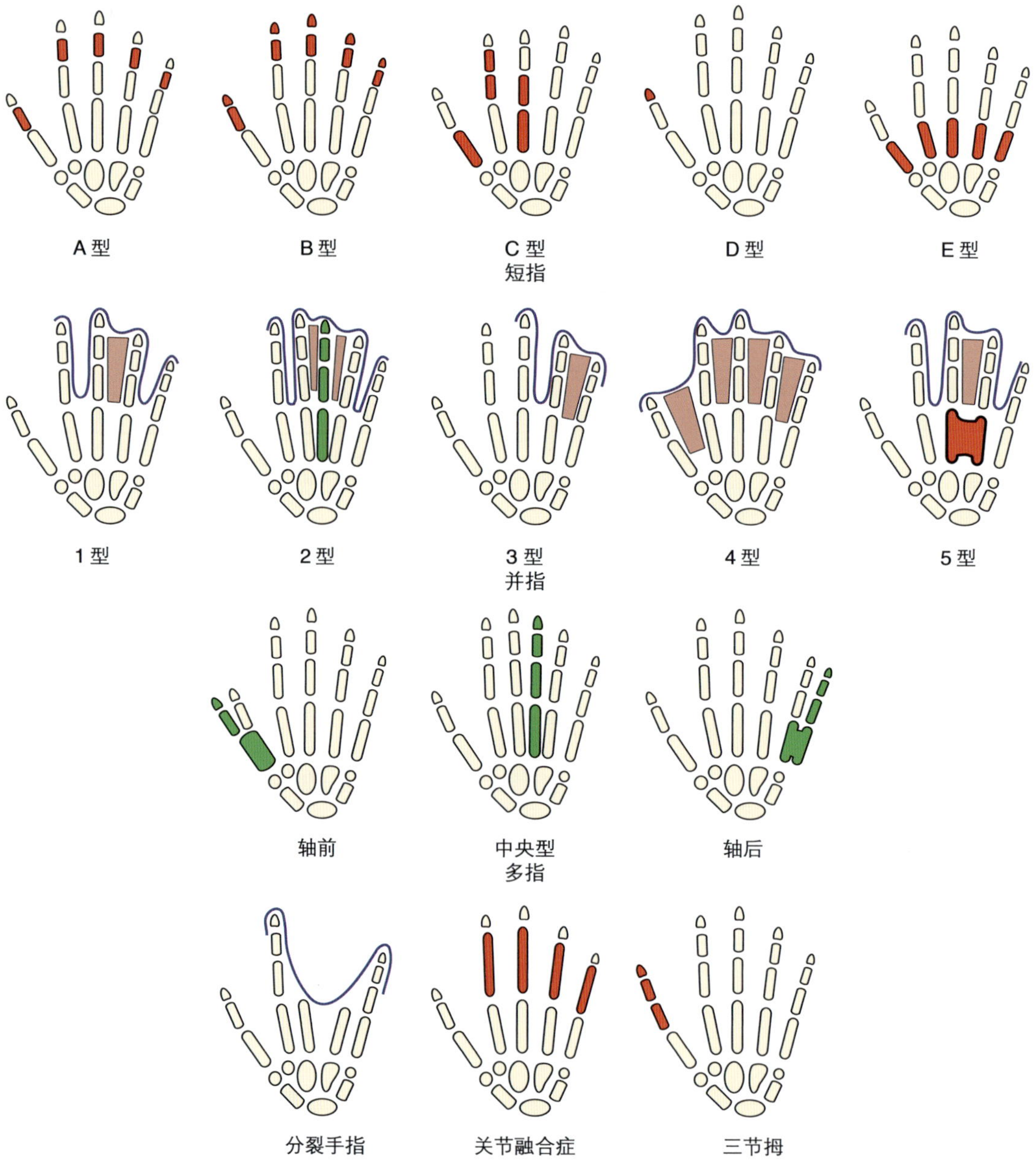


**图 14.2** 图示手指畸形的类型（Modified from Schwabe and Mundlos 2004）

综合征的一部分（Entin 1976; Malik 2012）。并指可以是完全的（累及手指全长），也可以是不完全的（并指没有达到手指末端），可以只累及软组织（简单并指）或有骨性相连（复杂并指）。累及多处软组织合并骨畸形的罕见的类型被称为复杂并指；它们通常与综合征相关。单发的并指畸形根据手指间隙受累情况分类见表 14.1 和图 14.3。

复杂并指畸形常与综合征相关，如 Apert 综合征（尖头并指畸形），Poland 综合征和羊膜束带综合征。

### Apert 综合征的并指

Apert 综合征或尖头并指畸形的儿童有颅骨、中面部和手的畸形（图 14.4）。此外还可能有气道狭窄。手部畸形的复杂性和严重程度多样，其描述性术语如铲形、勺形或玫瑰花蕾形手已被用来分类（表 14.2）。在最严重的病例，所有的 4 个手指和拇指的指甲都有受累，并且所有指甲融合成一个单一宽大的指甲（Journeau et al. 1999; Upton 1991）。

### 羊膜束带综合征的并指畸形

羊膜束带综合征的并指畸形不同于其他形式的并指畸形（图 14.5）。有些手指可能因为宫内截肢而缺失。束带可出现在手指、手腕、小腿或足部。受累情况不对称，原有的指蹼区域可能会表现为小的裂隙。可能伴发马蹄内翻足畸形。产前诊断是可能的，可以通过胎儿镜行狭窄环的松解手术。

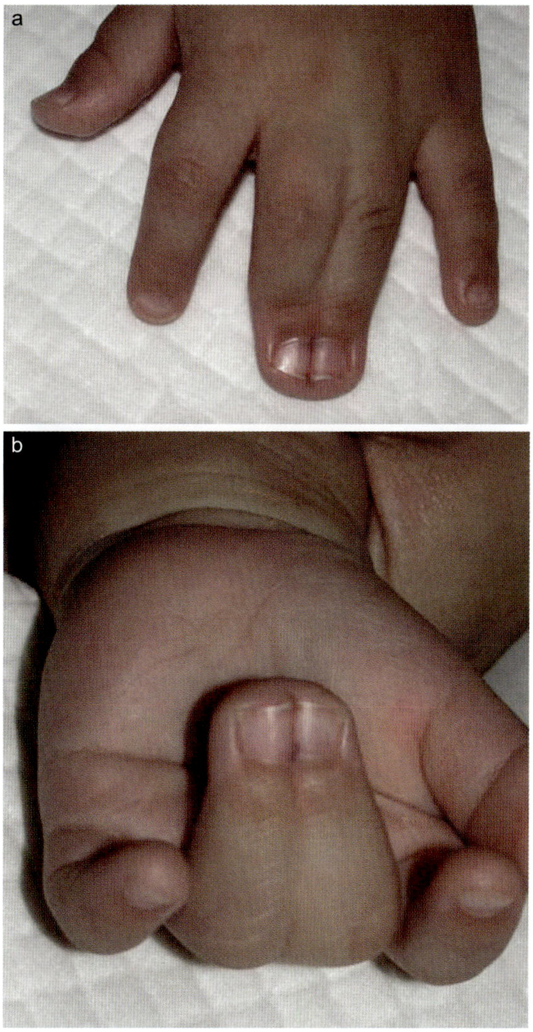


**图 14.3**　（a，b）单发的并指畸形

**表 14.1　单发的并指畸形的类型及特征**

| 类型 | 特征 |
|---|---|
| Ⅰ型 | 最常见类型 |
| | 常累及第 3、4 手指和第 2、3 脚趾 |
| | 为部分或完全性并指 |
| | 常染色体显性遗传 |
| Ⅱ型 | 第 3、4 手指和第 4、5 脚趾的软组织型并指，并指指蹼中有额外的手指 |
| | 可能合并短指并指、指（趾）弯曲、屈曲指（趾） |
| | 常染色体显性遗传 |
| Ⅲ型 | 第 4、5 指的并指 |
| | 第 5 指的中节指骨发育不良或缺失 |
| Ⅳ型 | 极少见 |
| | 所有手指（脚趾）完全性并指 |
| | 没有骨性融合 |
| Ⅴ | 极少见 |
| | 第 4、5 掌骨或第 3、4 掌骨融合 |

## 14.5.2　短指

短指可以单独或作为综合征一个部分存在（Nguyen and Jones 2009; Temtamy and Aglan 2008）。短指畸形根据受累骨的类型进行分类（表 14.3）。

短指畸形作为综合征的一部分的一些例子，如表 14.4 所示。

## 14.5.3　指关节融合症

指间关节缺失或指间关节融合最常累及近端指间关节（Ensink et al. 1999; Baek and Lee, 2012）。远端指间关节缺失少见。屈指皮肤皱褶不存在，儿

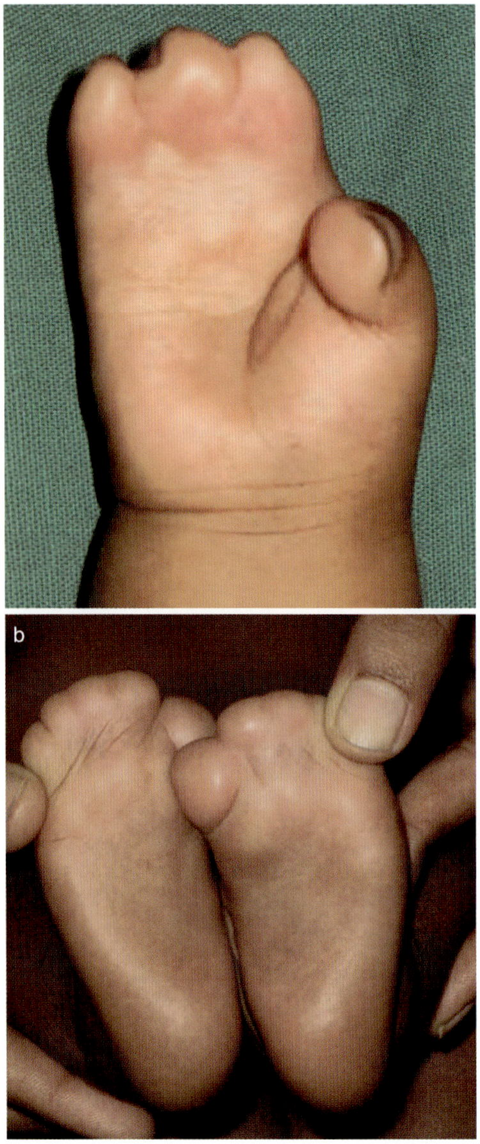


图 14.4 Apert 综合征患儿的并指。( a ) 铲形手；这个患儿足部也有并趾 ( b )

表 14.2 Apert 综合征并指的分型

| 类型 | 特征 |
| --- | --- |
| Ⅰ型：铲形手 | 最常见类型 |
| | 最轻的类型 |
| | 拇指与示指通过一个狭小的指蹼隔开 |
| | 第 4 指蹼为简单型并指 |
| Ⅱ型：勺形手 | 虎口处为简单型并指 |
| | 第 2、3、4 指远节指骨末节存在骨性融合 |
| | 第 4 指蹼为简单型并指 |
| Ⅲ型：玫瑰花蕾形手 | 最严重的类型 |
| | 最少见类型 |
| | 拇指及第 2、3、4 指形成只有一个指甲的复杂性并指 |
| | 第 4 指蹼为完全性并指，常合并掌骨融合 |

表 14.3 短指的分型和特征

| 分型 | 特征 |
| --- | --- |
| A | 中节指骨发育不良或缺失 |
| B | 远节指骨发育不良，指甲发育不良 |
| | 中节指骨发育不良 |
| C | 示指和中指的中节指骨发育不良 |
| | 第 1 掌骨短 |
| | 第 4 指为最长的手指 |
| D | 拇指的远节指骨短 |
| E | 掌骨发育不良 |

表 14.4 短指为综合征的部分表现

| 短指的类型 | 综合征相关的短指 |
| --- | --- |
| 无显著特点的短指 | 骨骼发育不良（软骨发育不良，骨畸形性发育不良，多发性骨骺发育不良，脊柱骨骺发育不良） |
| 远节指骨发育不良 | 骨发育障碍短小症 |
| | 颅锁骨发育不全 |
| | Fanconi 贫血 |
| | 儿童早衰症 |
| 拇指远节指骨发育不良（粗短拇指） | Rubinstein-Taybi 综合征 |
| | Robinow 综合征 |
| 第 1 掌骨发育不良 | Holt-Oram 综合征 |
| | Fanconi 贫血 |
| | 进行性骨纤维发育不良 |
| 小指中节指骨发育不育 | Down 综合征 |
| | Russell-Silver 综合征 |
| 短指合并多指 | Ellis-van Creveld 综合征 |
| | Orofaciodigital 综合征 |
| 短指合并并指 | Apert 综合征 |
| | Cornelia de Lange 综合征 |

童一般不能握拳。

指间关节融合可能合并腕骨和跗骨融合，或与多发骨性融合综合征如 Nievergelt- Pearlman 综合征、多发骨性融合综合征的 Fuhrmann 类型相关。这些综合征可能合并马蹄内翻足，需要手术处理多发和广泛的跗骨融合。

## 14.5.4 畸形

### 手指偏斜畸形

手指偏斜畸形是手指在冠状面上的畸形，最常累及小指中节指骨（图 14.6）。偶尔，其他手指

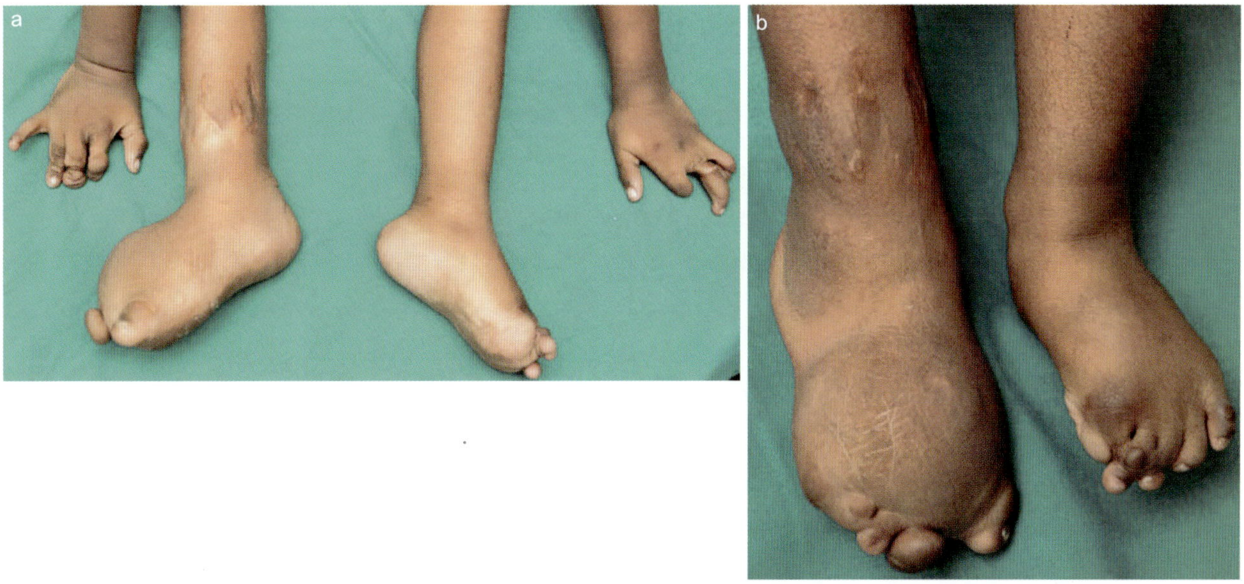


图 14.5　羊膜束带综合征并指畸形的特征，在这个患儿的手指和脚趾均可见到（a）；在原有的指蹼区域可见小的裂隙（b）

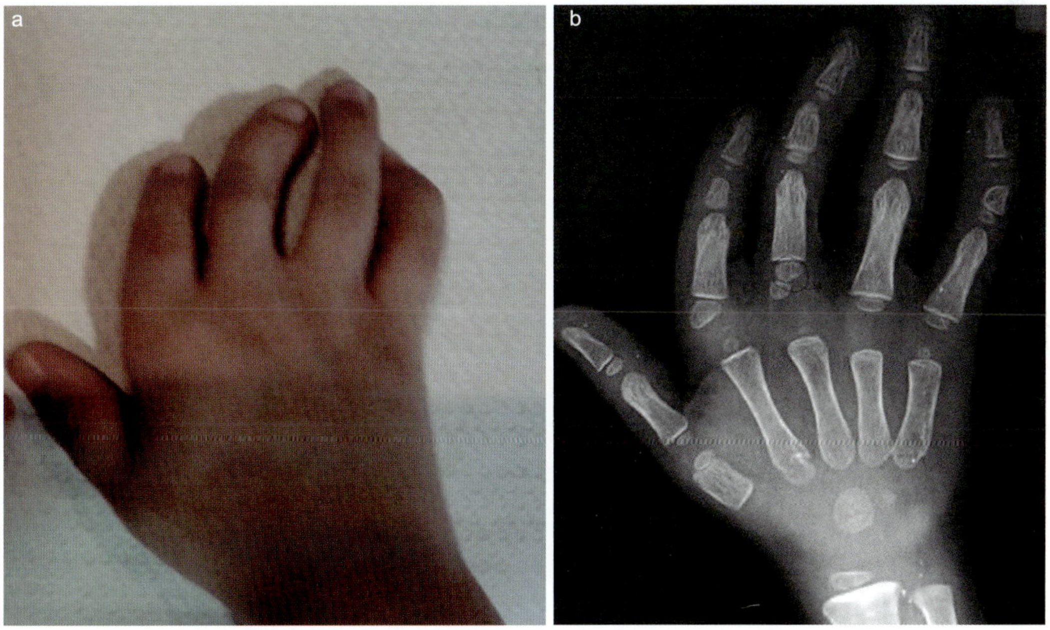


图 14.6　（a, b）手指偏斜畸形

也会受累。手指偏斜畸形最常见的为 Down 综合征、Klinefelter 综合征和 Turner 综合征；有报道 Down 综合征中发病率高达 79%（Sureshbabu et al. 2011）。

家族性手指偏斜畸形是孤立的畸形，通常没有任何其他骨骼畸形及全身异常。

典型的拇指的偏斜畸形常见于 Apert 综合征、Rubinstein-Taybi 综合征（图 14.7）和致死性侏儒。拇指偏斜畸形也发生在三节拇。

## 屈曲指

屈曲指是指近指间关节的屈曲畸形；虽然较少，通常累及小指，其他的手指也会受累（Engber and Flatt 1977; Poznanski et al. 1969）。畸形可累及双侧，并进展。已知三种类型：Ⅰ型累及小指，婴

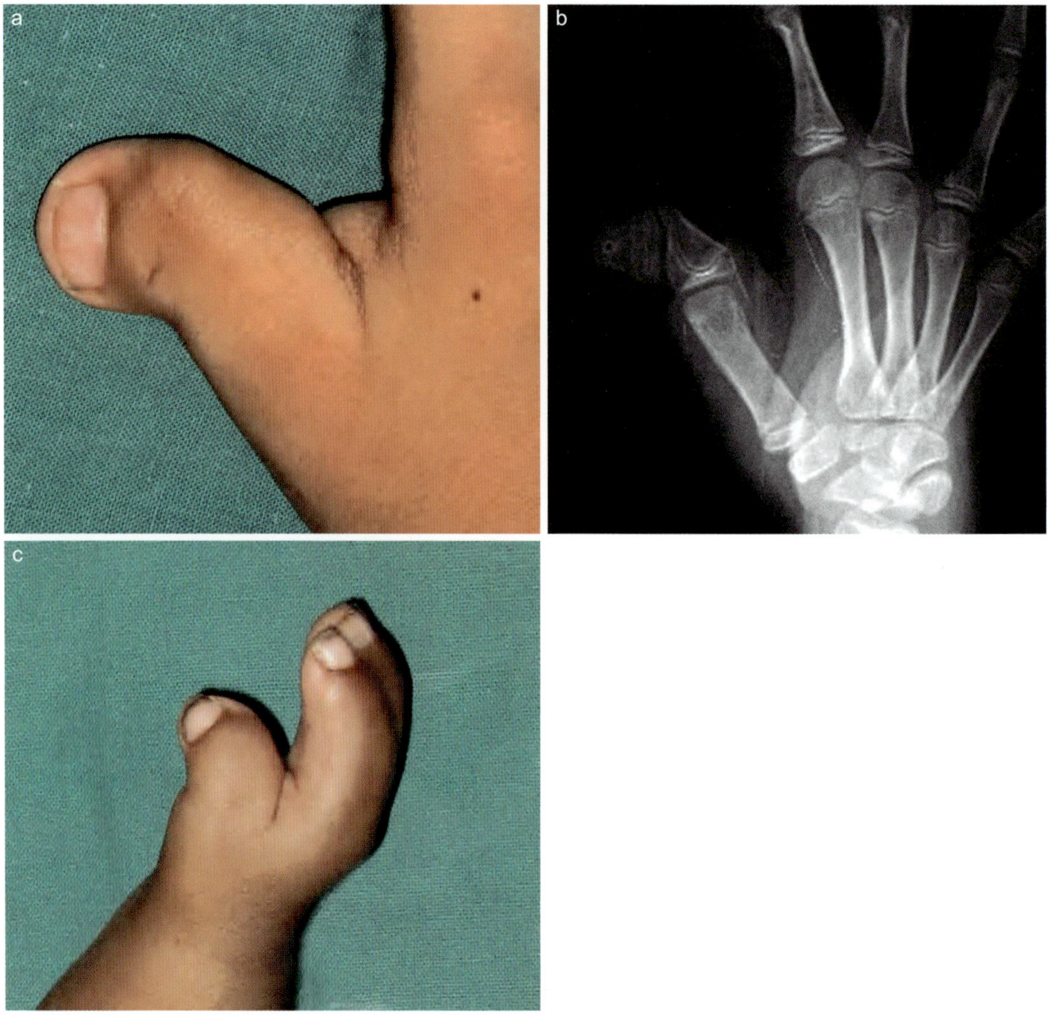


**图 14.7**　Rubenstein-Taybi 综合征粗短偏斜的拇指（a）；近节指骨为 delta 型指骨（b）；Apert 综合征患儿的拇指偏斜（c）

儿时变得明显（图 14.8）；Ⅱ型在青春期前有表现；Ⅲ型累及多个手指，通常在关节挛缩和其他综合征出现。

### 扣拇畸形

扣拇畸形（图 14.9）需要和拇指狭窄性腱鞘炎和脑瘫的掌心拇指畸形相鉴别。拇指狭窄性腱鞘炎的弯曲部位在指间关节，而扣拇畸形的弯曲畸形在掌指关节（Mih 1998; Tsuyuguchi et al. 1985）。脑瘫原发的畸形是腕掌关节内收畸形。扣拇畸形可伴有关节挛缩、Freeman-Sheldon 综合征和其他罕见的综合征。通常有拇指伸肌无力的肌肉不平衡。

### 吹风手畸形

吹风手（windblown hand）畸形的特征是拇指内收屈曲、手指的掌指关节屈曲畸形和手指在掌指关节尺偏共同组合而成（图 14.10）。

这种畸形常见于 Freeman-Sheldon 综合征和关节挛缩（Wood 1994; Grunert et al. 2004）。Freeman-Sheldon 综合征患儿就可能合并马蹄内翻足畸形或先天性垂直距骨。

## 14.5.5　蜘蛛样指（趾）

马方综合征可见蜘蛛样指（趾）或异常增长的

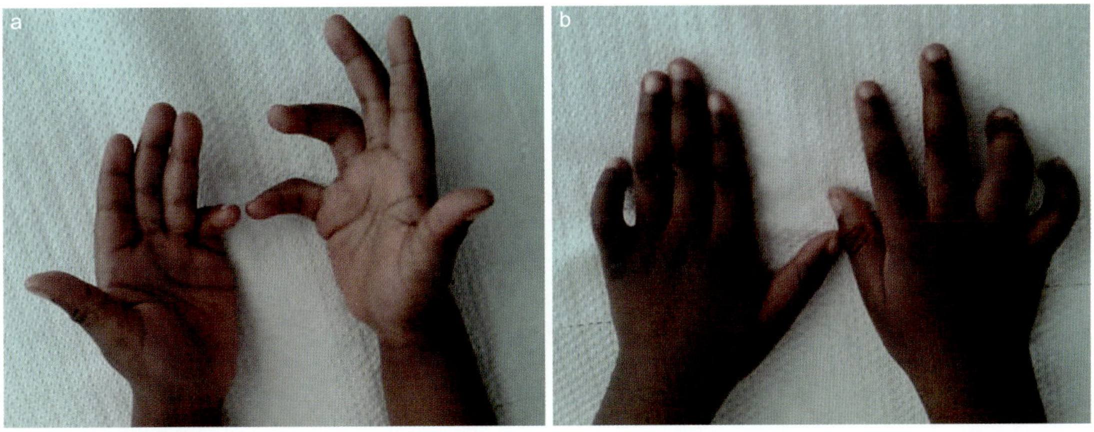


图 14.8 （a，b）同一患儿的左手小指和右手环指、小指的屈曲指

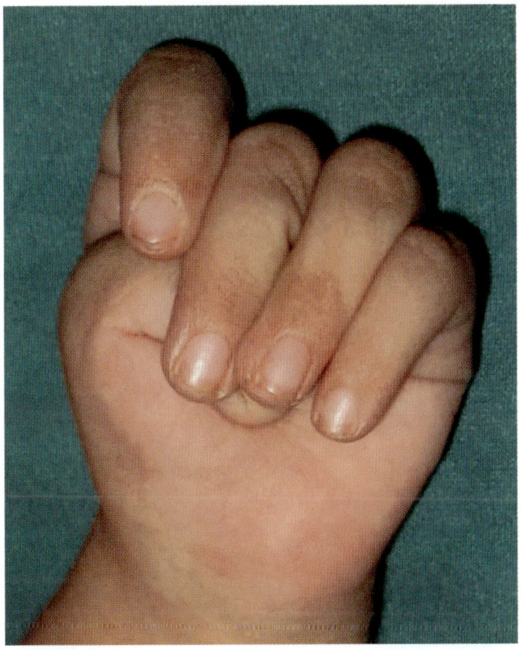

图 14.9　扣拇畸形

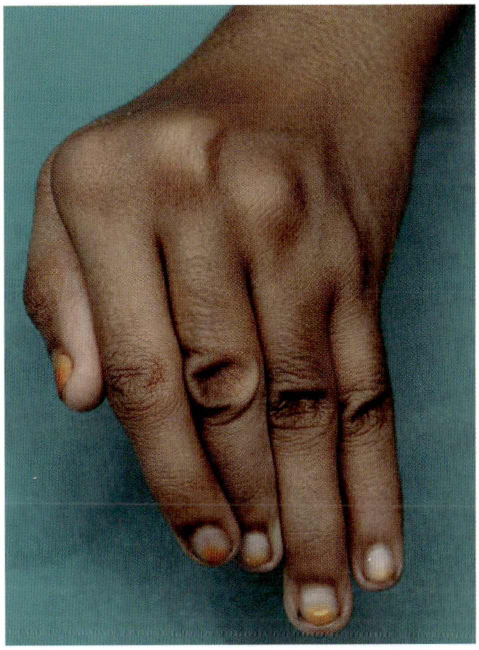

图 14.10　吹风手畸形

手指（趾）。当伴发手指、肘关节和膝关节屈曲挛缩时，有可能诊断为 Beal 综合征［先天性挛缩性细长指（趾）］。

## 14.6　脚趾

### 14.6.1　短踇趾

大脚趾短、仅有一节趾骨可能与进行性骨化性纤维发育不良（fibrodysplasia ossificans progressive，FOP）有关，这是一种令人衰弱的疾病。如果出生时有明显的短趾的证据（Kaplan et al. 2008），就可以通过遗传分析来诊断这种疾病。遗憾的是，诊断常常被延迟（图 14.11）。在此期间，患儿可能会被进行不明智的手术（活检或切除软组织后的肿胀导致异位骨化）而加速疾病的进展。据估计，儿童 FOP 90% 存在误诊，67% 遭遇危险和不必要的诊断程序而导致永久性的伤害（Kitterman et al. 2005）。

自从知道了 IA 受体（ACVR1），有短踇趾而怀疑本病时，可以通过基因检测确定诊断（Haupt et al. 2014; Kaplan et al. 2010）。除了短踇趾，儿

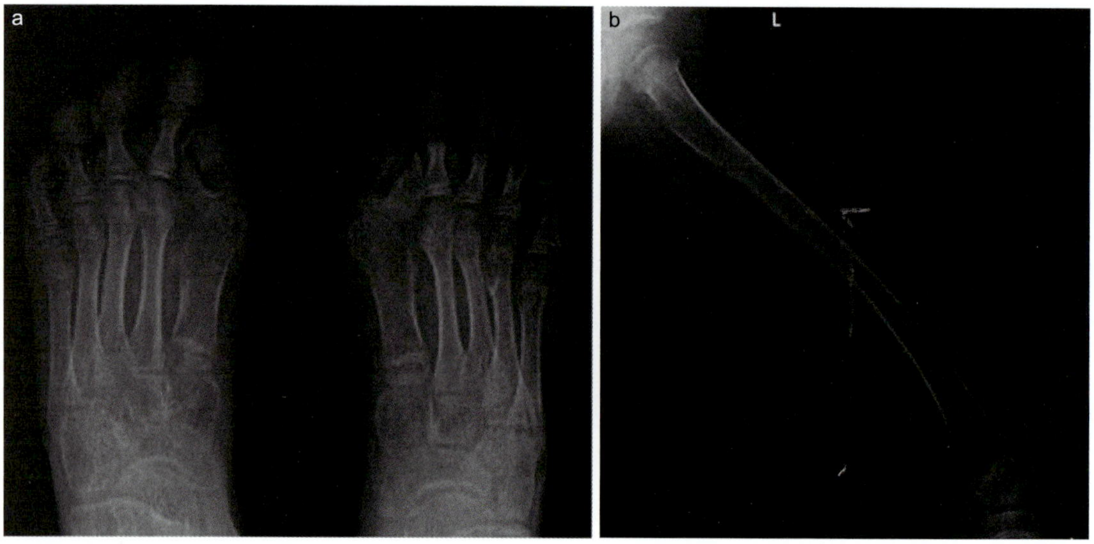


图 14.11　患 FOP 女孩的 X 线片上双足明显的短跗趾（a），这个女孩延误诊断并且膝关节已经进行了不适当的手术。手术后大腿出现的异位骨化（b）

童的 FOP 会有胫骨近端骨软骨瘤（约 90% 的患者）、颈椎后方结构融合（约 80% 的患者）和短拇指（约 50% 的患者）。然而，最明显的特征是短跗趾，仅基于这一点就可以进行基因检测（Kaplan 等 2008）。

**短跖骨**

短跖骨给人的感觉是对应的脚趾短（图 14.12）（Baek and Chung 1998），第 4 跖骨最常受累。短跖骨见于 Down 综合征和假性甲状旁腺功能减退症。

## 14.6.2　畸形

**跗内翻**

跗内翻是跗趾的跖趾关节向内的偏斜畸形；它必须区别于第 1 跖骨内翻和畸形在跖跗关节的跖内收。不同形式的先天性跗内翻已被报道（Joseph et al. 1984, 1987）。最轻的类型常独立发病并且容易治疗。跗内翻足常合并足部缺趾或多趾畸形，需要外科手术矫正（图 14.13a ~ d）。

**跗指趾间关节内翻**

在跗趾的趾间关节向内侧偏斜（图 14.14）。

**小趾畸形**

卷曲趾、叠趾是相当常见的畸形；第 5 脚趾最常受累（Hamer et al. 1993; Smith et al. 2007）。这些畸形的非手术治疗非常有效（Smith et al. 2007），表明没有明显的内在结构异常。

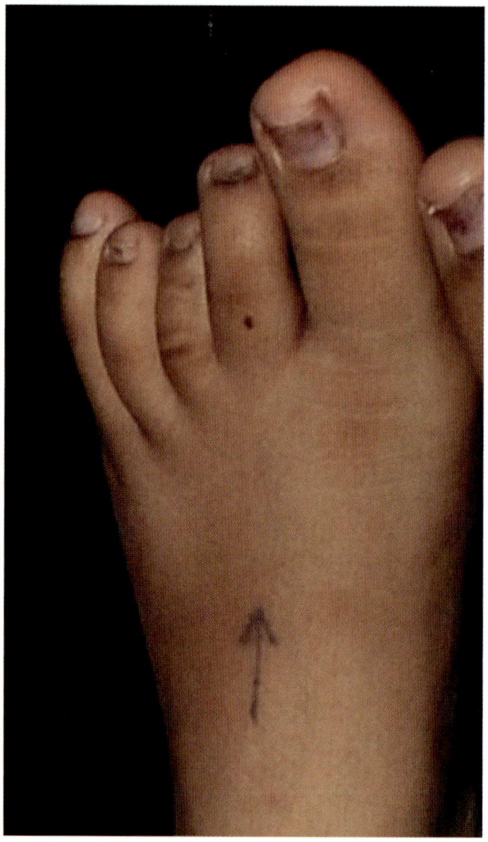

图 14.12　累及第 3、4 趾的跖骨短缩

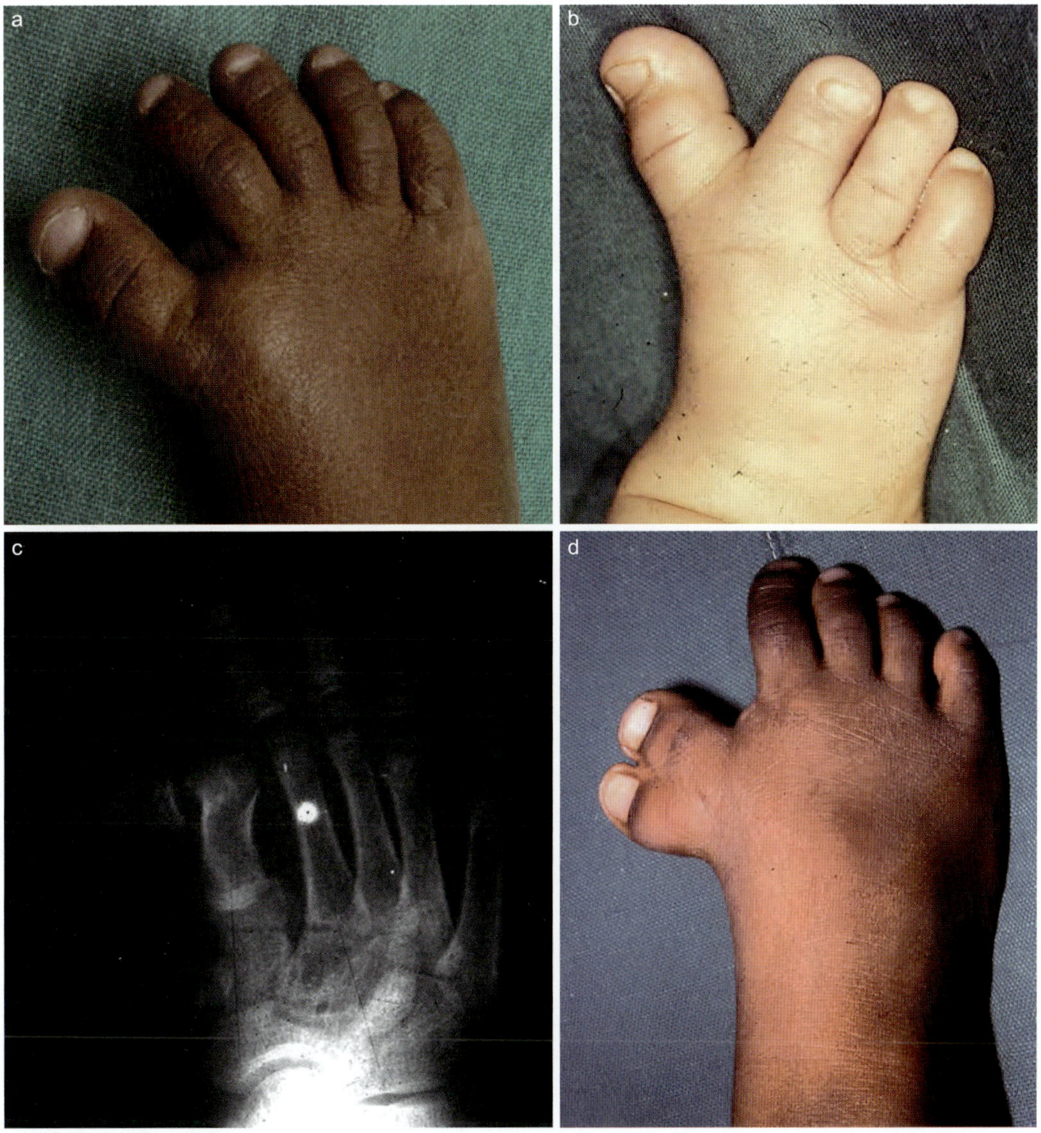


图 14.13　孤立的踇内翻（a）；腓骨半肢畸形和足外侧列发育不良的儿童的踇内翻（b）；拇内翻患儿的 X 线片（c）；踇内翻合并轴前多趾畸形（d）

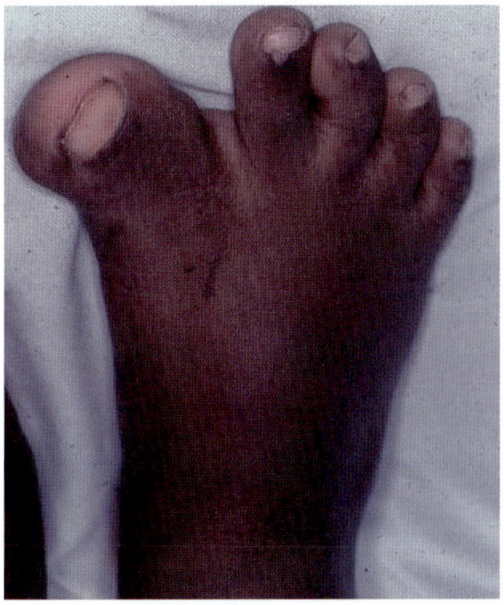

图 14.14　踇趾趾间关节内翻

## 14.7　异常手指和脚趾的指甲

指甲 - 髌骨综合征时指甲的变化可能是多种多样的；指甲可能发育不全，成脊状，变色或有凹痕。非常类似的变化可见于 Ellis-van Creveld 综合征（图 14.15）。

## 14.8　无组织和无功能的手指

### Grebe 软骨发育不良

没有功能的球根状的手指是这种罕见的肢端中

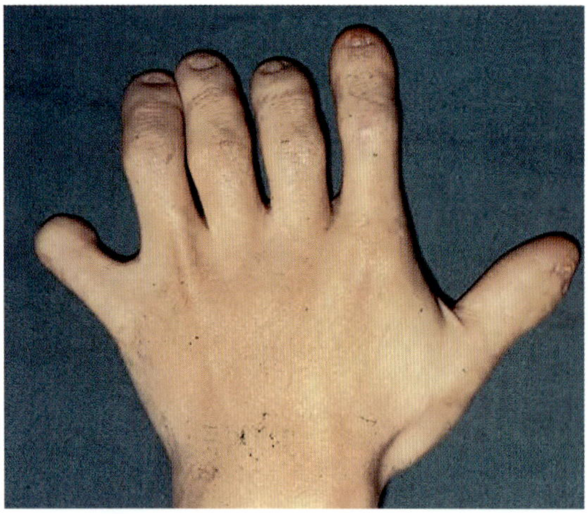

图 14.15 Ellis-van Creveld 综合征的营养不良的指甲；也存在轴前多指和短指

部侏儒症纯合子的特征。多个指（趾）骨、掌骨和跖骨严重发育不全，导致手指和脚趾不同程度的严重畸形（Rao and Joseph 2002）。

## 14.9 手指和脚趾异常可能有助于全身疾病诊断

表 14.5 显示了一些手指或脚趾畸形有助于迅速诊断全身疾病的重要的例子。

表 14.5 有助于诊断综合征的手指或脚趾的特征性畸形

| 手指或脚趾的畸形 | 可能潜在的综合征 | 注释 |
|---|---|---|
| 小指的弯曲指 | 染色体异常如 Down 综合征 | Down 综合征很常见 |
| 拇指的弯曲指 | Rubinstein-Taybi 综合征 | 除成角畸形外，拇指宽而短 |
| 拇指的弯曲指 | 骨畸形性发育不良 | 拇指也会外展（“搭车人”拇指）。会有侏儒症和足部畸形的表现。外耳可能变形 |
| 蹋趾短趾 | 进行性骨化性纤维发育不良（FOP） | 有短的蹋趾的儿童必须怀疑有 FOP，除非有相反证据<br>除非必要，应避免外科手术 |
| 指间关节融合 | 腕骨和跗骨融合，多发骨性融合综合征 | 如果有马蹄内翻足的存在，开始治疗前排除跗骨融合 |
| 蜘蛛样指（趾） | 马方综合征或先天性关节挛缩（Beal 综合征） | 皱褶的耳郭，屈曲挛缩的手指、肘关节、膝关节等附加特征，将有助于区分 Beal 综合征和马方综合征 |
| 指甲发育异常 | 指甲 - 髌骨综合征<br>Ellis-van Creveld 综合征 | 指甲 - 髌骨综合征有髌骨畸形<br>Ellis-van Creveld 综合征有轴后多指畸的特征 |

（Benjamin Joseph 著 宋宝健 刘 虎 译）

## 参考文献


Baek GH, Chung MS. The treatment of congenital brachymetatarsia by one-stage lengthening. J Bone Joint Surg Br. 1998;80:1040–4.

Baek GH, Lee HJ. Classification and surgical treatment of symphalangism in interphalangeal joints of the hand. Clin Orthop Surg. 2012;4:58–65.

Engber WD, Flatt AE. Camptodactyly: an analysis of sixty-six patients and twenty-four operations. J Hand Surg Am. 1977;2:216–24.

Ensink RJ, Sleeckx JP, Cremers CW. Proximal symphalangism and congenital conductive hearing loss: otologic aspects. Am J Otol. 1999;20:344–9.

Entin MA. Syndactyly of upper limb. Morphogenesis, classification, and management. Clin Plast Surg. 1976;3:129–40.

Grunert J, Jakubietz M, Polykandriotis E, et al. The windblown hand – diagnosis, clinical picture and pathogenesis. Handchir Mikrochir Plast Chir. 2004;36:117–25.

Hamer AJ, Stanley D, Smith TW. Surgery for curly toe deformity: a double-blind, randomised, prospective trial. J Bone Joint Surg Br. 1993;75:662–3.

Haupt J, Deichsel A, Stange K, et al. ACVR1 p.Q207E causes classic fibrodysplasia ossificans progressiva and is functionally distinct from the engineered constitutively active ACVR1 p.Q207D variant. Hum Mol Genet. 2014;23(20):5364–77.

Joseph B, Chacko V, Abraham T, et al. Pathomechanics of congenital and acquired hallux varus: a clinical and anatomical study. Foot Ankle. 1987;8:137–43.

Joseph B, Jacob T, Chacko V. Hallux varus-a study of thirty cases. J Foot Surg. 1984;23:392–7.

Journeau P, Lajeunie E, Renier D, et al. Syndactyly in Apert syndrome. Utility of a prognostic classification.

Ann Chir Main Memb Super. 1999;18:13–9.
Kaplan FS, Le Merrer M, Glaser DL, et al. Fibrodysplasia ossificans progressiva. Best Pract Res Clin Rheumatol. 2008;22:191–205.
Kaplan FS, Seemann P, Haupt J, et al. Investigations of activated ACVR1/ALK2, a bone morphogenetic protein type I receptor, that causes fibrodysplasia ossificans progressiva. Methods Enzymol. 2010;484: 357–73.
Kitterman JA, Kantanie S, Rocke DM, et al. Iatrogenic harm caused by diagnostic errors in fibrodysplasia ossificans progressiva. Pediatrics. 2005;116:e654–61.
Malik S. Syndactyly: phenotypes, genetics and current classification. Eur J Hum Genet. 2012;20: 817–24.
Mih AD. Congenital clasped thumb. Hand Clin. 1998;14: 77–84.
Nguyen ML, Jones NF. Undergrowth: brachydactyly. Hand Clin. 2009;25:247–55.
Poznanski AK, Pratt GB, Manson G, et al. Clinodactyly, camptodactyly, Kirner's deformity, and other crooked fingers. Radiology. 1969;93:573–82.
Rao N, Joseph B. Grebe syndrome with bilateral fibular hemimelia and thumb duplication. Skeletal Radiol. 2002;31:183–7.
Richter J, Wergeland H, DeKoninck P, et al. Fetoscopic release of an amniotic band with risk of amputation: case report and review of the literature. Fetal Diagn Ther. 2012;31:134–7.
Schwabe GC, Mundlos S. Genetics of congenital hand anomalies. Handchirurgie, Mikrochirurgie, plastische Chirurgie: Organ der Deutschsprachigen Arbeitsgemeinschaft fur Handchirurgie: Organ der Deutschsprachigen Arbeitsgemeinschaft fur Mikrochirurgie der Peripheren Nerven und Gefasse 2004;36(2–3):85–97.
Smith WG, Seki J, Smith RW. Prospective study of a noninvasive treatment for two common congenital toe abnormalities (curly/varus/underlapping toes and overlapping toes). Paediatr Child Health. 2007;12:755–9.
Sureshbabu R, Kumari R, Ranugha S, et al. Phenotypic and dermatological manifestations in Down Syndrome. Dermatol Online J. 2011;17:3.
Temtamy SA, Aglan MS. Brachydactyly. Orphanet J Rare Dis. 2008;3:15.
Tsuyuguchi Y, Masada K, Kawabata H, et al. Congenital clasped thumb: a review of forty-three cases. J Hand Surg Am. 1985;10:613–8.
Upton J. Apert syndrome. Classification and pathologic anatomy of limb anomalies. Clin Plast Surg. 1991;18: 321–55.
Wood VE. Another look at the causes of the windblown hand. J Hand Surg Br. 1994;19:679–82.

# 第 15 章　出生时下肢不等长

## 15.1　引言

出生时明显的肢体不等长，经常与一侧肢体先天畸形（图 15.1）或患儿双侧不对称畸形有关（图 15.2）。

## 15.2　建立诊断的问题

- 肢体不等长的严重程度如何？
- 若肢体发育良好，大腿和小腿的相对比例是否正常？
- 如果肢体发育不良，大腿和小腿是否有缩短，或者两段都短？
- 缩短部位是否可见成角畸形或弓形弯曲？

肢体不等长的严重程度如何？

严重的肢体不等长，即短肢的脚处于或高于正常膝关节水平，则表明股骨有严重缺陷。

若肢体发育良好，大腿和小腿的相对比例是否正常？

如果肢体各段发育接近正常比例，需要考虑的疾病可能有：单侧先天性髋关节脱位、单侧先天性髋内翻畸形或轻度先天性短股骨。

如果肢体发育不良，大腿和小腿是否有缩短，或者两段都短？

如果股骨严重缩短，需要考虑的疾病可能有：先天性短股骨、近端或远侧局灶性缺损和股骨发育不全。股骨的转子上部分轻度缩短可见于儿童髋内翻、髋关节脱位。小腿缩短见于胫腓骨半肢畸形、先天性胫骨后内侧弓形弯曲。

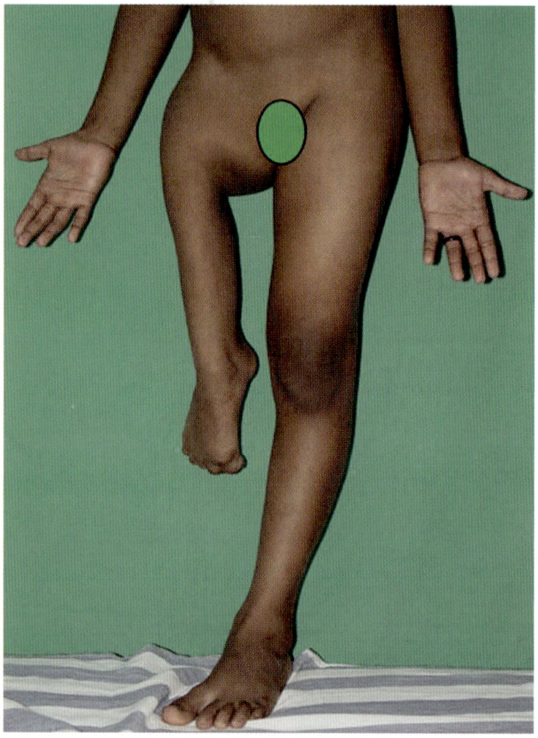

图 15.1　股骨远端发育不全的患儿下肢严重缩短

缩短部位是否可见成角畸形或弓形弯曲？

短胫骨的成角或弓形弯曲畸形可见于腓骨半肢畸形、先天性胫骨后内侧弓形弯曲。

## 15.3　体格检查

### 15.3.1　视

注意大腿和小腿发育良好、发育不良或变形。检查确定每个短肢节段。

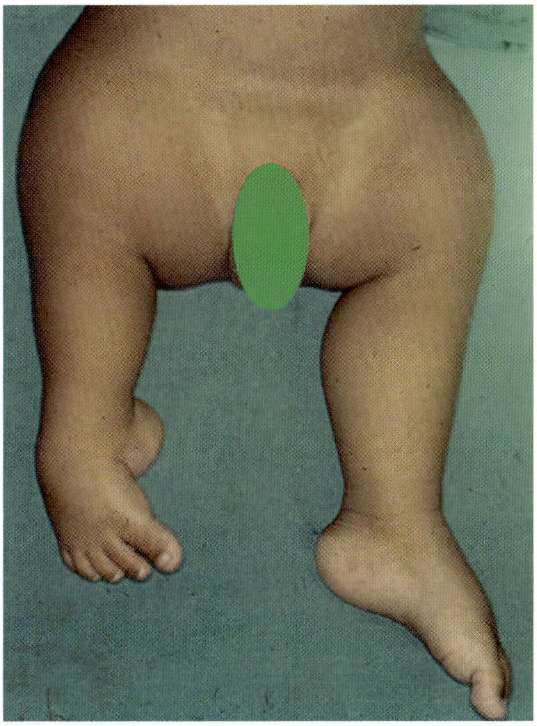

**图 15.2**　双侧股骨近端局灶性发育不良患儿的肢体不等长。这种缺陷的严重性在于其不对称

### 15.3.2　触

如果小腿短，触诊胫腓骨是否发育。

## 15.4　辅助检查

**影像学检查**

包括臀部和脚的下肢全长普通 X 线片，以确定部位和缩短程度。

**超声**

髋关节超声可以勾勒出未完全骨化的骨的轮廓（例如，近端股骨或胫骨）。肢体缺陷的孩子应行心脏和腹部超声检查以排除肢体畸形伴发的内脏异常。

## 15.5　鉴别诊断

### 15.5.1　发育缺陷

股骨的发育缺陷包括先天性短股骨（Gillespie 1998; Gillespie and Torode 1983; Pappas 1983）、股骨近端局灶性发育不良（Gillespie 1998; Lange et al. 1978; Panting and Williams 1978; Pappas 1983）、股骨远端局灶性发育不良（Gilsanz 1983；Taylor et al. 2009）和股骨完全发育不良。在这些病情下缩短程度可以非常严重（见第 1 章）。

小腿发育不良包括胫骨半肢畸形（Jones et al. 1978）和腓骨半肢畸形（Rodriguez-Ramirez et al. 2010）。缩短的程度虽不像股骨缺损的严重程度，但往往也非常显著。常伴发膝关节和足部畸形的，小腿可有弯曲。

### 15.5.2　畸形

单侧先天性髋内翻会产生肢体轻度缩短（Beals 1998; Weinstein et al. 1984）。髋关节内收显著增加，外展范围相应减少。先天性胫骨弯曲（前、外侧和后内侧）往往有中等程度的缩短（见第 4 章）。

### 15.5.3　脱位

出生时即表现的髋关节脱位，通常为引起致畸的脱位，典型的髋关节发育不良（developmental dysplasia of the hip, DDH）在出生时不存髋关节脱位，但在出生后发生。单侧髋关节脱位会导致轻度的缩短，通常伴有髋关节被动外展受限。

### 15.5.4　偏身肥大

偏身肥大在出生时可表现为肢体不等长。患侧肢体的周长和脚的大小也增大（见第 34 章）。

### 15.5.5　出生时肢体不等长的其他原因

轻度缩短可见于单侧先天性马蹄内翻足的儿童（Little and Aiona 1995; Spiegel and Loder 2003; Shimode et al. 2005）。下肢不等长也可见于伴脊柱裂和骶骨发育不全的不对称性瘫痪的儿童。

## 15.6　建立诊断

表 15.1 显示了建立新生儿肢体不等长病因诊断

的概要。

**表 15.1 建立出生时肢体不等长原因的诊断**

| **体格检查** | | | | |
|---|---|---|---|---|
| 缩短肢体发育不良 ± 畸形 | | | 双侧肢体发育良好<br>没有额外可见的畸形 | |
| 严重缩短 | 中度缩短 | 轻度 - 中度缩短 | 轻度缩短 | 轻度缩短 |
| 大腿节段非常短 | 小腿节段短 | 小腿节段短 | 大腿和小腿节段接近正常比例<br>股骨转子上短 | 大腿和小腿节段比例正常 |
| — | — | — | 双侧大腿与小腿周长相等 | 较长的下肢的大腿与小腿周长更大 |
| 小腿没有弓形弯曲 | 小腿可能有弓形弯曲 | 小腿有弓形弯曲 | 小腿没有弓形弯曲 | 小腿没有弓形弯曲 |
| 足部正常 | 足部常有畸形 | 足部可能有畸形 | 足部正常 | 较长下肢的足变大 |
| 初步诊断：<br>股骨发育缺陷 | 初步诊断：<br>胫骨或腓骨发育缺陷 | 初步诊断：<br>胫骨弯曲伴缩短 | 初步诊断：<br>先天性髋关节发育不良 | 初步诊断：<br>偏侧肥大 |
| **检查** | | | | |
| X 线平片：<br>股骨发育不良和肢体长度不等 | X 线平片：<br>股骨 / 胫骨 / 腓骨发育缺陷和下肢不等长 | X 线平片：<br>胫骨畸形和下肢不等长 | X 线平片：<br>髋关节脱位或髋内翻并下肢不等长 | X 线平片：<br>无畸形 / 脱位 / 缺失<br>只有下肢不等长 |
| **诊断** | | | | |
| 股骨发育缺陷为主（PFFD/DFFD/ 股骨发育不良） | 腓骨或胫骨发育缺陷为主，可能有轻度的股骨发育缺陷（先天性短股骨 / 胫骨或腓骨半肢畸形） | 胫骨弓形弯曲合并短缩（先天性后内侧弓形弯曲 / 前外侧弓形弯曲） | 髋关节发育不良 / 髋内翻畸形 | 偏侧肥大 |

（Randall T. Loder，Benjamin Joseph 著 宋宝健 刘 虎 译）

## 参考文献


Beals RK. Coxa vara in childhood: evaluation and management. J Am Acad Orthop Surg. 1998;6:93–9.

Gillespie R. Classification of congenital abnormalities of the femur. In: Herring JA, Birch JG, editors. The child with a limb deficiency. Rosemont: American Academy of Orthopaedic Surgeons; 1998. p. 63–72.

Gillespie R, Torode IP. Classification and management of congenital abnormalities of the femur. J Bone Joint Surg [Br]. 1983;65-B:557–68.

Gilsanz V. Distal femoral focal deficiency. Radiology. 1983;147:105–7.

Jones D, Barnes J, Lloyd-Roberts GC. Congenital aplasia and dysplasia of the tibia with intact fibula. J Bone Joint Surg [Br]. 1978;60-B:31–9.

Lange DR, Schoenecker PL, Baker CL. Proximal femoral focal deficiency: treatment and classification in forty-two cases. Clin Orthop. 1978;135:15–25.

Little DG, Aiona MD. Limb length discrepancy in congenital talipes equinovarus. Aus NZ J Surg. 1995;65:409–11.

Panting AL, Williams PF. Proximal femoral focal deficiency. J Bone Joint Surg [Br]. 1978;60-B:46–52.

Pappas AM. Congenital abnormalities of the femur and related lower extremity malformations: classification and treatment. J Pediatr Orthop. 1983;3:45–50.

Rodriguez-Ramirez A, Thacker MM, Becerra LC, et al. Limb length discrepancy and congenital limb anomalies in fibular hemimelia. J Pediatr Orthop B. 2010;19:436–40.

Shimode K, Miyagi N, Majima T, et al. Limb length and girth discrepancy of unilateral congenital clubfoot. J Pediatr Orthop B. 2005;14:280–4.

Spiegel DA, Loder RT. Limb-length discrepancy and bone age in unilateral idiopathic talipes equinovarus. J Pediatr Orthop. 2003;23:246–50.

Taylor BC, Kean J, Paloski M. Distal focal femoral deficiency. J Pediatr Orthop. 2009;29:576–80.

Weinstein JN, Kuo KN, Millar EA. Congenital coxa vara. A retrospective review. J Pediatr Orthop. 1984;4:70–7.

# 第 16 章　生后身体比例异常及侏儒症

## 16.1　引言

侏儒症可在产前就很明显，新生儿期侏儒症占整个儿童期侏儒症的一小部分。尽管产前超声能明确诊断此病，但是要明确分型比较困难且需要有经验的医师进行操作。此外，产前诊断的准确率也在逐年上升；通过超声（Wladimiroff et al. 1984; Trujillo-Tiebas et al. 2009; Jones et al. 1990）和 CT（Miyazakiet al. 2012; Mace et al. 2013; Tamaru et al. 2009）确诊已经有过文献报道。

产前就已明确的侏儒症包括致命性和非致命性两种情况，本章只讨论非致命性的。这些患儿的父母通常很焦虑，因此了解更常见的非致病性侏儒症的病因很有必要，他们需要安下心来获得一些关于此类疾病的自然史。

## 16.2　建立诊断的问题

- 是否有宫内发育迟缓史？
- 侏儒症身材比例是否协调？

**是否有宫内发育迟缓史？**

胎盘功能低下导致的宫内发育迟缓（Intrauterine growth retardation, IUGR）会引起胎儿发育不良，表现为生后身材矮小及低体重，但是身体比例是相对协调的。IUGR 分为两种类型：非协调性的和协调性的，前者居多，一般孕期的前三分之二阶段是发育正常的，后三分之一阶段出现迟缓。由于这种类型在妊娠早期脑发育是正常的，因此神经系统后遗症较少见。而协调性侏儒症在妊娠早期脑发育即受到影响，因此多呈现不可逆的神经后遗症。母体方面导致 IUGR 的易感因素包括高血压、糖尿病、营养不良、贫血、病毒感染及药物滥用等。染色体异常和基因突变同样会导致 IUGR。

因胎盘功能不良导致的身材矮小与其他因素导致的身矮是有所区别的。

**侏儒症身材比例是否协调？**

区分协调性和非协调性侏儒症有助于确诊。前者在原发性侏儒症中多见，伴有脊柱骨骺和干骺端发育异常。软骨发育不全和变形性骨发育不良所致的非协调性侏儒症主要表现为四肢短小，短躯干症所致的侏儒症主要表现为躯干短小。短躯干症导致的侏儒症出生时不明显，多在童年时期逐渐显现出来。

## 16.3　体格检查

身体比例必须要评估：比例不协调时视觉效果就很明显。如果怀疑比例失调，就要对四肢各个节段逐一进行测量（见第 33 章）。当非协调性侏儒症很典型时，标记出异常短小的肢体，并标记是否有头颅增大或小头畸形。观察是否有鼻梁塌陷或面部畸形，检查口腔以排除腭裂，检查脊柱以排除脊柱畸形。

## 16.4　辅助检查

### X 线平片

当新生儿期侏儒症已经很明显时，拍摄全脊柱及四肢的 X 线平片是至关重要的（图 16.1）。

X 线片的表现及特点详见表 16.1。

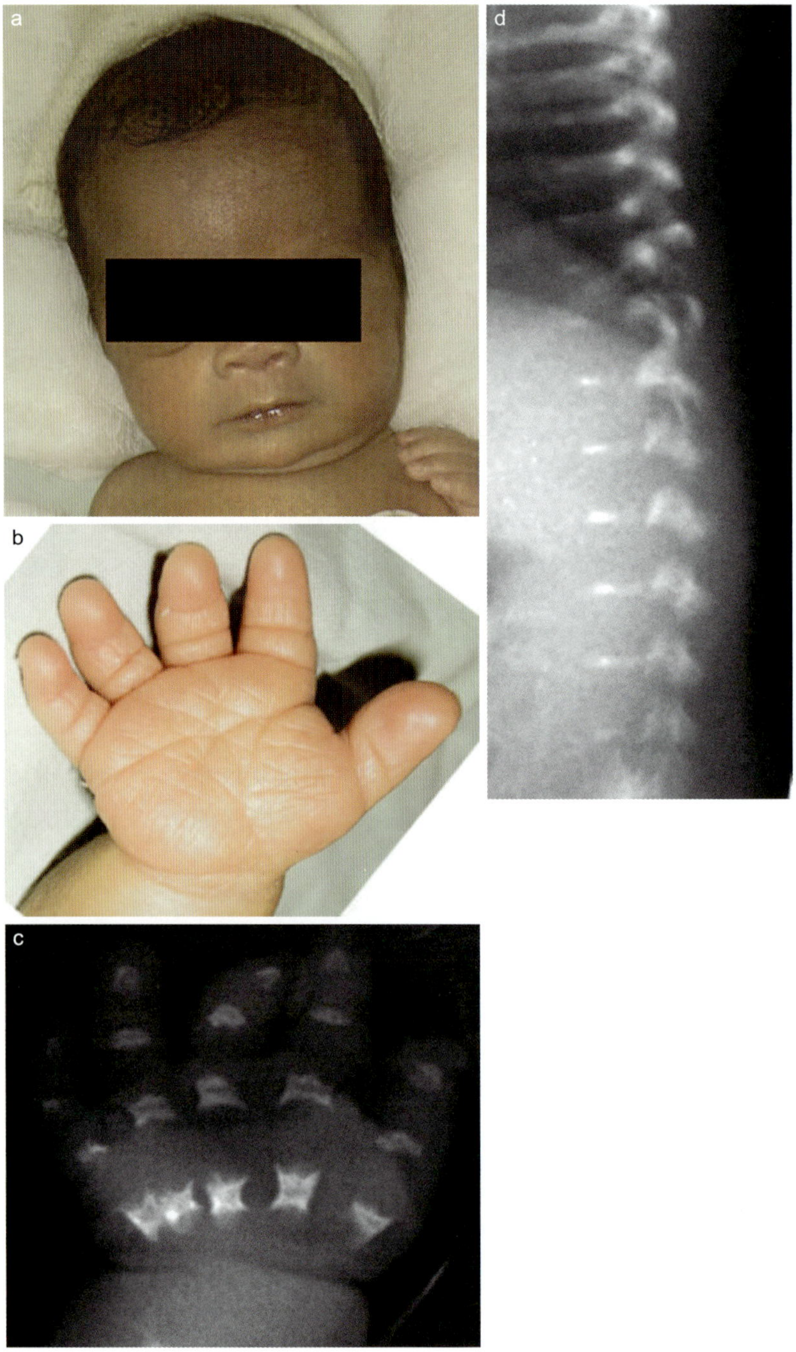


**图 16.1** 一个伴有骨骼发育迟缓的新生儿，颜面部畸形（a），指骨、掌骨短小致手指短小（b、c），以及明显的扁平椎（d），这是一种在出生时就很典型的罕见侏儒症类型（Courtesy Dr. Girish K,Manipal, India）

## 16.5 鉴别诊断

### 16.5.1 骨骼发育不良

目前几种骨骼发育不良潜在的基因异常已被证实（Rossi andSuperti-Furga 2001; Sulko et al. 2005; Jameset al. 2003; Cui et al. 2008），这有助于对出生时及产前侏儒症进行分型（表 16.2）

#### 非协调性侏儒症

**软骨发育不全**

软骨发育不全是生后即发现的非协调性侏儒症中最常见、最熟知的一种类型。

临床表现为身材矮小伴四肢近端短小，肘关

表 16.1 新生儿 X 线片需注意的特征

| 部位 | 要寻找的特征 | 异常表现 |
|---|---|---|
| 脊柱（所有区域） | 椎体高度 | 扁平椎 |
| | 椎体分节不良或缺如 | 半椎体或椎体融合 |
| 颈椎 | 颈椎异常 | 颅底凹陷<br>齿突发育不良<br>寰枢椎脱位 |
| 胸椎 | 畸形 | 脊柱侧凸 |
| 胸腰椎 | 畸形 | 脊柱后凸 |
| 腰椎 | 椎管大小 | L1-L5 的椎间隙逐渐缩小 |
| 骨盆 | 髋臼顶倾斜 | 臼顶呈水平位 |
| 长骨 | 骨骺骨化 | 骨骺发育滞后 |
| | 骨骺发育异常 | 骨骺钙化点 |
| | | 形态异常 |
| | 干骺端发育异常 | 干骺端形态异常 |
| 掌骨及指 / 趾骨 | 长度 | 异常短小 |
| | 干骺端发育异常 | 干骺端形态异常 |

表 16.2 基因异常会导致部分侏儒症发生骨骼发育不良，这可以在产前或出生时诊断出来

| 基因异常 | 非致命性侏儒症 | 致命性侏儒症 |
|---|---|---|
| 纤维母细胞生长因子受体 3（*FGFR3*）突变 | 软骨发育不良 | 致死性侏儒症 |
| 硫酸盐转运系统基因突变 | 变形性骨发育不良 | 软骨发育不良Ⅰ B 型<br>骨发育不良Ⅱ型 |
| 瞬时感受器电位离子通道 V 型成员 4（*TRPV4*）突变 | 短躯干症<br>脊柱干骺端发育不良 Kozlowski 型（SMDK）<br>变形性骨发育不良 | 致死性变形性骨发育不良 |
| Ⅱ型胶原蛋白基因突变 | 脊柱骨骺发育不良（SED）<br>角化不良<br>脊柱干骺端发育不良 Strudwick 型（SEMD） | 软骨发育不良<br>软骨发育不良 |

节轻度屈曲挛缩、膝内翻及三叉戟手。头颅增大伴有前额隆起、鼻梁塌陷。脊柱胸腰段可有后凸畸形。部分软骨发育不良患儿会有枕骨大孔狭窄，有的甚至需要减压手术，以避免严重的神经压迫症状（Rimoin 1995; Bagley et al. 2006）。

典型的临床和放射学特征见图 16.2 和表 16.3。

## 弯曲变形性骨发育不良

此类发育不良的新生儿身材短小，四肢不成比例地短缩。拇指极度外展（“搭便车手势”）和足部僵直畸形是其两大特点，同时可并存大关节挛缩。重度脊柱侧凸常见，颅骨发育正常。约半数患儿有腭裂。出生时耳廓肿胀也很常见，随后耳廓变得褶皱、畸形。

典型的临床和放射学特征见图 16.3 和表 16.4。

## 间向性骨发育不良

间向性骨发育不良（metatropic dysplasia）这个名词反映了该病的临床变化过程。它在出生时为良性，但是会逐渐恶化（Kozlowski et al. 1988）。出生时属于肢体短缩型侏儒症，不伴有面部畸形。通常骶区有一类似尾巴的凸起。一岁以内即有明显的运动系统发育延迟、关节挛缩、严重且进展迅速的脊柱后凸。进行性的脊柱畸形使得躯干看起来较四肢相对短小。

越来越多的观点支持 *TRPV4* 突变引发一系列疾病，一端突变导致致命的间向性骨发育不良，另外一端导致常染色体显性遗传的躯干短小，中间部分导致其他类型的间向性侏儒症和干骺端发育不良（Kozlowski 型）（Kannu et al. 2007）。

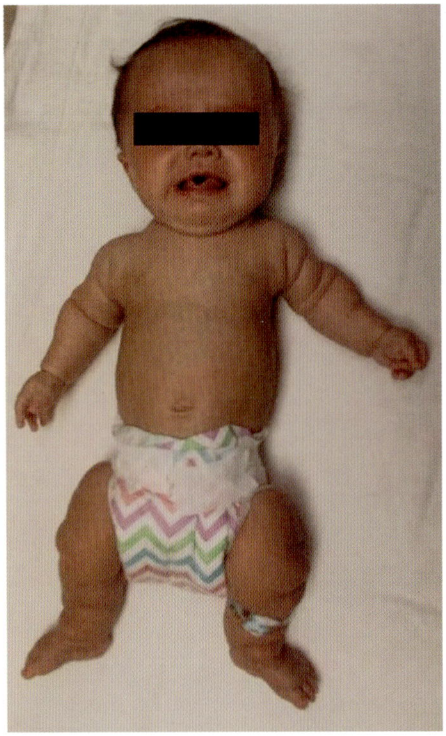

图 16.2 软骨发育不良新生儿外观照。四肢近端明显短缩（Courtesy Professor William MacKenzie, Wilmington, Delaware USA）

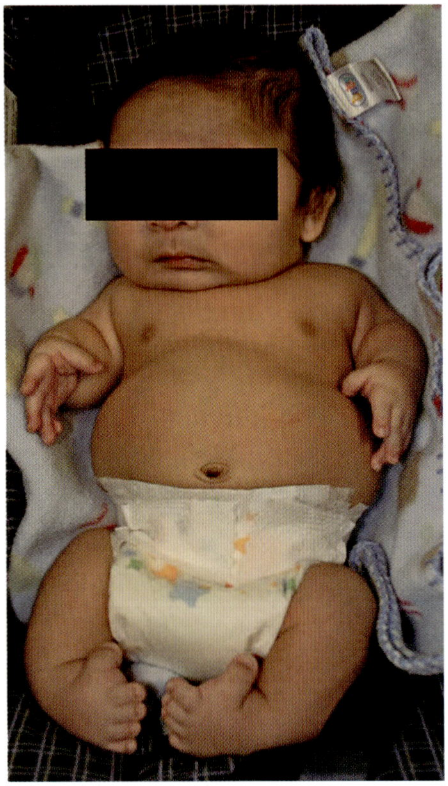

图 16.3 弯曲变形性骨发育不良新生儿外观照。四肢近端短缩的同时伴有拇指极度外展和双足畸形（Courtesy Professor William MacKenzie, Wilmington, Delaware USA）

表 16.3 软骨发育不良的 X 线特点

| 部位 | 要寻找的特征 | 有 / 无 |
|---|---|---|
| 脊柱（所有区域） | 扁平椎 | 无 |
| | 分节不良或缺如 | 无 |
| 颈椎 | 颅颈交接处畸形：枕骨大孔狭窄 | 通常有 |
| 胸椎 | 脊柱侧凸 | 无 |
| 胸腰椎 | 脊柱后凸 | 有 |
| | L1-L5 的椎间隙进行性缩小 | 有 |
| 骨盆 | 臼顶呈水平位 | 有 |
| 长骨 | 骨骺发育滞后 | 无 |
| | 骨骺钙化点 | 无 |
| | 骨骺形态异常 | 无 |
| | 干骺端形态异常 | 无 |
| | 腓骨较胫骨长 | 有 |

表 16.4 弯曲变形性骨发育不良的重要影像学特点

| 部位 | 要寻找的特征 | 有 / 无 |
|---|---|---|
| 脊柱（所有区域） | 扁平椎 | 无 |
| | 上胸椎骨化不完全 | 有 |
| 颈椎 | 脊柱后凸 | 有 |
| | 蹼颈（“眼镜蛇”外观） | 有 |
| 胸椎 | 脊柱侧凸 | 有 |
| 胸腰椎 | 下胸椎及腰椎的脊柱裂 | 有 |
| | L1-L5 的椎间隙进行性缩小 | 有 |
| 骨盆 | 臼顶呈水平位 | 有 |
| 长骨 | 骨骺发育滞后 | 无 |
| | 骨骺钙化点 | 无 |
| | 骨骺形态异常 | 无 |
| | 干骺端膨大 | 有 |
| | 腓骨较胫骨长 | 有 |
| 髌骨 | 碎裂或分层 | 有 |
| 第 1 掌骨 | 短小 | 有 |

## 协调性侏儒症

### 先天性骨骺发育不良（SED）

此类患儿生后即有极其短小的躯干及四肢，但手足可长至正常大小（Spranger et al. 1994）。

### 先天性干骺端发育不良（SEMD）：Strudwick 型

患儿生后即有躯干及四肢短缩、小胸廓，腭裂多见，轻度颜面部畸形，高度近视甚至视网膜剥离，手足发育相对正常，肺功能不同程度受损。

SED 及 SEMD 的影像学特点详见表 16.5。

### 16.5.2　原发性侏儒症

原发性侏儒症是一种以产前、产后均有发育迟缓为特征的罕见疾病。它分为以下几种类型：Seckel 综合征、骨发育不良的原发性侏儒症Ⅰ型和Ⅱ型、Russell-Silver 综合征、Meier-Gorlin 综合征。前三种类型以小头畸形为特征。由于此类侏儒症是协调性的，易与其他原因引起的宫内发育迟缓混淆，宫腔内超声均表现为胎儿体积小于妊娠同期正常水平。尽管这类侏儒症生后就很明显，但是一些轻度患儿可能随着生后的进一步发育迟缓，往往在出生几年后才能最终作出诊断（图 16.4）。

## 16.6　建立诊断

生后确诊侏儒症的方法见表 16.6。

表 16.5　出生时 SED 及 SEMD（Strudwick 型）的影像学特点

| 部位 | 要寻找的特征 | 有 / 无 |
|---|---|---|
| 脊柱 | 一般都是扁平椎，椎体本身椭圆形<br>（儿童期变成后侧变窄、前缘圆钝的梨形） | 有 |
| 颈椎 | 脊柱后凸<br>C3 或齿突发育不良 | 出生时可没有<br>逐渐出现 |
| 胸椎 | 脊柱侧凸 | 无 |
| 腰椎 | L1 椎体比 L5 大 | 有 |
| 骨盆 | 臼顶呈水平位 | 有 |
| 长骨 | 股骨近端和远端的骨骺出现明显延迟 | 有 |
| | 股骨颈短小 | |
| | 骨骺钙化点 | 无 |
| | 骨骺形态异常 | 无 |
| | 干骺端畸形 | 出生时无 |

*SEMD（Strudwick 型）会在童年后期出现干骺端改变，干骺端有絮状碎片，局部多发硬化灶。尺骨、腓骨较桡骨、胫骨的症状更为明显

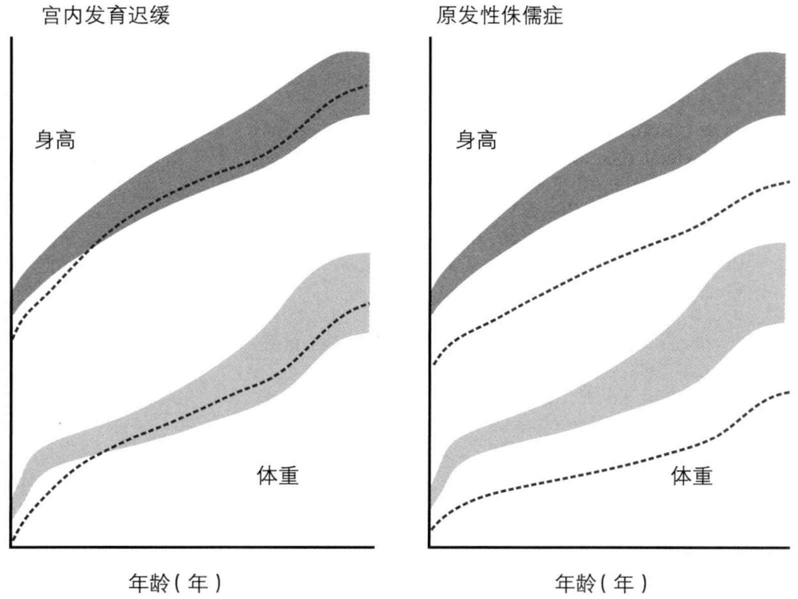


图 16.4　原发性侏儒症不同于宫内生长发育迟缓，它表现为生后极度生长缓慢

**表 16.6 生后确诊侏儒症**

| | | | |
|---|---|---|---|
| **病史** | | | |
| 有宫内发育迟缓史 | 有宫内发育迟缓史 | 无宫内发育迟缓史 | 无宫内发育迟缓史 |
| 无家族史 | 无家族史 | 家族史可有可无 | 家族史可有可无 |
| 母亲在妊娠期无疾病史 | 母亲在妊娠期无疾病史 | 母亲在妊娠期无疾病史 | 母亲在妊娠期无疾病史 |
| **体格检查** | | | |
| 协调性侏儒症 | 重度协调性侏儒症 | 协调性侏儒症 | 非协调性侏儒症 |
| 头颅体积正常 | 可有小头畸形 | 头颅体积正常 | 头颅体积正常或增大 |
| 脊柱比例正常 | 脊柱比例正常<br>可有脊柱侧凸 | 脊柱短小<br>可有脊柱后凸 | 脊柱比例正常<br>可有胸腰椎后凸或侧后凸 |
| 四肢正常 | 四肢比例正常 | 四肢短小 | 四肢短小 |
| 初步诊断：<br>胎盘功能不良导致的宫内发育迟缓 | 初步诊断：<br>原发性侏儒症 | 初步诊断：<br>伴有骨骼发育不良的协调性侏儒症 | 初步诊断：<br>伴有骨骼发育不良的非协调性侏儒症 |
| **辅助检查** | | | |
| X 线平片：<br>正常 | X 线平片：<br>无特异性 | X 线平片：<br>详见表 16.5 | X 线平片：<br>详见表 16.3、16.4 |
| **诊断** | | | |
| 宫内发育迟缓导致身矮（胎盘功能不良） | 原发性侏儒症 | 先天性骨骺发育不良<br>或先天性<br>干骺端发育不良（Strudwick 型） | 软骨发育不良<br>变形性骨发育不良<br>或间向性骨发育不良 |

（Benjamin Joseph 著　冯　磊　曹　隽 译）

## 参考文献


Bagley CA, Pindrik JA, Bookland MJ, et al. Cervicomedullary decompression for foramen magnum stenosis in achondroplasia. J Neurosurg. 2006;104:166–72.

Cui YX, Xia XY, Bu Y, et al. Rapid molecular prenatal diagnosis of spondyloepiphyseal dysplasia congenita by PCR-SSP assay. Genet Test. 2008;12:533–6.

James PA, Shaw J, du Sart D, et al. Molecular diagnosis in a pregnancy at risk for both spondyloepiphyseal dysplasia congenita and achondroplasia. Prenat Diagn. 2003;23:861–3.

Jones SM, Robinson LK, Sperrazza R. Prenatal diagnosis of skeletal dysplasia identified postnatally as hypochondroplasia. Am J Med Genet. 1990;36:404–7.

Kannu P, Aftimos S, Mayne V, et al. Metatropic dysplasia: clinical and radiographic findings in 11 patients demonstrating long-term natural history. Am J Med Genet A. 2007;143A:2512–22.

Kozlowski K, Campbell J, Anderson B, et al. Metatropic dysplasia and its variants (analysis of 14 cases). Australas Radiol. 1988;32:325–37.

Mace G, Sonigo P, Cormier-Daire V, et al. Three-dimensional helical computed tomography in prenatal diagnosis of fetal skeletal dysplasia. Ultrasound Obstet Gynecol. 2013;42:161–8.

Miyazaki O, Nishimura G, Sago H, et al. Prenatal diagnosis of fetal skeletal dysplasia with 3D CT. Pediatr Radiol. 2012;42:842–52.

Rimoin DL. Cervicomedullary junction compression in infants with achondroplasia: when to perform neurosurgical decompression. Am J Hum Genet. 1995;56:824–7.

Rossi A, Superti-Furga A. Mutations in the diastrophic dysplasia sulfate transporter (DTDST) gene (SLC26A2): 22 novel mutations, mutation review, associated skeletal phenotypes, and diagnostic relevance. Hum Mutat. 2001;17:159–71.

Spranger J, Winterpacht A, Zabel B. The type II collagenopathies: a spectrum of chondrodysplasias. Eur J Pediatr. 1994;153:56–65.

Sulko J, Czarny-Ratajczak M, Wozniak A, et al. Novel amino acid substitution in the Y-position of collagen type II causes spondyloepimetaphyseal dysplasia congenita. Am J Med Genet A. 2005;137A:292–7.

Tamaru S, Kikuchi A, Takagi K, et al. Prenatal diagnosis of platyspondylic skeletal dysplasia Torrance type with three-dimensional helical computed tomography. Prenat Diagn. 2009;29:1282–4.

Trujillo-Tiebas MJ, Fenollar-Cortes M, Lorda-Sanchez I, et al. Prenatal diagnosis of skeletal dysplasia due to FGFR3 gene mutations: a 9-year experience : prenatal diagnosis in FGFR3 gene. J Assist Reprod Genet. 2009;26:455–60.

Wladimiroff JW, Niermeijer MF, Laar J, et al. Prenatal diagnosis of skeletal dysplasia by real-time ultrasound. Obstet Gynecol. 1984;63:360–4.

# 第二部分
# 婴幼儿

# 第 17 章　新生儿上肢或下肢活动减少

## 17.1　引言

新生儿期任意一肢体的自主活动减少都应当引起足够的重视，有些情况甚至需要紧急干预（Waseem et al. 2009）。引起自主活动减少的原因有瘫痪和疼痛，后者应当使接诊医师有种紧迫感。肢体引发的疼痛也称作假性瘫痪，产伤（Lam et al. 2002; Matsubara et al. 2008; Morris et al. 2002; Cebesoy et al. 2009; Nakazato et al. 2001; Jacobsen et al. 2009; Lindseth and Rosene 1971; Journeau et al. 2001）和骨关节感染（Bulbul et al. 2009; Dessiet al. 2008; Frederiksen et al. 1993）是其最常见原因。新生儿期瘫痪最常见原因是分娩造成的臂丛神经麻痹，文献也报道过一些更罕见的病例（al-Qattan et al. 1996; Hayman et al. 1999; Goetz 2010）。也有个别瘫痪病例因产伤（Journeau et al. 2001）甚至骨关节感染引起（Estienne et al. 2005）。

## 17.2　建立诊断的问题

- 是否存在难产?
- 患儿是否在出生时能活动肢体，而后自发地停止活动?
- 活动减少是否发生在发热之前?
- 轻柔的被动活动是否引起患儿啼哭?

是否存在难产?

分娩细节至关重要，包括婴儿的出生体重。伴有肩先露的难产史往往提示有臂丛神经麻痹或产伤的可能。分娩所致瘫痪在巨大儿，尤其是母亲患有糖尿病的胎儿中更易发生。

患儿是否在出生时能活动肢体，而后自发地停止活动?

如果母亲确定患儿生后四肢均能活动，一两天后某一肢体活动逐渐减少，应当考虑感染或创伤的可能。

活动减少是否发生在发热之前?

如果活动减少发生在发热之前，或者新生儿期因某种感染在重症监护病房接受过抗生素治疗，均提示骨或关节败血症的可能性较大。

轻柔的被动活动是否引起患儿啼哭?

患肢轻柔的被动活动即引发疼痛，常提示产伤或关节 / 近关节处感染可能。

## 17.3　体格检查

确诊最重要的是进行详尽的体格检查。

### 17.3.1　视

如果发现上肢活动减少，检查锁骨、肩部及肘关节是否有异常隆起或发红，同理，下肢有类似情况要检查膝关节和踝关节周围是否有异常隆起。髋关节位置较深，谨记髋部发红或肿胀不易被发现。

当患儿清醒时平躺，观察其四肢的自主活动，但是有的患儿可能一分钟都不活动任何肢体，这就要求医师有足够的耐心。轻划足底或掌心可刺激患儿活动。当肢体自主活动时，活动减少的肢体就很容易被鉴别出来（图 17.1）。

### 17.3.2　触

触诊首先从正常部位开始，逐步移动至可疑疼痛部位，按顺序轻触肢体的每一块骨骼（上肢的锁骨、肱骨、桡骨、尺骨及下肢的股骨、胫骨、腓

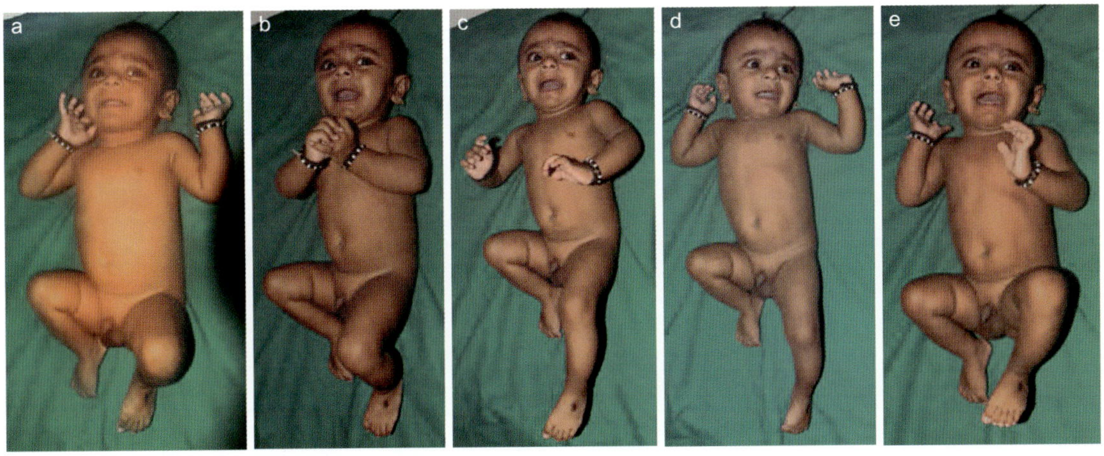


图 17.1　（a～e）每隔几秒给一个新生儿拍摄的照片显示出双上肢及左下肢的自主运动，此过程中右下肢一直未活动。该患儿存在右髋部化脓性关节炎

骨），观察触及该部位时患儿是否有哭闹。重复该检查了解关节活动度。

### 17.3.3　动

轻柔地活动受累关节，如果活动到一定角度患儿并未哭闹，逐渐增加活动幅度，如果关节无红肿、骨骼未受损，有可能达到正常关节活动度。

### 17.3.4　特殊检查

**Moro 反射**

显然，如果患儿上肢活动时未出现任何疼痛，能够引出 Moro 反射。

方法：患儿头部给予足够支撑并轻轻托起，将躯干抬离床面，而后突然将头部放开使其瞬间下垂，在头部与床面接触之前，再迅速支撑住。正常情况下患儿双肩会伸直并外展，随后内收并屈曲。

被动运动未见局限性压痛或疼痛的情况下，单侧 Moro 反射未引出，提示该肩部瘫痪。

**抓持反射**

方法：检查者将一根手指置于患儿手掌，患儿会抓住检查者手指。手指瘫痪时该反射不能引出。

**足底抓持**

方法：轻划足底时，足趾屈曲。足趾瘫痪时该反射不能引出。

**巴宾斯基征**

正常新生儿巴宾斯基征通常阳性。如果下肢瘫痪，踇趾反屈、小趾呈扇形张开的征象则无法引出。

## 17.4　辅助检查

### 17.4.1　X 线平片

如果怀疑产伤或感染，拍摄患肢的 X 线平片至关重要，重点拍摄运动时疼痛或触诊柔软的部位，尽可能有可疑区域的正、侧位片。

产伤的放射性特征很典型，长骨骨干骨折可见骨质的连续性中断（图 17.2a）。然而骨骺分离在移位的骨骺骨化之前较难诊断（图 17.2b）；临床医生不要受放射科医生诊断报告的影响（骨骺分离通过超声扫描可以显现出来）。

随着骨髓炎和化脓性关节炎病情的进展，它们的影像学表现也会改变和发展（Offiah 2006; Jaramillo et al. 1995）。

骨髓炎的 X 线表现包括：

- 深部组织肿胀
- 骨质疏松症
- 骨膜新生骨形成（后期特点）
- 骨质破坏（后期特点）

急性化脓性关节炎的 X 线表现包括：

- 关节间隙增宽（图 17.2c）

- 软组织膨隆（例如扩大的梭状阴影）
- 半脱位
- 脱位

### 17.4.2 超声

谨记超声检查结果是因操作者而异的。经验丰

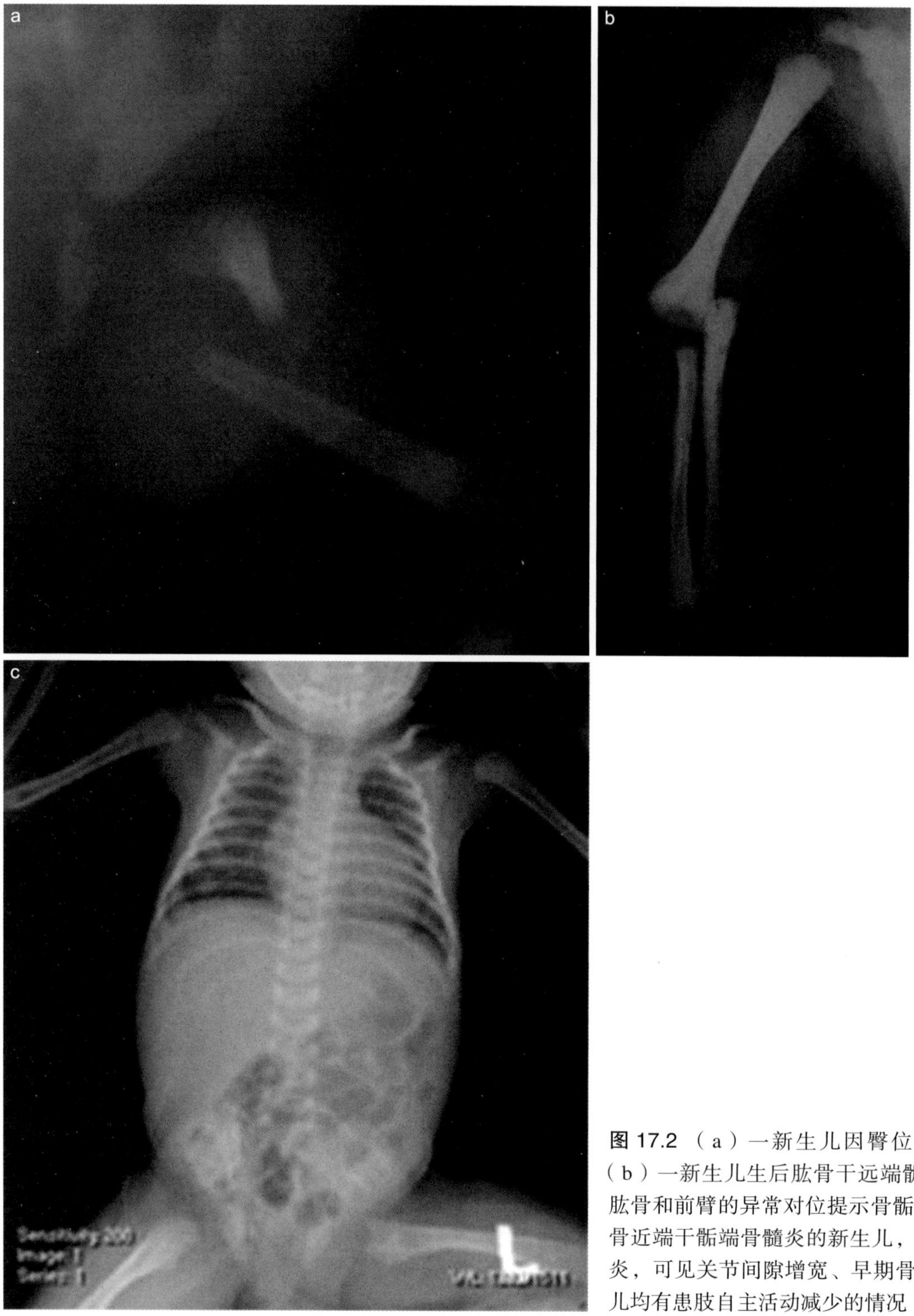


**图 17.2** （a）一新生儿因臀位产并发股骨干骨折。（b）一新生儿生后肱骨干远端骺板外伤性分离显著，肱骨和前臂的异常对位提示骨骺移位。（c）一个左股骨近端干骺端骨髓炎的新生儿，伴左髋部化脓性关节炎，可见关节间隙增宽、早期骨质破坏。这 3 个新生儿均有患肢自主活动减少的情况

富者非常有助于新生儿骨关节感染的诊断（Mah et al. 1994）。

急性骨髓炎的超声表现包括（Mah et al. 1994）：

- 深部组织肿胀
- 骨膜下少量积液致骨膜局部隆起
- 明显的骨膜下脓肿
- 骨皮质破坏（后期）

超声结果正常不排除骨髓炎可能

- 关节渗出 [ 渗出液的体积或超声回声并不能确定渗出物（脓性或其他）的性质 ]
- 半脱位
- 脱位

## 17.4.3　磁共振

尽管 MRI 使软组织和骨骼对比强烈，如果出现反应性或神经性炎症时，感染区域周围的信号也会发生改变（Offiah 2006）。

感染的典型特点如下：

- T1 加权成像低信号
- T2 加权成像及脂肪抑制序列高信号

增强 MRI 能够更清晰地显示软组织和骨骼积聚的脓液。

## 17.4.4　核素扫描

在骨髓炎早期，核素骨扫描比 X 线更敏感，尤其有助于多发性骨髓炎的诊断（Offiah 2006）。

病灶的发现有赖于高清图像及逐点扫描。当临床上高度怀疑感染，X 线及超声检查又无法确诊时，可以进行骨扫描（这种情况下有些临床医师更倾向于 MRI）。

急性骨髓炎的典型特点如下：

- 动态骨扫描的三相时显像均有摄取增强（灌注、血池及骨代谢三相）（Aigner et al. 1996）。

## 17.4.5　确立诊断

诊断新生儿某一肢体活动减少的原因的一系列步骤详见表 17.1。

**表 17.1　诊断新生儿某一肢体活动减少的原因的一系列步骤**

| | | | |
|---|---|---|---|
| **病史** | | | |
| 常有难产史、巨大儿或肩先露 | — | | 常有难产史、巨大儿或肩先露 |
| — | 生后确定肢体均能活动 | | — |
| — | 患肢活动减少之前可有发热史 | | — |
| **体格检查** | | | |
| 关节或骨骼触诊无活动度<br>被动活动患肢关节无疼痛 | 被动活动引起关节疼痛时仍能活动 | 被动活动引起关节疼痛时仍能活动 | 被动活动引起关节或骨骼疼痛时仍能活动 |
| — | — | — | 触诊骨骼畸形或连续性中断 |
| 单侧原始反射如 Moro 反射、抓持反射消失<br>（被动活动肢体时疼痛感消失） | | | |
| 最可能的诊断：<br>分娩性瘫痪 | 最可能的诊断：<br>化脓性关节炎 | 最可能的诊断：<br>急性骨髓炎 | 最可能的诊断：<br>产伤 |
| **辅助检查** | | | |
| X 线平片无特异性 | X 线平片至少有以下一种表现：<br>软组织肿胀<br>增大的梭状阴影<br>关节间隙增宽<br>关节半脱位或脱位 | X 线平片至少有以下一种表现：<br>软组织肿胀<br>骨膜反应<br>干骺端骨质破坏 | X 线平片表现：<br>骨不连续或关节对位不良<br>（干骺端分离） |

表 17.1 （续）

| | | | |
|---|---|---|---|
| 超声检查无特异性 | 超声至少有以下一种表现：<br>关节渗出<br>关节半脱位<br>关节脱位 | 超声至少有以下一种表现：<br>深层组织肿胀<br>骨膜下少量积液致骨膜隆起<br>骨膜下脓肿<br>骨皮质破坏 | 超声表现：<br>诊断可疑的骨骺分离<br>骨骺属于软骨组织 |
| 初期 MRI 无特异性 | MRI 无特异性 | 如果超声显示不清，MRI 可以<br>T1 加权成像低信号<br>T2 加权及脂肪抑制序列高信号 | MRI 无特异性 |
| 核素骨扫描无特异性 | 核素扫描无特异性 | 核素扫描：<br>当 X 线片及 MRI 显示不清，临床表现可疑骨髓炎时使用<br>灌注、血池及骨代谢三相均摄取增强 | 核素扫描无特异性 |
| — | 白细胞计数、ESR 及 CRP 可升高 | 白细胞计数、ESR 及 CRP 可升高 | — |
| — | 血培养可阳性 | 血培养可阳性 | — |
| **诊断** | | | |
| 生后瘫痪 | 化脓性关节炎 | 急性骨髓炎 | 产伤 |

（Benjamin Joseph 著　冯　磊　曹　隽 译）

## 参考文献


Aigner RM, Fueger GF, Ritter G. Results of three-phase bone scintigraphy and radiography in 20 cases of neonatal osteomyelitis. Nucl Med Commun. 1996;17:20–8.

al-Qattan MM, el-Sayed AA, al-Kharfy TM, et al. Obstetrical brachial plexus injury in newborn babies delivered by caesarean section. J Hand Surg Br. 1996;21(2):263–5.

Bulbul A, Okan F, Yekeler E, et al. Acute osteomyelitis of the iliac bone presenting with gluteal syndrome in a newborn. Eur J Pediatr. 2009;168:1529–32.

Cebesoy FB, Cebesoy O, Incebiyik A. Bilateral femur fracture in a newborn: an extreme complication of cesarean delivery. Arch Gynecol Obstet. 2009;279:73–4.

Dessi A, Crisafulli M, Accossu S, et al. Osteo-articular infections in newborns: diagnosis and treatment. J Chemother. 2008;20:542–50.

Estienne M, Scaioli V, Zibordi F, et al. Enigmatic osteomyelitis and bilateral upper limb palsy in a neonate. Pediatr Neurol. 2005;32:56–9.

Frederiksen B, Christiansen P, Knudsen FU. Acute osteomyelitis and septic arthritis in the neonate, risk factors and outcome. Eur J Pediatr. 1993;152:577–80.

Goetz E. Neonatal spinal cord injury after an uncomplicated vaginal delivery. Pediatr Neurol. 2010;42:69–71.

Hayman M, Roland EH, Hill A. Newborn radial nerve palsy: report of four cases and review of published reports. Pediatr Neurol. 1999;21:648–51.

Jacobsen S, Hansson G, Nathorst-Westfelt J. Traumatic separation of the distal epiphysis of the humerus sustained at birth. J Bone Joint Surg Br. 2009;91:797–802.

Jaramillo D, Treves ST, Kasser JR, et al. Osteomyelitis and septic arthritis in children: appropriate use of imaging to guide treatment. AJR Am J Roentgenol. 1995;165:399–403.

Journeau P, Bourcheix LM, Wagner A, et al. Obstetric dislocation of the thoracic spine: case report and review of the literature. J Pediatr Orthop B. 2001;10:78–80.

Lam MH, Wong GY, Lao TT. Reappraisal of neonatal clavicular fracture: relationship between infant size and neonatal morbidity. Obstet Gynecol. 2002;100:115–9.

Lindseth RE, Rosene Jr HA. Traumatic separation of the upper femoral epiphysis in a new born infant. J Bone Joint Surg Am. 1971;53:1641–4.

Mah ET, LeQuesne GW, Gent RJ, et al. Ultrasonic features of acute osteomyelitis in children. J Bone Joint Surg Br. 1994;76:969–74.

Matsubara S, Izumi A, Nagai T, et al. Femur fracture during abdominal breech delivery. Arch Gynecol Obstet. 2008;278:195–7.

Morris S, Cassidy N, Stephens M, et al. Birth-associated femoral fractures: incidence and outcome. J Pediatr Orthop. 2002;22:27–30.

Nakazato T, Wada I, Tsuchiya D, et al. Clavicle fracture and posterior sternoclavicular dislocation in a newborn. Orthopedics. 2001;24:1169–70.

Offiah AC. Acute osteomyelitis, septic arthritis and discitis: differences between neonates and older children. Eur J Radiol. 2006;60:221–32.

Waseem M, Devas G, Laureta E. A neonate with asymmetric arm movements. Pediatr Emerg Care. 2009;25:98–9.

# 第 18 章 婴幼儿颈部畸形及颈椎活动受限

## 18.1 引言

颈椎畸形及活动受限是小儿骨科常见症状。可以由单纯的颈部组织疾病引起，也可以是其他潜在疾病的合并症状。

诊断新生儿颈部畸形的本质及病因时，需要回答的重要问题如下所示。

## 18.2 建立诊断的问题

- 是否有创伤?
- 慢性发作还是急性发作?
- 是否合并其他症状?
- 是否有相关的神经系统症状?
- 是否有相关的疼痛症状?
- 是否有斜颈?
- 是否有短颈?
- 畸形是持续的还是间歇性的?
- 是否合并其他疾病?

是否有创伤?

创伤性颈部畸形通常诊断为骨折。新生儿或婴儿期，颈椎骨折常发生于难产。产程延长或难产可能会造成肌性斜颈。

慢性发作还是急性发作?

急性发作的常见诊断为骨折及感染。慢性发作的常见诊断为炎症状态（败血症）、良性肿物及进展性先天畸形。

是否合并其他症状?

感染常有发热、寒战症状，恶性肿瘤常有体重减轻，这两种疾病在新生儿或婴儿期都比较罕见。

是否有相关的神经系统症状?

延髓（脑神经）受累或上肢肌力弱预示着Arnold-Chiari 畸形或有中枢神经系统肿瘤的潜在病因。

是否有相关的疼痛症状?

无痛性畸形常见于先天性肌性斜颈、肿物及进展性先天性畸形。疼痛常见于感染及骨折。

是否有斜颈?

斜颈定义为头部偏向一侧而转向另一侧。可能提示寰枢关节有问题。

是否有短颈?

短颈常见于颈椎融合导致的 Klippel-Feil 综合征。也可见于成骨不全或颅底凹陷。

畸形是持续的还是间歇性的?

间歇性斜颈是 Sandifer 综合征或婴儿阵发性斜颈的常见症状。

是否合并其他疾病？

有胃食管反流的小儿可能会出现间歇性斜颈（Sandifer综合征）。颅面部畸形的患儿（唇裂/腭裂）也可出现颈椎畸形。

## 18.3 体格检查

### 18.3.1 视

视诊可鉴别真正的斜颈与单纯的头部倾斜。视诊要注意检查颈椎高度是否正常。高肩胛常见于 Sprengel 综合征伴或不伴有 Klippel-Feil 畸形。如果患儿体温明显较高且一般情况较差，常预示患有椎间盘炎或椎体骨髓炎。

### 18.3.2 触

胸锁乳突肌肌张力的触诊有利于判断先天性肌性斜颈。触诊柔韧度可判断是否有感染或创伤（骨折、棘间韧带紧张）。

### 18.3.3 动

体格检查最重要的部分是颈椎活动度的检查。是否有斜颈？是否有胸锁乳突肌紧张？如有，肌紧张位于斜颈的哪一侧？是否存在其他先天畸形（如颌面部畸形、脊柱侧凸、髋关节不稳）？患儿对于颈椎被动活动是否较敏感？如是，则提示感染。

## 18.4 辅助检查

### 18.4.1 放射性检查

标准前后位及侧位 X 线片是必需的。可以发现 Klippel-Feil 综合征中颈椎融合及其他先天性椎体异常。在先天性肌性斜颈的患儿中需要行髋关节的影像检查（根据患儿年龄采取髋关节超声或站立位骨盆像），以确定是否存在发育性髋关节脱位。

如普通 X 线平片不能发现颈椎异常，则需要进一步的影像检查。CT 扫描加或不加三维重建，对于获得颈椎异常的完整影像是非常重要的。在枕颈交界处（枕骨至枢椎）尤为重要。由于婴儿时期椎体大多数为软骨，确切的异常往往在几年后才能被发现。

### 18.4.2 特殊的影像学检查

以上检查不能发现异常时，需要骨扫描和（或）磁共振检查，主要是针对早期的骨髓炎 / 脓性肌炎或普通 X 线平片不能发现的终板骨折。完整地评估颈椎先天畸形（如半椎体、颅底凹陷症）通常需要 CT 冠状位、矢状位及三维重建。

### 18.4.3 实验室检查

必要时行恰当的实验室检查（如考虑感染时查血常规及血细胞分类、ESR、CRP）。

## 18.5 鉴别诊断

### 18.5.1 斜颈

斜颈是头部倾斜合并旋转畸形。斜颈表明寰枢椎存在问题，因为寰枢关节活动度占颈椎旋转的 50%。单纯的头部倾斜更可能是由颈椎问题引起。斜颈的鉴别诊断范围比较广，总体可分为骨性及非骨性原因。非骨性斜颈包括先天性肌性斜颈、Sandifer 综合征及婴儿阵发性斜颈。骨性斜颈包括枕颈融合、颅底凹陷及齿突畸形（MacAlister 1983）。非骨性、非先天性肌性斜颈约占所有儿童斜颈的 20%（中枢神经系统病变如 Arnold-Chiari 畸形、肿瘤或斜视）（Ballock and Song 1996）。

### 18.5.2 先天性肌性斜颈

先天性肌性斜颈是婴儿最常见的斜颈原因，平均 2 个月时出现（Ho et al. 1999）。由胸锁乳突肌挛缩导致，头倾向患侧，下颌转向健侧（图 18.1）。多数患儿为第一胎或有臀位产或难产病史，也有部分患儿为正常生产或剖宫产（Ho et al. 1999; Ling 1976; MacHonald 1969）。拍摄颈椎 X 线平片可以

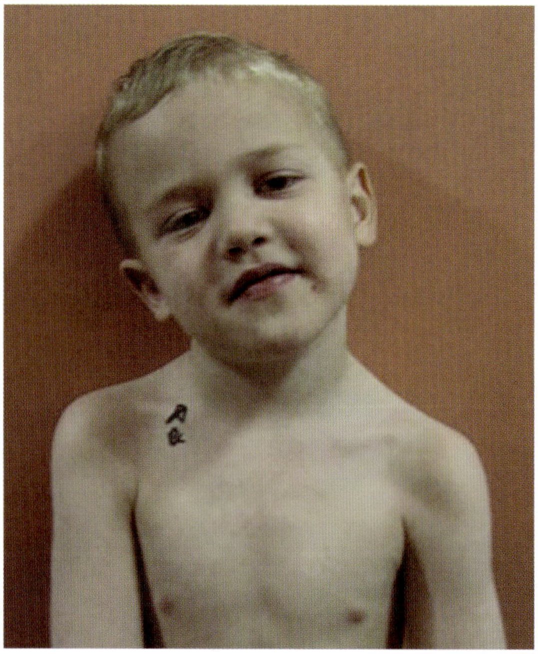

**图 18.1** 典型先天性肌性斜颈的患儿

除外其他相关的先天性畸形，一般表现为头倾向一侧伴颈椎旋转。超声有助于鉴别先天性肌性斜颈和颈部其他疾病（Chen et al. 2005; Dudkiewicz et al. 2005）。如伴有任何髋关节异常，应采取合适的影像学检查（如超声、放射学检查），有助于诊断此类患儿的 DDH（Weiner 1976）。MRI 并非诊断必须。

### 18.5.3 Sandifer 综合征

这是一种胃食管反流综合征，通常由裂孔疝引起，伴有颈部或躯干位置异常，常表现为斜颈（Murphy and Gellis 1977; Ramenofsky et al. 1978）。斜颈是患儿减轻反流引起的食管不适的一种方式。多见于胃食管反流发生率较高的婴儿期（高达 40%）（Darling et al. 1974）。斜颈患儿的胃食管反流诊断往往被忽视。体格检查如未发现胸锁乳突肌短而张力高可除外先天性肌性斜颈。颈椎 X 线平片检查可除外先天性畸形或发育异常。上消化道造影常发现裂孔疝及胃食管反流（Darling 1975）。食管 pH 值测定是必需的（Jolley et al. 1978）。

### 18.5.4 婴儿阵发性斜颈

婴儿阵发性斜颈是一种少见的、间歇性发作的斜颈，常见于女孩，可持续数分钟到数天，之后自发性缓解（Drigo et al. 2000; Parker 1989; Snyder 1969）。始发年龄平均为 3 个月。通常于清晨发作，持续数分钟到数天，每月发作 1 次到 3～4 次。发作时斜颈可朝向任意一边，这一点有助于诊断。可伴有相关的脊柱侧凸及眼球运动异常。常有偏头痛的家族史（Al-Twaijri 及 Shevell 2002; Giffi et al. 2002）。发作间歇期体格检查完全正常。

### 18.5.5 Klippel-Feil 综合征

Klippel-Feil 综合征是指先天性颈椎融合。肌肉骨骼系统及其他的一些器官系统也会有相关畸形，包括 Sprengel 畸形（图 18.2）和（或）肩胛脊椎骨畸形（图 18.3）、脊柱侧凸（先天性和特发性）（Hensinger et al. 1974）、先天性肢体缺如（Thomsen et al. 2000）、肾畸形（Moore et al. 1975）、耳聋（Stark and Borton 1973）、联带运动（“镜子”运动）（Gunderson and Solitare 1968）、肺功能异常（Baga et al. 1969）及先天性心血管疾病（Abbas et al. 2006; Kawano et al. 2008; Nora et al. 1961）。体格检查可见后发际低及短颈（图 18.4），伴不同程度的颈椎活动受限。婴儿颈椎被动活动的范围往往是正常的，这给诊断带来困难。放射学检查可发现一系列畸形，从单纯的阻滞椎到多发的、各种异常的畸形。儿童期颈椎融合变得较为明显（Samartzis et al. 2008）。Klippel-Feil 综合征患儿需要进一步评估有无其他器官或系统异常。常见的儿科评估需要检查有无先天性心脏、神经或其他系统异常。所有患儿均需行肾超声检查（Drvaric et al. 1987）。怀疑神经系统异常时，需行 MRI 检查（Ritterbusch et al. 1991）。Klippel-Feil 样先天性畸形也可见于胎儿酒精综合征（Tredwell el at. 1982）颅面畸形（唇腭裂）（Sandham 1986; Ugar and Semb 2001）、颅缝早闭综合征（Crouzon, Pfeiffer, Apert, Goldenhar, Saethre-Chotzen），后者常有颈椎融合、寰枕融合及蝶形椎（Anderson et al. 1997; Anderson et al. 1996; Hemmer et al. 1987; Louis and Argenta 1987; Moore et al. 1995; Sherk et al. 1982; Tsirikos et al. 2003）（图 18.5）。

### 18.5.6 斜颈及短颈的其他骨性原因

这些罕见原因包括颅底凹陷及不同的寰枕先天畸形。颅底凹陷是上颈椎陷入颅底。齿突向近侧偏移，并可最终突出进枕骨大孔。可以是原发性或继发性。原发性颅底凹陷是一种先天性畸形，常伴有其他椎体异常（如 Klippel-Feil 综合征、齿突畸形、寰枕融合及寰椎发育不良）。继发性颅底凹陷常由一些疾病导致的颅底骨软化进展而来，这些疾病包括代谢性骨病［如成骨不全（Harkey et al. 1990; Hayes et al. 1999; Ibrahim and Crockard 2007; Kovero et al. 2006; Pozo et al. 1984; Rush et al. 1989; Sawin and Menezes 1997］、侏儒症［软骨发育不全（Yamada et al. 1981）］、软骨发育不良（Wong and Fung 1991）或其他发育异常［如神经纤维瘤病（Isu et al. 1983）］。该类患儿常有典型的短颈（de Barros et al. 1968），也可有斜颈。神经系统查体可有阳性表现（Michie and Clark 1968），但在年龄非常小的患儿常难以发现。神经系统受累可表现为锥体系或大脑受损的表现［共济失调、眩晕、眼球震颤及 Arnold-Chiari 畸形引起的后组脑神经受损（Teodori and Painter 1984）］。婴儿中单纯依靠 X 线平片很

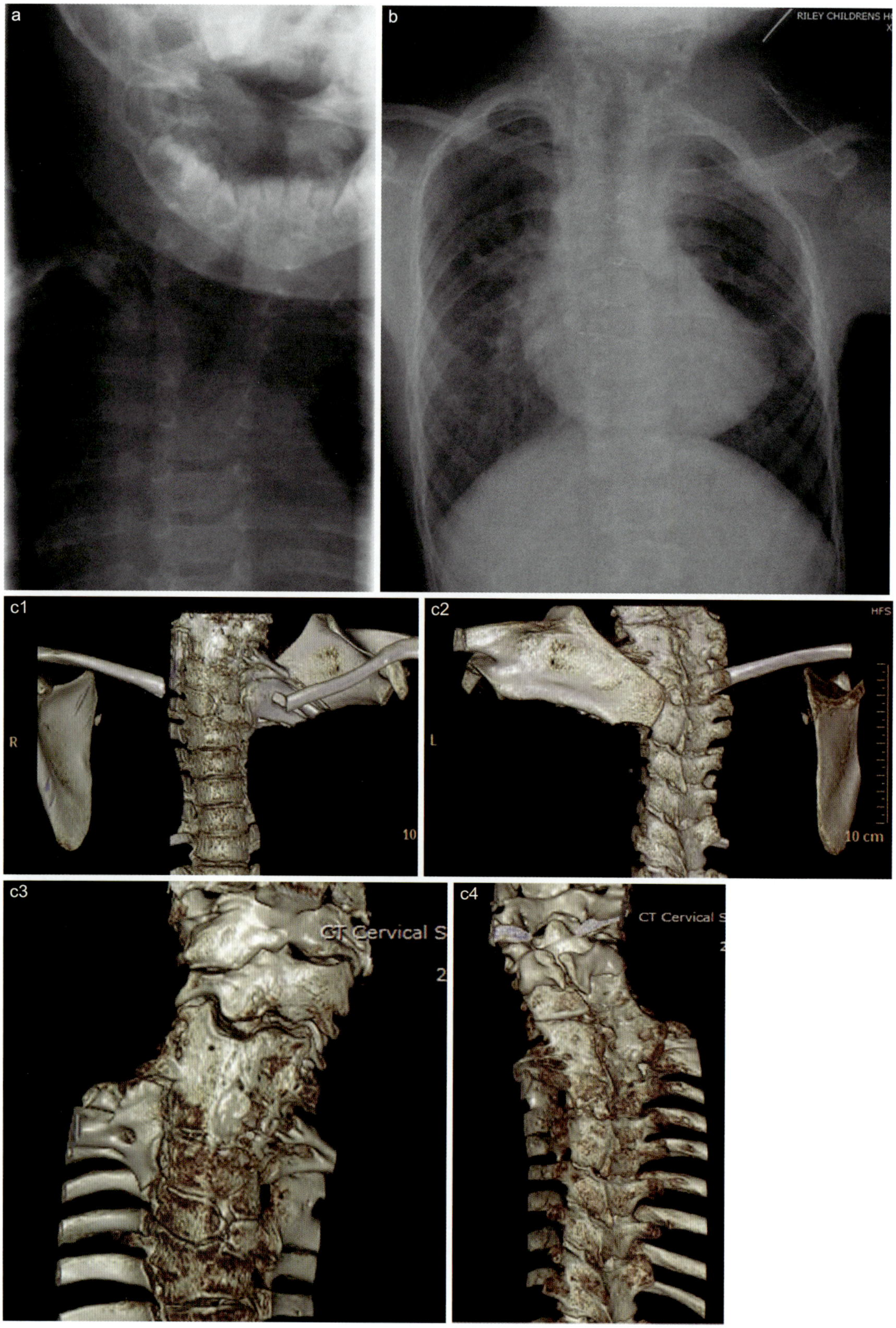


图 18.2 一位患有严重先天性心脏缺陷的男孩。（a）14 个月时颈椎前后位片可见向右侧倾斜。（b）8 岁时前后位胸片证实位置偏内侧且发育不良的左侧肩胛骨。（c）11 岁时行 CT 三维重建：肩胛骨前后位（*1*）及侧位（*2*）证实左侧肩胛骨明显偏内侧、高位；肩胛骨前后位（*3*）及侧位（*4*）证实颈椎右倾及先天性椎体异常

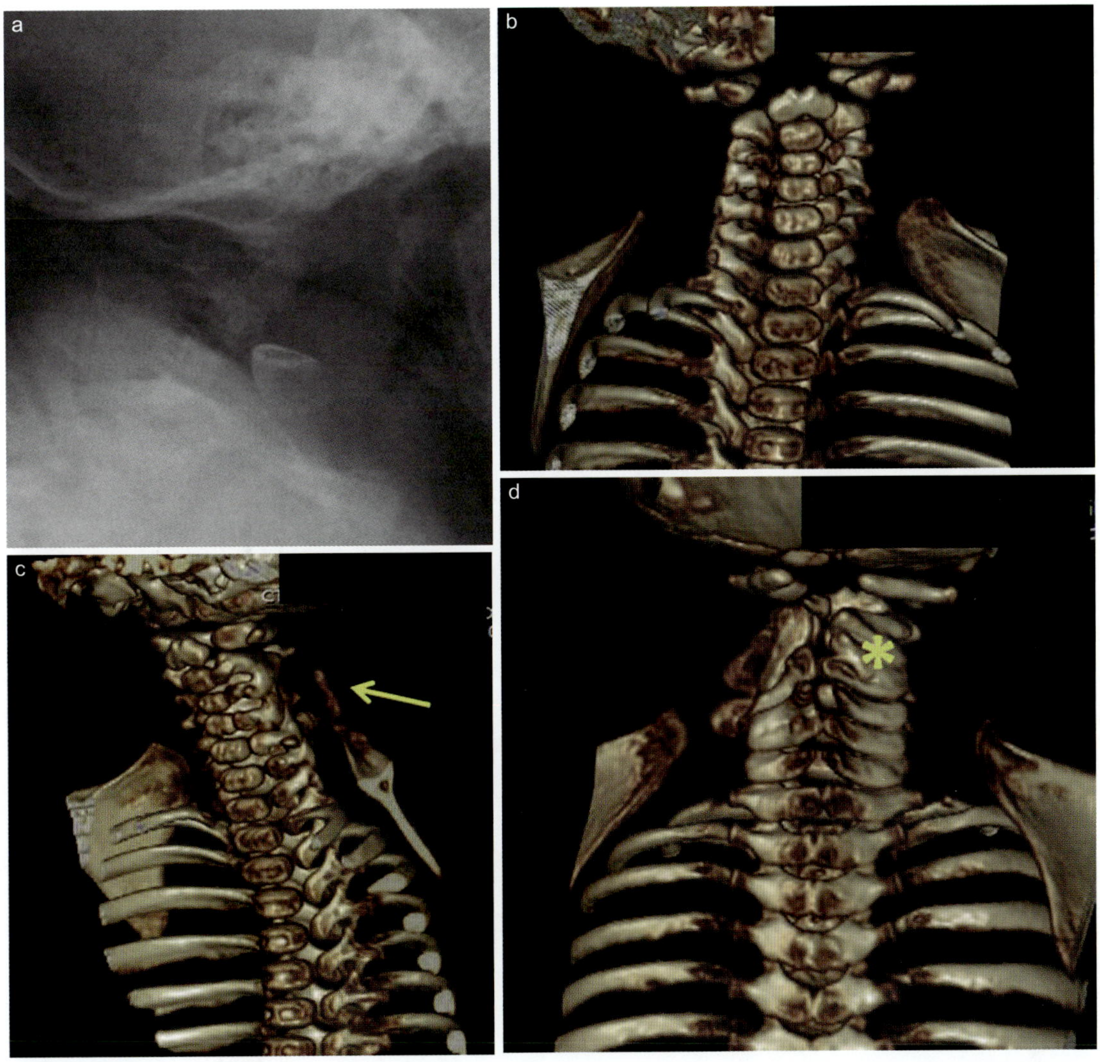

图 18.3 3 岁女孩，双肩不对称。( a ) 颈椎侧位片阅片困难，但仔细观察可见颈椎异常。行 CT 三维重建。( b ) CT 三维重建证实没有颈椎前方异常，但左侧肩胛骨发育不良，旋转，且高于右侧肩胛骨。( c ) CT 三维重建，斜位片可见右侧肩胛骨升高且肩胛骨与颈椎椎弓之间有肩椎骨 ( 黄色箭头 )。( d ) 后方 CT 三维重建证实右侧颈椎椎板及关节突关节融合 ( 星号 )、C1-C3 椎板闭合不全

难诊断。CT 扫描加矢状面重建最能证实骨性畸形，而 MRI 上最能看清神经解剖结构。

枕颈交界区先天性骨性异常 ( 枕颈不同程度的骨性融合伴或不伴颅底凹陷 ) 可有不同的畸形表现 ( Gholve et al. 2007; Hosalkar et al. 2008 )。这些畸形最初为软骨，在 X 线平片上难以发现，直到小儿骨骼发育更成熟。C2-C3 后方附件的先天性融合是枕骨 -C1 畸形的重要线索，可伴有 C1 畸形或其他更远端颈椎融合 ( 图 18.5 )。体格检查跟 Klippel-Feil 综合征的小儿类似：颈部短而宽，颈部活动受限，后发际低，高肩胛，斜颈 ( Al Kaissi et al. 2006; Bharucha and Dastur 1964; Halanski et al. 2006; McRae and Barnum 1953 )。同样，CT 最能证实骨性异常 ( 图 18.6 )。另一种畸形是 C1 的单侧缺如，这是一种 C1 的半椎体或侧凸畸形 ( Doubousset 1986 )。典型表现为斜颈，通常在出生时就存在。尽管在颈部凹侧胸锁乳突肌有局部发育不良，但并无肌紧张。颈椎活动范围不定。在所有的寰枕畸形中，X 线平片很难发现异常。CT 扫描通常为诊断所必须。

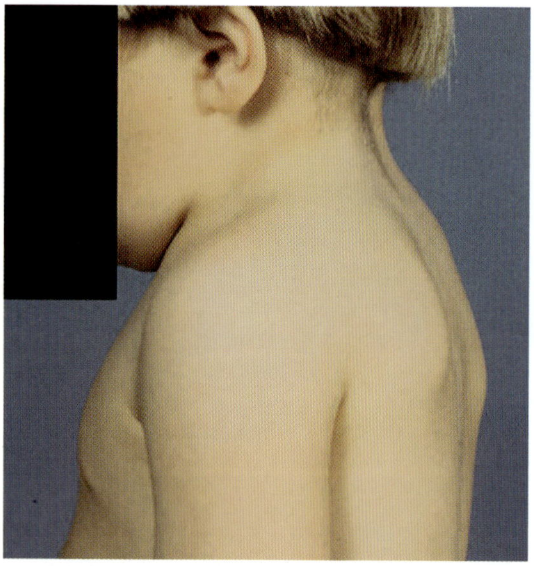

**图 18.4** Klippel-Feil 综合征患儿的外观照。注意低后发际及短颈

### 18.5.7 其他罕见病因斜颈

有后颅凹或颈髓肿瘤的患儿也可出现斜颈（Dörner et al. 2007; Giuffrè et al. 1981; Kumandas et al. 2006; Marmor et al. 1990; O'Brien et al. 2001; Taboas-Perez and Rivera-Reyes 1984; Visudhiphan et al. 1982）。最初诊断常见为先天性斜颈、产瘫、肌发育不良或脑瘫（Giuffrè et al. 1981）。肿瘤常易被忽视的体征有脊柱僵硬、早期的脊柱畸形及自发性或诱导性椎体疼痛。婴儿中，疼痛常表现为易激惹及哭闹不止（Rauch et al. 2001）。怀疑有中枢神经肿物的患儿影像学检查首先应为头颅及颈椎的 X 线片，然后是 CT 及 MRI 扫描。Arnold-Chiari 畸形（Dure et al. 1989; Wilkins and Brody 1971）也可出现斜颈（图 18.7）。需要的辅助检查与肿瘤相同（Dure

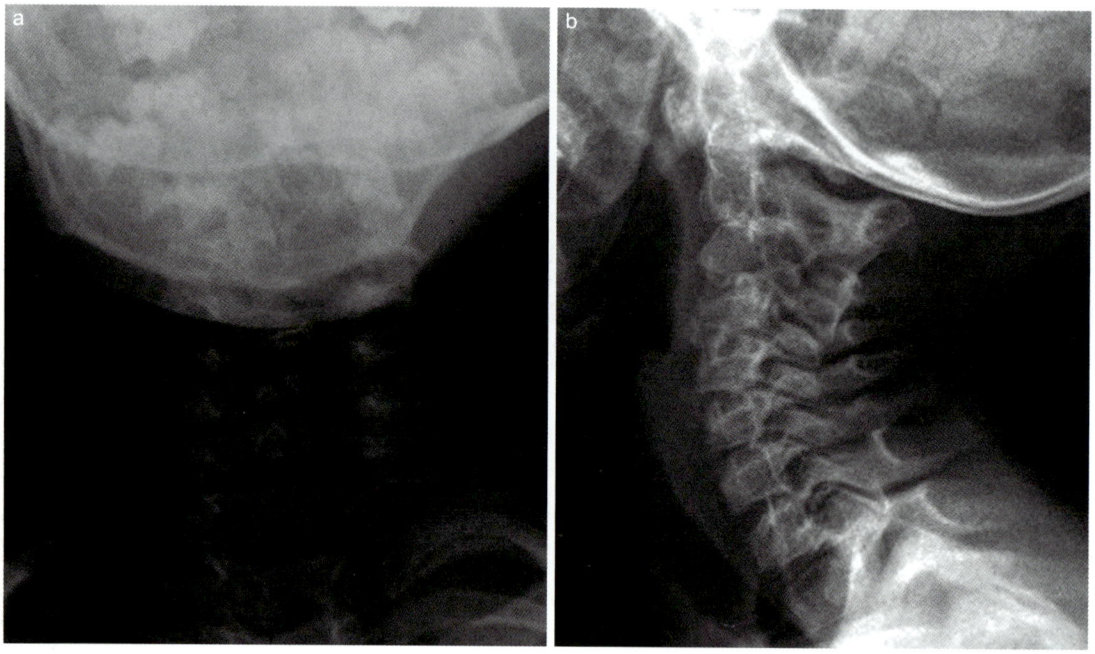

**图 18.5** 5 岁男孩，患有 Goldenhar 综合征，最近出现颈椎轻度偏斜。前后位（a）及侧位（b）颈椎 X 线片证实颈椎左偏，伴 C2-C4 椎体 Klippel-Feil 样畸形及 C1-C2 后方附件融合

et al. 1989）。最后，眼性斜颈约占骨性病因外小儿斜颈的 1/3（Williams et al. 1996）。这些患儿通常在 1 岁左右出现非典型斜颈（Rubin and Wagner 1986）。眼性斜颈似乎有头倾斜但无旋转，或患儿躺、坐或站立时倾斜程度不同。面部及头会有多种不同的奇怪姿势，可能是为了适应调整视力。眼性斜颈患儿的颈椎活动度通常是正常的，而且没有先天性肌性斜颈患儿的胸锁乳突肌紧张的情况。眼科测评可明确诊断。

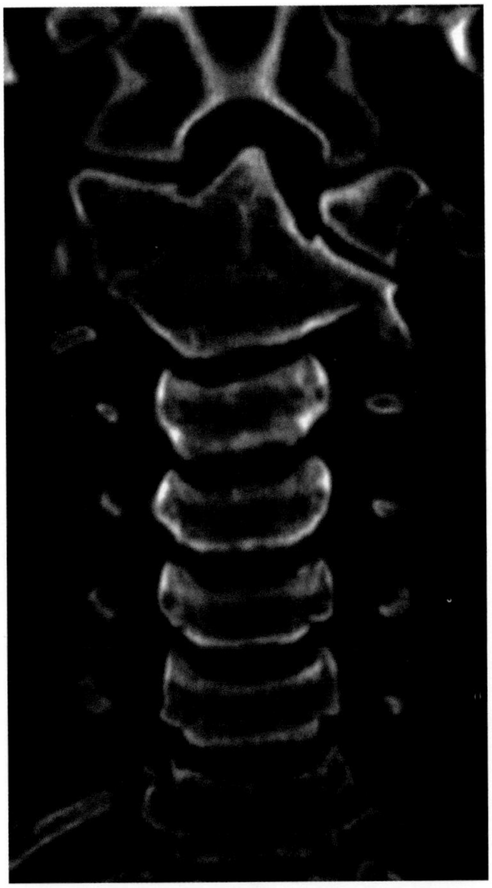

图 18.6　12 岁女孩有缓慢进展的头部倾斜。注意 C1 与 C2 椎体右侧融合及 C2 椎体左侧缺失。故由先天性椎体异常导致了缓慢进展的头部倾斜

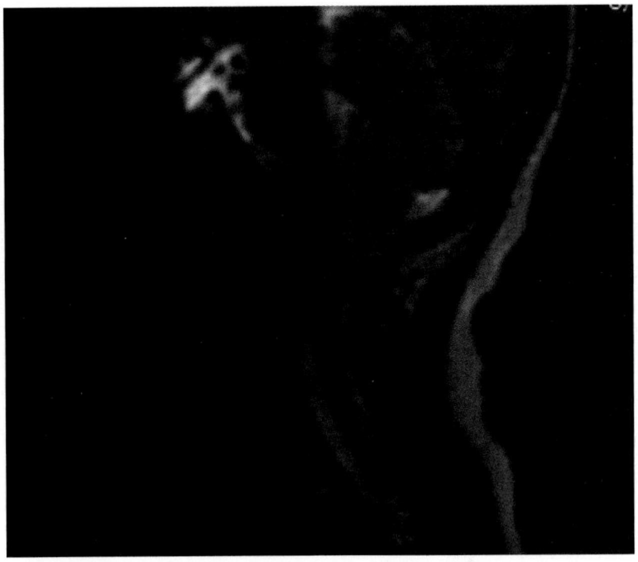

图 18.7　4 个月男孩出现斜颈，但胸锁乳突肌无紧张，颈椎活动良好。MRI 证实 Arnold-Chiari 畸形伴小脑扁桃体疝入枕骨大孔，下端位于 C2 软骨连接处

### 18.5.8　其他罕见病因的颈椎活动受限

细菌性感染（如颈椎椎间盘炎 / 椎体骨髓炎）在小儿中非常罕见（Ring, 1995#85; Wenger, 1978 #182; Fang, 1983#389; Hsu, 1984#388; Govender, 2007#1022）。万一出现，患儿会有不同程度的颈椎主动活动受限。被动运动对患儿会有较大的激惹，伴或不伴发热。致病菌可为化脓性细菌或分枝杆菌。颈椎 X 线平片最初一般正常，MRI 有较大的诊断价值。细菌培养可有或无细菌生长。

## 18.6　建立诊断

婴儿颈椎畸形或活动受限建立诊断的路径图如表 18.1 所示。

表 18.1 婴儿颈椎畸形或活动受限诊断的建立

| | | | | | | | |
|---|---|---|---|---|---|---|---|
| **病史** | | | | | | | |
| 无斜颈 | 可能斜颈 | 间断斜颈 | 间断斜颈 | 间断斜颈 | 持续斜颈 | 持续斜颈 | 持续斜颈 |
| 无发热 | 无发热 | 无发热 | 无发热 | 无发热 | 无发热 | 无发热 | 可能有发热病史 |
| | | 胃食管反流病史 | 偏头痛家族史 | | | | |
| **体格检查** | | | | | | | |
| 无发热 | 无发热 | 无发热 | 无发热 | 无发热 | 无发热 | 无发热 | 有 / 无发热 |
| 有 / 无短颈，后发际低 | 有 / 无短颈，后发际低 | 颈部外观正常 | 颈部外观正常 | 颈部外观正常但姿势特殊 | 有 / 无短颈，后发际低 | 胸锁乳突肌紧张 | 颈部外观正常或颈前饱满 |
| 不同程度颈椎活动受限 | 不同程度颈椎活动受限 | 颈椎活动范围正常 | 颈椎活动范围正常 | 颈椎活动范围正常 | 不同程度颈椎活动受限 | 肌紧张侧外旋↓及对侧侧屈↓ | 颈椎活动受限，明显易激惹 |
| 胸锁乳突肌正常 | 胸锁乳突肌正常 | 胸锁乳突肌正常 | 胸锁乳突肌正常 | 胸锁乳突肌正常 | 胸锁乳突肌正常 | 胸锁乳突肌短且发育不良 | 胸锁乳突肌正常 |
| | 唇腭裂，半面短小，颅缝早闭 | | | | 不同程度头部倾斜 | 不同程度头部倾斜 | |
| **辅助检查** | | | | | | | |
| 颈椎平片可有：<br>先天性椎体和（或）椎弓融合 | 颈椎平片可有：<br>先天性椎体和（或）椎弓融合 | 颈椎平片正常 | 颈椎平片正常 | 颈椎平片正常 | 颈椎平片可有：<br>枕颈交界区异常 | 颈椎平片显示除颈椎倾斜和旋转外，其他均正常。髋关节检查可有不同程度 DDH | 颈椎平片可有：<br>正常<br>椎间盘高度下降及椎体破坏<br>颈前软组织饱满<br>不同程度后凸 |
| 超声无异常 | 超声无异常 | 超声无异常 | 超声无异常 | 超声无异常 | 超声无异常 | 超声除外其他颈部肿块 | 超声证实颈前脓肿 |
| CT 扫描：矢状面和冠状面重建有颈椎骨性融合 ± 其他骨性畸形（半椎体） | CT 扫描：矢状面和冠状面重建有颈椎骨性融合 ± 其他骨性畸形（半椎体） | CT 扫描无异常 | CT 扫描无异常 | CT 扫描无异常 | CT 扫描：矢状面和冠状面重建有颈椎畸形（半椎体、颅底凹陷） | CT 扫描无异常 | CT 扫描可用来进一步研究骨性异常 |
| MRI 并非诊断必须，但可进一步证实神经轴畸形（Arnold-Chiari 畸形、颅底凹陷） | MRI 并非诊断必须 | MRI 并非诊断必须 | MRI 并非诊断必须 | MRI 并非诊断必须 | MRI 并非诊断必须，但可进一步证实神经轴畸形（Arnold-Chiari 畸形、颅底凹陷） | MRI 并非诊断必须 | MRI 可证实椎间盘及椎体受累伴或不伴前方脓肿 |
| 诊断不需其他特殊检查，确诊后需行肾超声检查 | 诊断不需其他特殊检查，确诊后需行肾超声检查 | 消化道检查可证实胃食管反流及食管裂孔疝 | 诊断不需其他特殊检查 | 眼科检查证实有视神经麻痹 / 异常 | 诊断不需其他特殊检查，确诊后需行肾超声检查 | 诊断不需其他特殊检查 | 诊断不需其他特殊检查 |
| 诊断不需实验室检查 | 诊断不需实验室检查 | 食管 pH 值异常 | 诊断不需实验室检查 | 诊断不需实验室检查 | 诊断不需实验室检查 | | 革兰氏染色证实化脓性细菌或抗酸杆菌，WBC、ESR 及 CRP 常升高，组织 / 脓肿培养有化脓性菌或抗酸杆菌 |
| **诊断** | | | | | | | |
| Klippel-Feil 综合征 | Klippel-Feil 样畸形合并胎儿酒精综合征、唇腭裂、颅缝早闭综合征、半面短小症 | Sandifer 综合征 | 婴儿阵发性斜颈 | 眼性斜颈 | 寰枕 - 畸形<br>枕 - 颈融合<br>C1 半椎体<br>颅底凹陷 | 先天性肌性斜颈 | 椎间盘炎 / 骨髓炎 |

（Randall T. Loder 著 姚子明 李 浩 译）

## 参考文献


Abbas J, Nazzal N, Serrano P, et al. Aortic arch abnormality in a patient with Klippel-Feil syndrome. Vascular. 2006;14:43–6.

Al Kaissi A, Chehida FB, Safi H, et al. Progressive congenital torticollis in VATER association syndrome. Spine. 2006;31:e376–8.

Al-Twaijri WA, Shevell MI. Pediatric migraine equivalents: occurrence and clinical features in practice. Pediatr Neurol. 2002;26:365–8.

Anderson PJ, Hall CM, Evans RD, et al. The cervical spine in Saethre-Chotzen syndrome. Cleft Palate Craniofac J. 1997;34:79–82.

Anderson PJ, Hall CM, Evans RD, et al. Cervical spine in Pfeiffer's syndrome. J Craniofac Surg. 1996;7:275–9.

Baga N, Chusid EL, Miller A. Pulmonary disability in the Klippel-Feil syndrome. Clin Orthop. 1969;67:105–10.

Ballock RT, Song KM. The prevalence of nonmuscular causes of torticollis in children. J Pediatr Orthop. 1996;16:500–4.

Bharucha EP, Dastur HM. Craniovertebral anomalies (a report on 40 cases). Brain. 1964;87:469–80.

Chen M-M, Chang H-C, Hsieh C-F, et al. Predictive model for congenital muscular torticollis: analysis of 1021 infants with sonography. Arch Phys Med Rehabil. 2005;86:2199–023.

Darling DB. Hiatal hernia and gastroesophageal reflux in infancy and childhood. Analysis of the radiological findings. Am J Roentgenol Radium Ther Nucl Med. 1975;123:724–36.

Darling DB, Fisher JH, Gellis SS. Hiatal hernia and gastroesophageal reflux in infants and children: analysis of the incidence in North American children. Pediatrics. 1974;54:450–5.

de Barros MC, Farias W, Ataide L, et al. Basilar impression and Arnold-Chiari malformation. J Neurol Neurosurg Psychiatry. 1968;31:596–605.

Dörner L, Fritsch MJ, Stark AM, et al. Posterior fossa tumors in children: how long does it take to establish the diagnosis? Childs Nerv Syst. 2007;23:887–90.

Doubousset J. Torticollis in children caused by congenital anomalies of the axis. J Bone Joint Surg Am. 1986; 68-A:178–88.

Drigo P, Carli G, Laverda AM. Benign paroxysmal torticollis of infancy. Brain Dev. 2000;22:169–72.

Drvaric DM, Ruderman RJ, Conrad RW, et al. Congenital scoliosis and urinary tract abnormalities: are intravenous pyelograms necessary? J Pediatr Orthop. 1987;7:441–3.

Dudkiewicz I, Ganel A, Blankstein A. Congenital muscular torticollis in infants: ultrasound-assisted diagnosis and evaluation. J Pediatr Orthop. 2005;25:812–4.

Dure LS, Percy AK, Cheek WR, et al. Chiari type I malformation in children. J Pediatr. 1989;115:573–6.

Gholve PA, Hosalkar HS, Ricchetti ET, et al. Occipitalization of the atlas in children. Morphologic classification, associations, and clinical relevance. J Bone Joint Surg Am. 2007;89-A:571–8.

Giffin NJ, Benton S, Goadsby PJ. Benign paroxysmal torticollis of infancy: four new cases and linkage to CACNA1A mutation. Dev Med Child Neurol. 2002;44:490–3.

Giuffrè R, di Lorenzo N, Fortuna A. Cervical tumors of infancy and childhood. J Neurosurg Sci. 1981;25: 259–64.

Gunderson CH, Solitare GB. Mirror movements in patients with the Klippel-Feil syndrome. Arch Neurol. 1968;18:675–9.

Halanski MA, Iskandar B, Nemeth B, et al. The coconut condyle: occipital condylar dysplasia causing torticollis and leading to C1 fracture. J Spinal Disord Tech. 2006;19:295–8.

Harkey HL, Crockard HA, Stevens JM, et al. The operative management of basilar impression in osteogenesis imperfecta. Neurosurgery. 1990;27:782–6.

Hayes M, Parker G, Ell J, et al. Basilar impression complicating osteogenesis imperfecta type IV: the clinical and neuroradiological findings in four cases. J Neurol Neurosurg Psychiatry. 1999;66:357–64.

Hemmer KM, McAlister WH, Marsh JL. Cervical spine anomalies in the craniosynostosis syndromes. Cleft Palate J. 1987;24:328–33.

Hensinger RN, Lang JE, MacEwen GD. Klippel-Feil syndrome. A constellation of associated anomalies. J Bone Joint Surg Am. 1974;56-A:1246–53.

Ho BCS, Lee EH, Singh K. Epidemiology, presentation, and management of congenital muscular torticollis. Singapore Med J. 1999;40:675–9.

Hosalkar HS, Sankar WN, Wills BPD, et al. Congenital osseous anomalies of the upper cervical spine. J Bone Joint Surg Am. 2008;90-A:337–48.

Ibrahim AG, Crockard HA. Basilar impression and osteogenesis imperfecta: a 21-year retrospective review of outcomes in 20 patients. J Neurosurg Spine. 2007;7: 594–600.

Isu T, Miyasaka K, Abe H, et al. Atlantoaxial dislocation associated with neurofibromatosis. J Neurosurg. 1983; 58:451–3.

Jolley SG, Johnson DG, Herbst JJ, et al. An assessment of gastroesophageal reflux in children by extended pH monitoring of the distal esophagus. Surgery. 1978;84: 16–24.

Kawano Y, Tamura A, Abe Y, et al. Klippel-Feil syndrome accompanied by pulmonary artery sling. Intern Med. 2008;47:327.

Kovero O, Pynnönen S, Kuurila-Svahn K, et al. Skull base abnormalities in osteogenesis imperfecta: a cephalometric evaluation of 54 patients and 108 control volunteers. J Neurosurg. 2006;105:361–70.

Kumandas S, Per H, Gumus H, et al. Torticollis secondary to posterior fossa and cervical spinal cord tumors: report of five cases and literature review. Neurosurg Rev. 2006;29:333–8.

Ling CM. The influence of age on the results of open sternomastoid tenotomy in muscular torticollis. Clin Orthop. 1976;116:142–8.

Louis DS, Argenta LC. The orthopaedic manifestations of Goldenhar's syndrome. Surg Rounds Orthop. 1987: 43–6.

MacAlister A. Notes on the development and variations of the atlas. J Anat Physiol. 1983;27:519–42.

MacDonald D. Sternomastoid tumor and muscular torticollis. J Bone Joint Surg Br. 1969;51-B(3):432–43.

Marmor MA, Beauchamp GR, Maddox SF. Photophobia, epiphora, and torticollis: a masquerade syndrome. J Pediat Ophth Strab. 1990;27:202–4.

McRae DL, Barnum AS. Occipitalization of the atlas. Am J Roentgenol Radium Ther Nucl Med. 1953;70:23–46.

Michie I, Clark M. Neurological syndromes associated with cervical and craniocervical anomalies. Arch Neurol. 1968;18:241–7.

Moore MH, Lodge ML, Clark BE. Spinal anomalies in Pfeiffer syndrome. Cleft Palate Craniofac J. 1995;32: 251–4.

Moore WB, Matthews TJ, Rabinowitz R. Genitourinary

anomalies associated with Klippel-Feil syndrome. J Bone Joint Surg Am. 1975;57-A:355–7.
Murphy Jr WJ, Gellis SS. Torticollis with hiatus hernia in infancy. Am J Dis Child. 1977;131:564–5.
Nora JJ, Cohen M, Maxwell GM. Klippel-Feil syndrome with congenital heart disease. Am J Dis Child. 1961;102:110–6.
O'Brien DF, Allcutt D, Caird J, et al. Posterior fossa tumours in childhood: evaluation of presenting clinical features. Ir Med J. 2001;94:52–3.
Parker W. Migraine and the vestibular system in childhood and adolescence. Am J Otol. 1989;10:364–71.
Pozo JL, Crockard HA, Ransford AO. Basilar impression in osteogenesis imperfecta. J Bone Joint Surg Br. 1984;66-B:233–8.
Ramenofsky ML, Buyse M, Goldberg MJ, et al. Gastroesophageal reflux and torticollis. J Bone Joint Surg Am. 1978;60-A:1140–1.
Rauch R, Jungert J, Rupprecht T, et al. Torticollis revealing as a symptom of acute lymphoblastic leukaemia in a fourteen-month-old girl. Acta Paeditr. 2001;90.
Ritterbusch JF, McGinty LD, Spar J, et al. Magnetic resonance imaging for stenosis and subluxation in Klippel-Feil syndrome. Spine. 1991;16(10 Suppl):S539–41.
Rubin SE, Wagner RS. Ocular torticollis. Surv Ophthalmol. 1986;30:366–76.
Rush PJ, Berbrayer D, Reilly BJ. Basilar impression and osteogenesis imperfecta in a three-year-old girl: CT and MRI. Pediatr Radiol. 1989;19:142–3.
Samartzis D, Kalluri P, Herman J, et al. The extent of fusion within the congenital Klippel-Feil segment. Spine. 2008;33:1637–42.
Sandham A. Cervical vertebral anomalies in cleft lip and palate. Cleft Palate J. 1986;23:206–14.
Sawin PD, Menezes AH. Basilar invagination in osteogenesis imperfecta and related osteochondrodysplasias: medical and surgical management. J Neurosurg. 1997;86:950–60.
Sherk HH, Whitaker LA, Pasquariello PS. Facial malformations and spinal anomalies. A predictable relationship. Spine. 1982;7:526–31.
Snyder CH. Paroxysmal torticollis in infancy. A possible form of labyrinthitis. Am J Dis Child. 1969;117: 458–60.
Stark EW, Borton T. Klippel-Feil syndrome and associated hearing loss. Arch Otolaryngol. 1973;97: 415–9.
Taboas-Perez RA, Rivera-Reyes L. Head tilt: a revisit to an old sign of posterior fossa tumors. Bol Asoc Med P R. 1984;76:62–5.
Teodori JB, Painter MJ. Basilar impression in children. Pediatrics. 1984;74:1097–9.
Thomsen M, Krober M, Schneider U, et al. Congenital limb deficiencies associated with Klippel-Feil syndrome. A survey of 57 subjects. Acta Orthop Scand. 2000;71:461–4.
Tredwell SJ, Smith DF, Macleod PJ, et al. Cervical spine anomalies in fetal alcohol syndrome. Spine. 1982;7: 331–4.
Tsirikos AI, Chang W-N, Shah SA, et al. Acquired atlantoaxial instability in children with spastic cerebral palsy. J Pediatr Orthop. 2003;23:335–41.
Ugar DA, Semb G. The prevalence of anomalies of the upper cervical vertebrae in subjects with cleft lip, cleft palate, or both. Cleft Palate Craniofac J. 2001;38: 498–503.
Visudhiphan P, Chiemchanya S, Somburanasin R, et al. Torticollis as the presenting sign in cervical spine infection and tumor. Clin Pediatr. 1982;21:71–6.
Weiner DS. Congenital dislocation of the hip associated with congenital muscular torticollis. Clin Orthop. 1976;121:163–5.
Wilkins RH, Brody IA. The Arnold-Chiari malformation. Neurological classics XXXVIII. Arch Neurol. 1971; 25:376–9.
Williams CRP, O'Flynn E, Clarke NMP, et al. Torticollis secondary to ocular pathology. J Bone Joint Surg Br. 1996;78-B:620–4.
Wong VCN, Fung CF. Basilar impression in a child with hypochondroplasia. Pediatr Neurol. 1991;7:62–4.
Yamada H, Nakamura S, Tajima M, et al. Neurological manifestations of pediatric achondroplasia. J Neurosurg. 1981;54:49–57.

# 第三部分
# 学步期儿童及学龄前儿童

# 第 19 章　多重畸形患儿

## 19.1　引言

小儿骨科医生常面对患多重畸形的小儿，开始考虑任何治疗之前，明确潜在疾病的性质是非常重要的。

大的肢体残缺常合并多重肢体畸形（图 19.1）；该类患儿诊断通常比较容易。本章主要讨论除肢体缺失外的其他多重畸形。部分该类畸形在出生时就有，其他则是在婴儿或幼儿发育过程中出现。这些畸形可为关节或肢体长骨畸形，治疗方法取决于畸形部位。有些畸形会合并疼痛，其他畸形则无疼痛。这些区别也有助于畸形病因的诊断（表 19.1）。

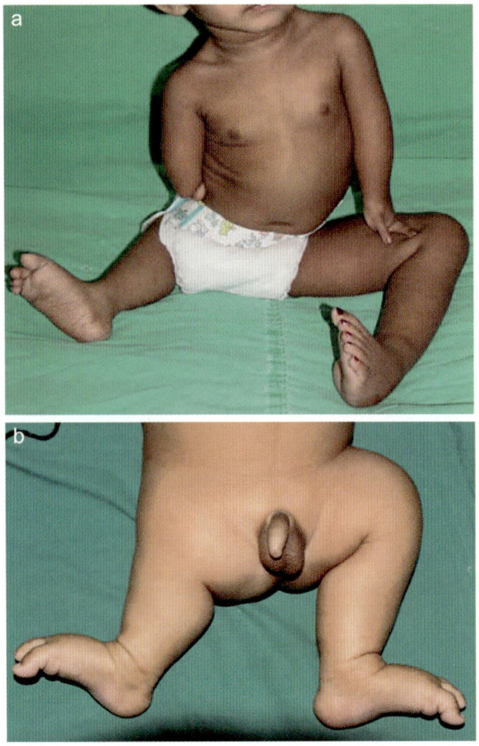

图 19.1　（a）多重先天性上下肢缺损患儿的下肢畸形；（b）另一个先天性缺陷患儿的下肢畸形

建立具体的诊断对于理解畸形的自然病史也是非常重要的。例如，先天性挛缩细长指（趾）（Beals 综合征）中一些出生时即存在的畸形会有改善（Viljoen 1994），而典型的关节挛缩不会缓解甚至手术矫形后会有复发的倾向。

## 19.2　建立诊断的问题

- 出生即有畸形还是后来出现的畸形？
- 畸形是在发热后出现的，或发热后多久出现的畸形？
- 畸形是否对称？
- 畸形位于关节还是四肢长骨？
- 如畸形位于骨，位置靠近骨干还是骨骺？
- 如畸形位于关节，是否有关节肿胀、松弛或运动性疼痛？
- 身高及身体比例是否正常？
- 是否有相关的上、下运动神经元瘫痪？

表 19.1　多重畸形患儿畸形部位、出现阶段及畸形性质

| 出现阶段 | 畸形部位 | | | |
|---|---|---|---|---|
| | 关节畸形 | | 骨性畸形 | |
| 出生时 | 疼痛性的：<br>非常少见 | 无痛性的：<br>如多发性先天挛缩 | 疼痛性的：<br>如严重成骨不全 | 无痛性的：<br>如弯肢发育异常 |
| 婴幼儿 | 疼痛性的：<br>如幼儿特发性关节炎 | 无痛性的：<br>如瘫痪性畸形 | 疼痛性的：<br>如活动性佝偻病等代谢性骨病 | 无痛性的：<br>如轻中度成骨不全 |

出生即有畸形还是后来出现的畸形?

区别这一点很重要，因为有助于缩小诊断范围。出生时即存在的多关节畸形见于多重先天性挛缩（关节挛缩），而炎症性关节炎是后来才出现的。

畸形是在发热后出现的，或发热后多久出现的畸形?

多灶性骨髓炎或多部位化脓性关节炎的畸形往往数月后出现，继发于急性病期对生长机制的破坏。脊髓灰质炎麻痹畸形继发于肌肉不平衡，常在麻痹后数月出现，而姿势性畸形可在麻痹后短期内出现。

畸形是否对称?

骨骼对称性畸形往往见于先天性或发育性异常，而非对称性畸形常为获得性。

畸形位于关节还是四肢长骨?

明确畸形部位有助于建立诊断。非对称性长骨干畸形见于骨髓炎破坏的患儿，而对称性长骨畸形可见于骨发育不良（如弯肢发育异常）或抗维生素 D 佝偻病患儿。偶尔有一些骨与关节合并畸形，如 Bruck 综合征，同时有关节挛缩和成骨不全（Leroy et al. 1998）。

如畸形位于骨，位置靠近骨干还是骨骺?

出生后的骨干畸形说明有骨脆性或对压力及外力敏感性增高的原发性疾病，如一些代谢性骨病或成骨不全。而骨骺畸形与生长缺陷相关性更大。

如畸形位于关节，是否有关节肿胀、松弛或运动性疼痛?

关节疼痛、肿胀是炎症性疾病的特点，其中最常见为幼儿特发性关节炎。幼儿牛皮癣性关节炎、小儿进展性类风湿性关节病及一些罕见疾病如腕关节跗骨骨质溶解及新生儿多系统感染性疾病也会表现为关节畸形肿胀（Kim et al. 2014; Choi et al. 1993; Ekbote et al. 2013）。

身高及身体比例是否正常?

异常的身体比例及身材矮小说明患儿有骨发育不良（图 19.2）。

是否有相关的上、下运动神经元瘫痪?

关节畸形也可由瘫痪性疾病引起，这类疾病中，静态姿势异常或肌肉纤维化可导致肌力不平衡。

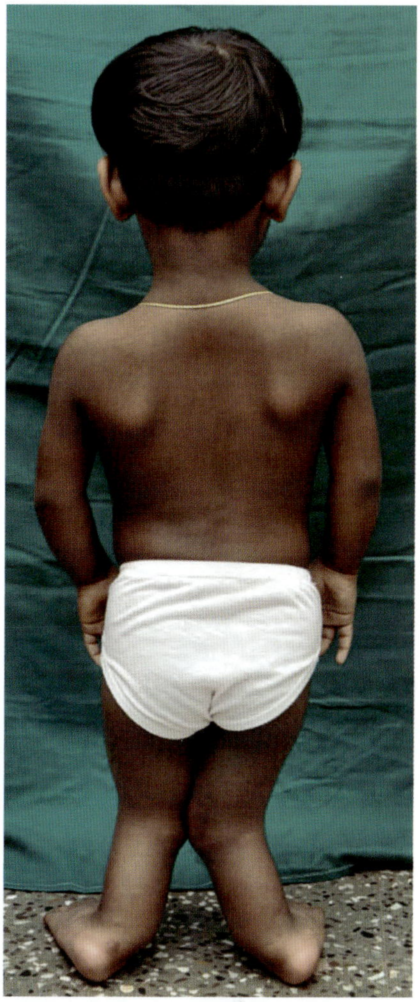

图 19.2　该患儿有膝关节、踝关节的对称性畸形，身体比例异常及身材矮小。所有这些体征说明她患有骨骼发育不良

## 19.3　体格检查

### 19.3.1　视

观察畸形形态并记录。某些疾病有典型的畸形形态，有助于诊断（图 19.3）。畸形形态对于潜在病理有诊断价值。例如，双侧对称的膝关节僵硬性过伸畸形可证实股四头肌挛缩，从而证实有潜在的神经系统病因。如果畸形顶点区有皮肤凹陷，则是弯肢发育异常及肢体缺陷相关畸形的典型表现。

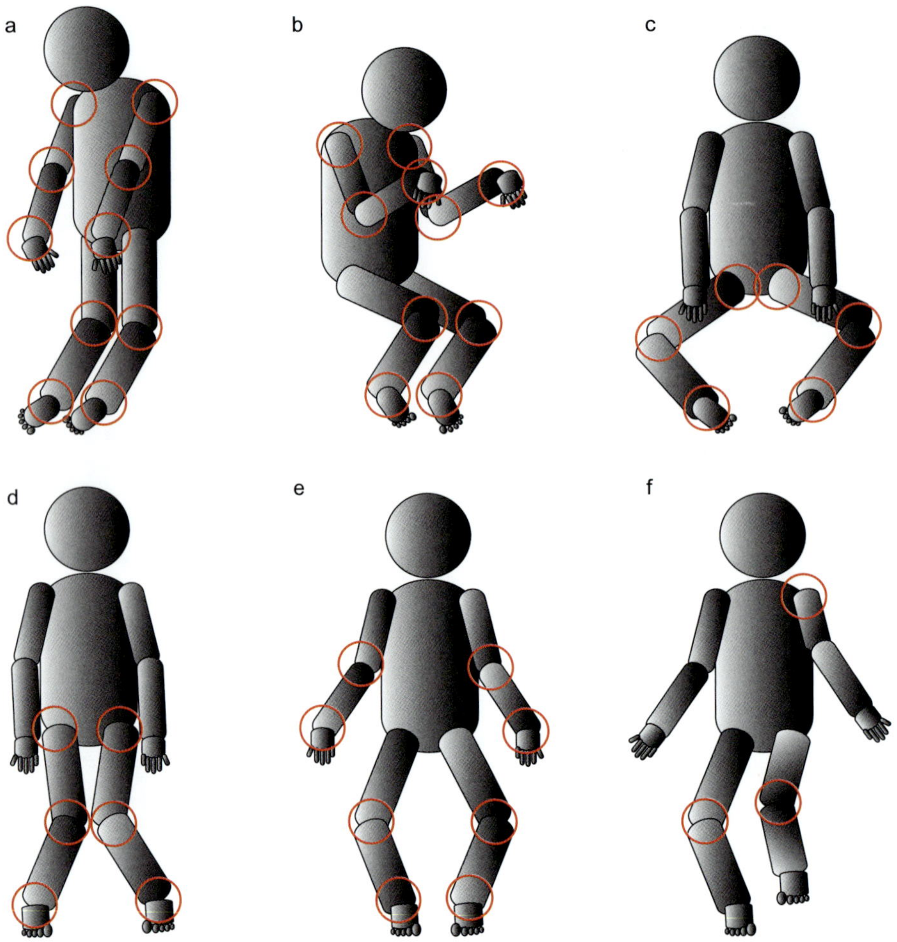


图 19.3　图示说明不同疾病中的畸形形式。矢状面对称性畸形（屈、伸畸形）常见于关节挛缩（a, b）。对称性畸形包括髋关节屈曲、外展、外旋，膝关节屈曲，踝关节马蹄足是完全性骶骨发育不全综合征的典型表现（c）。对称性冠状面畸形（弓形腿及外翻足）累及上、下肢常见于骨发育异常（d, e）。多于一个平面的非对称性畸形合并多节段骨短缩，常继发于多灶性骨髓炎或化脓性关节炎造成的多部位的生长板破坏

### 19.3.2　触

触诊整个长骨并注意畸形位置。触诊畸形关节并注意局部温度、渗出及滑膜增厚情况。

### 19.3.3　动

检查每个关节的被动活动范围并记录，注意活动中有无疼痛或相关的肌痉挛。

## 19.4　辅助检查

### X 线平片

如有骨性畸形，X 线平片是非常重要的。

如果有关节畸形、疼痛、肿胀，需要查 CRP、风湿因子、抗核因子及 HLA B27。如果怀疑有幼儿特发性关节炎或其他炎症疾病的时候，需要儿内科医生或风湿病医生的协助会诊。

## 19.5　导致儿童多部位畸形的鉴别诊断

### 19.5.1　多发先天性关节挛缩

有多种疾病可表现为多发先天性挛缩，其中最为熟知的是典型先天多发性或肌发育不良性关节挛缩。其他的在新生儿期表现为多发挛缩的疾病包括远端关节挛缩及先天性挛缩性蜘蛛指（趾）。

**典型关节挛缩**

畸形形式随肢体屈伸不同而不同（图 19.4）。上、下肢受累，畸形常对称。

**远端关节挛缩症**

本病为常染色体显性遗传，X 连锁，表现为多发关节挛缩。近端关节可有不同程度受累，但主要的畸形位于腕关节、手及足。

**先天性挛缩性蜘蛛指（趾）**

出生时即有的大小关节对称性关节挛缩。膝关节及肘关节常屈曲。典型先天性指屈曲及蜘蛛指（趾）常见，外耳有褶皱的“卷心菜叶”表现。尽管该病与马方综合征有些相似，但区别在于没有马方综合征患者的关节松弛与眼损害。关节畸形会随时间有所缓解（Kolble et al. 2002; Viljoen 1994）。

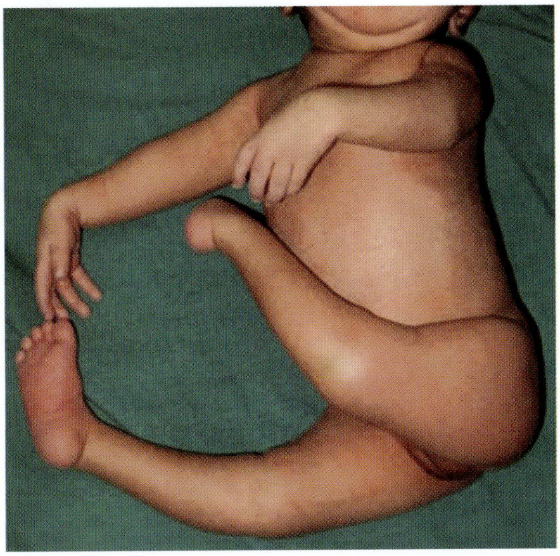

**图 19.4**　典型关节挛缩患儿的上、下肢关节畸形

### 19.5.2　骨骼疾病

**成骨不全**

成骨不全可导致完全骨折或微骨折后骨不连，完全骨折骨不连可导致成角畸形，微骨折骨不连可导致弓样畸形。典型的畸形位于长骨骨干（图 19.5）；股骨常弓向前外侧，胫骨常弓向前。

**Bruck 综合征**

该基因疾病具有关节挛缩和成骨不全的表现（图 19.6）（Leroy et al. 1998）。该病典型特征为先天性挛缩，包括肘窝或腘窝的翼状胬肉。骨折首次发生在新生儿或小婴儿。可能会有脊柱侧凸和髋臼内陷，且进展较快（图 19.7）。

**多骨性纤维性结构不良与 Albright 综合征**

骨骼多处病损发展后正常骨被纤维组织取代，该处容易发生弯曲或骨折。

**多发内生软骨瘤病（Ollier 病）**

良性软骨损害影响多处骨组织；损害多分布于躯体单侧。躯干双侧受累时，损害分布也通常不对

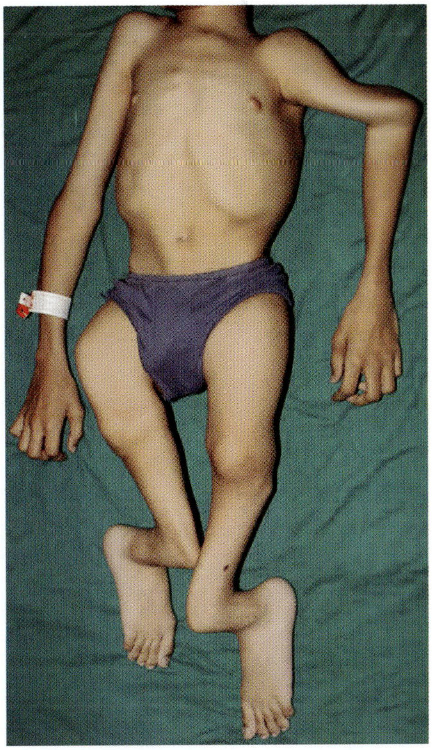

**图 19.5**　成骨不全患儿上、下肢长骨骨干畸形

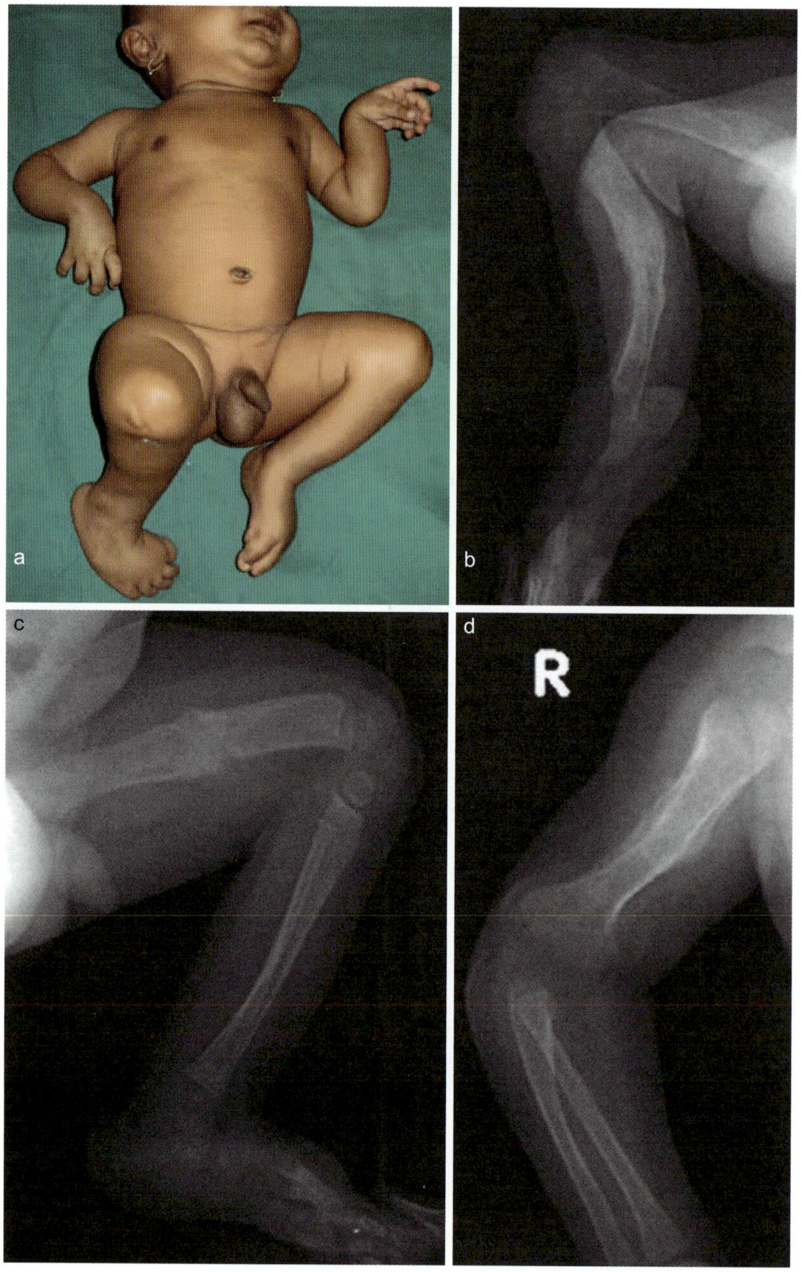


图 19.6 Bruck 综合征患儿的临床表现（a）和 X 线表现（b～d）；关节畸形与肢体骨折是典型表现

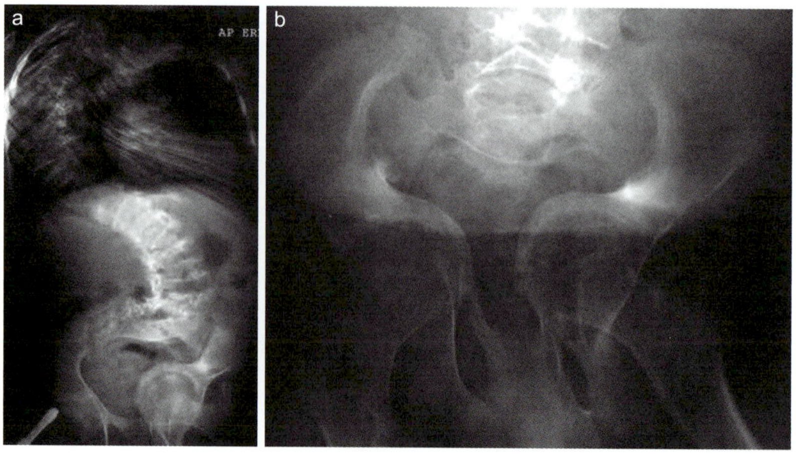


图 19.7 Bruck 综合征导致的严重脊柱侧凸（a）及髋臼内陷（b）

称。当病损侵及皮质骨时可触及骨性肿胀进展。肢体长度不等及畸形常有发生。

**遗传性多发性骨软骨瘤病**

长骨干骺端骨肿胀在幼儿早期出现并且随患儿生长而长大。生长异常较常见，导致成角畸形及受损骨短缩。

### 19.5.3　关节炎

**幼儿型慢性关节炎**

幼儿型慢性关节炎常见髋关节、膝关节、肘关节及腕关节屈曲畸形。在少见型的或少关节型的幼儿特发性关节炎（JIA），较少的关节受累（Meiorin et al. 2009）。由于渗液或滑膜增生导致的关节肿胀是疾病活动的特征。

**幼儿牛皮癣性关节炎**

这种类型关节炎症状与幼儿特发性关节炎不同，手部小关节受累更常见。

### 19.5.4　骨发育异常

一部分骨发育异常导致的畸形和生长异常在出生时即比较明显，其他则随小儿生长逐渐显现。第 23 章更详细地描述了对于骨发育异常如何建立诊断。

**弯肢发育异常**

这种发育不良在出生时即可发现，长骨是弯曲的，弯曲顶点处有皮肤凹陷。畸形是对称的。肩胛骨发育不良。腭裂与新生儿呼吸窘迫是该病的另外两个特征。

**儿童进行性假类风湿性关节病**

该病临床表现与风湿性关节炎非常相似，又称迟发性脊柱骨骺发育不良伴进行性骨关节病（spondyloepiphyseal dysplasia tarda with progressive arthropathy, SEDT-PA）及进行性假性类风湿性骨发育不良（progressive pseudorheumatoid dysplasia, PPD）。关节僵硬影响髋关节活动的症状通常在 3 岁开始出现并进展。也可有晨僵及颈椎僵硬。手关节有肿胀，这是由末端指骨增大而非滑膜增生引起。ESR 正常，类风湿因子阴性，滑膜不呈类风湿关节炎样的炎症改变。扁平椎是该病的另一个特征。该病对抗风湿药物不敏感，诊断重要性在于避免使用可能有害的药物（Ekbote et al. 2013）。

### 19.5.5　多灶性化脓性关节炎及骨髓炎后遗症

骨骺及生长板破坏会导致进行性畸形，通常在感染发生后几个月内出现症状。畸形的严重程度取决于受累骨骼破坏程度和部位。

### 19.5.6　代谢性骨病

儿童抗维生素 D 佝偻病或其他形式未治疗的佝偻病常发生承重长骨骨畸形。通常发生长骨弯曲，矫正后畸形复发较常见。

### 19.5.7　瘫痪性疾病

小儿脊髓灰质炎可导致多种畸形。畸形可以是任何一种姿势性畸形（髋关节屈曲、外展、外旋畸形，膝关节屈曲畸形，踝关节马蹄足畸形）。如果这些畸形在瘫痪急性期通过合适的姿势被阻止，则残留的肌力不平衡后期会导致其他畸形。

**骶骨发育不全**

患有完全性骶骨发育不全的患儿出生即有特征性的髋、膝、踝关节对称性畸形。包括髋关节外展外旋畸形、膝关节屈曲畸形、马蹄足。相关的脊柱畸形、下肢瘫痪及神经源性膀胱导致患儿治疗困难（Renshaw 1978）。

### 19.5.8　罕见疾病

**腕骨 – 跗骨骨质溶解**

特发性腕骨 - 跗骨骨质溶解是一种罕见疾病，以腕骨、跗骨骨质吸收伴严重手、腕、足畸形为特征。也可累及近端关节。可有相关肾病（Carmichael et al. 2007; McDonald et al. 2007; Choi et al. 1993）。

**新生儿多系统炎性疾病**

新生儿多系统炎性疾病（neonatal-omset multisystem inflammatory disease, NOMID）是非常

罕见的疾病，主要影响神经系统、关节、皮肤。关节症状包括疼痛性关节肿胀及软骨过度生长造成的特征性的膝关节突出并屈曲畸形，后者随时间进展（图 19.8）。其他关节也可受累。潜在的病因为白介素 -1β 的过度释放（Boschan et al. 2006; Kim et al. 2014; Hill et al. 2007）。

## 19.6　建立诊断

建立小儿多种畸形病因的概述如表 19.2 和 19.3 所示。

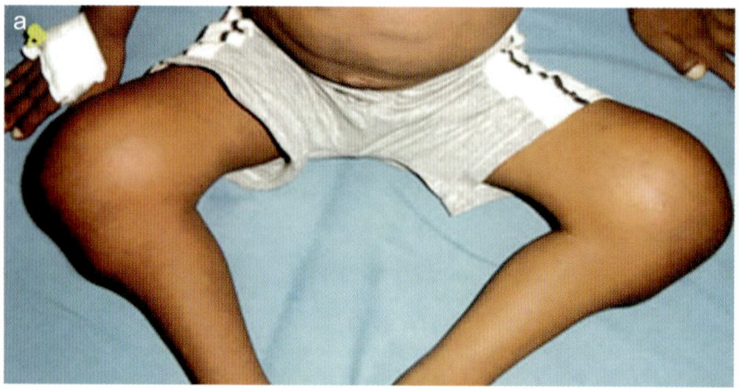


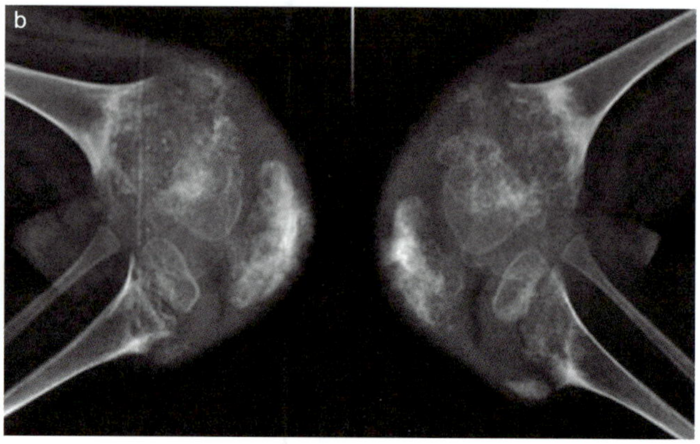


**图 19.8**　NOMID 患儿特征性的膝关节肿胀及屈曲畸形（a）。X 线显示钙化的软骨在生长板区域异常沉积（b）

**表 19.2　小患儿多发性骨畸形不同病因的诊断建立**

| | | | |
|---|---|---|---|
| **病史** | | | |
| 畸形出现于：<br>出生时或婴儿期 | 畸形出现于：<br>出生前 | 畸形出现于：<br>婴儿期 | 畸形出现于：<br>儿童期 |
| 轻微外伤后反复骨折史 | 新生儿期可有呼吸系统疾病 | 体弱 | 首次出现可表现为病理性骨折 |
| 可有家族史 | | 可有家族史 | |
| 自然病程：<br>如不治疗，畸形加重，新的骨折会导致新的畸形 | 自然病程：<br>畸形不变 | 自然病程： | 自然病程： |
| **体格检查** | | | |
| 巩膜可呈蓝色 | — | — | 可有牛奶咖啡斑 |
| 韧带松弛 | — | — | 可有性早熟 |
| 双侧上下肢长骨骨干弯曲<br>股骨：<br>中上三分之一处弓向前外侧<br>胫骨：<br>骨干中段前弓 | 双侧上下肢长骨骨干弯曲<br>股骨：<br>中上三分之一处弓向前外侧<br>胫骨：<br>骨干中段前弓<br>弓状骨顶点处皮肤凹陷 | 长骨骨干弯曲主要发生于下肢<br>股骨：<br>髋内翻，中下三分之一处弓向外<br>胫骨：<br>中段或中下三分之一处弓向前 | 干骺端和 / 或骨干弯曲<br>股骨：<br>股骨颈弯曲伴严重髋内翻（牧羊杖畸形）常见<br>胫骨：<br>中段弓向前 |
| 初步诊断：<br>成骨不全症 | 初步诊断：<br>弯肢发育异常 | 初步诊断：<br>抗维生素 D 佝偻病 | 初步诊断：<br>骨纤维异常增殖症 |
| **辅助检查** | | | |
| X 线片证实有愈合骨折及畸形<br>骨质减少<br>生长板正常 | X 线片证实股骨胫骨中段骨干弯曲<br>无骨质减少<br>生长板正常 | X 线片证实有畸形<br>骨质减少<br>生长板增宽且不规则 | X 线片证实多骨骨干或干骺端有溶骨性损害。长骨骨皮质变薄且弯曲（常见于股骨颈） |
| | | 血钙、磷，甲状旁腺素，维生素 D 水平异常<br>高磷酸盐尿，糖尿及氨基酸尿 | |
| **诊断** | | | |
| 成骨不全症 | 弯肢发育异常 | 抗维生素 D 佝偻病 | 骨纤维异常增殖症 |

表 19.3　小儿多发骨畸形诊断建立说明

| | | | | | | |
|---|---|---|---|---|---|---|
| **病史** | | | | | | |
| 出生前：孕期胎动停止 | 出生前：无特殊 | 出生前：无特殊 | 出生前：无特殊 | 出生前：无特殊 | 出生前：无特殊 | 出生前：无特殊 |
| 畸形出现于：出生即有 | 畸形出现于：出生即有 | 畸形出现于：儿童早期，疼痛相关 | 畸形出现于：儿童早期，疼痛相关 | 畸形出现于：脓毒症数月后 | 畸形出现于：发热后并伴急性软瘫 | 畸形出现于：出生即有 |
| 自然史：畸形静止 | 自然史：畸形缓解 | 自然史：畸形进展 | 自然史：畸形进展 | 自然史：畸形进展 | 自然史：畸形静止 | 自然史：畸形静止 |
| **体格检查** | | | | | | |
| 畸形形式：对称 | 畸形形式：对称 | 畸形形式：对称（在少关节型 JIA 可能不对称） | 畸形形式：对称 | 畸形形式：不对称 | 畸形形式：不对称 | 畸形形式：对称 |
| 无疼痛 | 无疼痛 | 有疼痛 | 有疼痛 | 无疼痛 | 无疼痛 | 无疼痛 |
| 无关节肿胀 | 无关节肿胀 | 关节肿胀 | 关节肿胀 | 无关节肿胀 | 无关节肿胀 | 无关节肿胀 |
| 无炎症表现 | 无炎症表现 | 有炎症表现 | 无炎症表现 | 无炎症表现 | 无炎症表现 | 无炎症表现 |
| 肌力正常 | 肌力正常 | 肌力正常 | 肌力正常 | 肌力正常 | 畸形肢体有下运动神经元性瘫痪 | 畸形肢体有下运动神经元性瘫痪 |
| 其他特征：身高正常，可有脊柱侧凸 | 其他特征：身高正常，可有脊柱侧凸、蜘蛛指、先天性指屈曲 | 其他特征：身高正常，可有脊柱受累 | 其他特征：身材矮小，脊柱扁平椎 | 其他特征：身高正常，脊柱正常 | 其他特征：身高正常，脊柱肌肉麻痹时可有瘫痪性脊柱侧凸 | 其他特征：身高正常或矮小，可有脊柱畸形，骶骨缺失 |
| 肢体等长 | 肢体等长 | 肢体等长 | 肢体等长 | 受累肢体进展性短缩 | 受累肢体可有短缩 | 肢体等长 |
| **辅助检查** | | | | | | |
| 诊断无需辅助检查 | 诊断无需辅助检查，基因分析可有助于确诊 | ESR，类风湿因子，抗核抗体，滑膜活检<br>受累关节 X 线片显示特有的骨质疏松或关节破坏 | ESR，类风湿因子，抗核抗体可为阴性<br>脊柱 X 线片显示扁平椎<br>受累关节平片显示关节间隙变窄 | 受累关节平片显示骨骺破坏，形成骨赘、骺板骨桥及畸形 | 诊断无需辅助检查 | 骨盆 X 线片确认骶骨缺失 |
| **诊断** | | | | | | |
| 典型性关节挛缩 / 远端关节挛缩 | 先天性挛缩性蜘蛛样指（趾） | 幼儿特发性关节炎 | 儿童进行性假性类风湿关节病 | 化脓性关节炎或生长板骨髓炎后遗症 | 瘫痪性畸形 | 骶骨发育不全症 |

（Benjamin Joseph 著　姚子明　李　浩 译）

## 参考文献

Boschan C, Witt O, Lohse P, et al. Neonatal-onset multisystem inflammatory disease (NOMID) due to a novel S331R mutation of the CIAS1 gene and response to interleukin-1 receptor antagonist treatment. Am J Med Genet A. 2006;140:883–6.

Carmichael KD, Launikitis RA, Kalia A. The orthopedic and renal manifestations of idiopathic carpal tarsal osteolysis. J Pediatr Orthop B. 2007;16:451–4.

Choi IH, Lee DY, Nam KS, et al. Carpal and tarsal osteolysis: an MRI, angiographic and histopathologic study. Pediatr Radiol. 1993;23:553–5.

Ekbote AV, Danda D, Kumar S, et al. A descriptive analysis of 14 cases of progressive-pseudorheumatoid-arthropathy of childhood from south India: review of literature in comparison with juvenile idiopathic arthritis. Semin Arthritis Rheum. 2013;42:582–9.

Hill SC, Namde M, Dwyer A, et al. Arthropathy of neonatal onset multisystem inflammatory disease (NOMID/CINCA). Pediatr Radiol. 2007;37:145–52.

Huemer C, Malleson PN, Cabral DA, et al. Patterns of joint involvement at onset differentiate oligoarticular juvenile psoriatic arthritis from pauciarticular juvenile rheumatoid arthritis. J Rheumatol. 2002;29:1531–5.

Kim H, Montealegre Sanchez GA, Chapelle DC, et al. A80: skeletal features of Neonatal-Onset Multisystem Inflammatory Disease (NOMID) on anakinra treatment: long-term follow-up. Arthritis Rheumatol. 2014;66(Suppl 11):S113.

Kolble N, Wisser J, Babcock D, et al. Prenatal ultrasound findings in a fetus with congenital contractural arachnodactyly. Ultrasound Obstet Gynecol. 2002;20:395–9.

Leroy JG, Nuytinck L, De Paepe A, et al. Bruck syndrome: neonatal presentation and natural course in three patients. Pediatr Radiol. 1998;28:781–9.

McDonald K, Toms AP, Armon K, et al. Carpal-tarsal osteolysis with elbow involvement. Skeletal Radiol. 2007;36:1097–101.

Meiorin S, Filocamo G, Pistorio A, et al. Impact of involvement of individual joint groups on subdimensions of functional ability scales in juvenile idiopathic arthritis. Clin Exp Rheumatol. 2009;27:527–33.

Renshaw TS. Sacral agenesis. J Bone Joint Surg Am. 1978;60:373–83.

Viljoen D. Congenital contractural arachnodactyly (Beals syndrome). J Med Genet. 1994;31:640–3.

# 第 20 章　膝关节获得性畸形

## 20.1　建立膝关节内翻或外翻的诊断

### 20.1.1　引言

膝关节的获得性畸形在低年龄儿童中常见，其中大多数是无损害的，并能自发缓解，但有一些需要早期干预（Greene1994）。因此，临床医生鉴别哪些畸形可忽略、哪些需要治疗非常重要。冠状面畸形（膝内翻与膝外翻）比矢状面畸形（屈曲或伸展）更常见。

### 20.1.2　建立诊断所需问题

- 畸形首次出现于何时？
- 畸形是单侧还是双侧，是否对称？
- 畸形是进展、缓解还是稳定的？
- 畸形是否伴有肢体短缩？
- 是单平面畸形还是多平面畸形？
- 畸形位于股骨还是胫骨？
- 畸形位于关节、骨骺、骨干还是干骺端？
- 站立或屈曲膝关节时畸形是否改变？

**畸形首次出现于何时?**

生理性膝内翻常见于儿童开始走路时并持续到 2 岁。之后，膝关节倾向于外翻，4 岁之后逐渐缓解，6、7 岁时达到正常成人腿型（Health and Staheli 1993）。2、3 岁之后持续膝内翻一般为病理性。同样，1 岁时的膝内翻一般也是病理性的（Fulp et al. 1995）。

**畸形是单侧还是双侧，是否对称?**

一些双侧对称的畸形是生理性的（如：18 个月男孩膝内翻），另外一些则明显是病理性的（如：Ellis-van Creveld 综合征患儿的膝外翻，图 20.1）。单侧的畸形常为病理性的（图 20.2）。

**畸形是进展、缓解还是稳定的?**

生理性膝内翻从首次发现开始会逐渐缓解，而病理性膝内翻在 4 岁左右缓解之前会有进展。

病理性畸形进展说明不对称性生长抑制或刺激影响了生长板。鉴别畸形进展与否会影响治疗决策。对于生长板受破坏的进展性畸形，较小的矫形治疗（不施行骨科手术）长期来看是无效的，因为畸形会复发。而对于稳定性畸形，矫形可能会有长期获益。

**畸形是否伴有肢体短缩?**

畸形伴有肢体短缩，尤其当畸形和短缩都进展时，说明可能有生长板破坏。畸形伴肢体短缩也可见于长期下运动神经元瘫痪的儿童。

**是单平面畸形还是多平面畸形?**

明确畸形是单平面还是多平面是非常重要的，因为有助于采取合适的治疗方案。双平面畸形常见于膝内翻伴胫骨内旋（图 20.3）。

**畸形位于股骨还是胫骨?**

这对于外科医生鉴别畸形并采取合理的治疗措施非常关键。膝内翻及膝外翻可以由股骨、胫骨或两者同时病理性改变引起，草率的检查通常难发现。然而，仔细的临床检查可以鉴别这三种情况。

**畸形位于关节、骨骺、骨干还是干骺端?**

判断具体病变位置对于采取合适的治疗方案也是关键的。

**站立或屈曲膝关节时畸形是否改变?**

当侧副韧带松弛时，站立位可加重膝内翻或外翻畸形。如果膝内翻或外翻畸形是由股骨远端畸形导致的，则屈曲膝关节时畸形消失；如果是近端胫骨畸形导致的，则屈曲膝关节时畸形不会消失（图 20.4）。

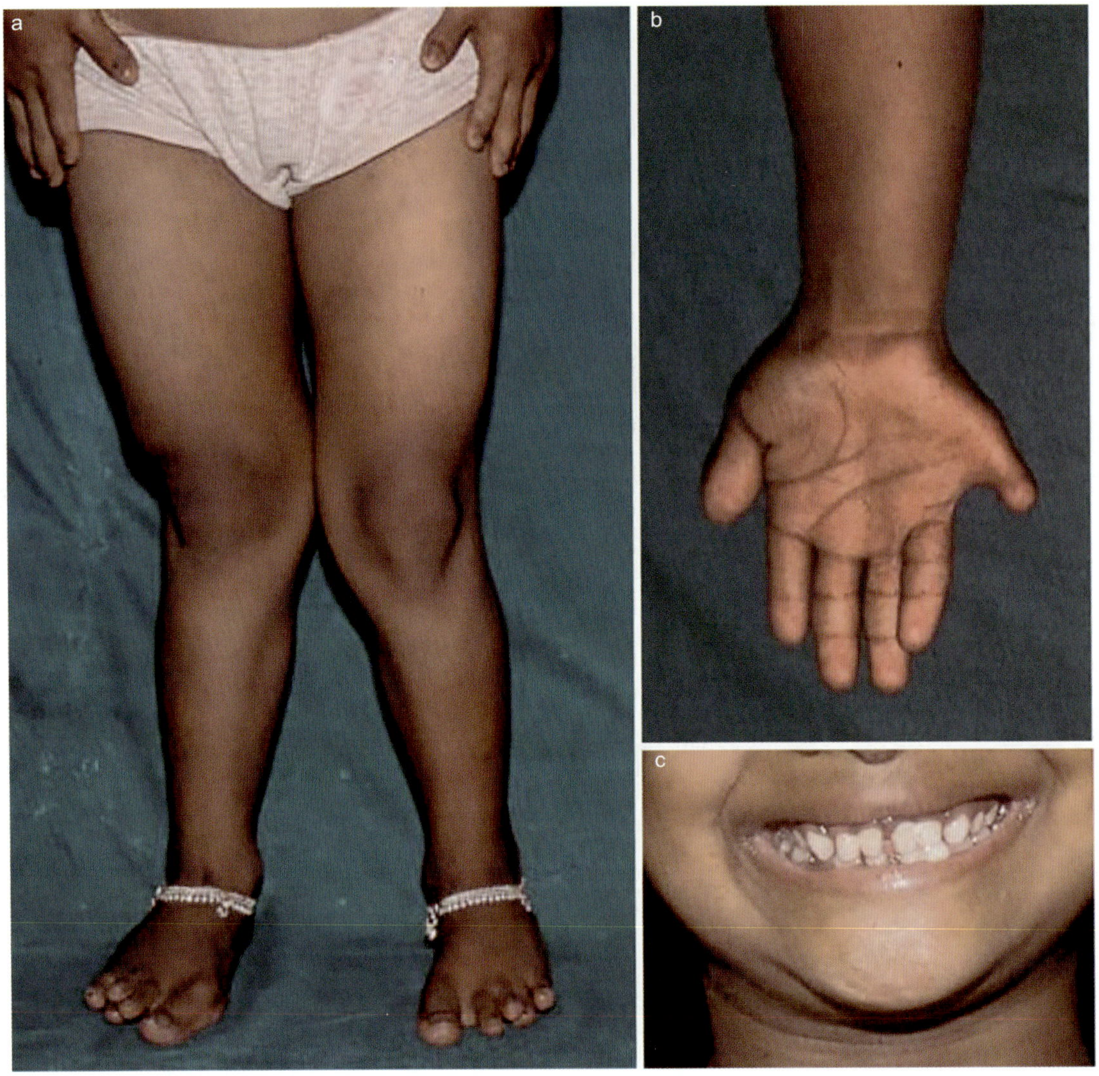


图 20.1 Ellis-van Creveld 综合征患儿双侧膝外翻（a）；轴后型多指（b）及牙列异常（c）是该种形式骨发育不良的特征

## 20.1.3 体格检查

仔细的临床检查对于建立诊断至关重要。

### 视

分别视诊患儿站立及平躺时膝关节伸直及膝关节屈曲的状态。记录畸形在站立位时是否增加，膝关节屈曲是否掩盖畸形。观察是否有相关的扭转畸形。记录是否有肢体不等长。注意是否有佝偻病特征，如干骺端增宽或串珠肋。注意身高、身体比例及四肢长度是否正常。

### 触

触诊股骨远端及胫骨近端，注意有无骨骺或干骺端不规则。注意有无股骨干骺端及胫骨的增宽或增厚。触诊髌骨，注意位置是否正常，有无外脱位。触诊是否有腓骨部分或全部缺失。触诊髂胫束是否紧张。

### 动

检查膝关节运动范围是否正常。

### 量

如果有双侧对称膝内翻畸形，测量患儿平躺、双下肢自然位置时（髌骨向上）的髁间距离，并让患儿站立，髌骨向前时再次测量。

如果有双侧对称膝外翻畸形，测量患儿平躺、双下肢自然位置时的踝间距离（图 20.5），站立时

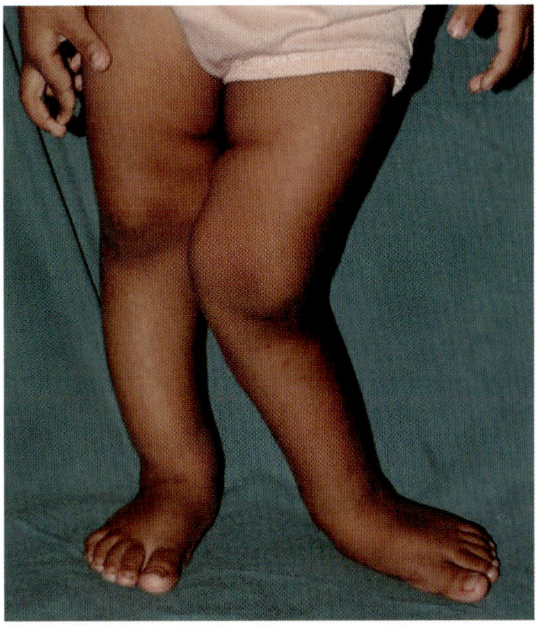

图 20.2　单侧病理性膝外翻畸形患儿，继发于新生儿远端股骨感染

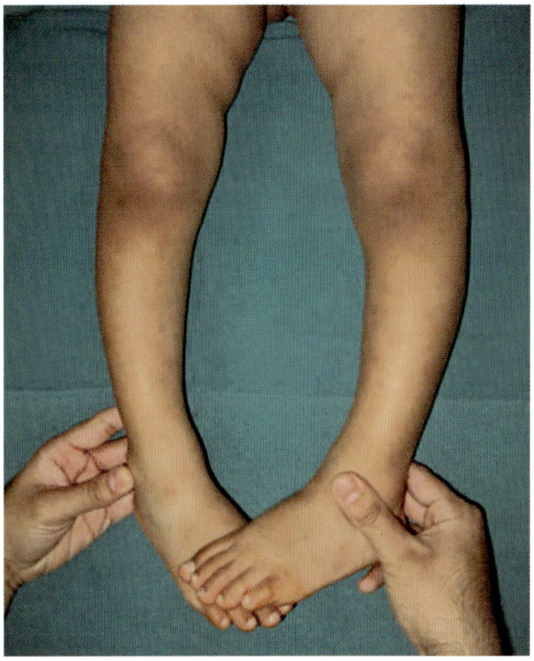

图 20.3　膝内翻畸形常合并胫骨内旋

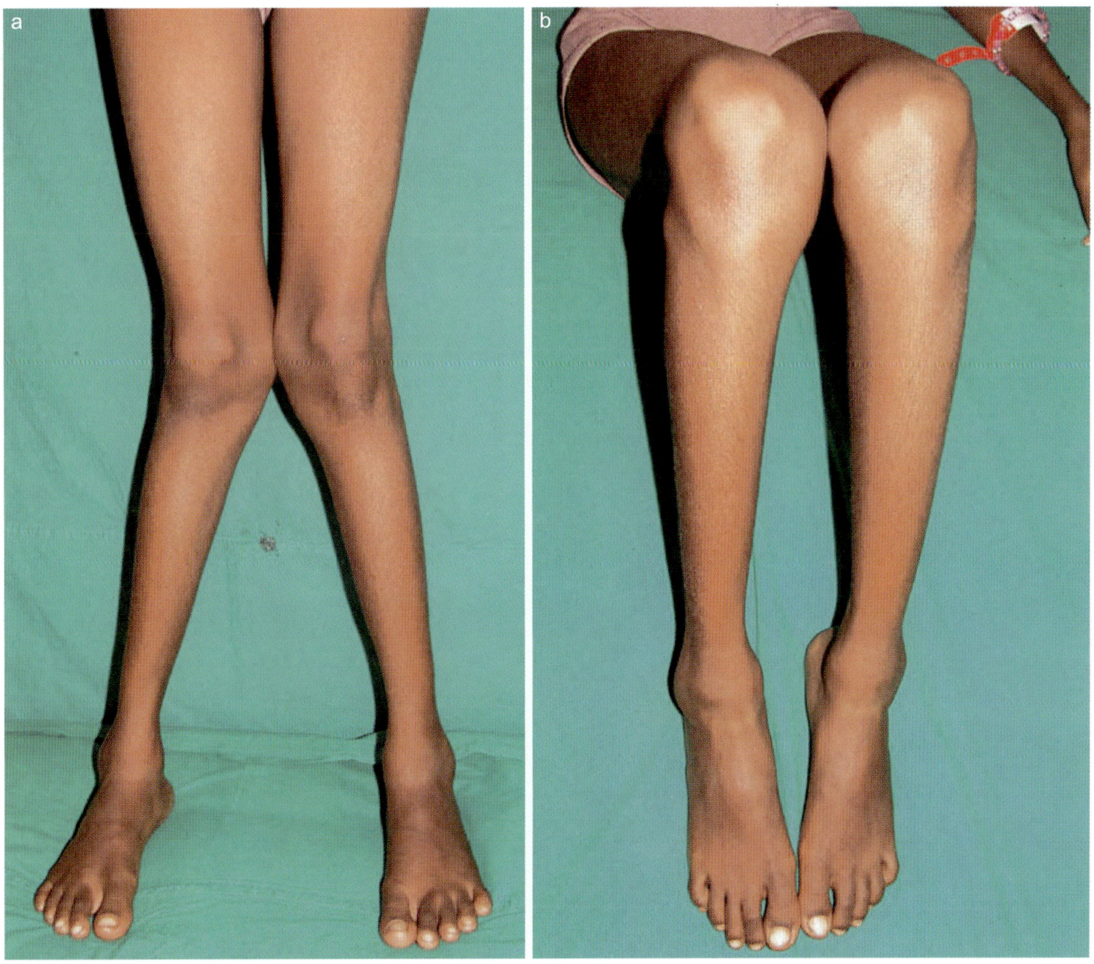


图 20.4　膝外翻在膝关节伸直时明显，膝关节屈曲时被掩盖

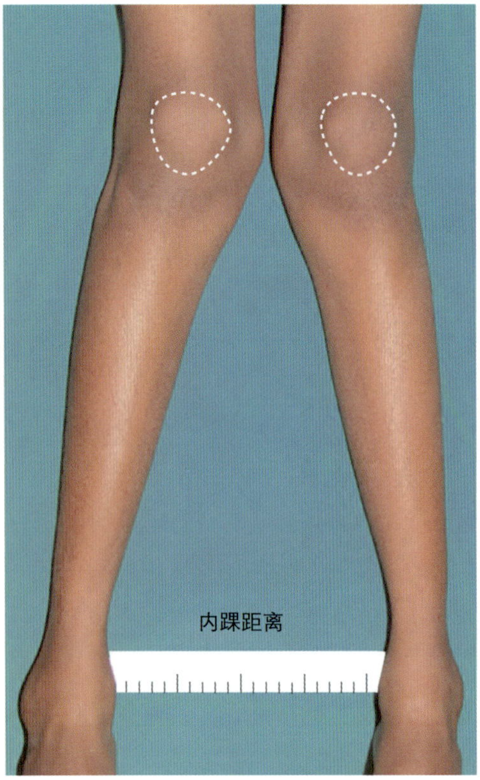


图 20.5　测量内踝距离时必须保证髌骨向前

再次测量，如果站立时距离增加，则可能有膝关节内侧副韧带松弛。

## 特殊检查

### 侧副韧带松弛度检查

膝关节屈曲 20° ～30° 时施加内翻或外翻的压力，检查侧副韧带松弛度。

### 遮盖测试

该测试对于鉴别 1～3 岁小儿生理性膝内翻与新生儿 Blount's 病非常有帮助（Davids et al. 2000）。小腿下三分之二被遮盖，只暴露近端三分之一。记录小腿上三分之一与大腿的相对排列关系（图 20.6）。Blount's 病中，小腿的近三分之一是中立位或内翻位，在生理性膝内翻中，小腿近三分之一是外翻的。Davids 等证实该测试阳性对于所有患 Blount's 病的患儿敏感性 100%，特异性 0.86，阳性预测值 0.72，阴性预测值 1.00。

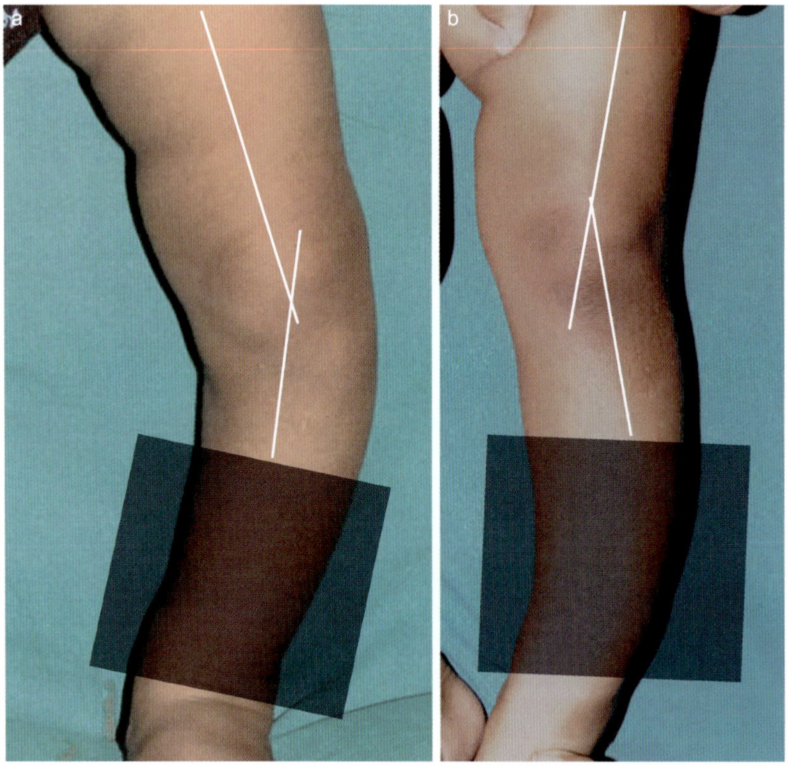


图 20.6　遮盖试验：小腿中段三分之一被遮盖，评估大腿径线与小腿上三分之一径线。（a）腿为病理性膝内翻（Blount's 病导致），（b）腿为生理性腿部弯曲

## 诊断髋内翻检查

髋关节内收过度、外展受限及 Trendelenburg 检查阳性提示存在髋内翻。

## 髂胫束紧张度检查：Ober 检查

患儿健侧卧位，健侧髋、膝关节屈曲 90°。检查过程中，检查者一手置于髂嵴固定骨盆，患儿患侧髋、膝关节屈曲的同时外展髋关节。然后伸直髋关节的同时缓慢将大腿贴近床面（髋关节被动内收）。如果大腿不能接触床面，仍然在外展位，则检查为阳性。

## 20.1.4 辅助检查

### X 线平片

膝关节前后位及侧位 X 线片是必需的，唯一的例外是 3 岁以下小儿遮盖试验阴性的对称性双侧膝内翻畸形时，可不行 X 线检查。除了注意 X 线片上股骨和胫骨序列外，还需除外生长板及骨的异常。

如果怀疑有髋内翻，骨盆及双侧髋关节的前后位 X 线片是必需的。如怀疑有佝偻病，腕关节的 X 线片对于证实尺桡骨远端生长板的改变有帮助。如怀疑有骨发育不良，至少所需的骨 X 线检查如表 20.1 所示。

**表 20.1 诊断骨发育不全时所需 X 线检查**

| 部位 | 方向 | 备注 |
|---|---|---|
| 颅骨 | 前后位及侧位 | |
| 胸椎 - 腰椎 | 前后位及侧位 | 典型畸形的常见部位 |
| 胸部 | 后前位 | |
| 骨盆 | 前后位 | 典型畸形的常见部位 |
| 单侧上肢 | 前后位 | 肱骨近端发育不良有助于诊断 |
| 单侧下肢 | 前后位 | 中段或肢端畸形<br>如有骨骺、干骺端或骨干畸形有助于诊断 |
| 左手 | 前后位 | 评估骨龄 |

### 站立位双下肢全长片

保证摄片时患儿站直，髌骨向前，如有下肢不等长，将短侧下肢垫高。在 X 线片上画出机械轴线，从股骨头中心至胫骨远端关节缘（图 20.7）。标记该轴线与膝关节交叉点，并计算胫骨近端关节面外缘至该点的宽度占关节面的比例。如有机械轴线偏

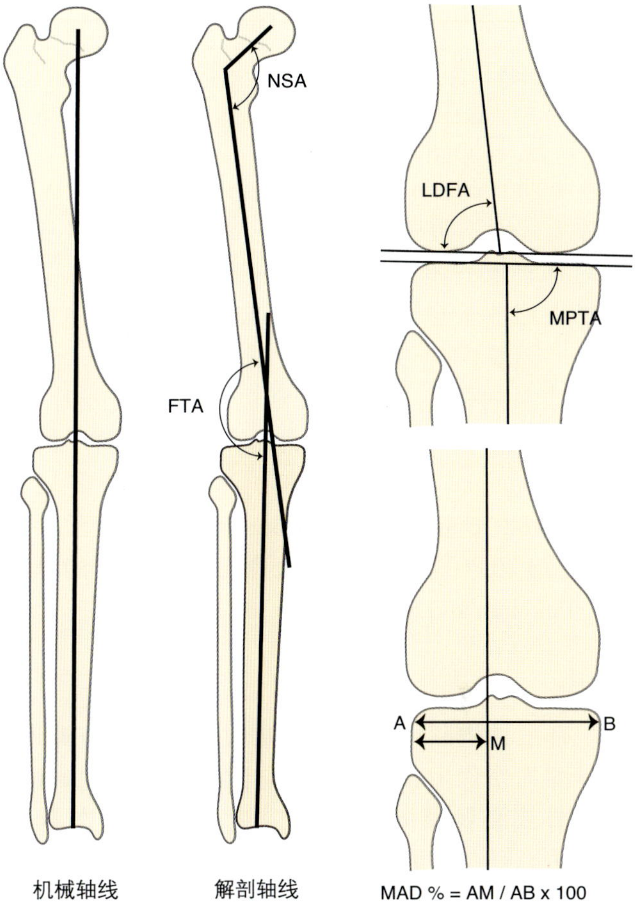


**图 20.7** 在髌骨向前、双下肢全长站立位上进行测量

离，畸形的位置可由测量股骨远端外侧角与胫骨近端内侧角确定。

### MRI

对于可疑生长板破坏，MRI 检查有助于诊断，可明确破坏的部位与程度。

### 实验室检查

如有膝关节畸形合并干骺端增宽、胫骨股骨弯曲或 X 线显示有生长板增宽，则需行血清钙、磷、碱性磷酸盐、维生素 D 水平及肾功能检查。

## 20.1.5 膝内翻或外翻的病因

### 生理性的膝内翻或外翻

3 岁以下正常小儿中，膝内翻较常见。通常在患儿刚开始走路后即发现。畸形是对称性的，常合并胫骨内旋。遮盖试验通常阴性。生理性膝外翻常

见于 2～7 岁小儿。畸形是对称性的，部位位于股骨远端。

## 新生儿 Blount’s 病

早期 Blount’s 病与生理性膝内翻在临床及 X 线片片上区别不明显（图 20.8a）。尽管疾病累及双侧且对称，也有单侧受累发生。新生儿常超重，有过早走路成长史，不过这两点在一些病例中也不存在。随着疾病进展，遮盖试验可呈阳性，干骺端弯曲及内侧生长板不规则也表现在 X 线片上。通过 X 线片测量干骺端 - 骨干角可证实畸形的存在（Levine and Drennan 1982）。该角度可重复测量（Lavelle et al. 2008），Blount’s 病时角度常大于 11°（图 20.8b）。不过诊断不能建立在单纯的测量上（Feldman and Schoenecker 1993）。

## 创伤

有三种机制可以导致小儿创伤后膝关节畸形。①骨骺损伤伴生长板破坏可导致进展性成角畸形。②股骨或胫骨骨折骨不连可导致膝内翻或外翻畸形，畸形可在骨重塑后有一定的改善，但之后仍有残留。③胫骨干骺端未移位骨折之后，可有外翻畸形，过一段时间后畸形会缓解（Cozen 1953）。这种现象的具体原因尚不清楚。

## 代谢性疾病

膝内翻或膝外翻可发生于营养性的不同形式的维生素 D 抵抗性或依赖性佝偻病（Schnitzler et al. 1994; Petje et al. 2008; Bar-On et al. 2008; Bhagat et al. 2007）。桡骨远端干骺端增宽或“喇叭口样”通常在临床仔细触诊桡骨远端三分之一直至腕关节时被发现。佝偻病串珠肋可在触诊肋软骨交界处被发现。胫骨与股骨在中下三分之一交界处有弯曲，加重了膝关节弯曲表现（Cheema et al. 2003）。X 线片偶尔可正常，但通常表现为尺桡骨远端干骺端杯状或喇叭口样变。膝内翻或膝外翻也可见于氟中毒（Krishnamachari and Krishnaswamy 1973; Khandare et al. 2005）。

## 感染：化脓性关节炎或骨髓炎后遗症

婴儿化脓性关节炎可破坏胫骨或股骨髁（图 20.9）合并严重的膝内翻或外翻畸形（Tercier et al. 2012）。

内翻或外翻畸形可由干骺端邻近生长板的局灶性感染引起，中度感染可导致充血或不对称性生长刺激，较严重的感染可导致生长板破坏。生长板破坏导致的成角畸形常与不同程度的肢体短缩有关。

## 局灶性纤维软骨发育不良

局灶性纤维软骨发育不良是一种局限性的骨皮质缺损，最常见于胫骨近端干骺端的内侧面（图 20.10）。缺损周围有硬化区包绕，缺损处可有成角（Albinana et al. 1997）。缺损处刮出组织进行活检可证实有纤维软骨组织。少数情况下缺损可见于股骨远端内侧面（Albinana et al. 1997）。罕见情况下缺损位于外侧面，导致膝外翻（Ruchelsman et al.

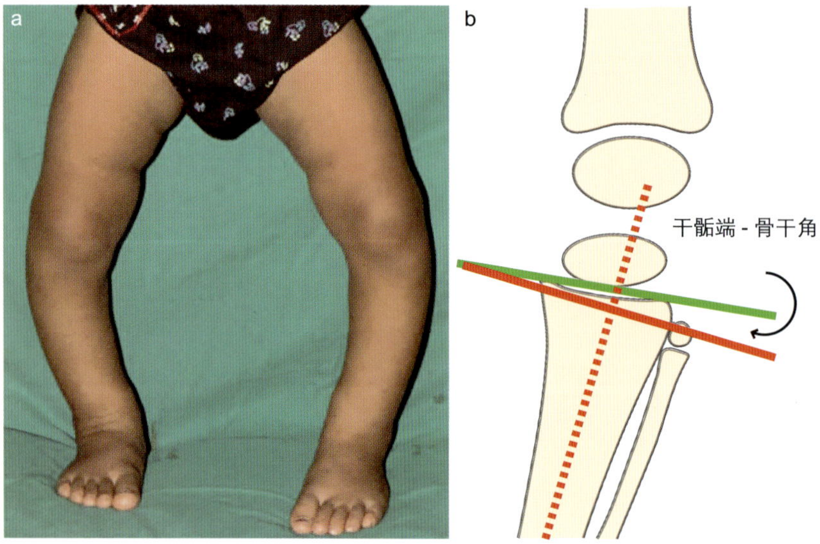


**图 20.8** 婴儿 Blount’s 病早期与生理性膝内翻（a）难鉴别，干骺端 - 骨干角大于 11° 提示为 Blount’s 病（b）

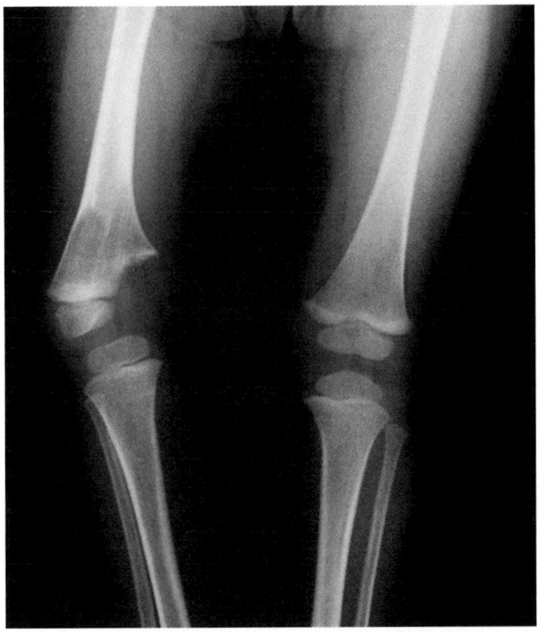

**图 20.9** 继发于婴儿化脓性关节炎的股骨内髁破坏导致了膝内翻

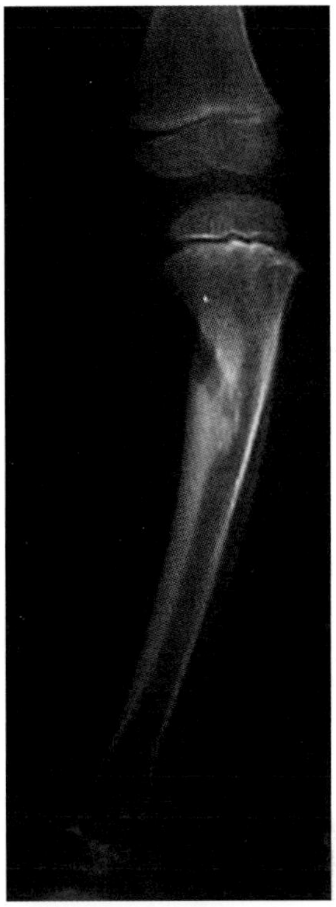

**图 20.10** 局灶性纤维软骨缺损导致近端胫骨的内翻畸形

2004）。因为 X 线表现非常典型且常会自发缓解，因此不推荐常规行缺损处活检。如未自发缓解，刮除缺损可有治愈作用，通常不需要截骨矫形。

## 腓骨半肢畸形

在患有腓骨半肢畸形患儿常有股骨外侧髁发育不良，常导致膝外翻。

## 骨发育不良

在不同形式的骨发育不良中，膝内翻或膝外翻较常见（Greene 1994; Lee et al. 2007; Ain et al. 2006; Amirfeyz et al. 2006）。软骨发育不全，典型的畸形是膝内翻（图 20.11a）（Ain et al. 2006; Lee et al. 2007）。导致膝内翻的一个原因在于软骨发育不全的患儿腓骨相对过度生长（Lee et al. 2007），尽管这个观点没有被广泛接受（Ain et al. 2006）。在 Ellis-van Creveld 综合征（软骨外胚层发育不全）中，膝关节畸形常为外翻（图 20.1）。胫骨外髁发育不良，骨骺外侧生长受到抑制。膝外翻是 Morquio-Brailsford 综合征［黏多糖贮积病（MPS）Ⅳ的一种）］的一个特点，也可见于肢中发育不全（图 20.11b～d）。

## 半肢骨骺发育异常、内生软骨瘤病及骨软骨瘤病综合征

患有软骨或骨发育异常的患儿，如半肢骨骺发育异常（Perl et al. 2009）、内生软骨瘤病及骨软骨瘤可导致膝关节成角畸形。膝外翻可见于 Down 综合征及其他一些罕见综合征（Herrera-Soto and Price 2008）。

## 软组织挛缩

小儿麻痹中常见髂胫束及外侧肌间隔膜挛缩导致膝外翻畸形。下运动神经元瘫痪伴肢体失用较明显，髂胫束挛缩的 Ober 试验阳性。股四头肌挛缩，尤其伴有股外侧肌受累时，也可造成髂胫束挛缩及膝外翻（Bose and Chong 1976）。

## “代偿性”畸形

Shim 等（1997）报道了膝外翻伴髋内翻的病

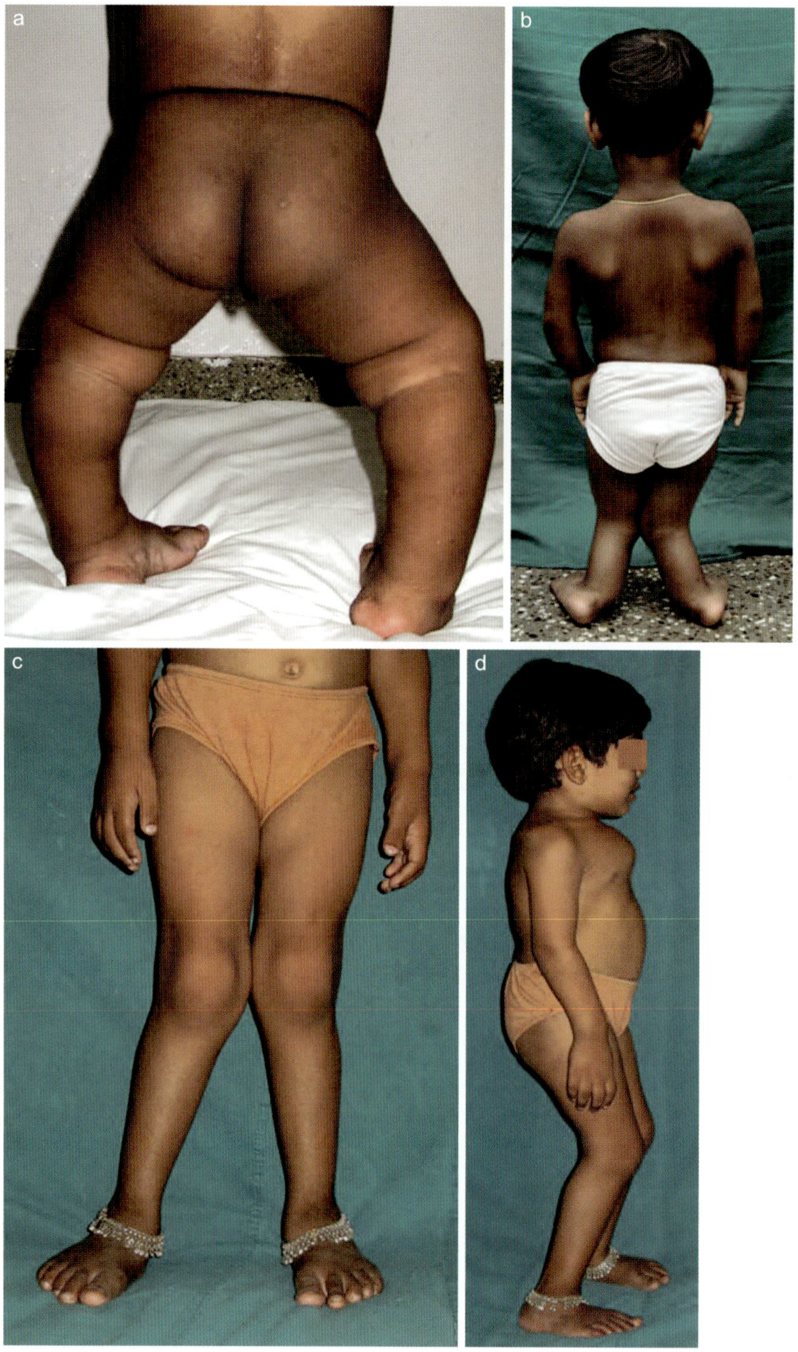


**图 20.11** 软骨发育不全性膝内翻（a），肢中发育不全性膝外翻（b），及 Morquio 病膝外翻（c, d）

例，他猜测膝外翻是髋内翻造成承重力线改变导致的。然而，一项针对行近端股骨内翻截骨术治疗 Legg-Calve-Perthes 病的长期研究并没有证实其会导致膝内翻（Tercier et al. 2013）。

## 20.1.6 建立诊断

双侧对称性膝内翻或膝外翻的病因诊断建立路径如表 20.2 所示。表 20.3 显示单侧膝内翻或膝外翻诊断建立的路径。

表 20.2　双侧对称性膝内翻或膝外翻的病因诊断建立路径

| | | | | |
|---|---|---|---|---|
| **病史** | | | | |
| 3 岁以下患儿 | 3～7 岁患儿 | 3 岁以上患儿 | 任何年龄 | 任何年龄 |
| 1 岁左右发现畸形 | 3 岁左右发现畸形 | 1 岁之后发现畸形 | 发病年龄不定 | 部分出生即有；部分发病年龄不定 |
| 部分畸形自发缓解 | 3～5 岁可有进展，5～7 岁可自发缓解 | 畸形进展 | 无自发缓解 | 无自发缓解 |
| | | | 某些畸形可有阳性家族史 | 某些畸形可有阳性家族史 |
| **体格检查** | | | | |
| 营养良好小儿双侧对称畸形 | 营养良好小儿双侧对称畸形 | 双侧对称畸形 | 双侧对称畸形 | 双侧对称畸形 |
| 身高同同龄儿 | 身高同同龄儿 | 身高同同龄儿<br>可有肥胖 | 生长受阻可有身材矮小<br>身体比例正常 | 生长受阻可有身材矮小<br>侏儒身体比例正常或异常（身体比例取决于脊椎、肢中或肢端短小程度） |
| 遮盖试验阴性 | 不适用 | 遮盖试验阳性 | 不适用 | 不适用 |
| 胫骨畸形（膝关节屈曲时无变化） | 胫骨畸形（膝关节屈曲时无变化） | 胫骨畸形（膝关节屈曲时无变化） | 胫骨或股骨畸形 | 胫骨或股骨畸形 |
| 合并胫骨内旋 | 无内旋畸形 | 合并胫骨内旋 | 胫骨内旋合并 / 不合并膝内翻 | 胫骨内旋合并 / 不合并膝内翻 |
| 无干骺端增宽，肋软骨交界处无突起 | 无干骺端增宽，肋软骨交界处无突起 | 无干骺端增宽，肋软骨交界处无突起 | 干骺端增宽，肋软骨交界处无突起 | 无干骺端增宽，肋软骨交界处无突起 |
| **辅助检查** | | | | |
| 无须检查 | 无须检查 | 髌骨向前双下肢全长 X 线片<br>机械轴线偏移<br>胫骨干骺端 - 骨干角常大于 11° | 髌骨向前双下肢全长位 X 线片<br>腕关节前后位片 | 相关骨骼检查 |
| | | | 血清钙、磷、碱性磷酸酶，肾功能检查，维生素 C 及甲状旁腺激素水平 | 基因分析 |
| **诊断** | | | | |
| 生理性膝内翻 | 生理性膝外翻 | 婴儿 Blount's 病 | 代谢性骨病相关的膝内翻或膝外翻 | 骨发育异常相关膝内翻或膝外翻 |

表 20.3 小儿单侧膝内翻或膝外翻的病因诊断建立路径

| | | | | |
|---|---|---|---|---|
| **骨骺或生长板异常** | | | | |
| **病史** | | | | |
| 新生儿期感染病史 | 肢体感染、创伤、肿瘤放疗史 | 无感染、创伤或放疗史 | 无感染、创伤或放疗史 | 无感染、创伤或放疗史 |
| 畸形在新生儿出现 | 畸形在感染、创伤、放疗后出现 | 畸形在小儿开始走路后出现 | 下肢短缩，足外缘缺失，出生即有足畸形 | 畸形出现于较大患儿 |
| 畸形进展迅速 | 畸形进展 | 畸形逐渐进展 | 畸形逐渐进展 | 畸形进展 |
| 畸形矫正后有早期复发倾向 | 畸形矫正后有早期复发倾向 | 畸形矫正后有早期复发倾向 | 畸形矫正后无复发倾向 | 有复发倾向 |
| **体格检查** | | | | |
| 膝内翻或外翻 | 膝内翻或外翻 | 膝内翻 | 膝外翻 | 膝内翻或外翻 |
| 无不稳定 | 无不稳定 | 畸形严重时可有不稳定 | 无不稳定 | 无不稳定 |
| 肢体短缩 | 肢体短缩 | 短缩不明显 | 不同程度短缩 | 无短缩 |
| | | 遮盖试验阳性 | | 可触摸的股骨或胫骨骨骺偏中心内侧或外侧的肿胀 |
| **辅助检查** | | | | |
| X 线片：<br>骨髁、邻近生长板及骨骺消失 | X 线片：<br>可有生长板不规则或骺板骨桥 | X 线片：<br>胫骨近端干骺端骨疣<br>干骺端 - 骨干角大于 11° | X 线片：<br>股骨外侧髁发育不良<br>腓骨发育不良或未发育 | X 线片：<br>骨骺端骨质增生 |
| 关节造影：<br>如骨骺端有未骨化残留可被发现 | 可不行关节造影 | 年幼患儿不常规行关节造影 | 可不行关节造影 | 可不行关节造影 |
| MRI:<br>如骨骺端有未骨化残留或不同程度生长板可被发现 | MRI：<br>可显示骨骺破坏的位置及程度 | MRI：<br>可显示骨骺破坏的位置及程度 | MRI 不必须 | MRI：<br>可证实骨骺生长骨软骨性 |
| **诊断** | | | | |
| 继发于新生儿感染后股骨或胫骨内髁缺损的膝内翻或外翻 | 继发于感染、创伤、肿瘤放疗的骨骺破坏 | 单侧 Blount’s 病 | 在腓骨缺损中继发于股骨外侧髁发育不全的膝外翻 | 半肢骨骺发育异常（Trevor’s 病） |
| **干骺端异常** | | | | |
| **病史** | | | | |
| 无创伤、感染病史 | 无创伤、感染病史 | 无创伤、感染病史 | 有创伤史 | 有创伤史 |
| 骨肿胀后发现畸形（可有相似骨肿胀病史） | 年龄较小儿童即可发现畸形 | 年龄较小儿童即可发现畸形 | 股骨或胫骨骨折治疗后很快发现畸形 | 近端胫骨骨折治疗后数月胫骨外翻畸形 |
| 进展性畸形 | 进展性畸形 | 畸形可随时间缓解 | 畸形可随时间缓解 | 畸形可随时间缓解 |

表 20.3 （续）

| | | | | |
|---|---|---|---|---|
| **体格检查** | | | | |
| 畸形肢体（内翻或外翻）多处肿胀且不对称 | 畸形肢体（内翻或外翻）多处肿胀且不对称 | 胫骨多种畸形（常见）；股骨远端内翻或外翻畸形罕见 | 胫骨或股骨内翻或外翻畸形 | 胫骨外翻畸形 |
| **辅助检查** | | | | |
| X 线片：<br>长骨干骺端多发骨软骨瘤 | X 线片：<br>长骨干骺端多发骨钙化斑块 | X 线片：<br>胫骨或股骨干骺端线性溶骨缺损周围有骨皮质硬化带 | X 线片：<br>骨折骨不连 | X 线片：<br>无先前骨折证据；干骺端外翻成角 |
| **诊断** | | | | |
| 继发于遗传性多发骨软骨瘤病的膝内翻或外翻 | 继发于内生骨软骨瘤病的膝内翻或外翻 | 胫骨或股骨的局灶性纤维软骨缺损 | 胫骨或股骨骨折骨不连 | Cozen 现象 |
| ***软组织病*** | | | | |
| **病史** | | | | |
| 瘫痪病史 | | | 关节活动受限病史 | |
| | | | 可有大腿注射、大腿创伤或感染（如股骨骨髓炎）病史 | |
| **体格检查** | | | | |
| 膝外翻伴或不伴膝屈曲畸形 | | | 膝外翻伴被动膝屈曲受限 | |
| Ober 试验阳性 | | | 可有 Ober 试验阳性，或因膝关节僵硬而无法施行 Ober 试验 | |
| 可有髋关节外展、屈曲及外旋畸形 | | | 可有股四头肌挛缩 | |
| 可有髋、膝关节周围肌肉麻痹 | | | 髌骨脱位 | |
| **辅助检查** | | | | |
| 可不行 X 线检查 | | | X 线平片：<br>评估股骨髁的形态（非为诊断） | |
| **诊断** | | | | |
| 髂胫束挛缩（常见于脊髓灰质炎）导致的膝外翻 | | | 髂胫束及股外侧肌挛缩导致的膝外翻（常见于获得性股四头肌挛缩） | |

## 20.2 建立膝关节屈曲或过伸畸形的病因诊断

### 20.2.1 引言

矢状面畸形在步行的儿童不可能是生理性的，因此，诊断潜在的病因及采取合适的治疗措施是必要的。

### 20.2.2 建立诊断所需问题

- 是否有膝关节炎症表现，活动膝关节有无疼痛?
- 是否有膝关节周围肌力减弱、肌肉痉挛及肌力不平衡的证据?
- 是否有小腿三头肌或腘绳肌挛缩?
- 畸形位于关节、骨骺、骨干或干骺端?
- 畸形是否有进展、缓解，还是静止不变?
- 是否有畸形相关的肢体短缩?

是否有膝关节炎症表现，活动膝关节有无疼痛?

膝关节屈曲最常见的一个原因是膝部疼痛疾病引起的肌肉痉挛。任何形式的滑膜炎或关节炎可导致腘绳肌群挛缩，从而引起膝关节屈曲。

是否有膝关节周围肌力减弱、肌肉痉挛及肌力不平衡的证据?

股四头肌肌力减弱而腘绳肌肌力正常导致的肌力不平衡可引起膝关节屈曲畸形。相似的腘绳肌群痉挛也可导致膝关节屈曲畸形。

是否有小腿三头肌或腘绳肌挛缩?

腘绳肌挛缩会明显引起膝关节屈曲畸形，小腿三头肌挛缩对膝关节的影响并不很清楚。小腿三头肌通常会产生足跖屈 - 膝伸直力，因此，挛缩的小腿三头肌可导致膝关节的过伸畸形。

畸形位于关节、骨骺、骨干或干骺端?

明确畸形部位有助于制订相应的治疗方案。

畸形是否有进展、缓解，还是静止不变?

如果潜在的疾病导致生长板破坏，可导致畸形进展。股骨或胫骨干骺端的骨折后骨不连伴有的膝关节屈曲或伸展畸形很大程度上会自发缓解。肌肉挛缩导致的畸形通常静止不变。

是否有畸形相关的肢体短缩?

肢体短缩伴有屈曲或伸展畸形可见于生长板破坏或肌肉挛缩。

### 20.2.3 体格检查

#### 视

注意膝关节畸形并观察有无肿胀

#### 触

触摸膝关节部位判断有无体温升高及膝关节疼痛。注意有无滑液性渗出，如膝关节没有急性疼痛，膝反射可引出。髌上袋上缘触诊滑膜皱襞，注意有无增厚或疼痛。触诊股四头肌、腘绳肌与小腿三头肌，注意有无僵硬或软化区。

#### 动

检查膝关节被动活动范围。注意被动活动范围是否随髋关节的位置而改变。特别注意，当髋关节伸展时（提示有腘绳肌收缩）是否有膝关节活动范围减少；当髋关节屈曲时（提示有股直肌收缩），是否有膝关节活动范围增加。

### 20.2.4 辅助检查

**炎症标记物**

如有关节肿胀或红肿，应行全血细胞计数、红细胞沉降率、C 反应蛋白及抗核抗体检查。如有一次以上的自发性血肿病史，应行检验以除外血液系统疾病如血友病。

**X 线片**

膝关节的 X 线片主要用来确认有无潜在的骨性异常，比如干骺端骨折或局限性的前后骺板骨桥骨折导致的骨不连。

### 20.2.5 鉴别诊断

**腘绳肌痉挛**

任何膝关节疼痛都可导致腘绳肌群产生保护性肌痉挛，从而导致膝关节维持屈曲位。如果病因解除，畸形很快缓解。然而，在慢性炎症性关节病中，屈曲畸形可由腘绳肌收缩导致。

### 腘绳肌挛缩

脑瘫患儿可有腘绳肌群挛缩。在年幼患儿中不明显，但随着患儿年龄增加逐渐显著。

### 腘绳肌收缩

一些主要的肌肉系统疾病如肌病、肌间血管瘤及缺血性肌纤维化可导致腘绳肌收缩，腘绳肌收缩也可继发于长时间站立导致的肌痉挛或肌挛缩。

## 20.2.6　建立诊断

小儿膝关节屈曲或伸展畸形的病因诊断建立路径见表 20.4。

表 20.4　小儿膝关节屈曲或伸展畸形的病因诊断建立路径

| | | |
|---|---|---|
| 膝关节屈曲畸形 | | |
| 病史 | | |
| 畸形发生前有膝关节疼痛 | 畸形前无疼痛 | 畸形前有 / 无疼痛 |
| | 可有发育迟缓史 | |
| 体格检查 | | |
| 固定的屈曲畸形<br>轻轻拉伸关节可有部分畸形矫正 | 屈曲畸形<br>轻轻拉伸关节可有部分畸形矫正 | 屈曲畸形<br>轻轻拉伸关节可有部分畸形矫正 |
| 髋关节屈曲时，畸形加重 | 髋关节屈曲时，畸形加重 | 髋关节屈曲时，畸形加重 |
| 试图伸直膝关节超过畸形位置时有疼痛<br>屈曲膝关节超过畸形位置时也可有疼痛 | 试图伸直膝关节超过畸形位置时无疼痛 | 试图伸直膝关节超过畸形位置时无疼痛，除非腘绳肌本身有问题 |
| | 可有痉挛状态 | |
| 辅助检查 | | |
| 超声：<br>可证实有渗出 | 无辅助检查证实屈曲畸形的病因 | 无辅助检查证实屈曲畸形的病因 |
| X 线片排除骨性缺损 | | |
| 诊断 | | |
| 膝关节炎症性或创伤性疾病导致的保护性腘绳肌痉挛 | 腘绳肌挛缩 | 腘绳肌收缩 |
| 膝关节伸展或过伸（反屈）畸形 | | |
| 病史 | | |
| 大腿注射史或股骨骨髓炎病史 | 马蹄内翻足病史或单纯踝关节马蹄足畸形 | 远端股骨外伤史或膝关节感染病史 |
| 畸形无进展 | 畸形进展不明显 | 畸形进展 |
| 矫正后无复发倾向 | 矫正后无复发倾向 | 矫正后有复发倾向 |
| 体格检查 | | |
| 膝关节可有被动过伸<br>膝关节有主动及被动屈曲受限 | 膝关节可有被动过伸<br>膝关节被动屈曲无受限 | 膝关节可有主动及被动过伸<br>膝关节屈曲终末受限范围与过伸程度相同 |
| 膝关节总活动范围明显下降 | 膝关节总活动范围大于正常人 | 膝关节总活动范围正常 |
| 髌骨位置可较高（高位髌骨） | 髌骨位置不高 | 髌骨位置不高 |
| 无踝关节畸形 | 踝关节马蹄足畸形（动态的或真性马蹄足挛缩） | 无踝关节畸形 |
| 膝关节屈曲受限导致无法下蹲 | 可下蹲，但由于马蹄足（如小腿三头肌有挛缩）导致下蹲姿势不正常 | 可下蹲，但由于膝关节屈曲终末受限导致下蹲姿势不正常 |
| 小腿三头肌正常 | 可有小腿三头肌挛缩或收缩 | 小腿三头肌正常 |

表 20.4（续）

| 辅助检查 | | |
|---|---|---|
| X 线平片：<br>可见远端股骨陈旧骨髓炎的表现<br>可见高位髌骨 | X 线平片无明显异常 | X 线平片：<br>侧位片可见生长板限制了股骨远端骨骺或胫骨近端骨骺的前缘 |
| 无须 MRI | 无须 MRI | MRI：<br>骨骺破坏的程度和部位可以在 MRI 上更清晰可见 |
| **诊断** | | |
| 继发于注射性肌纤维化、缺血性肌纤维化或感染后肌纤维化的股四头肌挛缩 | 继发于马蹄足的膝关节过伸（反屈） | 继发于股骨远端或胫骨颈段前生长板受限的膝关节过伸 |

（Benjamin Joseph 著　姚子明　李　浩 译）

## 参考文献


Ain MC, Shirley ED, Pirouzmanesh A, et al. Genu varum in achondroplasia. J Pediatr Orthop. 2006;26:375–9.

Albinana J, Cuervo M, Certucha JA, et al. Five additional cases of local fibrocartilaginous dysplasia. J Pediatr Orthop B. 1997;6:52–5.

Amirfeyz R, Taylor A, Smithson SF, et al. Orthopaedic manifestations and management of spondyloepimetaphyseal dysplasia Strudwick type. J Pediatr Orthop B. 2006;15:41–4.

Bar-On E, Horesh Z, Katz K, et al. Correction of lower limb deformities in children with renal osteodystrophy by the Ilizarov method. J Pediatr Orthop. 2008;28:747–51.

Bhagat SB, Bhagat SS, Sharma HK, et al. Severe bilateral rachitic genu valgum in patients with nonbullous congenital ichthyosiform erythroderma: a report of two cases and review of literature. J Pediatr Orthop B. 2007;16:423–8.

Bose K, Chong KC. The clinical manifestations and pathomechanics of contracture of the extensor mechanism of the knee. J Bone Joint Surg Br. 1976; 58-B:478–84.

Cheema JI, Grissom LE, Harcke HT. Radiographic characteristics of lower-extremity bowing in children. Radiographics. 2003;23:871–80.

Cozen L. Fracture of the proximal portion of the tibia in children followed by valgus deformity. Surg Gynecol Obstet. 1953;97:183–8.

Davids JR, Blackhurst DW, Allen Jr BL. Clinical evaluation of bowed legs in children. J Pediatr Orthop B. 2000;9:278–84.

Feldman MD, Schoenecker PL. Use of the metaphyseal-diaphyseal angle in the evaluation of bowed legs. J Bone Joint Surg Am. 1993;75:1602–9.

Fulp T, Stanton RP, Mason DE. A 13-month-old boy with progressive genu valgum. Am J Orthop (Belle Mead NJ). 1995;183:186–7.

Greene WB. Genu varum and genu valgum in children. Instr Course Lect. 1994;43:151–9.

Heath CH, Staheli LT. Normal limits of knee angle in white children–genu varum and genu valgum. J Pediatr Orthop. 1993;13:259–62.

Herrera-Soto JA, Price CT. The presence of bilateral hip dysplasia and genu valgum in Fraser syndrome. Orthopedics. 2008;31:81.

Khandare AL, Harikumar R, Sivakumar B. Severe bone deformities in young children from vitamin D deficiency and fluorosis in Bihar-India. Calcif Tissue Int. 2005;76:412–8.

Krishnamachari KA, Krishnaswamy K. Genu valgum and osteoporosis in an area of endemic fluorosis. Lancet. 1973;2:877–9.

Lavelle WF, Shovlin J, Drvaric DM. Reliability of the metaphyseal-diaphyseal angle in tibia vara as measured on digital images by pediatric orthopaedic surgeons. J Pediatr Orthop. 2008;28:695–8.

Lee ST, Song HR, Mahajan R, et al. Development of genu varum in achondroplasia: relation to fibular overgrowth. J Bone Joint Surg Br. 2007;89:57–61.

Levine AM, Drennan JC. Physiological bowing and tibia vara. The metaphyseal-diaphyseal angle in the measurement of bowleg deformities. J Bone Joint Surg Am. 1982;64:1158–63.

Perl M, Brenner RE, Lippacher S, et al. Dysplasia epiphysealis hemimelica: a case report with novel pathophysiologic aspects. Clin Orthop Relat Res. 2009;467: 2472–8.

Petje G, Meizer R, Radler C, et al. Deformity correction in children with hereditary hypophosphatemic rickets. Clin Orthop Relat Res. 2008;466:3078–85.

Ruchelsman DE, Madan SS, Feldman DS. Genu valgum secondary to focal fibrocartilaginous dysplasia of the distal femur. J Pediatr Orthop. 2004;24:408–13.

Schnitzler CM, Pettifor JM, Patel D, et al. Metabolic bone disease in black teenagers with genu valgum or varum without radiologic rickets: a bone histomorphometric study. J Bone Miner Res. 1994;9:479–86.

Shim JS, Kim HT, Mubarak SJ, et al. Genu valgum in children with coxa vara resulting from hip disease. J Pediatr Orthop. 1997;17:225–9.

Tercier S, Shah H, Siddesh ND, et al. Does proximal femoral varus osteotomy in Legg-Calve-Perthes disease predispose to angular mal-alignment of the knee? A clinical and radiographic study at skeletal maturity. J Child Orthop. 2013;7:205–11.

Tercier S, Siddesh ND, Shah H, et al. Loss of a condyle of the femur or tibia following septic arthritis in infancy: problems of management and testing of a hypothesis of pathogenesis. J Child Orthop. 2012;6:319–25.

# 第 21 章 “内八字”和“外八字”步态

## 21.1 引言

家长们常常因患儿行走时足呈“内八字”( in-toeing )、“外八字”( out-toeing ) 或内旋、外旋状态而担忧，希望能听取专家的意见。正常值是指在特定人群平均值正负两个标准差范围内 ( Jacquemier et al . 2008 )( 图 21.1 )。

然而，超出正常值并不意味着就是病理性的或需要治疗的。一些对称的、无痛的且不伴有关节僵硬的变化往往是正常变异所致。

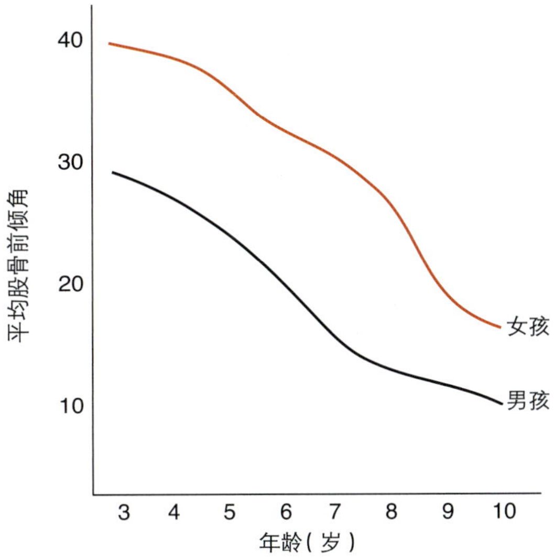


图 21.1 通过大转子内旋试验测出随着年龄增长儿童的股骨前倾角逐渐缩小 ( Modified from Jacquemier et al . 2008 )

## 21.2 建立诊断的问题

- 这种步态是从学会行走就开始的还是最近才出现？
- “内八字”或“外八字”步态是双侧的对称性的吗?
- 患儿平时是“W”形跪坐吗?
- 病变的具体部位在哪里?
- 是否存在额状面相关畸形?

**这种步态是从学会行走就开始的还是最近才出现？**

大部分正常变异造成的肢体旋转于患儿学会行走后即可显现，而近期新出现的“内八字”和“外八字”步态则很有可能是病理性的。

**“内八字”或“外八字”步态是双侧的对称性的吗?**

除了行走后即出现的“内八字”或“外八字”步态，大部分双侧对称性的步态对患儿没有影响 ( Staheli et al. 1985 )。此外，单侧的“内八字”或“外八字”步态很可能是病理性的。

**患儿平时是“W”形跪坐吗?**

造成患儿股骨前倾角增大的最常见的原因就是“W”形跪坐 ( 图 21.2 )。

**病变的具体部位在哪里?**

“内八字”或“外八字”步态的根源可能来自于髋关节、股骨、胫骨、前足或后足 ( 表 21.1 )。在治疗前确认畸形的部位非常重要，如果定位明确，就应对病变部位进行治疗。

**是否存在额状面相关畸形?**

婴幼儿髋内翻往往伴有股骨前倾角缩小继而导致“外八字”步态。胫骨内翻往往伴有胫骨内旋继而导致“内八字”步态。马蹄足的后足内翻也往往伴有胫骨内旋和“内八字”步态。

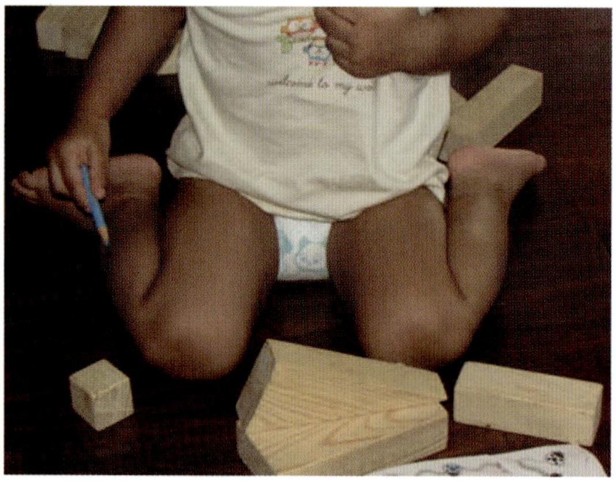

图 21.2 由于“W”形跪坐造成的股骨前倾角增大的患儿

## 21.3 体格检查

### 21.3.1 视

**足行进角**

让患儿脱去鞋袜，观察患儿的步态，尤其是注意足行进角（foot progression angle, FPA）的变化，它指示了孩子在行进过程中足部所朝的方向（图 21.3）。虽然骨骼尚未成熟，但大部分儿童会像成人一样存在 15° 左右的指向外侧的足行进角。

注意行走过程中患儿髌骨所朝的方向，有利于发现股骨内旋和外旋畸形。提前用记号笔画出髌骨的内、外侧轮廓更有利于观察和判断（图 21.4）。

注意观察有无 Trendelenburg 步态。检查有无诸如胫骨内翻或马蹄足残留畸形等相关畸形。

### 21.3.2 动

**髋关节旋转**

患儿取俯卧位，通过屈膝 90° 情况下旋转小腿来测量髋关节旋转的角度。将双髋置于极度外旋和内旋位。当髋关节外旋时双侧胫骨会呈十字交叉（图 21.5）。

当关节内、外旋时要确保不出现骨盆倾斜。其他髋关节相关活动也应仔细测量并记录在格栅图上（Rao and Joseph 2001）（图 21.6）。

髋关节旋转活动范围一般为 90°，但关节松弛的患儿则表现为髋内旋和外旋程度均增大。随着股骨前倾角的逐渐增大，髋关节内旋角度超过外旋角度。当股骨前倾角缩小时，髋关节外旋角度逐渐增大。髋关节活动范围在上述过程中保持不变（图 21.7a）。当髋关节出现外旋或内旋挛缩时，髋关节向相反方向的旋转范围则会减小（图 21.7b）。

**股骨前倾角的临床评估**

在患儿俯卧位情况下，可以间接地测量患儿股骨前倾角（图 21.7）。没有被检查的腿需平放在检查床上。用手握住被检查侧小腿并保持屈膝 90°。用另一只手的手掌确认股骨大转子处于大腿近端正外侧。通过向内和向外旋转胫骨直到大转子最明显

表 21.1 导致“内八字”或“外八字”步态的病变部位

| 病变部位 | 畸形或发育异常 | 造成的步态异常 |
|---|---|---|
| 髋关节 | 内旋挛缩 | “内八字”步态 |
| | 外旋挛缩 | “外八字”步态 |
| | 髋内收肌痉挛 | “内八字”步态 |
| 股骨 | 股骨前倾角增大 | “内八字”步态 |
| | 股骨前倾角缩小 | “外八字”步态 |
| | 髋内翻伴股骨前倾角缩小 | “外八字” Trendelenburg 步态 |
| | 股骨骨折后遗旋转畸形 | 根据畸形愈合的具体情况可分别造成“内八字”或“外八字”步态 |
| 胫骨 | 胫骨内旋 | “内八字”步态 |
| | 胫骨外旋 | “外八字”步态 |
| 后足 | 马蹄足残余的跟骨内翻畸形 | “内八字”步态 |
| 前足 | 马蹄足残余前足内收畸形 | “内八字”步态 |
| | 跖骨内收 | |
| | 第 1 跖骨内翻（𧿹外翻） | |

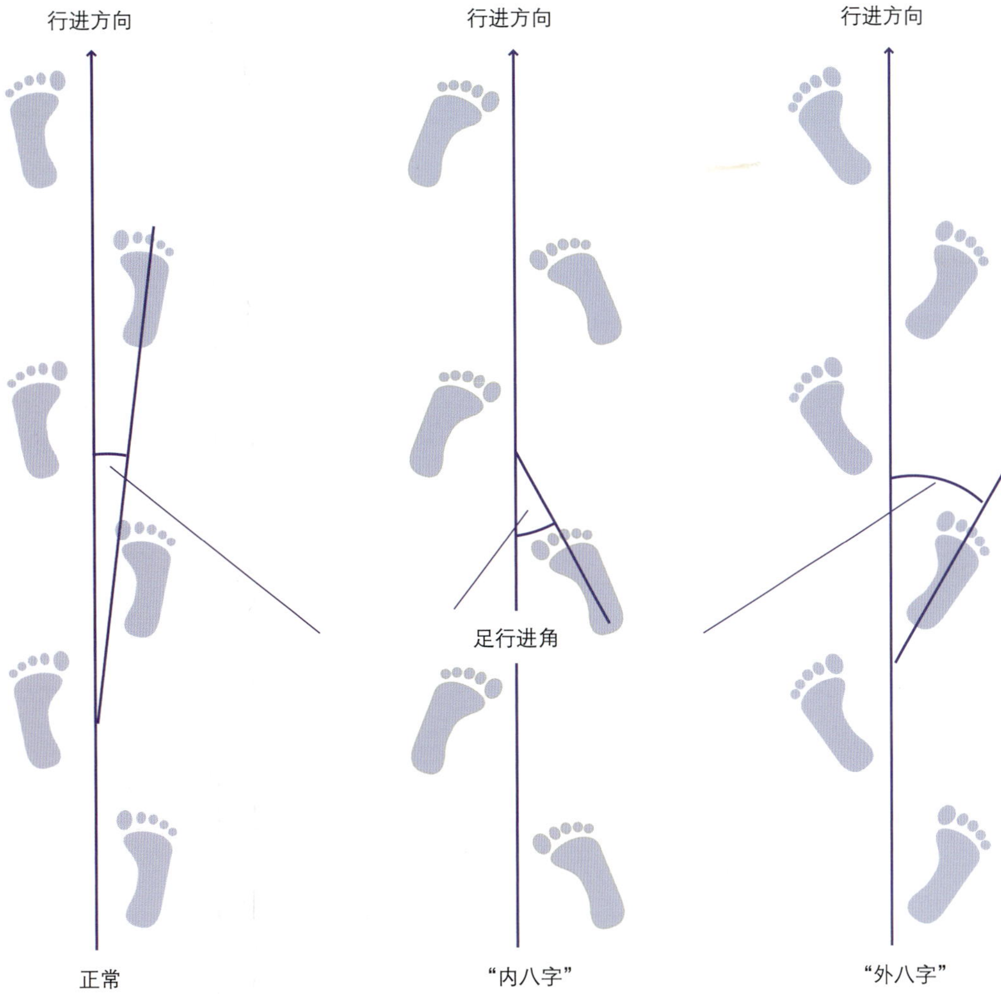


**图 21.3** 足行进角（FPA）与行走平面足的行进方向相关

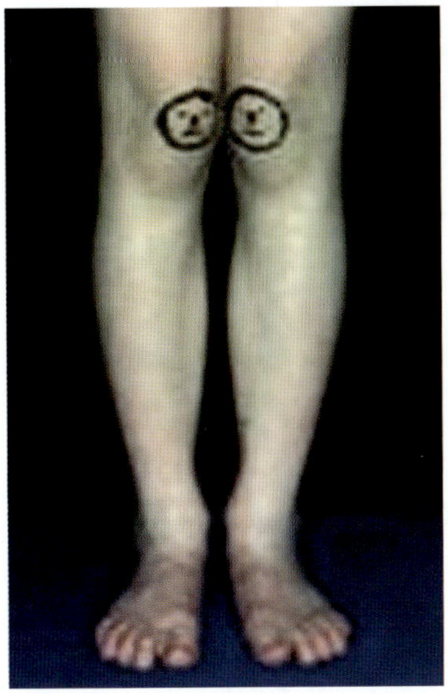

**图 21.4** 在一名 12 岁的男孩体表标记出髌骨位置。由于股骨前倾角增大，站立时双侧髌骨朝向膝关节内侧；而双足仍朝向前方的原因是胫骨过度外旋

突出的部位。此时胫骨与矢状面间的夹角即为股骨前倾角（Ruwe et al. 1992）（图 21.8）。

## 大腿 – 足部角

有一个方法可以直接测定胫骨扭转的程度。即患儿在俯卧位下屈膝 90°，从上向下观察足部解剖轴与大腿解剖轴之间所呈的夹角（图 21.5）。正常儿童存在一个 15° ~ 30° 的外翻角。这项检查不管是对于疾病筛查或是临床查体都是行之有效的（Staheli et al. 1985）。测量误差往往是由于胫骨在膝关节处发生了旋转而没有与跟骨冠状面长轴对齐造成的。

## 前足内收

保持俯卧位屈膝 90° 并检查足底（图 21.5）。通常足外侧边缘是平直的，而当外侧变得凸起时则

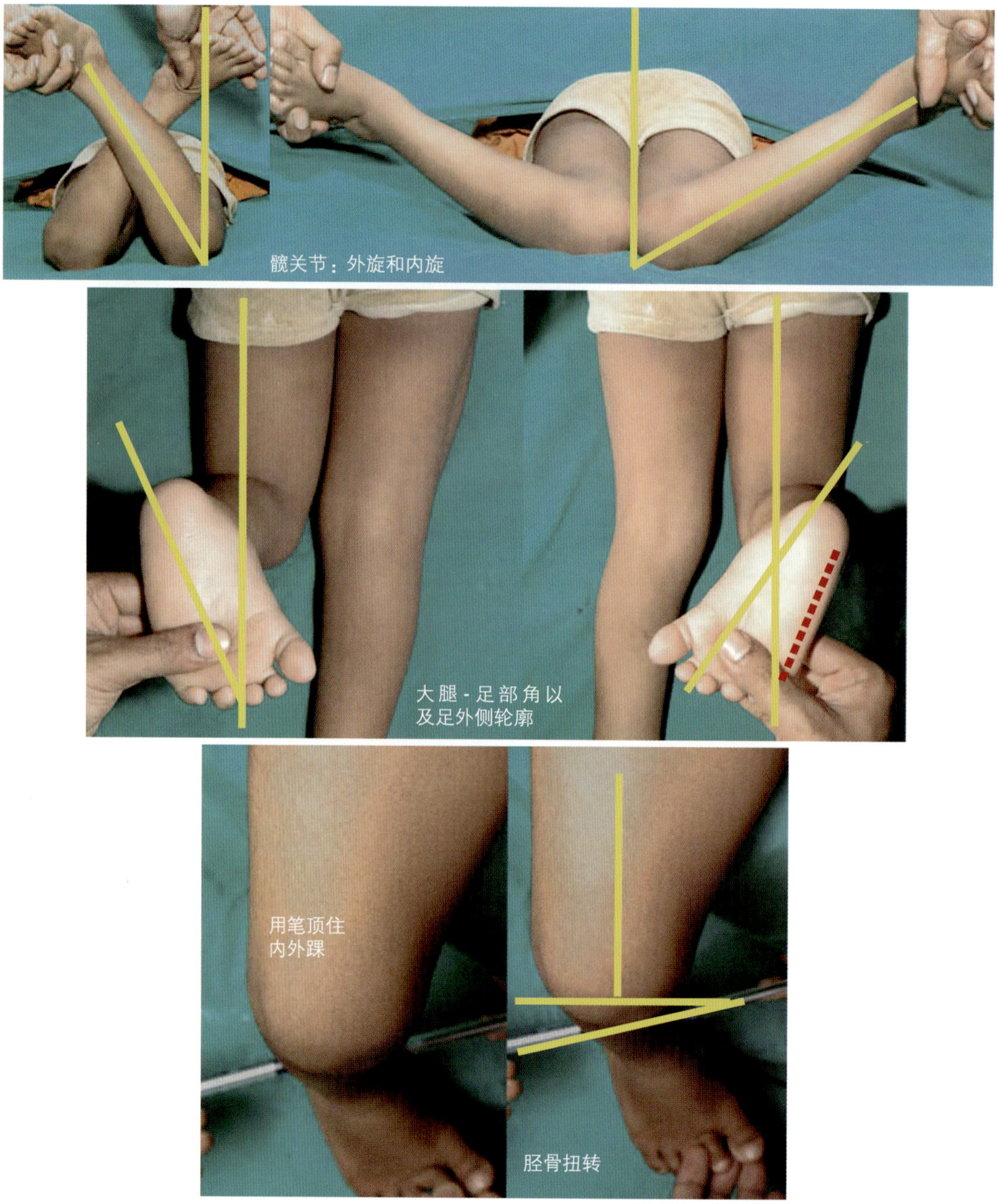


**图 21.5** 临床上扭转程度的评价方法。伸髋情况下髋外旋（左上图）和内旋（右上图）的范围。大腿 - 足部角是胫骨扭转的一种测量方法（中图）；另一种估计胫骨扭转的方法是测量经过内外踝的横轴（下图）。同时要注意观察足外侧轮廓（红色虚线）

提示存在前足内收。如果确实存在前足内收，则应检查其柔韧度。

## 选择性的检查技巧

如果患儿不能配合俯卧位，我们也可以选择仰卧位下检查。保持患儿双髋及双膝伸直，检查者可以通过转动其大腿以达到最大的髋关节外旋和内旋。患儿也可以卧于检查床末端，双膝弯曲、双小腿自然下垂，检查者则坐在患儿的尾侧，握住其小腿进行检查，检查过程中注意不要出现骨盆倾斜。当患儿处于该体位时，可以通过直接测量此时股骨内外髁连线与内外踝连线之间的夹角得出胫骨内旋程度。同时也可以观察足的外观。

不要忽略对患儿进行全面的骨科专科查体，排

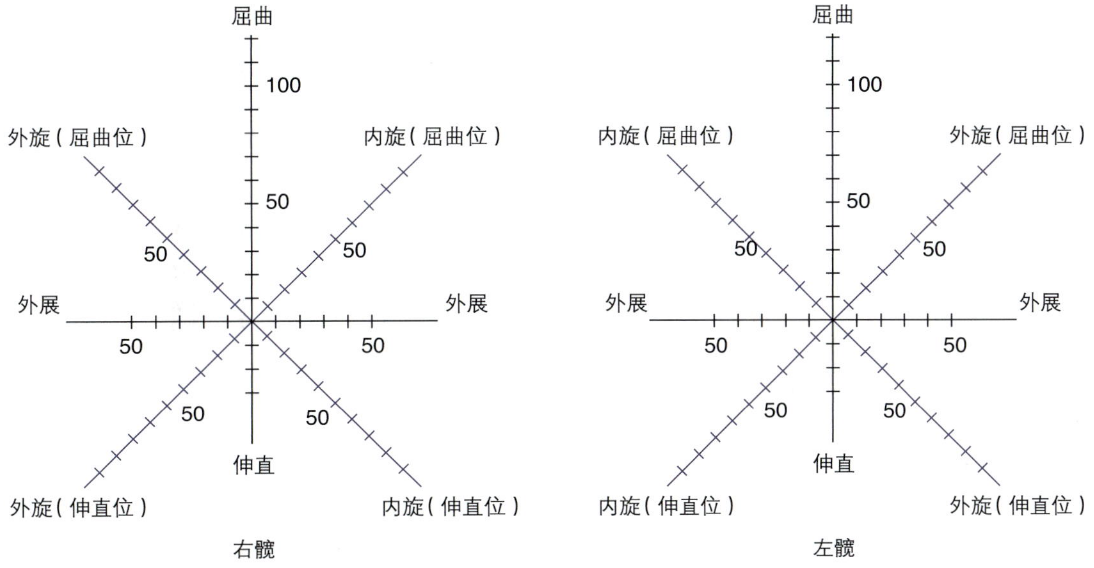


**图 21.6** 将髋关节活动度记录在格栅图上

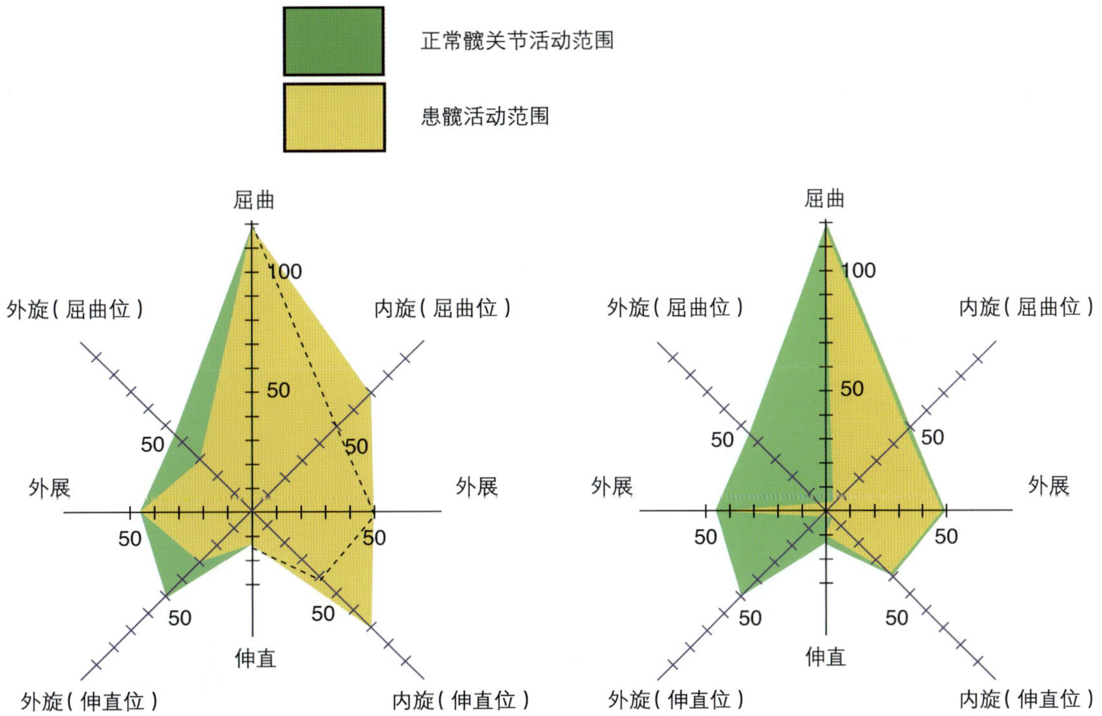


**图 21.7** （a）显示了一名患有股骨前倾角增大患儿的髋关节活动度。股骨内旋活动度增大的同时，伴有外旋活动度的减少。（b）显示了一名患有内旋挛缩畸形并伴有 5° 固定性内旋的患儿，髋关节活动整体受限

查是否存在诸如脑瘫、脊柱裂或肌肉萎缩症等在内的神经肌肉病。如果存在脑瘫或其他上位神经元麻痹的体征，那么除了检查髋关节活动度外还要注意有无内收肌痉挛。如果存在下位神经元麻痹的体征，则需要准确判断肌力的变化。

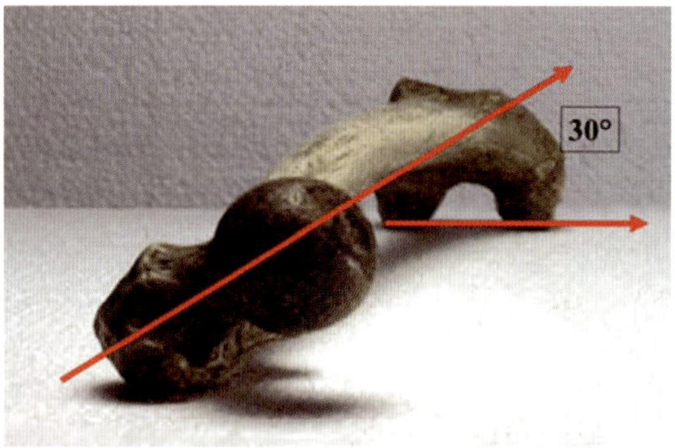


图 21.8 在尸体骨骼上测量到的股骨前倾角增大。当股骨内旋至大转子明显向侧方隆起时，股骨颈处于水平面，而此时股骨内外髁连线会出现 30° 的向内偏转。如果同时屈膝，胫骨也会出现 30° 的内旋

## 21.4 辅助诊断

对于大多数的股骨和胫骨扭转异常的病例，临床查体就足以明确诊断，但在疑有漏诊或者改善不如预期的情况下，则可进行 CT 扫描或超声检查（图 21.9）。检查时要注意在对长骨远近端进行扫描过程中，患儿不能活动及改变体位。如果查体发现患儿髋关节活动度减少或存在 Trendelenburg 步态，则有必要对髋关节和骨盆进行影像学检查。如果患儿存在前足内收，则需拍摄足正位 X 线平片。

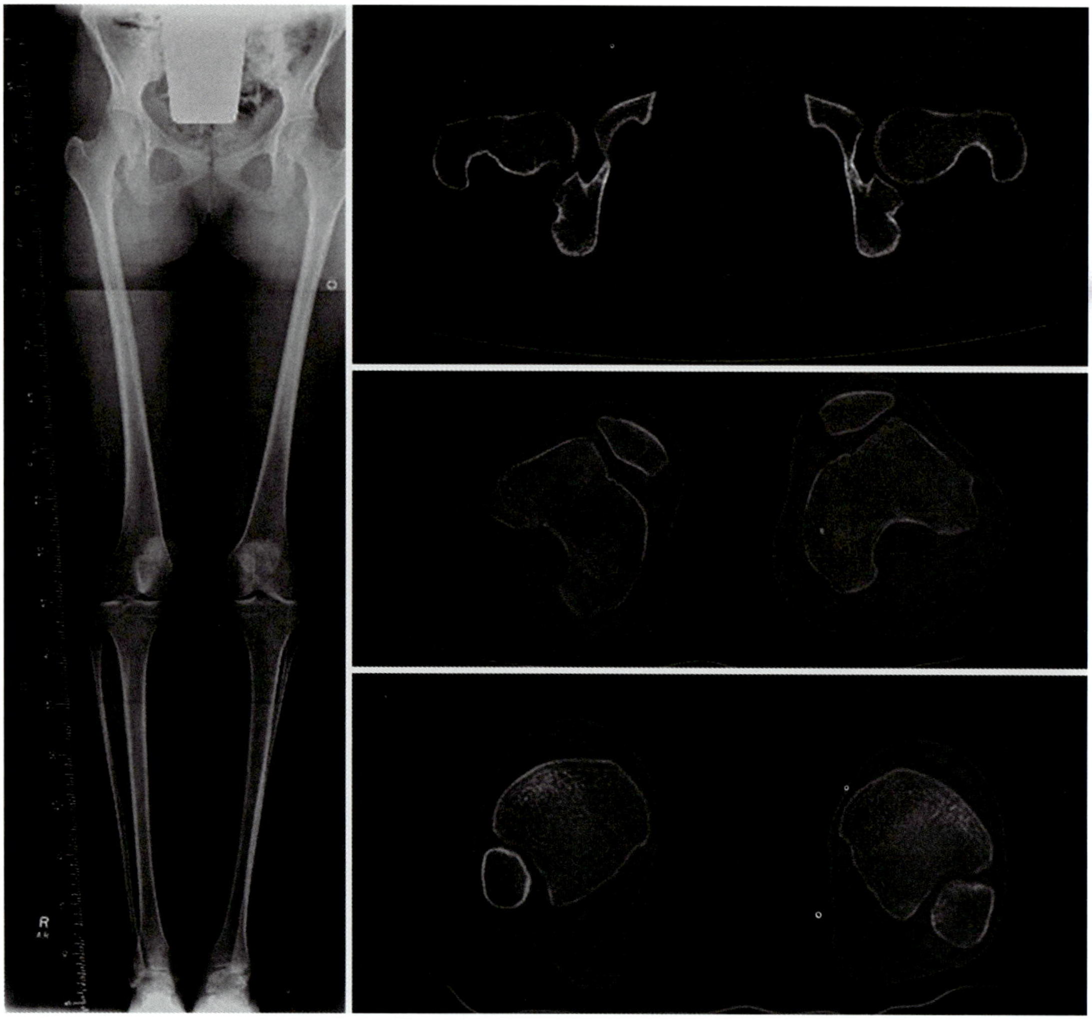

图 21.9 下肢长骨扭转的 CT 扫描影像学评估

## 21.5 鉴别诊断

### 21.5.1 “内八字”

虽然这是儿童成长过程中的正常现象，但往往引起父母的格外关注。家长们可能会觉得孩子行走或跑步姿势很不好看。请记住，孩子出现“过度频繁”的绊倒或跌倒可能与发育阶段相符，但也可能是进行性肌肉无力的症状，例如，在肌营养不良的情况下。“内八字”相较于“外八字”更为常见。造成“内八字”最常见的原因有三：跖骨内收、胫骨内旋、股骨前倾或股骨内旋，这些病变分别处于足、胫骨和股骨这三个不同的解剖平面并可能单独或混合出现。

#### 跖骨内收

跖骨内收是指前足在跖趾关节处呈内收畸形（图 21.10a, b）。往往在生后即显现，其中 50% 为双侧及柔软性的，10%～15% 与髋关节发育不良相关。这可能是由于宫内体位导致的胎儿“包裹畸形”（图 21.11）。

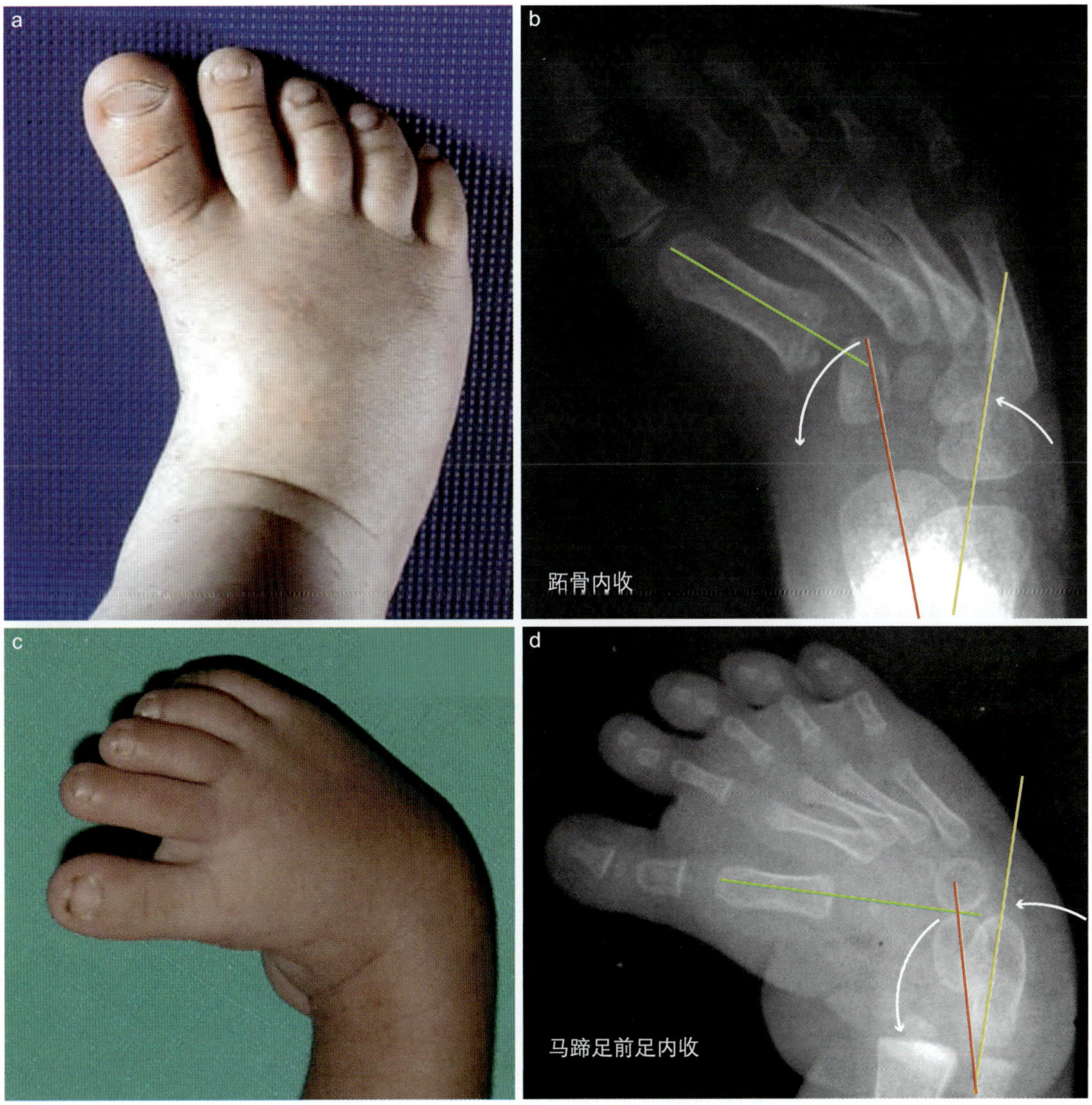


图 21.10 跖骨内收（a，b）和马蹄足前足内收（c，d）的临床表现。图中标注了跟骨长轴（黄色）、距骨长轴（红色）以及第 1 跖骨长轴（绿色）。跖骨内收患儿跟骨长轴连线平分骰骨，但在马蹄足患儿该线偏向骰骨外侧。跖骨内收畸形部位在跗骨跖骨关节，马蹄足内收畸形部位在跗骨间关节（白色弧形箭头）

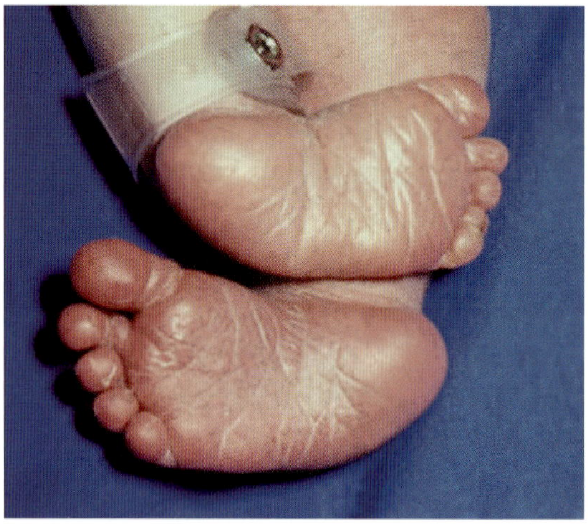

图 21.11 下肢宫内发育畸形

跖骨内收往往不需任何治疗即可自行缓解。但偶尔也会有僵硬性前足内收畸形且无法自行缓解的病例。这类病例可能与足底皱褶和内侧楔状骨呈梯形发育有关。早期发现的僵硬性畸形可以通过打一段时间膝上石膏、固定后足并外展前足得以解决，很少需要手术松解。

## 马蹄足治疗后残余前足内收畸形

通过了解患儿的既往治疗史，我们不难发现“内八字”可能是马蹄足后遗畸形造成的。马蹄足的骨骼病理变化是很复杂的（图 21.10c, d）。病理变化包括源于中足并主要导致足内收畸形的距舟关节半脱位，以及跟距关节活动受限（Windisch et al. 2007）。矫治不彻底或治疗后复发是马蹄足残留前足内收畸形的常见原因。与此相反，跖骨内收畸形则主要是前足畸形，而与中足、后足和踝关节无关。

## 胫骨内旋畸形

婴儿生后即可出现最大 30° 的胫骨内旋，是导致“内八字”的最常见原因，但往往要到 2 岁左右才被家长发现。其中 2/3 的病例表现为双侧胫骨内旋（左侧胫骨受累较右侧更多），且性别差异不大。通常要到 10 岁前后才能自行修正。由于这种情况随着孩子的发育可以自行改善，所以没有必要进行干预。支具、夹板及功能锻炼对矫正都是无效的。如果胫骨内旋没有随着发育自行修正且造成下肢功能障碍，则需在踝关节上方、胫骨近端做去旋转矫形。

胫骨内旋还常继发于病理性先天性马蹄内翻足，且马蹄足治疗后往往仍残留“内八字”步态（图 21.12）。

## 股骨内旋或股骨前倾角增大

新生儿股骨前倾角约 45°，骨骼发育成熟的成年男性，这个角度降至约 10°，而女性则降至 15° 左右。如果上述发育过程出现异常，股骨前倾角未逐渐减小，则可造成“内八字”步态。大多数患儿在 4～6 岁期间表现出“内八字”步态并在 10 岁左右多可自行修正，且女孩出现问题的概率更大（比例接近 2∶1）。当患儿站立时，可看到他的髌骨偏向内侧。同时，由于髋关节外旋受限，患儿大多选择“W”形跪坐。我们建议应该盘腿坐。因为髋内旋活动度远远大于外旋，所以患儿跑起步来很难看。对于一些股骨前倾角明显增大的患儿，即使到了成年仍然保持“内八字”步态，但很少伴有功能受限。如果股骨内旋严重并持续存在且严重影响功能，则需行股骨去旋转截骨矫形手术。对于双髋不对称旋转的病例必须要进行影像学检查。

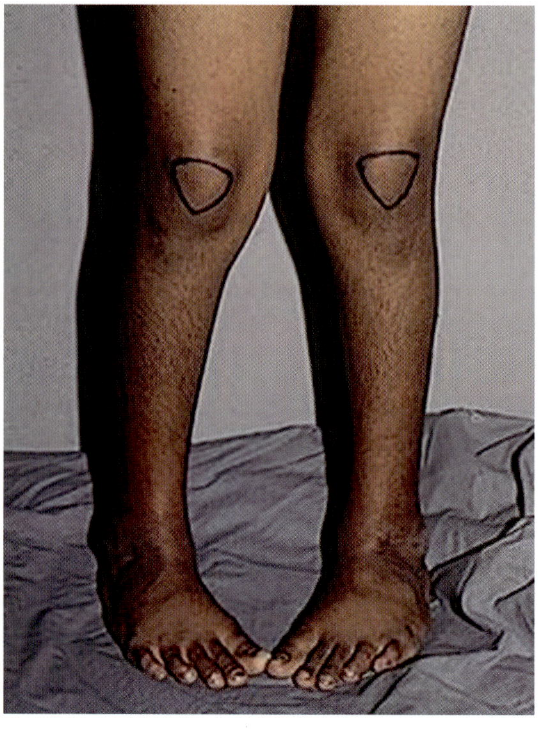

图 21.12 一名患有特发性马蹄内翻足的 10 岁女孩在接受治疗后下肢表现为“内八字”。造成其畸形的原因是胫骨内旋

### 危险信号

- 单侧“内八字”步态：对上肢进行检查，除外偏瘫。
- 行走时“内八字”步态或反复跌倒的情况到了幼儿期或学龄期仍然没有改善：考虑有无肌肉病，如肌营养不良等。
- 僵硬的前足内收畸形持续无改善。
- 与“内八字”步态相关的疼痛、跛行或关节僵硬：需除外是否存在其他疾病，如脊柱或骨的肿瘤、感染以及骨与关节炎症。

## 21.5.2 外八字

胫骨外旋随发育往往逐渐加重且需要手术治疗。

由于股骨外旋畸形（股骨后倾）常常与小儿髋内翻相关，故需要接受手术治疗。单纯的股骨外旋畸形临床症状不明显，一般不需要去旋转截骨矫形，但可能增大股骨头骨骺滑脱（slipped upper femoral epiphysis, SUFE）的风险。“外八字”可能随发育逐渐加重，胫骨和股骨的过度外旋可能造成足行进角增大，而患儿的家长可能感觉他们的孩子患有平足症。

### 危险信号

- 股骨内旋受限并伴有髋或膝关节疼痛：需要除外患儿是否患有 Perthes 病，该病偶发于学龄前儿童。对于大龄儿童，需要除外 SUFE。
- 与“外八字”步态相关的疼痛、跛行或关节僵硬：需除外是否存在其他疾病，如脊柱或骨的肿瘤、感染以及骨与关节炎症。

## 21.5.3 罕见疾病

### 严重力线异常综合征

这种情况在青春期时比较容易被发现，但如果在孩子更小的时候便怀疑存在这种综合征，则需密切随访疾病进展。严重力线异常综合征的病理变化包括股骨过度内旋、胫骨外旋，但足行进角（FPA）可能在正常范围内（图 21.3）。青少年患儿可能会出现髌骨痛或髌骨半脱位，且由于膝关节内旋以及股四头肌对髌骨的侧向牵拉，偶尔会导致髌骨脱位的情况。股骨和胫骨去旋转截骨手术是目前改善症状的唯一办法（Delgado et al. 1996）。

### 斜足

外观表现为前足内收，临床较少见（图 21.14）。与跖骨内翻单纯的前足内收不同，该病患儿表现为中足外展同时跟骨外翻（Berg 1986）。

# 21.6 建立诊断

“内八字”形成原因的临床诊断详见表格 21.2。

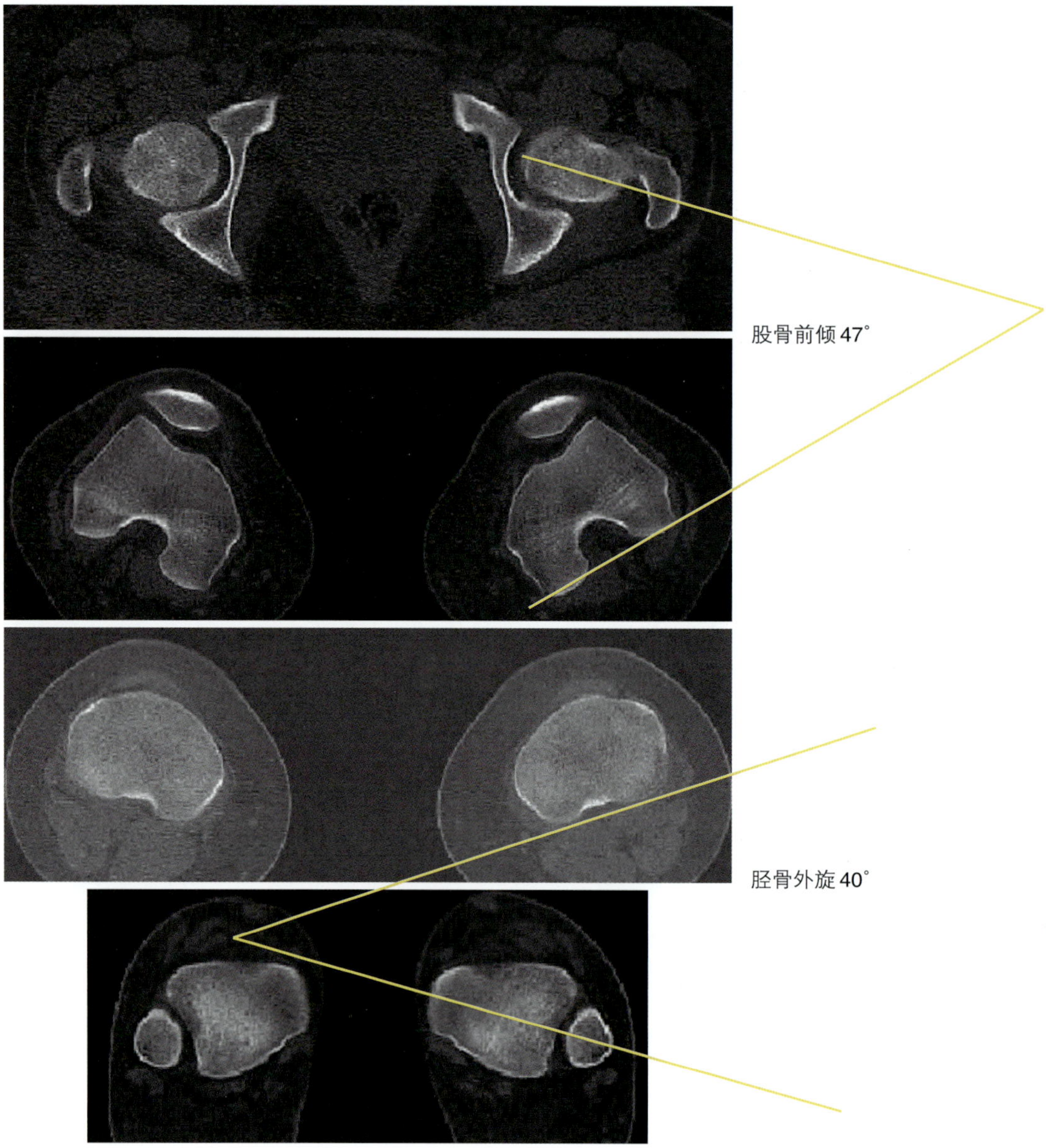


图 21.13　严重力线异常

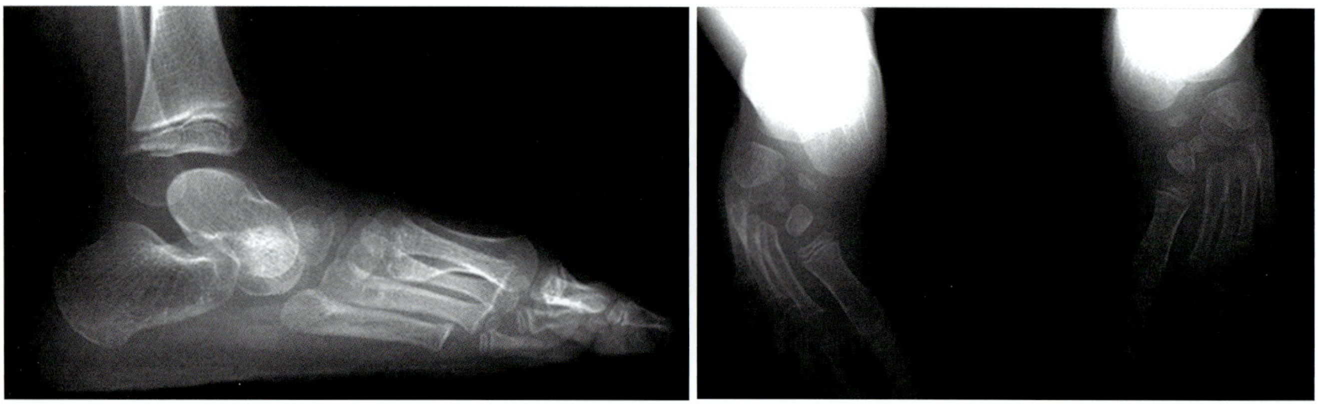

图 21.14　斜足

表 21.2 儿童及青少年不伴有疼痛和跛行的“内八字”步态的病因诊断

| | | | |
|---|---|---|---|
| **病史** | | | |
| 自行走开始即出现“内八字”步态 | 自行走开始即出现“内八字”步态 | 自行走开始即出现“内八字”步态 | 自行走开始即出现“内八字”步态 |
| “W”形跪坐 | 正常坐立 | 正常坐立 | 正常坐立 |
| 可能出现疾病自愈 | 可能出现疾病自愈 | 无自愈 | 可能出现疾病自愈 |
| 生后无足部畸形 | 先天性马蹄足治疗史 | 先天性马蹄足治疗史 | 有或无马蹄足治疗史 |
| **体格检查** | | | |
| 无跛行 | 无跛行 | 无跛行 | 无跛行 |
| 内旋程度超过外旋程度，无其他活动受累 | 髋关节活动度正常（除非同时合并有股骨前倾角增大） | 髋关节活动度正常 | 髋关节活动度正常 |
| 临床查体发现股骨前倾角增大 | 髋关节活动度正常（除非同时合并有股骨前倾角增大） | 股骨前倾角正常 | 股骨前倾角正常 |
| 不能盘腿坐 | 可盘腿坐 | 可盘腿坐 | 可盘腿坐 |
| 大腿 - 足部角正常 | 大腿 - 足部角偏向内侧 | 大腿 - 足部角正常或偏向内侧（可能很难准确测量） | 由于足部畸形，大腿 - 足部角很难准确测量 |
| 无胫骨弯曲 | 可能存在膝内翻或胫骨内翻 | 无胫骨弯曲 | 无胫骨弯曲 |
| 内外踝连线轴正常 | 内外踝连线轴提示存在胫骨内旋 | 内外踝连线轴提示可能存在胫骨内旋 | 内外踝连线轴正常 |
| 足外侧轮廓平直 | 足外侧轮廓平直 | 足外侧轮廓平直（如果存在前足内收则为弯曲） | 足外侧轮廓弯曲 |
| 初步诊断：<br>股骨前倾角增大 | 初步诊断：<br>胫骨内旋 | 初步诊断：<br>跟骨旋转不良 | 初步诊断：<br>马蹄足后遗前足内收畸形或跖骨内收畸形 |
| **辅助检查** | | | |
| 借助 CT 或超声检查测量股骨前倾角 | 借助 CT 或超声检查测量胫骨内旋角度 | 足部 X 线平片<br>足正位片上测量跟距角 | 足正位片<br>马蹄足前足内收造成的距骨 - 第 1 跖骨角增大同时伴有跟骰骨对位不良<br>跖骨内收畸形造成的距骨 - 第 1 跖骨角增大，但跟骨骰骨对位正常 |
| **诊断** | | | |
| 股骨前倾角增大 | 胫骨内旋 | 马蹄足后遗跟骨旋转不良 | 马蹄足或前足内收畸形后遗前足内收 |

（James Robb 著　范竟一　高景淳 译）

## 参考文献


Berg EE. A reappraisal of metatarsus adductus and skewfoot. J Bone Joint Surg Am. 1986;68(8):1185–96.

Delgado ED, Schoenecker PL, Rich MM, Capelli AM. Treatment of severe torsional malalignment syndrome. J Pediatr Orthop. 1996;16(4):484–8.

Jacquemier M, Glard Y, Pomero V, Viehweger E, Jouve JL, Bollini G. Rotational profile of the lower limb in 1319 healthy children. Gait Posture. 2008;28(2):187–93.

Rao KN, Joseph B. Value of measurement of hip movements in childhood hip disorders. J Pediatr Orthop. 2001;21:495–501.

Ruwe PA, Gage JR, Ozonoff MB, DeLuca PA. Clinical determination of femoral anteversion. A comparison with established techniques. J Bone Joint Surg Am. 1992;74(6):820–30.

Staheli LT, Corbett M, Wyss C, King H. Lower-extremity rotational problems in children. Normal values to guide management. J Bone Joint Surg Am. 1985;67(1):39–47.

Windisch G, Salaberger D, Rosmarin W, Kastner J, Exner GU, Haldi-Brändle V, Anderhuber F. A model for clubfoot based on micro-CT data. J Anat. 2007;210(6):761–6.

# 第 22 章　尖足步态

## 22.1　引言

### 步态的发育

婴幼儿平均从 14 个月左右开始独立行走。婴儿步态的典型特征是行进中高抬腿，足趾和足跟同时落地。独立行走后约 22 个月开始转变为行走时足跟着地（Sutherland et al. 1980），而 3 岁以内的正常儿童仍然会间断出现足趾着地的尖足步态（Sutherland et al. 1980）。儿童步态到 7～8 岁时发育成熟。由于垫高的鞋跟能够代偿因各种原因造成的尖足步态，所以当患儿光脚时更容易发现其步态异常。

造成步态异常的原因可以是中枢神经系统异常，也可能是受累的肢体存在结构性畸形。全面的体格检查对于除外中枢神经系统异常非常必要。

## 22.2　建立诊断的问题

- 患儿有无早产或围产期宫内窘迫史？
- 孩子开始独立行走的年龄？
- 孩子总是用足尖行走吗？
- 有该病的家族史吗？
- 该步态是最近出现的吗？
- 尖足步态是单侧的还是双侧的？
- 有相关的神经肌肉病吗？

患儿有无早产或围产期宫内窘迫史？

患儿是否有宫内窘迫史？生后 Apgar 评分是否正常？孩子的运动发育怎么样？例如患儿独立抬头（约 3 月龄）及坐立（约 6 月龄）是否延迟？如果上述问题的答案是肯定的，那么患儿很可能患有脑瘫。脑瘫的第一个骨科相关表现很可能是独立行走发育延迟和马蹄足步态。

孩子开始独立行走的年龄？

幼儿平均生后 14 个月开始独立行走。如果到了 18 个月时仍不能独立行走，则要考虑进一步评估是否存在发育迟缓。90% 的痉挛性脑瘫患儿到 4 岁才开始独立行走。

孩子总是用足尖行走吗？

幼儿从开始独立行走到 3 岁左右，尖足步态都非常常见。

有该病的家族史吗？

很可能存在家族史。有研究表明，约 70% 的上述患儿有家族史。

该步态是最近出现的吗？

最近刚刚出现的尖足步态很有可能是病理性的。检查最近是否有背痛、肢体无力及肛门括约肌控制异常。

尖足步态是单侧的还是双侧的？

单侧的尖足步态提示存在病理性异常。患侧的上肢功能是否正常？如果亦不正常，则要考虑是否为偏瘫。90% 的痉挛性偏瘫患儿于生后约 18 个月开始独立行走。造成单侧尖足步态的原因之一是肢体短缩。

有相关的神经肌肉病吗？

大部分尖足步态患儿都存在神经系统异常，除非明确诊断了其他疾病，否则应对该类患儿进行系统的神经肌肉病的排查。

## 22.3　体格检查

### 22.3.2　视

应观察患儿的尖足步态是单侧的还是双侧对称

的（图 22.1a, b），然后继续观察其站姿和行走步态。

### 22.3.2　站立

观察患儿站立时双足是否能放平。注意在双足放平时有无膝关节过伸，有无后足外翻伴内侧足弓消失的情况出现。如果存在，则需要通过让患儿垫脚尖站立或 Jack's 试验（1953）（如果是非结构性平足，那么负重足做第 1 趾背伸动作时足内侧可见足弓）来除外患儿是否患有结构性平足。

### 22.3.3　行走

观察在行走中，足趾是否自始至终一直接触地面，在行走站立期足跟是否接触过地面。注意观察在行走站立期膝关节是否过伸，行走迈步期后足是否外翻，患儿能否用足跟行走。

### 22.3.4　动

检查踝关节被动背伸活动度是正常还是背伸受限。如果存在足下垂畸形，要通过 Silferskiöld 试验明确挛缩部分是在腓肠肌还是比目鱼肌（图 22.2a, b）。

### 22.3.5　量

对于单侧尖足患儿，需要测量其下肢长度。

### 22.3.6　特殊检查

#### 神经系统检查

对患儿进行包括肌力和深反射在内的神经系统检查以除外上运动神经元或下运动神经元损伤。

如果患儿有明显的肌力减弱或松弛，则需要详细检查上、下肢所有主要肌群。

## 22.4　鉴别诊断

### 22.4.1　特发性尖足步态

对于 3 岁以上，没有神经、骨骼及精神相关疾病，仍保持尖足步态的患儿，我们定义为特发性尖

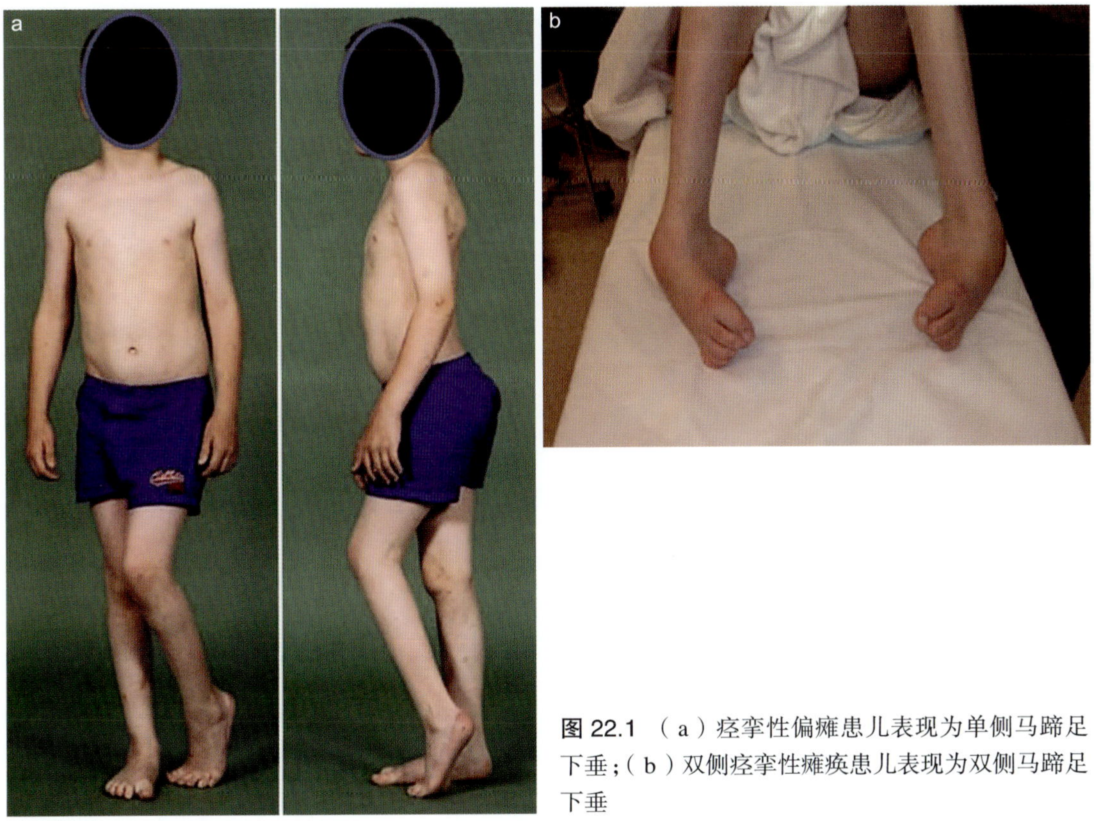


**图 22.1**　（a）痉挛性偏瘫患儿表现为单侧马蹄足下垂；（b）双侧痉挛性瘫痪患儿表现为双侧马蹄足下垂

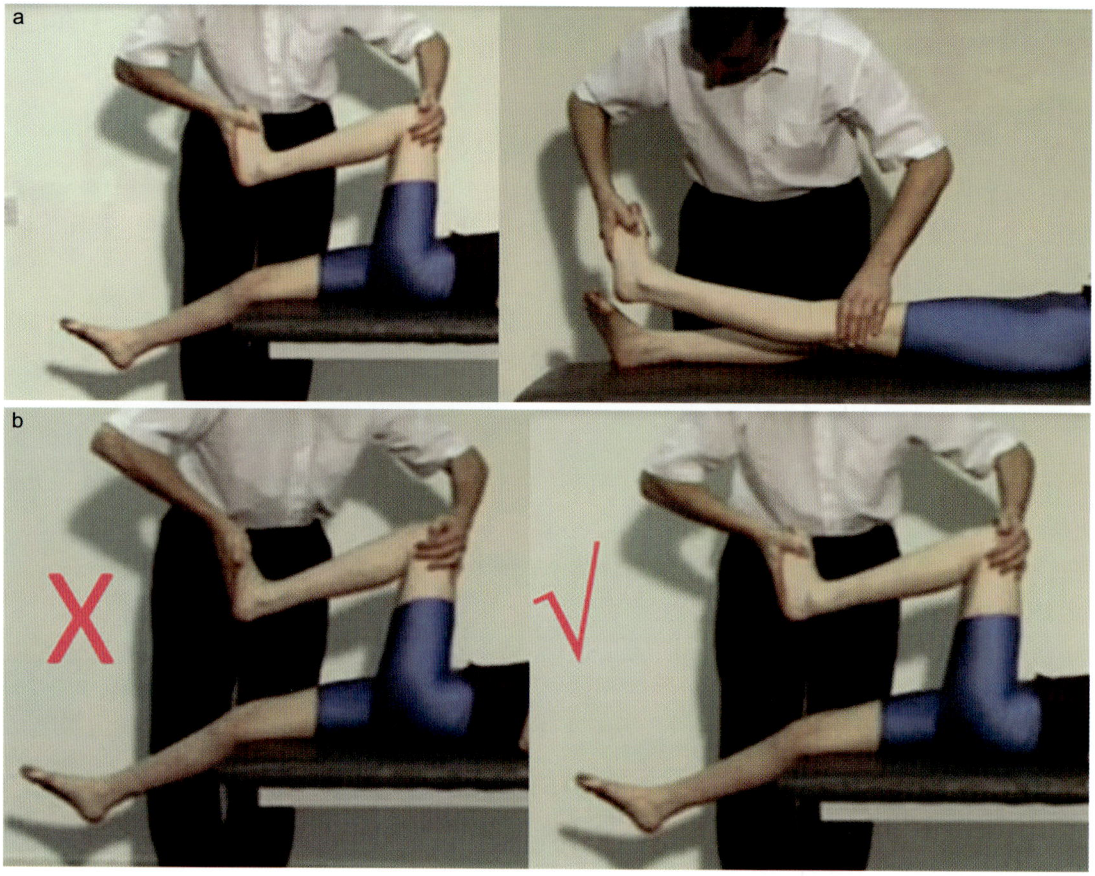


图 22.2 通过 Silferskiöld 试验可以分别检查腓肠肌和比目鱼肌的长度。如图（a）所示，由于腓肠肌起止于膝关节和踝关节，所以在膝关节屈伸过程中患足始终处于跖屈位，由此可以推断出该患儿腓肠肌挛缩，而比目鱼肌正常。图（b）所示为检查过程中经常发生的错误。检查时应将距下关节置于中立位以确保跟骨和小腿在冠状面对线良好（右侧图示）。这样能够有效避免检查过程中由于足外翻（左图所示）和“忽略后足外翻”造成的误差，否则检查者会错误地认为踝关节跖屈以及比目鱼肌长度无明显异常

足步态（idiopathic toe walking, ITW）（Kallen et al. 1986）。这是一个除外性诊断，估计 7%～24% 的儿童会出现这种步态（Fox et al. 2006）。这些患儿往往有家族史且男孩更易受累（Sala et al. 1999）。需要注意的是，只有在完全除外其他疾病后，才可诊断 ITW。

### 22.4.2 运动障碍或自闭症相关的尖足步态

该病造成的尖足是双侧的并曾经被描述为“芭蕾舞模式”。通过 Silferskiöld 试验检查患儿小腿肌肉长度及肌张力均正常，且双足跟在站立期可以平放于地面。

### 22.4.3 双侧痉挛性脑瘫

脑瘫患儿往往有早产史。通过 Silferskiöld 试验可发现患肢腓肠肌及比目鱼肌短缩及肌张力增高。往往伴有跟腱反射亢进及踝震挛。可能伴有髋关节及膝关节周围肌群的挛缩或肌张力增高，同时可伴有腓肠肌 / 比目鱼肌挛缩；足下垂往往是为了代偿肢体短缩或由于髋、膝关节挛缩造成的肢体短缩。

### 22.4.4 肌营养不良

Duchenne 肌营养不良（Duchenne muscular dystrophy, DMD）和 Becker 肌营养不良（BMD）只累及男孩，且大多有家族史。患有 DMD 的男孩出

现尖足步态是由于小腿肌肉无力，往往还同时伴有学习障碍和行走发育延迟。一些男孩虽然获得了独立行走能力，但又逐渐丧失。在疾病的初期阶段，患儿小腿肌肉并无挛缩，但随着年龄的增长，患儿小腿后方肌肉逐渐出现挛缩并伴有假性肥大（图 22.3）。小腿肌张力及跟腱反射基本正常，但当肌力减弱时跟腱反射也可能减弱。Gower's 征是指由于小腿肌肉无力，患儿在从蹲下到起立的过程中，需要手部的支撑和帮助。这种体征亦可见于其他疾病造成的下肢无力。DMD 患儿的肌酸激酶明显增高，BMD 患儿只少量增高，且多为轻症病例。DMD 患儿肌萎缩蛋白缺乏，而 BMD 则表现为肌萎缩蛋白相关基因表达异常。

## 22.4.5　肌肉病

患有肌肉病的患儿生后即表现为肌肉松弛并伴有运动发育迟缓（图 22.4）。由于长期失用，患儿

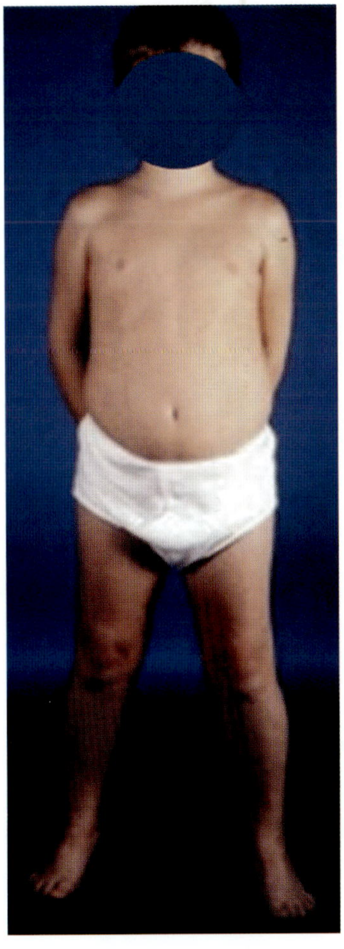

图 22.3　DMD 患儿小腿假性肥大和足下垂

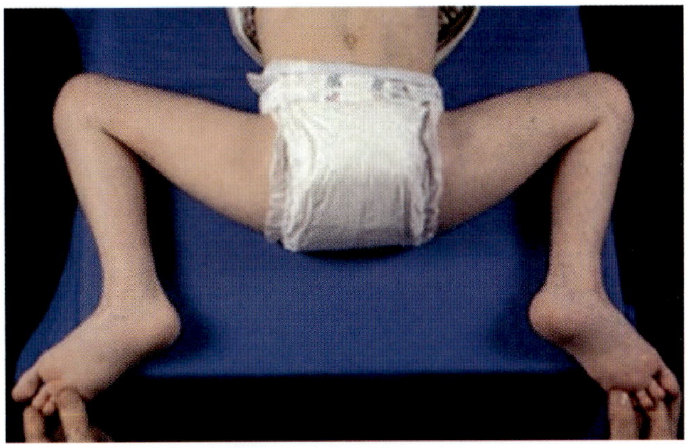

图 22.4　脊髓空洞症患儿双下肢松弛

的小腿后方肌肉可能延长、正常或挛缩，且有罹患足畸形和挛缩的风险。尖足步态的原因是小腿肌肉无力和足畸形。Gower's 征可能是阳性的，但肌酸激酶一般正常。

## 22.4.6　比目鱼肌或腓肠肌挛缩

通过 Silferskiöld 试验可以发现腓肠肌和（或）比目鱼肌短缩同时不伴有上运动神经元损伤。往往双侧肢体受累（图 22.5）。

## 22.4.7　单侧尖足步态

这种步态可能是患儿对肢体短缩、髋膝踝关节挛缩或足部畸形，如弓形足等疾病的代偿性表现（图 22.6）。确认患侧上肢是否正常，排除偏瘫是非常重要的。

## 22.4.8　其他原因

**脊髓灰质炎**

尖足步态是由于下肢不对称性的肌无力造成的，或是对单侧肢体无力的代偿。

**脊柱裂**

尖足步态是由于下肢无力造成的，或是对脊髓不对称性病变造成的单侧肢体无力或短缩的代偿。

**脊柱肿瘤**

当一个孩子既往行走正常，近期逐渐出现尖足

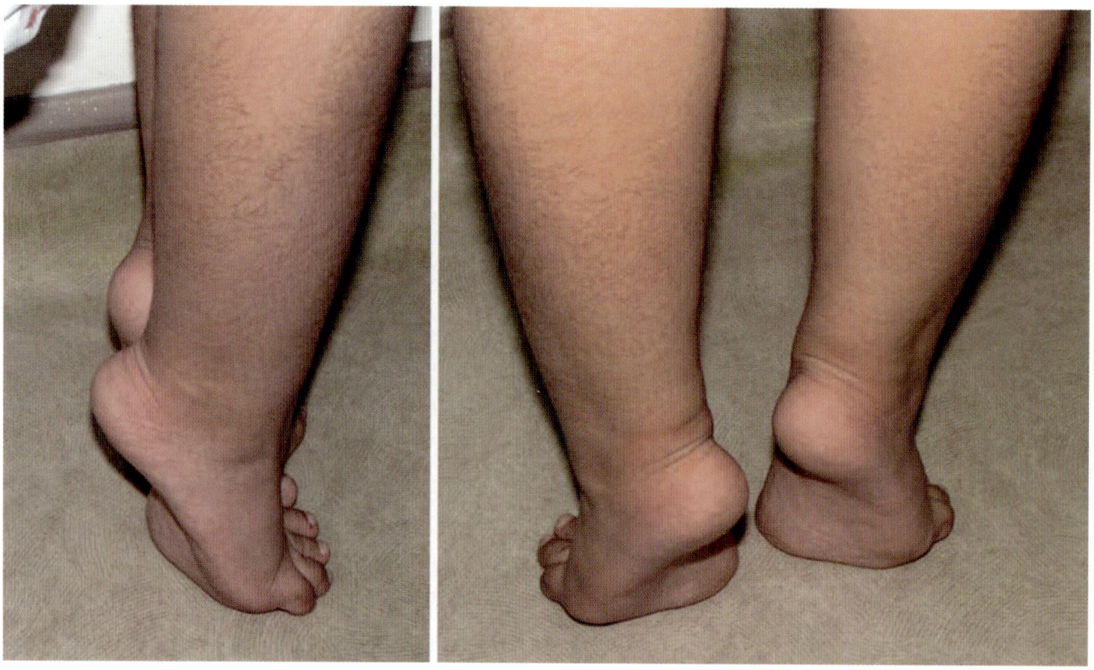

图 22.5 腓肠肌挛缩造成的双侧马蹄足下垂。该患儿需要接受跟腱延长手术以放平足部

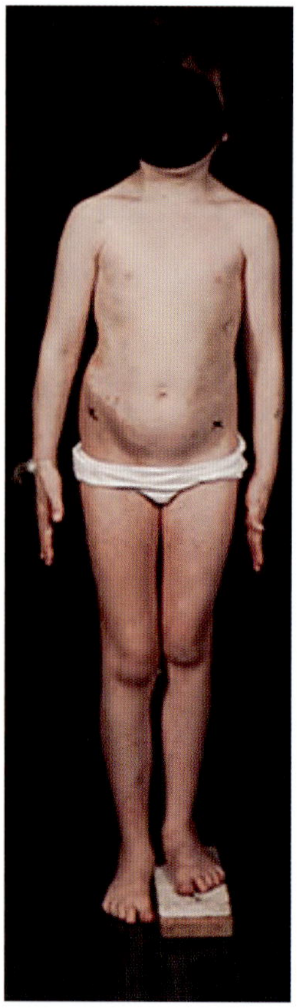

图 22.6 由于右侧肢体过度生长造成的双下肢不等长。为了保持骨盆水平，在左足下方放置一个木块

步态，那么要考虑是否有脊髓肿瘤的可能。括约肌功能丧失或异常是非常重要的临床症状。

## 22.5 建立诊断

建立诊断的步骤如表 22.1 所示。

表 22.1　双侧对称性尖足步态的病因诊断

| | | | | |
|---|---|---|---|---|
| **病史** | | | | |
| 早产和（或）大脑发育迟滞 | 生后表现为松弛 | 既往史无异常 | 语言发育迟缓 | 既往史无异常 |
| 无家族史 | 有家族史 | 无家族史 | 无家族史 | 有家族史 |
| 行走发育迟缓 | 如果新生儿期即松弛，则行走发育迟缓 | 行走发育正常 | 行走发育正常 | 行走发育正常 |
| **体格检查** | | | | |
| 肌张力增高 | 肌张力减低 | 肌张力正常 | 肌张力正常 | 肌张力正常 |
| 腓肠肌可能正常也可能挛缩 | 腓肠肌和比目鱼肌均挛缩 | 腓肠肌和比目鱼肌均挛缩 | 腓肠肌正常 | 腓肠肌正常 |
| 肌肉强直性痉挛 | 近端肌无力 | 无近端肌无力 | 无近端肌无力 | 无近端肌无力 |
| | | | 运动障碍或自闭症 | |
| 初步诊断：<br>脑瘫 | 初步诊断：<br>肌肉病 | 初步诊断：<br>腓肠肌挛缩 | 初步诊断：<br>运动障碍或自闭症相关的尖足步态 | 初步诊断：<br>特发性尖足步态 |
| **辅助检查** | | | | |
| 肌酶检查未见明显异常 | CK 和肌营养不良蛋白等肌酶增高<br>肌电图异常 | 肌酶检查未见异常 | 肌酶检查未见异常 | 肌酶检查未见异常 |
| **诊断** | | | | |
| 脑瘫 | 肌营养不良 / 肌肉病 | 腓肠肌挛缩 | 自闭症相关的尖足步态 | 特发性尖足步态 |

（James Robb 著　范竟一　高景淳 译）

## 参考文献


Fox A, Deakin S, Pettigrew G, Paton R. Serial casting in the treatment of idiopathic toe-walkers and review of the literature. Acta Orthop Belg. 2006;72:722–30.

Jack EA. Naviculo-cuneiform fusion in the treatment of flat foot. J Bone Joint Surg Br. 1953;35-B:75–82.

Kallen V, Adler N, Bleck E. Electromyography of idiopathic toe walking. J Pediatr Orthop. 1986;6:31–3.

Sala DA, Shulman LH, Kennedy RF, Grant AD, Chu ML. Idiopathic toe-walking: a review. Dev Med Child Neurol. 1999;41:846–8.

Sutherland DH, Olshen R, Cooper L, Woo SL. The development of mature gait. J Bone Joint Surg Am. 1980;62A:336–53.

# 第 23 章　平　足

## 23.1　引言

放眼全世界，目前还没有能被所有人接受的关于平足的定义（Mosca 2010; Dare and Dodwell 2014），但大致可以描述为由于足弓内侧受压塌陷导致足掌与地面接触面积增大。前足外展和跟骨外翻同足弓塌陷一样，是平足的并发畸形。“平足外翻”（planovalgus）一词是对平足更准确的描述性词语。

平足可以是生理性的，也可以是病理性的，可能是肌肉或肌腱的病变造成的。

### 儿童足型的发育

新生儿和幼儿的足弓内侧有明显的脂肪垫，对骨性足弓的遮挡明显，导致外观性平足。幼儿开始学习行走时足部宽大，同样可以导致外观性平足。虽然到了 2～3 岁儿童足弓逐渐开始发育，但由于生理性的关节松弛和 3～4 岁出现的膝外翻，导致足外观仍然扁平。10 岁以内，内侧足弓会随年龄增长自行发育（Mosca 2010）。

面对一名平足患儿，我们需要明确以下问题：

## 23.2　建立诊断的问题

- 患儿的年龄？
- 患儿的平足是柔韧性的还是僵硬性的？
- 患儿是否伴有足痛？
- 平足是单侧的还是双侧的？
- 下肢肌肉是否存在无力或痉挛？
- 腓肠肌和比目鱼肌是否挛缩？
- 患儿是否关节活动度过大？
- 患儿肥胖吗？
- 患儿是否有膝外翻或胫骨外旋畸形？

患儿的年龄？

如前所述，婴幼儿和小年龄儿童被过度诊断为平足的概率很高。

患儿的平足是柔韧性的还是僵硬性的？

这或许是最重要的最亟待回答的问题。在绝大多数情况下，柔韧性平足都是无临床症状，且不需要处理的。另一方面，僵硬性平足常常需要治疗。

患儿是否伴有足痛？

足痛常见于僵硬性平足而不是柔韧性平足，需要临床干预。

平足是单侧的还是双侧的？

单侧平足很可能是病理性的。

下肢肌肉是否存在无力或痉挛？

支撑足弓的肌肉无力（特别是胫骨后肌）可能导致平足。腓肠肌和腓骨肌痉挛可以导致平足。

腓肠肌和比目鱼肌是否挛缩？

这两个踝关节屈肌单独或同时发生挛缩都可能造成平足。

患儿是否关节活动度过大？

关节活动度过大往往是因为足部韧带松弛造成的。

患儿肥胖吗？

肥胖的孩子足弓更容易受压塌陷。

患儿是否有膝外翻或胫骨外旋畸形？

膝外翻和胫骨外旋的患儿更易罹患平足。

## 23.3　体格检查

### 23.3.1　视

观察患儿的步态是否和他们的年龄相符。检查患儿的鞋子，如果没有，就观察患儿足底胼胝的形态。了解有无双足不对称。检查下肢在冠状面、矢状面和横断面是否呈线性排列；特别是要检查患儿有无膝外翻及胫骨过度外旋。

让患儿踮足尖站立。可以观察到，柔韧性平足患儿在垫脚尖站立时可出现足弓且跟骨恢复内翻（图 23.1 ）。

## 23.3.2 触

触诊前足和足跟以确认是否存在局限性压痛。

## 23.3.3 动

检查踝关节、距下关节及跗骨间关节以除外僵硬性畸形。注意过度活动距下关节或跗骨间关节时是否会引发疼痛。

## 23.3.4 特殊查体

**Jack's 试验**

第 1 趾过伸（ Jack's ）试验对于年幼的患儿是非常有效的。在第 1 趾极度背伸的情况下，可在跖筋膜的牵拉下出现足弓（另见第 22.3 章节 ）。

**Silferskiöld's 试验**

可以通过该试验评估腓肠肌和比目鱼肌的长度，了解踝关节有无背伸受限（另见第 22.3 章节，图 22.2a, b ）。

**韧带松弛度检查**

Beighton 评分（ Beighton et al. 1973 ）常用于评估关节松弛度，该评分含有 9 项评价标准。评分大于 4 分时提示存在关节松弛。得分项包括：任意一侧肘关节过伸；任意一侧拇指能够触碰到前臂；任意一侧小指可以过伸达到 90° ；任意一侧膝关节过伸；伸膝情况下前屈能够用双手掌触碰地面，以上每一项存在即得 1 分（图 23.2 ）。

## 23.3.5 辅助检查

**放射学检查**

一般情况下，没有必要对柔韧性平足患儿进行放射影像检查，但如果伴有无法解释的疼痛和柔韧性平足，则需进一步检查。行足部摄片时要采取负重位像，侧位像可以观察到跟骨和距骨跖屈。由于年幼儿的骨化尚不完全，所以其足部影像学角度测量可能并不准确。对于僵硬性平足应拍摄足斜位片以了解是否有跟舟骨桥（另见第 31 章）。踝关节的正位片可以显示是否存在踝内翻及踝外翻以明确足外翻是否为踝关节畸形所致。

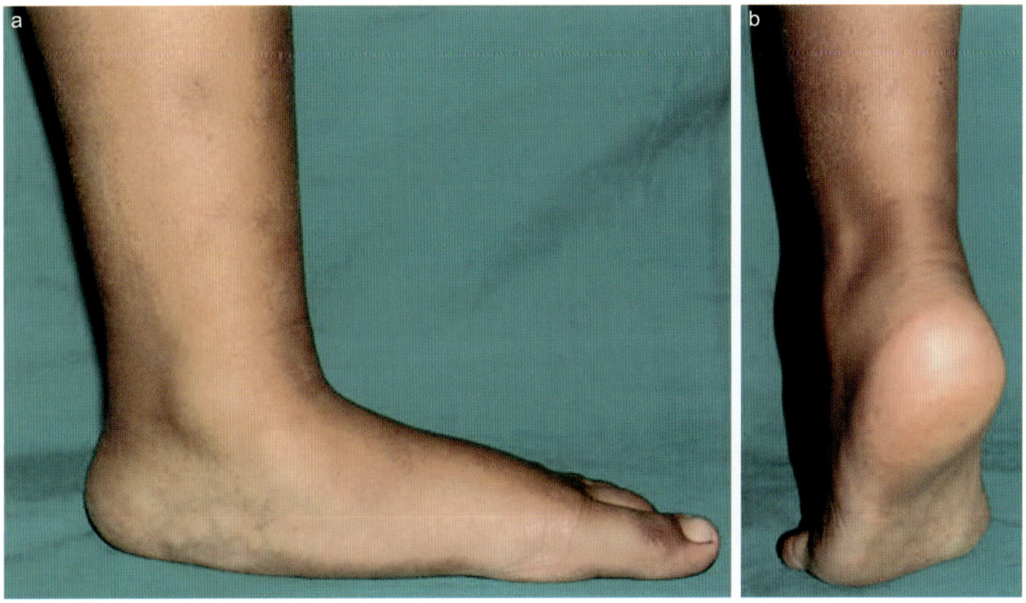


图 23.1 平足外观（ a ）。踮足尖站立时可见内侧足弓出现（ b ）

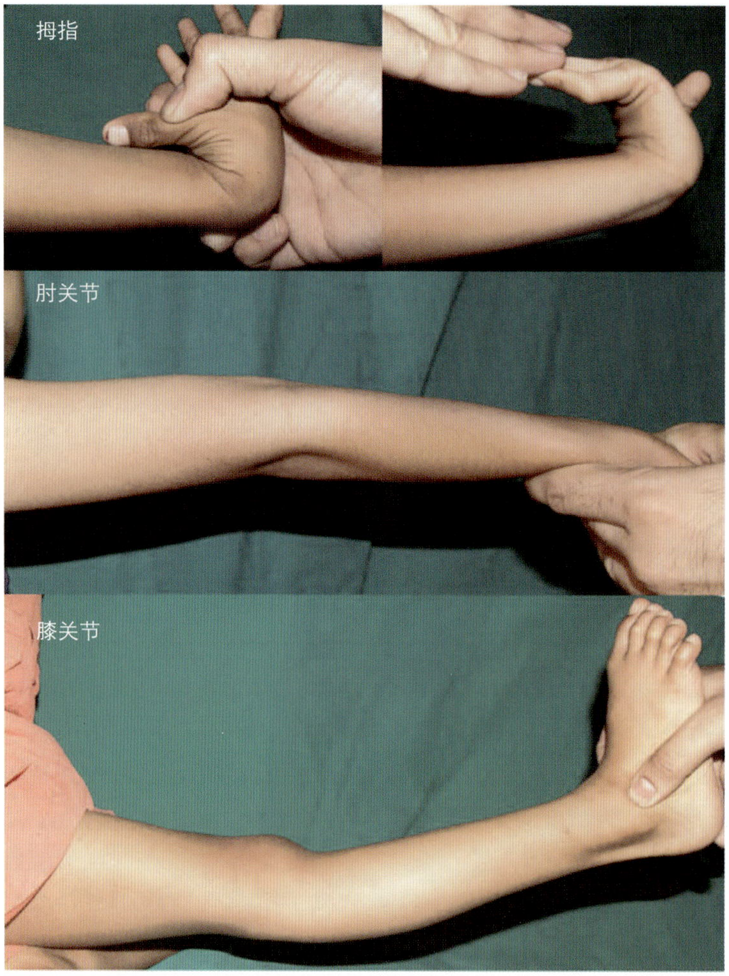


图 23.2 关节松弛的 Beighton 评分。任意拇指能够触碰到前臂掌侧得 1 分；任意小指能够过度背伸贴近前臂背侧得 1 分；任意肘关节存在过度背伸得 1 分；任意膝关节存在过度背伸得 1 分；伸膝情况下双手掌着地得 1 分；总分为 9 分，得分大于 4 分即可诊断关节松弛

## 23.4 鉴别诊断

### 23.4.1 生理性平足

#### 小腿肌肉正常的生理性平足

患儿足部及小腿肌肉正常，同时伴有柔韧性、无痛性平足。

#### 伴有腓肠肌挛缩的生理性平足

这类患儿足部发育正常但腓肠肌、比目鱼肌挛缩。此类平足患儿的跟骨内翻减少以抵消小腿的肌肉挛缩，但当患儿踮脚尖站立时，生理性跟骨内翻仍然存在。

### 23.4.2 病理性平足

#### 先天性垂直距骨

事实上，该病患儿并不是真正的平足，而是足弓反张。从临床角度看，前足呈背伸和外展，后足呈马蹄和外翻状（图 23.3）。足舟骨与垂直的距骨间呈不可复的脱位状态，同时合并跟骨和距骨间半脱位。这些病理改变可以从 X 线片上看到，但由于 4 岁以下儿童的舟状骨尚未完全骨化，所以给诊断带来了困难（Thometz et al. 2010）。骨性的畸形同时合并有软组织异常；此类患儿的腓骨长肌和胫后肌成为了背伸肌，同时，由于跟腱的短缩和踝关节的挛缩，使足部畸形变得僵硬。

先天性垂直距骨还应与麻痹性平足、双侧脑瘫

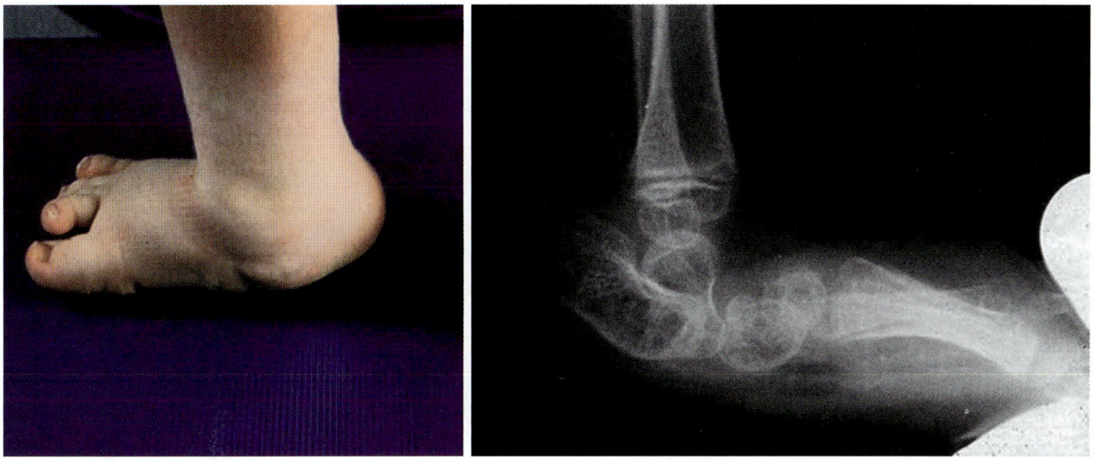

图 23.3 先天性垂直距骨

造成的平足以及矫治过度（摇椅足）的先天性马蹄足鉴别。

## 先天性斜行距骨

该病患儿呈平足外观，影像检查可见距骨像先天性垂直距骨一样严重跖偏。这种畸形并不像垂直距骨那样僵硬，当患儿踝关节跖屈时，距骨即能实现复位（另见图 6.3）。

## 麻痹性扁平足

最常见的原因是痉挛性的双侧瘫痪造成的腓肠肌、比目鱼肌或二者均挛缩，或三头肌肌张力增高，致使患儿在站立时跟骨呈外翻状态（图 23.4）。如果上述病理改变没有得到及时矫正，那么上述畸形就会进展为结构性畸形，最终导致患儿的足外侧柱塌陷及短缩。腓骨肌的持续性痉挛会加重畸形的进展。

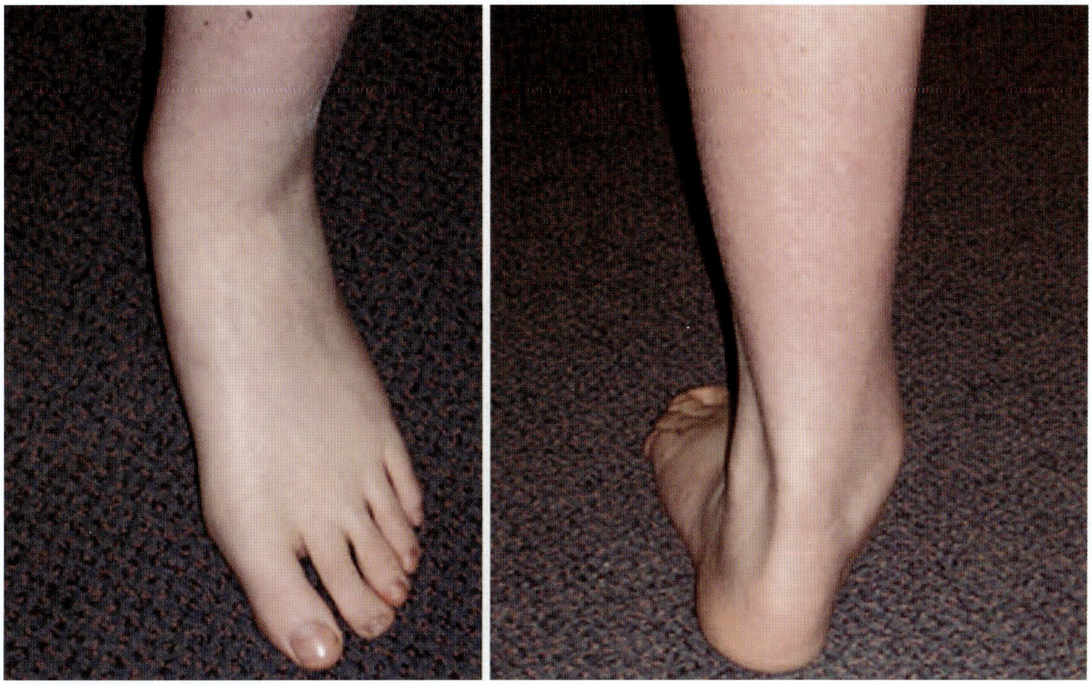

图 23.4 双侧麻痹性瘫痪造成的足外翻

下运动神经元损伤，例如脊柱裂（Swaroop and Dias 2011）会造成足踝部不稳定而最终导致平足畸形（图 23.5）。足部不稳定和明显的或真正的扁平足亦可见于肌肉病的患儿。踝关节外翻是脊柱裂的临床表现之一（图 23.6），应与足部不稳定造成的扁平足区分开，尽管这两种情况可能同时存在。

小儿麻痹症所致的一侧腓骨后肌麻痹也可导致麻痹性平足。

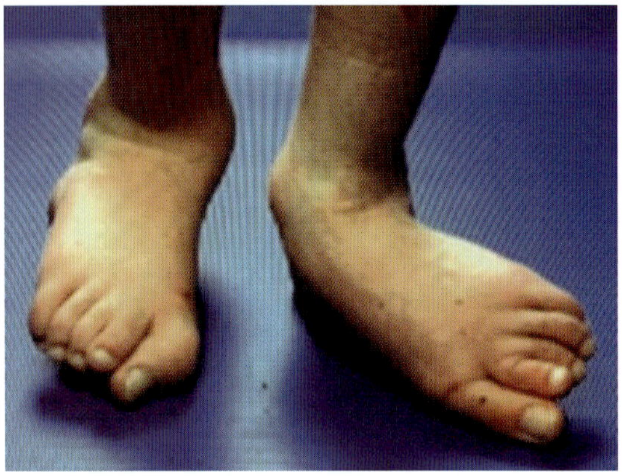

图 23.5　脊柱裂患儿足部失稳

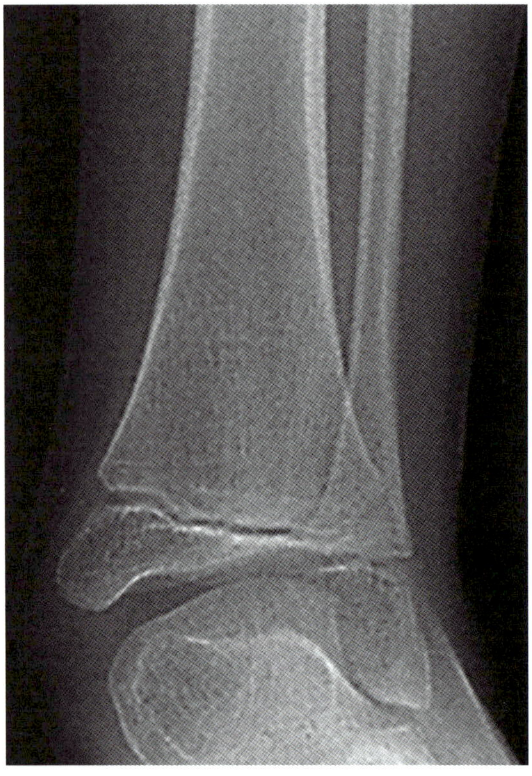

图 23.6　脊柱裂患儿踝关节外翻

## 青少年特发性关节炎

距下关节是青少年特发性关节炎（juvenile idiopathic arthritis, JIA）患儿常见的受累部位，病变会使该关节和后足变得僵硬，最终导致平足。

## 创伤和感染

创伤和感染所致的关节损伤后遗症可以导致僵硬性平足。

## 跗骨融合

这种情况在学龄前儿童很少见，但它是造成学龄期儿童病理性平足的原因之一（见第 31 章和第 38 章）。

### 23.4.3　少见的病因

**胫骨后肌撕裂**

导致足弓失去了一个维持其动态稳定的因素（图 23.7）。

**马蹄足的过度矫治**

马蹄足根治手术后引发的胫骨后肌功能不全是导致继发性平足的原因。

## 23.5　建立诊断

建立诊断的步骤如表 23.1 所示。

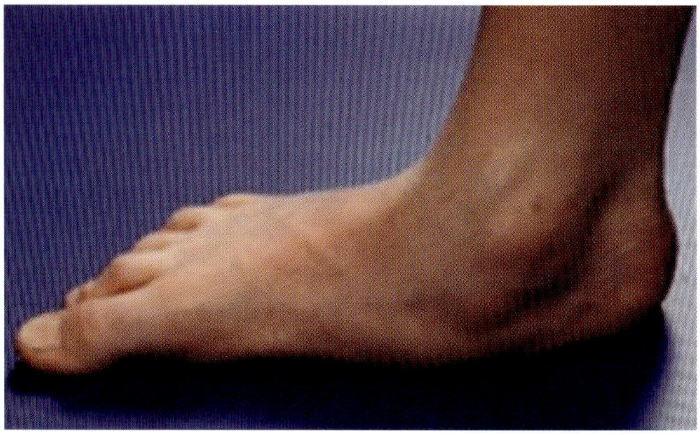

图 23.7　胫骨后肌肌腱断裂导致的足弓反张

表 22.1 平足的病因诊断

| | | | | |
|---|---|---|---|---|
| **病史** | | | | |
| 无特殊 | 无特殊 | 后足疼痛 / 感染和创伤史 / 无疼痛史 | 发育迟缓 | 锐器伤或一过性麻痹 |
| **体格检查** | | | | |
| 常有韧带松弛 | 或有韧带松弛 | 无韧带松弛 | 无韧带松弛 | 无韧带松弛 |
| 踮足尖站立：<br>出现足弓<br>足跟内翻 | 踮足尖站立：<br>出现足弓<br>足跟内翻 | 踮足尖站立：<br>未见足弓<br>足跟未内翻 | 踮足尖站立：<br>未见足弓<br>足跟未内翻 | 踮足尖站立：<br>足弓可见<br>足跟未内翻 |
| Jack's 试验：<br>出现足弓 | Jack's 试验：<br>出现足弓 | Jack's 试验：<br>未见足弓 | Jack's 试验：<br>未见足弓 | Jack's 试验：<br>出现足弓 |
| 腓肠肌长度正常 | 腓肠肌挛缩 | 腓肠肌正常或挛缩 | 腓肠肌挛缩 | 腓肠肌长度正常 |
| 胫骨后肌功能正常 | 胫骨后肌功能正常 | 胫骨后肌功能正常 | 胫骨后肌功能不详 | 胫骨后肌麻痹 |
| 肌张力正常 | 肌张力正常 | 肌张力正常 | 肌张力增高 | 肌张力或许正常 |
| 距下关节松弛 | 距下关节松弛 | 距下关节活动受限 | 距下关节活动受限 | 距下关节活动受限 |
| | | | 腓骨肌或有痉挛 | |
| | | | 以中足为顶点的前后足旋前畸形 | |
| **诊断** | | | | |
| 生理性柔韧性扁平足 | 生理性柔韧性扁平足伴腓肠肌紧张 | 跗骨融合、JIA、距下关节创伤或感染后遗症等原因导致的僵硬性平足 | 痉挛性平足 | 胫骨后肌功能异常所致平足（下运动神经元麻痹或肌腱损伤） |

（James Robb 著 范竞一 高景淳 译）

## 参考文献


Mosca VS. Flexible flatfoot in children and adolescents. J Child Orthop. 2010;4:107–21.

Dare DM, Dodwell ER. Pediatric flatfoot: cause, epidemiology, assessment and treatment. Curr Opin Pediatr. 2014;26:93–100.

Beighton P, Solomon L, Soskolne CL. Articular mobility in an African population. Ann Rheum Dis. 1973;32:413–8.

Thometz JG, Zhu H, Liu XC, Tassone C, Gabriel SR. MRI pathoanatomy study of congenital vertical talus. J Pediatr Orthop. 2010;30:460–4.

Swaroop VT, Dias L. Orthopaedic management of spina bifida part II: foot and ankle deformities. J Child Orthop. 2011;6:403–14.

# 第 24 章　无痛性跛行患儿

## 24.1　引言

### 24.1.1　步态的成熟过程

跛行是指在儿童发育的特定阶段与所期望的步态相偏离的步态形式。儿童在 12 ~ 14 个月时开始四处走动，直到 4 岁以后才形成成人的行走模式（Sutherland et al. 1980）。初学走路的孩子有更宽大的足型、更快的节奏（每分钟的步数）、比成人的速度慢，并且没有相互的手臂动作。他们的腿在外形上是旋转的，膝关节保持弯曲状态，直到 15 ~ 18 个月时才会发生脚跟碰撞，同时也会出现相互的手臂动作。跑步和平稳改变方向的能力出现在 2 岁之后，到 3 岁的时候，孩子的下肢支撑开始接近成年人，大多数孩子有了相互配合的手臂动作。重要的是，不要将这些不成熟的步态模式误解为异常步态。

### 24.1.2　正常步态的先决条件

要想正常行走，必须满足以下先决条件：

1. 骨骼必须足够强壮以支撑身体的重量。
2. 双下肢必须等长。
3. 下肢的肌肉必须足够强壮，才能在摆动阶段提供稳定的姿势和足够的机动性。
4. 下肢关节必须足够灵活，以允许正常向前行走所需的运动。
5. 下肢关节不能有畸形。
6. 下肢关节是稳定的。

骨骼异常（脆弱、四肢不等长）、肌肉异常（无力、痉挛、挛缩）或关节异常（僵硬、畸形和不稳定）都会导致跛行（Fischer and Beattie 1999；Bleck and Robb 2010）。导致跛行的原因可能不止一个，重要的是找出所有潜在的因素（表 24.1）。

由骨、肌肉或关节引起的疼痛也可能导致跛行。痛性跛行的原因列在第 31 章。

表 24.1　不同情况下的跛行原因

| 疾病 | 导致跛行的因素 |
|---|---|
| DDH | 下肢短缩 + 关节不稳定 |
| Tom Smith's 关节炎（新生儿化脓性关节炎后遗留股骨头破坏） | 下肢短缩 + 关节不稳定 |
| 髋内翻 | 下肢短缩 + 畸形 |
| 伴有屈膝步态的脑瘫 | 肌强直 + 肌挛缩 + 肌无力 + 关节畸形 |
| 脊髓灰质炎后残留麻痹 | 下肢短缩 + 畸形 + 肌无力 + 关节畸形 |

## 24.2　建立诊断的问题

- 跛行是单侧的还是双侧的？
- 第一次注意到跛行是什么时候？
- 跛行是否有逐步恶化或自发好转的迹象？
- 下肢肌张力是正常的还是有异常变化？

跛行是单侧的还是双侧的？

双下肢对称性跛行将可能的诊断缩小到少数几种情况，其中大部分是神经系统疾病，如脑瘫、遗传性痉挛性截瘫、遗传性运动 - 感觉性神经病变（hereditary motor-sensory neuropathy, HMSN）、脊柱裂、创伤性脑损伤和肌营养不良等。双下肢对称性跛行也可以出现在双侧 DDH、双侧髋内翻和其他对称性的先天或发育异常。

第一次注意到跛行是什么时候？

一旦孩子开始走路，家长就会发现与先天性异常相关的跛行。行走晚的孩子出现跛行是脑瘫的典型特征。

跛行是否有逐步恶化或自发好转的迹象？

诸如肌营养不良等进行性麻痹性疾病可引发步态模式的逐步恶化。骨骺损伤导致的生长障碍也可能导致跛行加重。对位不良的骨折在塑型过程中可能会导致跛行。

下肢肌张力是正常的还是有异常变化？

肌张力的检查有助于找出导致儿童跛行的原因。

## 24.3　体格检查

### 24.3.1　视：观察步态

让孩子脱去衣物充分地查看他们的脊柱和下肢，并且在矢状面和冠状面观察他们的步态。

**一般观察**

（a）他们的步态是否与年龄相符？如果不符，考虑发育迟缓。

（b）哪一侧看起来不正常？

（c）上肢的运动是相互对称的吗？然后分别考虑每一侧肢体。

**矢状面**

（a）脚的哪一部分先与地面接触？

（b）是整个脚掌与地面接触吗？

（c）足跟抬起的时间正常吗?

（d）膝关节能完全伸展吗？

（e）是否有过度的膝关节弯曲？

（f）行走时是否有足够的脚部离地距离?

（g）终末摆动期脚的姿势是怎样的?

**冠状面和横断面**

（a）相对于前进的平面而言，足前进角度是怎样的？

（b）有划圈步态吗？

（c）躯干是否向一侧过度摇摆？

具体的步态模式列在表 24.2 中。

### 24.3.2　触

触诊任何看起来畸形的关节。触诊骨和关节以确认是否有敏感部位。

表 24.2　一些常见的跛行特征

| 跛行类型 | 特征 | 引发条件 |
|---|---|---|
| 短肢步态 | 差异轻微时，代偿机制可以帮助“均衡”肢体长度，通过屈膝可有效地“缩短”长侧肢体或通过踝关节跖屈和足尖着地有效“拉长”短侧肢体（见表 24.3） | 各种原因引起的肢体缩短 |
| Trendelenburg 跛行（摇摆步态） | 在姿势阶段，一侧骨盆倾斜<br>代偿机制：<br>向患侧倾斜（躯干和肩膀向患侧倾斜）<br>双侧 Trendelenburg 跛行导致摇摆步态（鸭步） | 外展肌臂支点的丧失（如股骨头破坏或脱位）<br>外展肌杠杆力臂无效（如股骨颈弯曲、髋内翻或股骨颈破坏、股骨颈骨折）<br>外展肌力不足（如臀中、小肌麻痹） |
| 膝关节强直步态 | 在摆动阶段，矢状面运动减少<br>行走时脚难离地<br>代偿机制：<br>患侧划弧步态或健侧跳跃步态 | 股四头肌挛缩<br>膝关节外或关节内关节强直<br>伴有股直肌和腘绳肌挛缩的脑瘫 |
| 压腿步态 | 此步态的患儿行走时用手向后按压大腿以稳定膝关节 | 股四头肌挛缩（脊髓灰质炎） |
| 跨阈步态 | 行走时髋和膝关节过度屈曲使足部完全抬起<br>步态序列是脚趾 - 脚跟序列，而不是正常的脚跟 - 脚趾序列 | 踝背屈肌麻痹 |
| 马蹄内翻足步态 | 整个行走阶段，脚趾与地面接触<br>脚跟任何时候都不接触地面 | 腓肠肌挛缩或痉挛<br>习惯性脚趾行走（首先无腓肠肌挛缩） |

### 24.3.3　动

活动臀部、膝部和脚踝，通过运动的范围来确认关节没有僵硬或者疼痛。

### 24.3.4　量

测量四肢长度，包括股骨和下肢各段的长度。

### 24.3.5　其他的试验

让孩子跑步，因为这可能会加重跛行。

让孩子从地板上爬起来，这个测试有助于发现近端肌无力。

让孩子从地板上捡起一个物体——如果孩子屈膝而不是弯腰去捡，这可能会突出脊椎疾病。

如果孩子年龄大可以合作，让孩子踮起脚尖走路，用脚跟走路，单腿站立。这些测试将会对肌肉力量有一个粗略的估计，而且这些测试不必让孩子躺在容易让人紧张的检查床上进行。

对孩子的四肢和脊椎进行标准的骨科检查。

进行神经系统查体，包括肌力、腱反射、大腿和小腿肌肉的比较，以及感觉检查。要特别注意下肢肌张力。

双下肢分别做 Trendelenburg 试验。

## 24.4　辅助检查

**X 线平片**

通过平片足以识别跛行的结构性原因，如肢体长度差异和髋关节发育不良。

**超声**

如果怀疑有一过性滑膜炎（Deanehan et al. 2014），则建议行髋关节超声检查。

如果怀疑肌营养不良，就应该考虑查血清肌酸激酶和进行基因分析；在无痛性跛行的患儿很少进行其他的测试。

## 24.5　鉴别诊断

### 24.5.1　肢体不等长

虽然严重的肢体不等长可以很容易地通过孩子的步态注意到，但肢体长度的细微差异可能会被步态的代偿机制所掩盖（表 24.3）。这些代偿机制可能出现在长侧肢体也可能出现在短侧肢体上。

表 24.3　肢体不等长的代偿步态机制

| | 代偿机制 | |
|---|---|---|
| | 长侧肢体 | 短侧肢体 |
| 便于长侧肢体摆动 | 划弧步态 | 跳跃步态（过早跖屈） |
| 平衡肢体长度同时行走时起支撑作用 | 屈膝 | 踝关节跖屈和足尖着地 |

出生即发现的肢体不等长的原因包括先天性短股骨、先天性髋内翻、胫腓骨半肢畸形、先天性胫骨后屈和偏侧肥大。如果继发于感染或创伤后骨骺损伤，那么肢体不等长会逐步进展。

临床上需要排除创伤或感染病史。通过木块测量可以对大腿和下肢各节段长度进行比较，以评估整体肢体长度的差异（见图 24.1）。X 线平片或者 CT 可以用于测量腿部长度并确定诊断。

需要区分真正的肢体不等长与表面上的肢体不等长。表面上的肢体长度差异是骨盆倾斜的结果，如果有固定的髋部内收或者外展畸形，或腰椎有结构性的脊柱侧凸，就会导致肢体不等长进行性加重。固定的外展畸形会因为明显地拉长患侧的肢体长度而导致骨盆倾斜，而固定的内收畸形会因为明显地缩短患侧的肢体长度而导致骨盆倾斜。在腰段脊柱侧凸的儿童中，侧凸的凸侧会出现明显的肢体延长。对步态的视觉观察和对儿童背部和臀部的骨科检查，有助于区分导致骨盆倾斜的原因是来自于骨盆下方还是上方。

### 24.5.2　肌无力

大多数情况下，当临床特征明显的时候，诊断基础疾病通常很简单。但当肌无力症状很轻时，需仔细检查肌张力并注意患肢形态，才能给出正确的

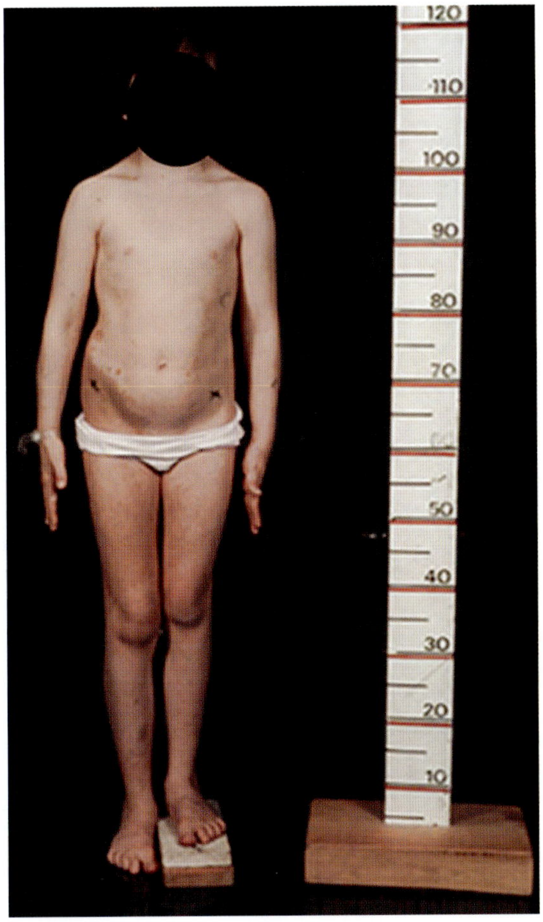


图 24.1　肢体不等长，大腿和小腿都有短缩

诊断（表 24.4）。

## 上运动神经元损伤

最常见的原因是偏瘫或双侧痉挛性脑瘫。痉挛、无力、不协调、痉挛和畸形的组合都可能导致跛行。

## 下运动神经元损伤

脊髓灰质炎和脊柱裂所致的肢体无力会导致跛行。脊髓灰质炎的肌肉麻痹可能影响一侧或双下肢，且受累双侧肢体通常是不对称的。如果存在关节和肢体不等长的麻痹性畸形会进一步导致跛行。

## 运动和感觉性神经病变

遗传性运动 - 感觉神经病变（HMSN）通常是家族性的，其首发症状很可能是跛行（图 24.2）。例如，腓骨肌萎缩症患儿可能首先表现为弓形足，查体时能够发现患儿有腓骨肌无力和踝阵挛消失。

## 肌肉病变

肌肉病变可导致步态改变和跛行。患儿是否有家族病史尤为重要，因为通常来说，营养不良和肌病通常是常染色体显性遗传或者性染色体连锁的，而肌萎缩通常是常染色体隐性遗传。最常见的肌营养不良是 Duchenne 肌营养不良，通常表现为行走期发育正常的男孩，突然开始失去行走能力（见第

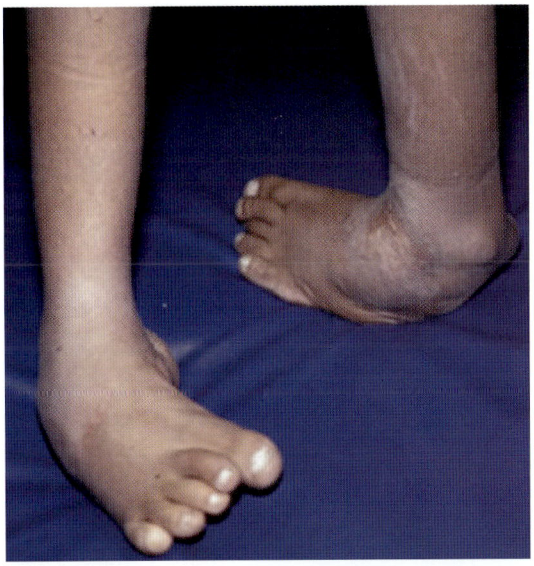

图 24.2　腓肠肌萎缩症，有明显的小腿肌肉萎缩、腓骨肌肌力的丧失，以及由此引起的足站立的弓形腿的姿势

表 24.4　肌无力所致各种儿童跛行肌张力情况

| 肌张力增高（上运动神经元损伤） | | 肌张力降低（下运动神经元损伤） | | 肌张力正常或降低 |
|---|---|---|---|---|
| 双侧发病<br>（对称 / 非对称） | 单侧发病 | 双侧发病<br>（对称 / 非对称） | 单侧发病 | 双侧发病<br>（对称） |
| 双侧脑瘫（对称）<br>遗传性痉挛性截瘫（对称）<br>脑创伤（对称 / 非对称） | 脑性偏瘫<br>脑创伤（对称） | 脊髓灰质炎（非对称）<br>脊柱裂（通常对称）<br>脊髓肿瘤（通常对称）<br>遗传性运动 - 感觉神经病变（对称） | 脊髓灰质炎<br>脊髓肿瘤<br>脊柱闭合不全 | 肌营养不良 |

22 章，图 22.3 ）。小年龄患儿即出现足下垂及跛行，血清肌酸激酶比正常水平高很多倍，并且可以通过基因检测确诊。

## 24.5.3 关节僵直

虽然臀部、膝部、脚踝或脚的僵直会改变步态，但臀部运动的限制并不总是会产生明显的跛行。相反，膝关节僵直总是会导致明显的跛行。僵直的膝关节会产生功能性的腿部不等长，而非结构上的；典型的代偿是患侧肢体环形运动或者是正常侧肢体跳跃运动。如果有先天性或获得性股四头肌挛缩、股直肌痉挛和脑瘫的关节痉挛，以及青少年特发性关节炎（JIA）或继发于化脓性关节炎的关节内僵直，和关节外关节或关节内关节病后，都会出现一种僵直的膝关节步态。

## 24.5.4 关节畸形

臀部、膝部、脚踝和脚的畸形都会导致跛行。

**髋内翻**

患儿会表现为由髋外展肌力臂的异常导致的 Trendelenburg 步态。股骨颈的畸形可能是先天性的，也可能继发于股骨颈的疾病（图 24.3）。如果疾病是单侧的就会有一定程度的缩短。

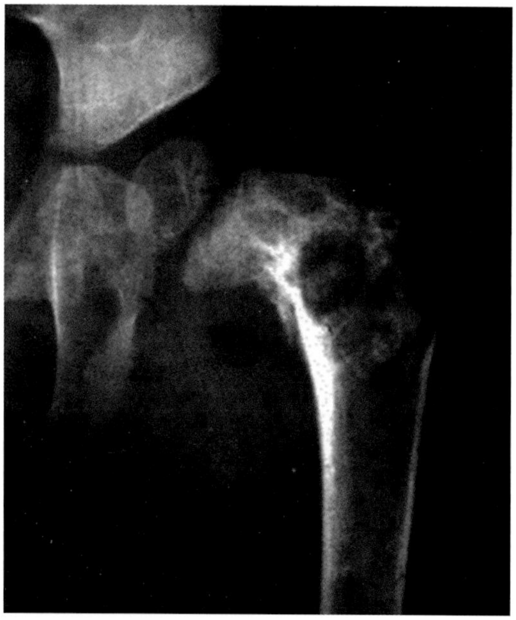

图 24.3 纤维发育不良所致的获得性髋内翻，股骨颈处有一处未移位的骨折

**肌肉挛缩**

肌肉挛缩是关节畸形最常见的原因。创伤、感染、局部缺血、肌内注射、肌内出血和肌间血管瘤都可能导致肌纤维化，这反过来又会导致关节畸形。例如，发生于骨筋膜室综合征后的腓肠肌挛缩会导致马蹄内翻足及跨阈步态。

## 24.5.5 关节不稳定

### 髋关节

**DDH 的延迟表现**

这是在蹒跚学步的孩子中最常见的一种无痛性跛行。可能有阳性家族史，并且臀位分娩和女性都是相关的危险因素。单侧发育异常的患儿通常会用短腿行走或者呈现 Trendelenburg 步态，体格检查 Galeazzi 征（+）和髋关节外展受限。双侧 DDH 在临床上不易诊断；患儿行走表现为双侧 Trendelenburg 步态（摇摆步态），并且腰部明显前凸畸形。隆起的股骨大转子和大腿缩短可能是临床线索。骨盆 X 线片可确诊（图 24.4）。

**唐氏综合征的髋关节不稳定**

患有唐氏综合征的儿童有关节松弛，可以发展成髋关节半脱位。

**先天性无痛症的髋关节不稳定**

无痛性 Charcot 髋关节变得紊乱，并且非常不

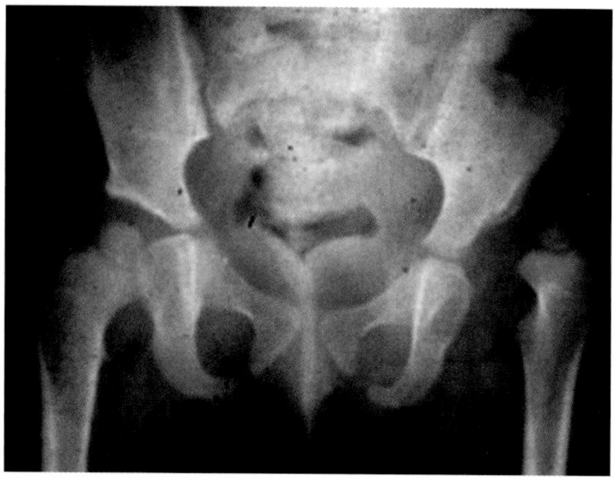

图 24.4 DDH 的延迟表现

稳定，经常有多方向的不稳定（图 24.5）。

### 膝关节

弓形腿会出现在婴儿期 Blount 病。膝关节不稳定有时会出现在韧带松弛的情况下，比如 Larsen 综合征（图 24.6）。一旦先天性无痛症的 Charcot 关节进展，膝关节就会变得不稳定。这两种情况下都会导致无痛性跛行进展。

## 24.5.6 少见的情况

### Perthes 病和一过性滑膜炎

虽然这两种疾病（图 24.7、图 24.8）通常伴有疼痛，但在早期阶段，它们可能偶尔表现为无痛性跛行。

### 恶性肿瘤

白血病是儿童最常见的恶性肿瘤，如果孩子有不明原因的跛行、不适和贫血，都应该被排除一下白血病。脊髓肿瘤的症状通常是潜伏的，但可能首先表现为四肢的神经病变，而不是脊髓疼痛。

### 幼年特发性关节炎

在早期阶段，下肢病变关节可能会产生无痛的积液和（或）僵直和跛行。在早期阶段，小孩子可能会诉说疲劳感而不是疼痛。

### 盘状半月板

在步态上，膝关节不能完全伸直，可出现关节绞锁。体格检查时，关节外侧可能会肿胀，并且在屈伸膝关节时听到“咔嗒”声可证实该诊断。在 X 线平片上，膝关节外侧较宽，这一诊断可以在 MRI 上得到证实（见第 37 章）。

## 24.5.7 罕见情况

### 肌肉发育不全

下肢肌肉的先天性发育异常表现为无痛性

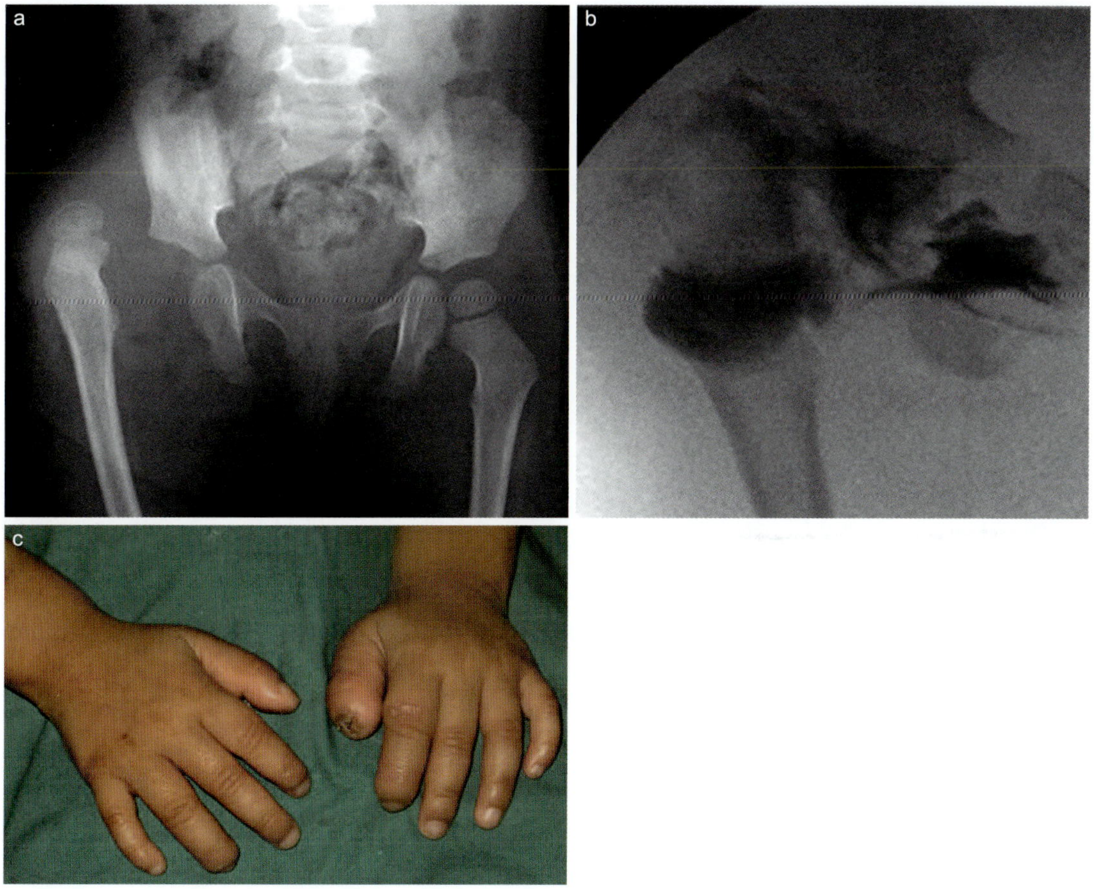


**图 24.5** （a）先天性无痛症患儿髋关节脱位；（b）关节 X 线片显示非常肿胀的关节囊；（c）指端营养不良表现

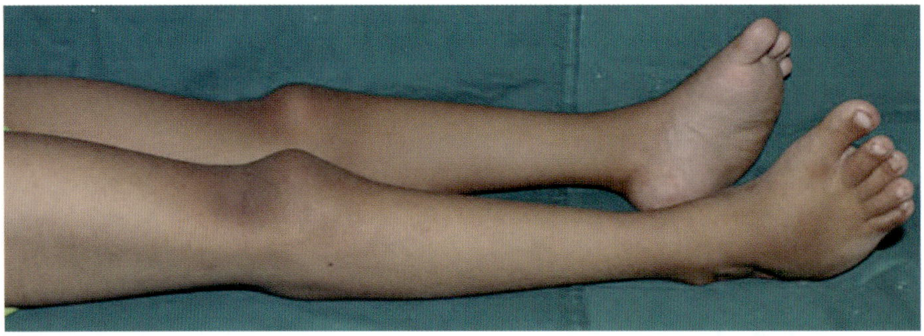

图 24.6　患有 Larsen 综合征的男孩膝关节半脱位

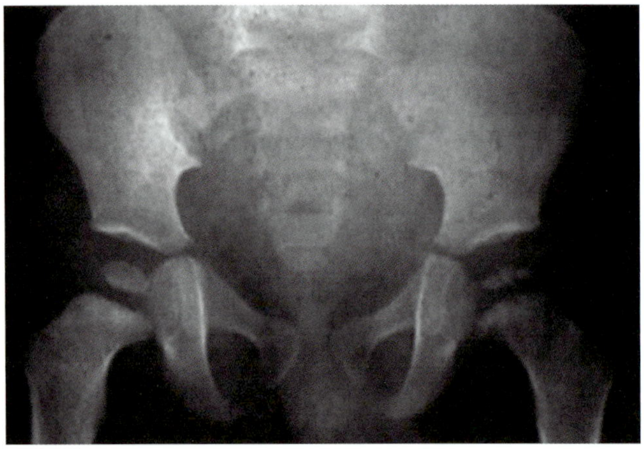

图 24.7　左髋关节 Perthes 病

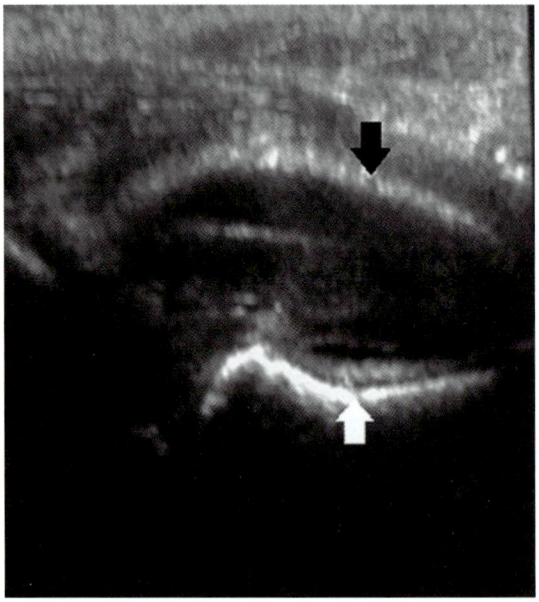

图 24.8　超声显示髋关节有大量积液。这个孩子一般情况很好但有一过性滑膜炎。白色箭头指示干骺端前方，黑色箭头指示髋关节末端的前缘

跛行；在这篇文献（Varghese and Joseph 2007; Peterson and Currarino 1981; Tibrewal et al. 2014; Flynn et al. 2007; Uzel et al. 2007）中报道了下肢部分肌肉的发育不全。

## 24.6　建立诊断

在不同步态模式的儿童中建立诊断方法的概要见表 24.5、表 24.6 和表 24.7。

**要点：**
- 4 岁以下的健康儿童出现无痛性跛行，除非已明确其他诊断，否则都应该认为患有 DDH。
- 无法解释的跛行患儿应考虑到恶性肿瘤。

表 24.5　马蹄足步态原因的诊断建立

| | | | | |
|---|---|---|---|---|
| **病史** | | | | |
| 出生时足部畸形且已治疗病史 | 出生时看起来正常 | 有提示作用的病史：难产 / 出生时延迟哭泣 / 早产 / 双胎 | 出生时看起来正常 | 出生时正常 |
| 刚开始行走即跛行 | 刚开始行走即跛行 | 学步延迟<br>刚开始行走即出现跛行 | 刚开始行走正常<br>后出现跛行 | 刚开始行走正常<br>在发热和麻痹后出现跛行 |
| 无进展的病史 | 无进展的病史 | 无进展的病史 | 有目前进展的病史 | 无跛行进展 |
| **体格检查** | | | | |
| 单侧 / 双侧 | 双侧对称 | 单侧 / 双侧 | 双侧对称 | 单侧 / 双侧对称 |
| 肌张力正常 | 肌张力正常 | 肌张力高 | 肌张力高 | 肌张力高 |
| 肌力正常（无踝背屈肌无力） | 肌力正常（无踝背屈肌无力） | 无可选择的运动控制去测试背屈肌力的灵活性 | 背屈肌力弱 | 踝背屈肌无力或麻痹 |
| 包括腓肠肌和比目鱼肌在内的僵硬性的足下垂（SiHerskiöld 试验阴性） | 最初可能不是腓肠肌挛缩（之后可能会出现） | 腓肠肌挛缩强直<br>如果出现挛缩，通常仅腓肠肌挛缩（SiHerskiöld 试验阳性） | 包括腓肠肌和比目鱼肌在内的僵硬性的足下垂（SiHerskiöld 试验阴性） | 包括腓肠肌和比目鱼肌在内的僵硬性的足下垂（SiHerskiöld 试验阴性） |
| 初步诊断：<br>残余或复发的马蹄内翻足 | 初步诊断：<br>习惯性脚趾行走者 | 初步诊断：<br>脑瘫（偏瘫或全瘫） | 初步诊断：<br>肌营养不良 | 初步诊断：<br>脊髓灰质炎后残留瘫痪 |
| **辅助检查** | | | | |
| 无 | 无 | 神经系统评估 | 检测血清肌酸激酶<br>神经系统评估<br>基因分析 | 无 |
| **诊断** | | | | |
| 残余或复发的马蹄内翻足 | 习惯性尖足 | 脑瘫（偏瘫或全瘫） | 肌营养不良 | 脊髓灰质炎后遗麻痹 |

表 24.6　膝关节僵直步态诊断的建立

| | | | |
|---|---|---|---|
| **病史** | | | |
| 可能有出生后膝关节屈曲受限的病史或者屈膝受限之后进展 | 可能有出生后膝关节即丧失全部运动的病史<br>或者感染或受伤后膝关节的运动全部丧失 | 无膝关节运动丧失的病史 | 无膝关节运动丧失的病史 |
| 可单侧或双侧 | 单侧 | 单侧或双侧 | 双侧 |
| - | - | 总是出现发育延迟的病史 | 髌骨脱位或关节绞锁的病史 |
| **体格检查** | | | |
| 膝关节固定在伸直位 | 膝关节伸直或屈曲位 | 膝关节不固定在伸直位 | 膝关节不固定在伸直位 |
| 膝关节被动运动非常受限 | 膝关节完全无被动或主动屈曲 | 被动运动正常 | 因紧张所致被动运动部分受限 |
| 肌张力正常 | 肌张力正常 | 肌张力高<br>股直肌和腘绳肌可证实的挛缩强直 | 肌张力正常 |
| 髌骨可高突 | 髌骨可被固定在股骨上 | 膝关节屈曲时髌骨可上升 | 髌骨游走 |
| 膝关节用力运动时无疼痛 | 膝关节用力运动时无疼痛 | 膝关节运动时无疼痛 | 膝关节运动导致疼痛<br>Apprehension 征可阳性 |
| 初步诊断：<br>股四头肌挛缩（先天性或获得性） | 初步诊断：<br>膝关节僵直（先天性或获得性） | 初步诊断：<br>脑瘫的股直肌和腘绳肌共同挛缩 | 初步诊断：<br>因忧虑所致膝关节僵直（屈膝时避痛的保护机制） |

表 24.6 （续）

| | | | |
|---|---|---|---|
| **辅助检查** | | | |
| X 线平片：<br>排除潜在的骨骼异常并评估股骨髁的形状<br>可发现高位髌骨 | X 线平片：<br>会显示关节内或关节外跨关节的骨小梁 | X 线平片：<br>膝关节屈曲时可出现高位髌骨 | X 线平片：<br>轮廓视图可显示横向半脱位（髌骨不稳定）/ 外侧关节间隙增宽（盘状半月板） |
| **诊断** | | | |
| 股四头肌挛缩（先天性或获得性） | 膝关节僵直（先天性或获得性） | 脑瘫的股直肌和腘绳肌共同挛缩 | 因忧虑所致膝关节僵直 |

表 24.7　单侧 Trendelenburg 步态诊断的建立

| | | | |
|---|---|---|---|
| **病史** | | | |
| 可有臀位分娩史或髋部病变家族史 | 发热史并髋部运动减少（可能或不经髋部手术引流治疗） | 婴儿期无疾病史 | 出生时腰骶部肿胀的病史 |
| 学步初即出现跛行 | 学步初即出现跛行 | 学步初即出现跛行 / 跛行之后发现 | 学步初即出现跛行 |
| **体格检查** | | | |
| 肢体短缩<br>（转子之上的） | 肢体短缩<br>（转子之上的） | 肢体短缩<br>（转子之上的） | 肢体短缩<br>（转子之上的） |
| 股三角（斯卡帕氏三角）抵抗丧失 | 股三角（斯卡帕氏三角）抵抗丧失 | 股三角（斯卡帕氏三角）抵抗无丧失 | 股三角（斯卡帕氏三角）抵抗减弱 |
| 臀部可触及股骨头 | 臀部不可触及股骨头 | 臀部可触及股骨头 | 臀部可触及股骨头 |
| 髋关节外展受限 | 髋关节过度运动 | 髋关节外展和内旋受限，并且内收和内旋过度 | 髋关节外展受限 |
| 髋外展肌力正常 | 髋外展肌力正常 | 髋外展肌力正常 | 髋外展肌麻痹，髋内收肌和伸膝肌功能至少 MRC Ⅲ级 |
| 初步诊断：<br>DDH 发育性髋脱位 | 初步诊断：<br>婴儿期化脓性关节炎后遗留股骨头破坏 | 初步诊断：<br>髋内翻 | 初步诊断：<br>麻痹性髋关节脱位 |
| **检查** | | | |
| 骨盆 X 线平片 | 骨盆 X 线平片 | 骨盆 X 线平片 | 骨盆和脊柱 X 线平片 |
| **诊断** | | | |
| 发育性髋关节发育不良 | 婴儿期化脓性关节炎后遗留股骨头破坏 | 髋内翻 | 脊柱裂的麻痹性髋关节脱位 |

（James Robb 著　范竞一　高景淳 译）

## 参考文献


Bleck EE, Robb JE. Hereditary and developmental neuromuscular disorders. In: Benson M, Fixsen J, Macnicol MF, Parsch K, editors. Children's orthopaedics and fractures. 3rd ed. London/Dordrecht/Heidelberg/New York: Springer; 2010.

Deanehan J, Gallagher R, Vieira R, Levy J. Bedside hip ultrasonography in the pediatric emergency department: a tool to guide management in patients presenting with limp. Pediatr Emerg Care. 2014;30:285–7.

Fischer SU, Beattie TF. The limping child: epidemiology, assessment and outcome. J Bone Joint Surg Br. 1999;81(6):1029–34.

Flynn JM, Ramirez N, Cornier AS, Colon-Negron E. Unilateral congenital absence of the calf muscle. J Pediatr Orthop B. 2007;16:70–2.

Peterson JE, Currarino G. Unilateral absence of thigh muscles confirmed by CT scan. Pediatr Radiol. 1981;11:157–9.

Sutherland DH, Olshen R, Cooper L, Woo SL. The development of mature gait. J Bone Joint Surg [Am]. 1980;62-A:336–53.

Tibrewal S, Alyas F, Vemulapalli K. Congenital absence of superficial posterior compartment calf muscles. J Orthop Traumatol. 2014;15:137–9.

Uzel M, Gumusalan Y, Cetinus E, Yurtgezen A. Bilateral aplasia of the tibialis anterior and unilateral aplasia of the extensor hallucis longus muscles. Skeletal Radiol. 2007;36:83–6.

Varghese RA, Joseph B. Congenital aplasia of the patella and the distal third of the quadriceps mechanism. J Pediatr Orthop B. 2007;16:323–6.

# 第 25 章　运动发育迟缓

## 25.1　引言

整体发育迟缓是指两种或更多方面的发育迟缓，包括认知、发音和语言、运动技能、个人技能、社交技能、玩耍和日常生活活动。而运动发育迟缓，是指某一类发育领域受到影响时的一种特殊的发育迟缓 (Silove et al.2013)。

评估一个有行走发育迟缓的儿童，有必要了解一般大运动发育的平均年龄段。儿童平均在 12~14 月龄时学会行走，其他相关的发育节点如下：

| 年龄 | 发育节点 |
| --- | --- |
| 6 个月 | 坐 |
| 9 个月 | 爬 |
| 10 个月 | 站 |
| 12 ~ 14 个月 | 走 |

## 25.2　建立诊断的问题

- 是否有家族近亲结婚史?
- 有运动迟缓家族史吗？
- 母亲有滥用药物史吗？
- 孩子是早产儿吗？
- 分娩时有问题吗？
- 孩子出生时柔软无力吗？
- 有新生儿败血症的病史吗？
- 关节挛缩在出生时明显吗？
- 脊髓畸形在出生时明显吗？
- 孩子能正常爬行吗？
- 一个发育迟缓并存在学习困难的男孩?
- 孩子四肢僵硬吗？
- 有颅脑或脊髓损伤的病史吗？
- 孩子视力正常吗？
- 孩子的身材和身体比例正常吗？
- 孩子有佝偻病的特征吗?

是否有家族近亲结婚史？

家族存在近亲结婚史可能与发育迟缓的代谢和遗传因素有关，所以必须要排除这个潜在的病因。

有运动迟缓家族史吗？

一般来说，肌营养不良和肌病是常染色体显性的或性染色体相关的，而肌萎缩是常染色体隐性的 (Bleck and Bleck 2010)。患有遗传性运动障碍的婴儿和儿童往往会表现出乏力和运动技能发育延迟，而那些患有获得性运动障碍的人往往表现出进行性乏力和功能丧失。

母亲有滥用药物史吗？

胎儿酒精综合征可能会导致学习困难和运动延迟。

孩子是早产儿吗？

脑瘫 (cerebral palsy, CP) 是儿童期残疾最常见的原因，它与早产有关。与一般早产儿相比，极早产儿有更高的罹患全身型脑瘫的风险；例如，32 周早产儿有双侧脑瘫的危险。

分娩时有问题吗？

分娩期间的产科并发症可能会导致胎儿脑缺血，从而导致脑瘫。

孩子出生时柔软无力吗？

这是一个重要的临床问题，因为柔软无力与几个条件有关，它比其他情况更常见。缺血性脑病可导致新生儿柔软无力。柔软无力与遗传性和肌肉相关的疾病有关，而脊肌萎缩是最常见的导致婴儿死亡和残疾的常染色体隐性疾病。与柔软无力相关的肌肉障碍包括先天性肌营养不良、先天性肌萎缩症和先天性肌张力障碍。

有新生儿败血症的病史吗？

严重的新生儿败血症可导致新生儿出现整体发育迟缓，而从重症脑膜炎感染中幸存下来的患儿，可能由于该病相关的血管炎而失去肢体。如果婴儿的脊髓前角肌细胞受到影响，那么在婴儿中出现的脊髓膜炎可能会导致行走迟缓。

关节挛缩在出生时明显吗？

关节挛缩是一种描述性的、而非诊断性的术语，可能会导致行走发育迟缓。

脊髓畸形在出生时明显吗？

脊髓失调症会影响行走所需的肌肉，可能会导致行走迟缓。也可能与足部、膝和臀部的挛缩有关，这取决于影响神经系统的水平。脊柱裂可能表现为骶尾部多毛斑块、局部凹陷、脊膜膨出或局部开放创面。

孩子能正常爬行吗？

行走发育迟缓的孩子中约有 12% 无法正常地爬行，他们可能只是通过扭动屁股或翻滚的方式来完成短暂的爬行，或者采取匍匐前进的姿势 (Minns 2010)。

一个发育迟缓并存在学习困难的男孩?

如果是这样的话，必须考虑有无 Duchenne 肌肉萎缩症可能。

孩子四肢僵硬吗？

如果僵硬，则考虑存在上运动神经元的损伤或关节挛缩。

有颅脑或脊髓损伤的病史吗？

创伤性脑损伤或脊髓损伤可导致行走发育迟缓。

孩子视力正常吗？

视觉障碍可能会导致行走发育迟缓。

孩子的身材和身体比例正常吗？

软骨发育不全和脊椎发育不全，与运动发育迟缓有关。

孩子有佝偻病的特征吗?

佝偻病与一种近端肌病有关，它会导致站立和行走发育迟缓。

## 25.3 体格检查

仔细的神经系统查体非常重要；如表 25.1 所示，任何辅助检查都应在体格检查结果的基础上进行。

## 25.4 行走发育迟缓病因的鉴别诊断

行走发育迟缓的患儿应当考虑以下可能：单纯行走发育迟缓患儿以及合并其他潜在疾病的行走发育迟缓患儿 (Noritz et al. 2013)。

### 25.4.1 单纯行走发育迟缓患儿

婴幼儿移动方式的发育过程千差万别 (Minns 2010)。大多数人先爬，然后走。约有 10% 的孩子在 12 个月大的时候拖着脚走，在大约 19 个月的时间里，不能独自爬行和行走。一些患有唐氏综合征的儿童是拖着脚走路的，这也可能是大脑受损的表现。在大约 16 个月大能走之前，短暂的滚动和爬行是孩子们的主要移动方式，这占了总人口的 1%。在 20 个月大的时候，大约 1% 的幼儿再次成为爬行者，表现为一种缓慢地突击爬行的样子。

### 25.4.2 伴有中枢神经系统、外周神经或肌肉疾病的行走发育迟缓患儿

**脑瘫**

这是儿童中最常见的慢性残疾。大多数患有脑瘫的儿童在获得独立行走方面都有延迟。大约 90% 的偏瘫患者会在 18 个月后走路，90% 的双侧瘫痪者会在 48 个月后走路，而只有 10% 的四肢瘫痪者会在 48 个月后行走 (Bleck 1987)。

**肌肉萎缩症**

一些患有 Duchenne 肌肉萎缩症的男孩从来没有实现独立地行走，而其他的可能实现独立行走的男孩，但之后就开始失去行走的能力（见第 22 章）。许多男孩都有学习上的困难。先天性肌营养不良主要是常染色体隐性的，并有可能在婴儿出生时就影响他们，婴儿也可能有关节挛缩。

**脊髓性肌萎缩**

脊髓肌萎缩症（spinal muscular atrophy, SMA）是孩子柔软无力最常见的原因，其发生率为 1.5 万 ~2 万中有 1 例。该病患儿的脊髓前角细胞

存在进行性的丢失，它是导致婴儿死亡和残疾的最常见的常染色体隐性疾病，临床上可分为三类：急性小儿型、慢性婴儿型和慢性近端型。第一类发生于婴儿出生至 6 个月大的时候，疾病表现比较明显，柔软无力呈渐进性的，平均存活时间是 6 个月，而 95% 的受影响的婴儿在 18 个月时已经死亡。慢性婴儿型患儿在大约 6 个月大的时候出现柔软无力，通常是 2 岁的时候表现明显，这一类型进展缓慢，有的孩子可能会活到他们的第三个 10 年。这些孩子是柔软的，可能会发育到抬头、坐立，但不会走路。慢性近端型患儿往往在年龄较大时才被诊断，这些孩子行走时腰椎过度前凸并表现为 Trendelenburg 步态。患儿臀部外展肌和伸肌力弱，这类患儿容易与 Duchenne 肌肉萎缩症相混淆，但其 CK 的水平是正常的。

**肌病**

婴儿柔软无力并有运动延迟，中枢神经核疾病是常染色体显性疾病，严重的病例不能行走并在婴幼儿期死亡。

**先天性肌强直性营养不良**

婴儿柔软无力，可能也有发育迟缓，并且是全身性的发育迟缓。

**脊柱闭合不全**

从长远来看，训练股四头肌（腰 2、3、4）对于行走是必要的，前提是不存在移动和学习方面的困难。有腰 2/3 水平运动问题的患儿可能会在行走延迟期后开始走路，但是随着孩子的成长，能量消耗通常会非常大，最终他们会失去行走能力。脊髓纵裂可能与移动所需的肌肉功能有关（图 25.1）。脊髓空洞患儿常常存在痛觉和温度觉分离、但触觉正常的情况。在病变的远端，肌肉也会出现失用性萎缩。

**脊髓损伤或前脊髓动脉闭塞造成的婴儿截瘫**

由于这些原因引起的截瘫会导致患儿无法行走。

**视力损害**

这可能是一个孤立的问题或者与整体发育迟缓有关，例如，严重的脑瘫。

## 25.4.3 其他原因

**关节挛缩**

关节挛缩是一种描述性的术语，而患有多种先天性挛缩 (multiple congenital contractures, MCC) 的儿童可能会因此而推迟行走。多发性先天性挛缩与

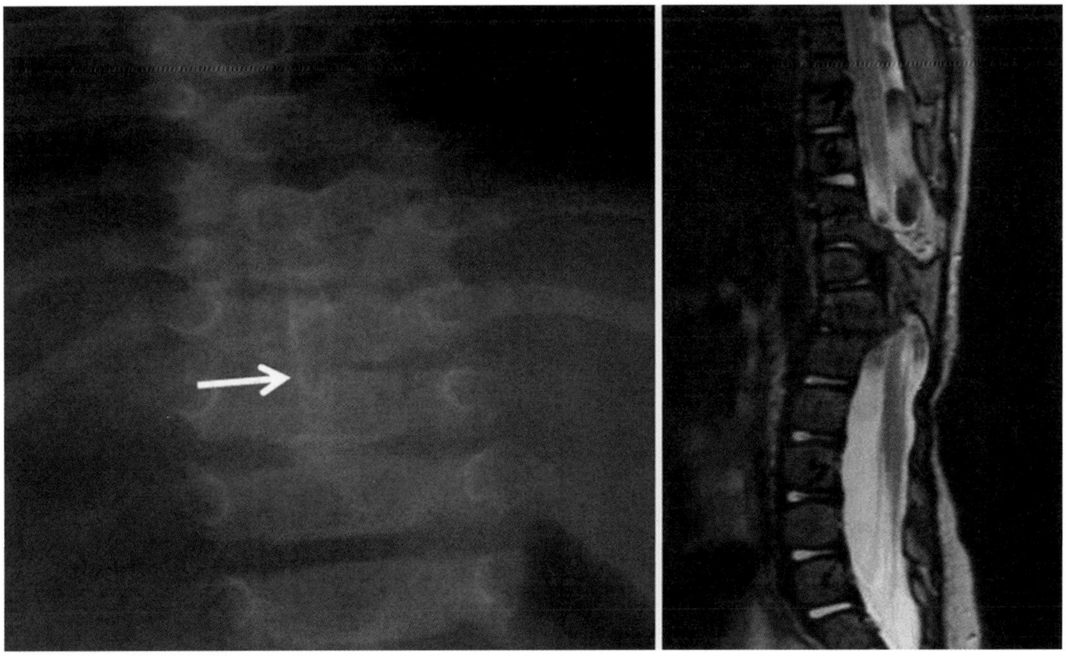

图 25.1 脊柱裂和脊髓纵裂（箭头）

神经、肌肉和结缔组织疾病有关，霍尔 (2008) 指出有超过 150 种可能与之相关的诊断。

### 遗传和代谢方面的原因

软骨发育不全患儿在约 6 个月大时发生整体的运动发育迟缓，而先天性椎体骨骺发育不良患儿通常在 24 个月后才会出现。近端肌病在严重的佝偻病患儿中可见运动发育迟缓，会导致站立和行走迟缓（图 25.2）。

### 感染

脊髓灰质炎通过影响脊髓前角细胞的神经支配肌肉，使其不能有效地移动，这将导致行走的延迟。

严重的脑膜炎可能会使一个婴儿整体发育迟缓，甚至导致肢体丧失。

### 胎儿酒精综合征

这可能导致运动延迟和学习困难。

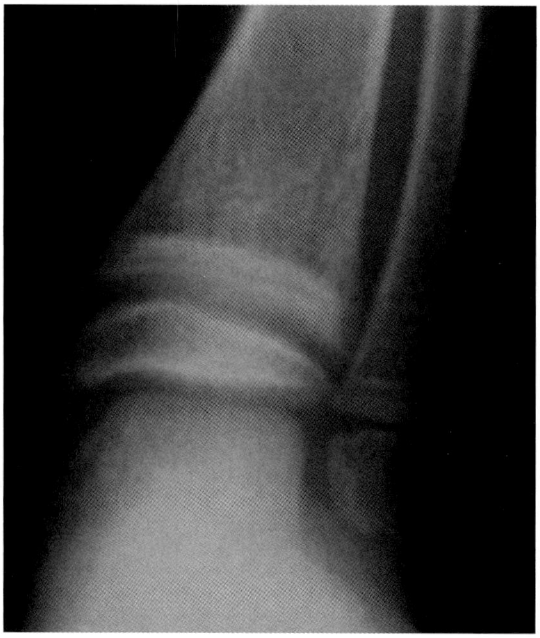

图 25.2 佝偻病，有增厚和增宽的骺及杯状的干骺端

## 25.5 建立诊断

在表 25.1 和 25.2 中显示了建立诊断方法的概要。

表 25.1　建立行走迟缓原因的诊断

| | | | | | |
|---|---|---|---|---|---|
| **病史** | | | | | |
| 无围产期问题 | 早产儿 / 围产期问题 | 无围产期问题 | 怀孕期间运动不能（排除胎儿运动） | 无围产期问题 | 无围产期问题 |
| 非柔软无力婴儿 | 偶尔柔软无力 | 非柔软无力婴儿 | 非柔软无力婴儿 | 非柔软无力婴儿 | 柔软无力婴儿 |
| 非整体性发育迟缓（仅行走发育迟缓） | 整体性发育迟缓 | 非整体性发育迟缓（仅行走发育迟缓） | 整体性发育迟缓经常出现 | 整体性发育迟缓可能或可能不出现 | 整体性发育迟缓可能出现 |
| | | 婴儿期急性发热性麻痹发作 | | 出生时腰或腰骶区的损伤（可有多毛斑块、局部凹陷、脊膜膨出或局部开放创面） | |
| | | | | 可能会有背部（大脑偶尔有）手术病史 | |
| | 症状无进展 | 症状无进展 | 症状无进展 | 症状无进展 | 症状进展 |
| **体格检查** | | | | | |
| 肌力正常 | 肌力下降 | 肌力下降 | 肌力下降 | 肌力下降 | 肌力下降 |
| 肌张力正常 | 肌张力增强 | 肌张力减弱 | 由于肌肉挛缩和关节强直，肌张力难以评估 | 肌张力减弱 | 肌张力减弱 |
| 无强直状态 | 强直状态 | 无强直状态 | 无强直状态 | 无强直状态 | 无强直状态 |
| 深反射正常 | 深反射增强 | 深反射减弱或消失 | 深反射减弱或消失 | 深反射减弱或消失 | 深反射减弱或消失 |
| 认知功能正常 | 认知功能经常受损 | 认知功能正常 | 认知功能正常 | 认知功能正常 | 认知功能可能受损 |
| 感觉正常 | 感觉正常 | 感觉正常 | 感觉正常 | 感觉受损 | 感觉正常 |
| | | | 上肢和下肢对称性的多个关节挛缩 | 大便失禁和尿失禁可能存在 | |
| | | | | 脊髓畸形可能出生时已存在 | |
| 初步诊断：<br>生理性延迟 | 初步诊断：<br>脑瘫 | 初步诊断：<br>脊髓灰质炎（前角细胞破坏） | 初步诊断：<br>宫内脊髓前角细胞减少（关节挛缩） | 初步诊断：<br>脊柱闭合不全 | 初步诊断：<br>肌病 / 肌肉萎缩症 / 脊髓性肌萎缩 |
| **检查** | | | | | |
| | | | | 脊柱影像显示腰椎或腰骶区域椎柱后部融合失败 | 肌酸激酶、肌营养不良蛋白、肌电图、肌肉活检、腾喜龙（依酚氯铵试验）选择如表 25.2 所示。 |
| **诊断** | | | | | |
| 生理性行走延迟 | 脑瘫 | 脊髓灰质炎 | 关节挛缩 | 脊柱闭合不全 | 见表 25.2 |

表 25.2 建立行走延迟原因的诊断——柔软无力

| 体格检查 | | | | |
|---|---|---|---|---|
| 肌张力正常 | 肌张力减弱 | 肌张力减弱 | 肌张力正常 | 肌张力正常 |
| 感觉正常 | 感觉正常 | 感觉正常 | 感觉正常 | 感觉正常 |
| 进行性肌无力 | 肌无力可能长期进展 | 肌无力 | 肌无力 | 休息后肌无力 |
| 腓肠肌假性肥大可能发展 | 无腓肠肌假性肥大 | 无腓肠肌假性肥大 | 无腓肠肌假性肥大 | 无腓肠肌假性肥大 |
| 深反射减弱程度与肌力减弱程度相当 | 深反射减弱 | 深反射减弱 | 深反射减弱或消失 | 深反射可能正常 |
| 可能有学习困难 | 无学习困难 | 无学习困难 | 学习困难可能出现 | — |
| — | — | 常见关节挛缩和足畸形 | — | — |
| — | — | 常见脊柱侧凸 | — | — |
| — | — | — | 在自主收缩后，肌肉收缩依然存在 | — |
| 初步诊断：<br>肌萎缩 | 初步诊断：<br>脊髓性肌肉萎缩症 | 初步诊断：<br>肌病 | 初步诊断：<br>肌强直 | 初步诊断：<br>肌无力 |
| **辅助检查** | | | | |
| 肌酸激酶 (CK)：明显升高 | CK：正常 | CK：正常 | CK：正常 | CK：正常 |
| 肌营养不良蛋白：<br>Duchenne 肌萎缩症中减少<br>Becker 病中异常表达<br>肢带肌型中正常<br>先天性肌营养不良中正常 | 肌营养不良蛋白水平：正常 | 肌营养不良蛋白水平：正常 | 肌营养不良蛋白水平：正常 | 肌营养不良蛋白水平：正常 |
| — | — | 肌肉活检诊断 | — | — |
| — | — | — | 肌电图有特征性表现 | 腾喜龙试验 |
| **诊断** | | | | |
| 肌肉萎缩症 | 脊髓性肌肉萎缩症 | 肌病 | 肌强直 | 肌无力 |

(James Robb 著 范竟一 高景纯 译)

## 参考文献


Bleck EE. Orthopaedic management in cerebral palsy. Philadelphia: MacKeith Press; 1987.

Bleck EE, Robb JE. Hereditary and developmental neuromuscular disorders. In: Benson M, Fixsen J, Macnicol MF, Parsch K, editors. Children's orthopaedics and fractures. 3rd ed. London/Dordrecht/Heidelberg/New York: Springer; 2010.

Hall JG. Overview of arthrogryposis. In: Staheli LT, Hall JG, Jaffe KM, Pahoike DE, editors. Arthrogryposis: a text atlas. Cambridge: Global-HELP Publication/Cambridge University Press; 2008.

Minns RA. Neuromotor development and examination. In: Benson M, Fixsen J, Macnicol MF, Parsch K, editors. Children's orthopaedics and fractures. 3rd ed. London/Dordrecht/Heidelberg/New York: Springer; 2010.

Noritz GH, Murphy NA, Neuromotor Screening Expert Panel. Motor delays: early identification and evaluation. Pediatrics. 2013;131:e2016–27.

Silove N, Collins F, Ellaway C. Update on the investigation of children with delayed development. J Paediatr Child Health. 2013;49:519–25.

# 第四部分
# 学龄期儿童

# 第 26 章 肩带畸形和运动受限

## 26.1 引言

肩部有些特征需要引起注意，这样才能对肩关节畸形和运动受限进行准确的病因诊断。首先，肩关节在不同的平面上有很大的运动范围，以致常不容易发现轻微的运动受限，因为日常生活活动罕见需要很大的运动范围。其次，看起来是“肩关节”的运动其实联合了盂肱关节和肩胛胸骨关节，因此，盂肱关节的畸形可能引起肩胛骨姿势性的代偿。实际上，正是肩胛骨的异常位置才使人注意潜在的畸形（图 26.1）。

肩关节肌肉的异常在肩关节运动受限中占很大比例。肌无力、肌挛缩、拮抗肌同时收缩、肌肉痉挛都可导致肩关节运动受限。例如，肩关节外展受限可因三角肌无力，胸大肌痉挛或挛缩，或三角肌收缩时胸大肌、背阔肌同时收缩所致（Gu et al. 2000; Chuang et al. 1998a, b）（图 26.2）。肩胛骨形态、位置和活动的异常也可以限制肩关节运动（Baulot et al. 1998; Domzalski et al. 2007; Samartzis et al. 2007; Cho et al. 2000; Williams 2003）（图 26.3）。

## 26.2 建立诊断的问题

明确病因学的问题：
- 有发育迟缓、分娩困难、三角肌肌内注射的病史吗？
- 脊椎、颈部和发际线正常吗？

明确病理学诊断的问题：
- 肩的轮廓正常吗？
- 肩胛骨位置、方向、大小正常吗？
- 是否存在肌肉萎缩或痉挛？
- 在主动运动时是否存在对抗肌肉的同步收缩？
- 是否有肩胛高位征阳性合并肌肉挛缩的证据？

**有发育迟缓、分娩困难、三角肌肌内注射的病史吗？**

发育迟缓提示脑瘫可能性增大，而分娩困难或肩部难产可能会引起产伤性瘫痪。反复三角肌肌内注射史可见于三角肌挛缩患儿。

**脊椎、颈部和发际线正常吗？**

低发际线和颈蹼通常是 Klippel-Feil 综合征的特征，常伴有先天性高肩胛骨或高肩胛畸形。脊柱侧凸和脊柱裂也常见于高肩胛畸形中（Cavendish 1972），因此，这些异常需要排除。

**肩的轮廓正常吗？**

三角肌萎缩时肩的正常轮廓消失；肩部变平，肩峰突出。

**肩胛骨位置、方向、大小正常吗?**

高肩胛和产时臂丛神经麻痹的患儿，肩胛骨小且升高，有旋转畸形（Cavendish 1972; Nath and Paizi 2007）。肩胛骨异常旋转导致高肩胛的外展受限。而产伤性瘫痪所致的肩胛骨旋转畸形是由肌肉挛缩引起。很明显，这两种情况下，改善运动范围的策略差别很大。

**是否存在肌肉萎缩或痉挛?**

肌肉萎缩或者痉挛提示有潜在的神经系统畸形。肌肉萎缩可以导致主动活动减少，肌肉力量不平衡导致的挛缩，进一步引起活动功能受限。区分活动受限导致的肌肉萎缩和活动减少导致的肌肉挛缩对于治疗方式的选择是至关重要的。

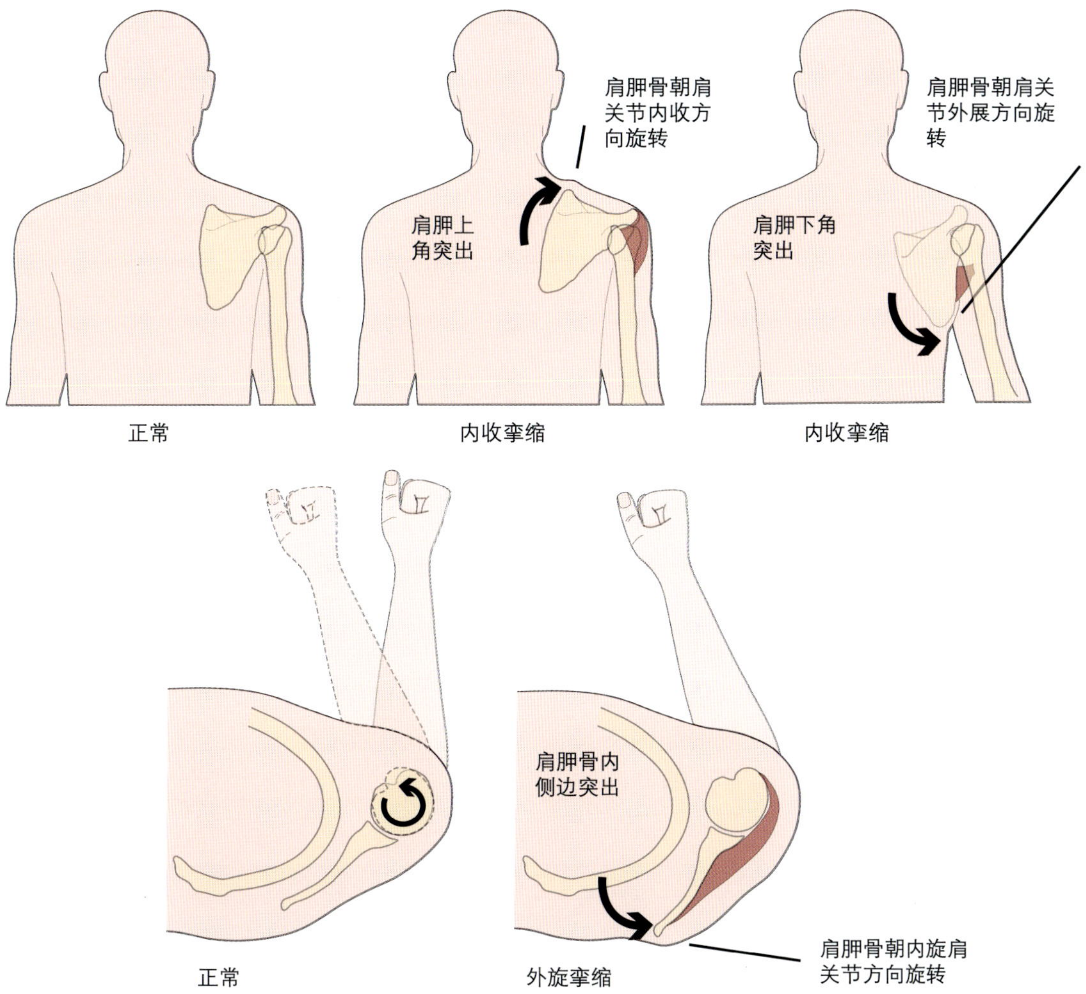


**图 26.1**　图示盂肱关节不同的挛缩如何引起肩胛骨的升高。挛缩的不同，肩胛骨的上角、下角、内侧边可能会升高，引起高肩胛骨

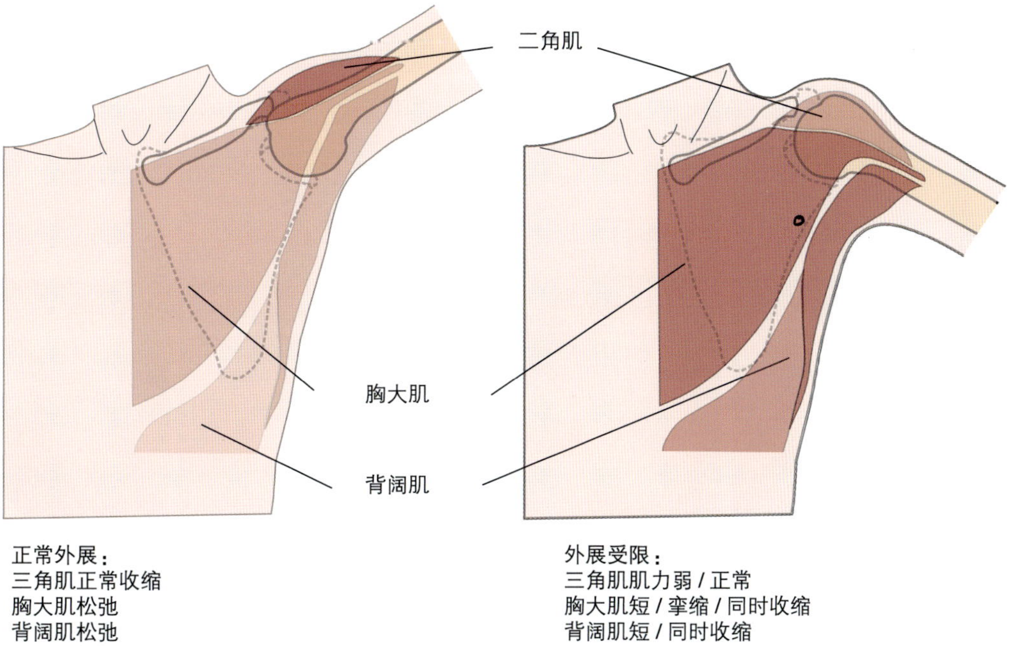


**图 26. 2**　图示肩部运动受限的不同肌肉原因

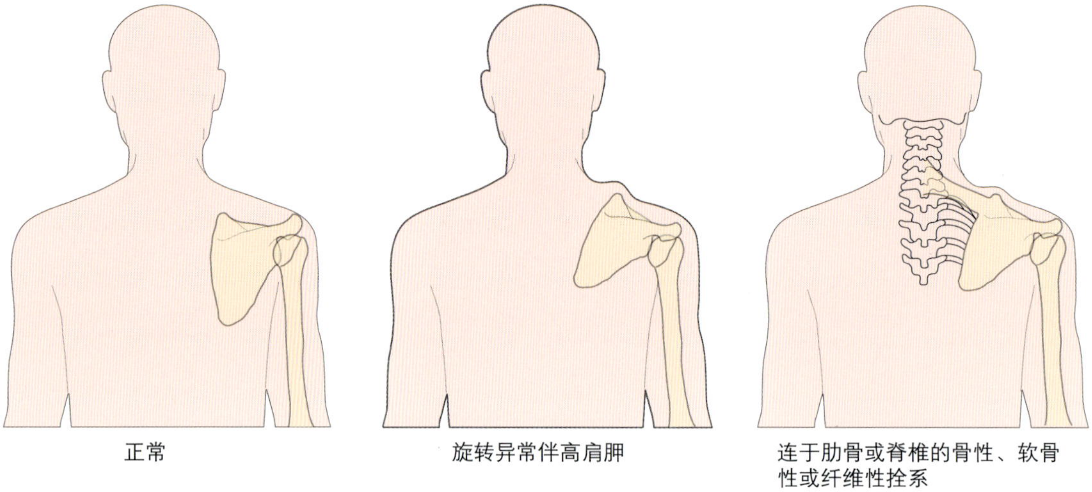


**图 26.3** 图示肩胛骨的异常，可引起肩关节运动受限

在主动运动时是否存在对抗肌肉的同步收缩?

同步收缩是对抗肌肉收缩影响正常活动的一种现象。这是由于臂丛神经损伤自行恢复引起的交叉神经支配（Chuang et al. 1998a）。最常见的同步收缩是肩关节的外展和内收；当患儿主动外展肩关节时胸大肌和背阔肌自发性收缩（图 26.4e）。最终导致肩关节外展受限。

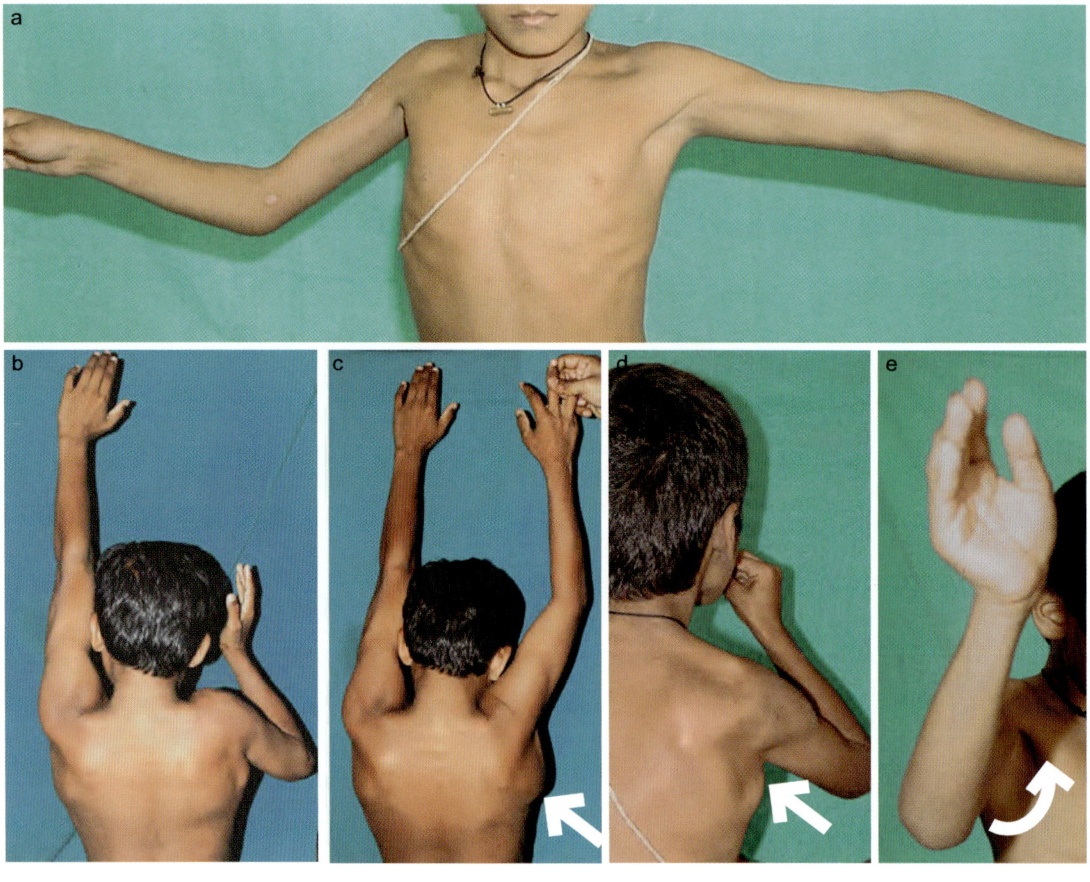


**图 26.4** （a）肩关节主动运动功能试验，测试肩关节活动范围是否与正常侧一致；（b，c）检查主动活动范围是否少于被动活动范围；检查肩胛骨的高度是否正常（c，d）和是否有对抗性肌肉的同步收缩（e）

是否有肩胛高位征阳性合并肌肉挛缩的证据?

肩胛高位征是指起自胸腔或肩胛骨止于肱骨的肌肉挛缩时，肩关节主动活动进而引起肩胛骨下角、上角及内侧缘升高或突起。这不能和肩胛骨近端移位混淆。肩胛骨高位征常见于分娩性臂丛神经损伤的患儿（表 26.1）。

**表 26.1　见于分娩性臂丛神经损伤导致的肩胛骨升高的肌肉挛缩**

| 肌肉挛缩 | 引起肩胛骨升高的运动 |
|---|---|
| 肩胛下肌 | 外旋 |
| 大圆肌、背阔肌 | 外旋和外展 |
| 胸大肌 | 外展 |
| 冈下肌、小圆肌 | 内旋 |
| 冈上肌 | 内收 |

## 26.3　体格检查

精确的诊断常需要仔细的临床检查。

### 26.3.1　视

从前面、后面、上面观察患儿是非常重要的，适当脱掉衣服坐在凳子上有助于观察。观察肩部的形状，肩胛骨的位置、大小、方向。观察棘突、冈下窝、三角肌。观察受累侧肢体是否较健侧短缩。

### 26.3.2　触

系统地触诊近端肱骨、肩胛骨内侧缘和外侧缘、肩胛骨周围的脊柱、肩峰的全程、喙凸。查看有无明显的骨软骨瘤、长度畸形和肩峰及喙凸全程倾斜畸形。触诊锁骨，确定其发育正常。

### 26.3.3　动

让患儿同时主动活动双侧肩关节，与患儿面对面坐，自己做运动可鼓励患儿做同样的动作。

让患儿尽可能地伸展和上举手臂（外展），双手触摸头部后面（外旋和外展功能），双手触摸对侧肩部，把手放到嘴边（内旋功能），肘部屈曲 90°，手放在背部（外展最大限度）。保持肘关节屈曲 90°，使手尽可能远离身体（最大外展）。这些检查可以很好地提供肩关节的活动范围。

当这些主动活动都完成，观察活动范围是否正常（图 26.4a）；肩胛骨外侧缘和肩胛上角或者肩胛下角有无明显突出（肩胛骨升高——图 26.4c, d）。如果在任何活动中肩胛骨都是升高的，这意味着有肩部的畸形。另外，在一个特定活动中有无对抗性肌肉活动；通常在任何活动中对抗性肌肉是相互抑制的。当外展时注意观察有无内侧或者外侧的腋窝皱襞显现。最后，观察肩关节的主动活动最大范围，然后进一步被动活动肩关节（图 26.4b, c）。如果能进一步被动活动肩关节，意味着存在由肌肉萎缩或者对抗肌肉同步活动引起的肩关节主动活动受限。

测量肩关节被动活动范围。首先固定肩胛骨，测量盂肱关节的活动范围；然后固定手臂测量肩胛骨各个运动的能力。

测量肩关节周围肌肉的肌力，测试肌肉的肌张力，明确有无肌肉麻痹。

测试胸椎和颈椎的活动。

## 26.4　辅助检查

**X 线平片**

胸部正侧位的 X 线片有助于确定肩胛骨的位置、大小和形状。X 线片也能发现不正常的脊柱。如果存在肩椎骨也能明确地显示。

**CT 和 MRI**

CT 平扫和三维重建已被用于研究先天性高肩胛的结构改变（Cho et al. 2000），但是不能用于初步诊断。如果存在先天性的脊柱异常，MRI 可以用于排除椎体内畸形。

## 26.5　鉴别诊断

### 26.5.1　分娩性臂丛神经损伤

Nath 等（Nath and Paizi 2007）把臂丛神经损

伤引起的一系列骨骼特征性改变称为 SHEAR，包括肩胛骨发育不全（scapular hypoplasia）、升高（elevation）、旋转畸形（rotation deformity）（Terzis et al. 2003）。我们需要注意的是同样的三个畸形也见于先天性高肩胛（Samartzis et al. 2007）。这些畸形会导致手臂、前臂、手较正常侧短缩，短缩的程度取决于神经损伤的严重程度（Uysal et al. 2007）。

除了骨骼畸形之外，通常还存在轻微或者严重的肌肉畸形。包括肌肉麻痹、挛缩，对抗肌肉的同步收缩和畸形。肌肉挛缩较为常见，当挛缩的肌肉伸直时肩胛骨升高征会显现。在分娩性麻痹时常可见内在的旋转畸形伴随 SHEAR（Nath et al. 2009）。

### 26.5.2 先天性高肩胛（先天性肩胛骨升高）

先天性肩胛骨升高的描述是不合适的，其真正原因是肩胛骨下降异常。先天性高肩胛是肩胛骨最常见的畸形。尽管其可以单独发生，但常合并椎体和肋骨畸形，包括椎体形成（半椎体）和分裂异常（脊柱分节不全）、脊柱侧凸、脊柱裂、腰椎区域的广泛脊髓纵裂（Williams 2003; Cho et al. 2000）。诊断这些脊柱畸形是很重要的，因为它们也需要处理，25%～50% 的先天性高肩胛患者，在颈椎后部和肩胛骨间存在纤维性、软骨性或者骨性连接。如果肩椎连接是骨性的，这些连接可能会完全限制肩胸关节的活动，如果是纤维性连接可部分限制肩胸关节活动。

### 26.5.3 三角肌注射性纤维化

肌肉注射引起的肌肉纤维化和挛缩在某些人群也有报道，对三角肌挛缩已有深入认识（Chatterjee and Gupta 1983; Shanmugasundaram 1980; Chen et al. 1988）。当肩部内收时，肩胛骨升高征会显现。

### 26.5.4 大脑性麻痹

偏瘫性大脑麻痹，肩关节倾向于内旋，内旋肌和内收肌麻痹，结果导致外展和外旋功能受限。

### 26.5.5 近端肱骨的机械性冲击和生长干扰

如果肱骨近端或者肩胛骨附件的关节窝存在骨软骨瘤，机械性冲击可能会限制活动。如果不对称性的生长限制肱骨的发育，肱骨近端的畸形会继续发展，逐步加重，最终限制肩关节的活动。肱骨内翻是一个例子，但是活动受限在童年后期比较明显。分娩性臂丛神经损伤引起的内旋性挛缩可导致肩后部转位而丧失外旋功能。

### 26.5.6 罕见疾病

**先天性三角肌条索**

罕见的三角肌纤维条索曾有描述（Bhagat et al. 2008）。临床特点和肌内注射引起的三角肌挛缩非常相似。

**先天性肋喙凸韧带短缩**

曾有报道常染色体显性遗传引起的肩关节形状改变和活动受限（Bamforth et al. 1989）。潜在的畸形对个体的影响是先天性肋喙凸韧带短缩。肩关节旋转和肩胛骨回缩受限。

## 26.6 建立诊断

建立引起肩部畸形及活动受限的诊断概要见表 26.2 和表 26.3。

表 26.2　建立学龄儿童肩关节畸形和活动减少诊断过程

| | | | | |
|---|---|---|---|---|
| **病史** | | | | |
| 很少有阳性家族病史 | 无阳性家族病史 | 无阳性家族病史 | 偶尔有阳性家族病史 | 无阳性家族病史 |
| | 可能存在难产史 | 可能存在手臂注射史 | | 可能出现发育迟缓 |
| | 产后上肢弛缓性麻痹史 | | | |
| **体格检查** | | | | |
| 可能出现带蹼短颈、脊柱侧凸 | 颈椎和脊柱正常 | 颈椎和脊柱正常 | 颈椎和脊柱正常 | 颈椎和脊柱正常 |
| SHEAR 征（肩胛骨发育不全、升高或旋转畸形）存在 | SHEAR 征存在 | 仅存在肩胛骨旋转异常 | 无 SHEAR 征 | 无 SHEAR 征 |
| 主动活动和被动活动范围相同 | 主动活动在某些平面较为受限 | 主动活动和被动活动范围相同 | 主动活动和被动活动范围相同 | 主动活动比被动活动受限严重 |
| 肩胛骨升高，但在活动时无肩胛骨升高的征象 | 肩胛骨升高，并在主动内收、外展、内旋和外旋运动时有肩胛骨升高的征象 | 肩胛骨升高，并仅在内收时有肩胛骨升高的征象 | 无肩胛骨升高征象 | 无肩胛骨升高征象 |
| 未见拮抗性肌肉收缩 | 拮抗性肌肉收缩频发 | 未见拮抗性肌肉收缩 | 未见拮抗性肌肉收缩 | 未见拮抗性肌肉收缩 |
| 无肌无力现象 | 存在肌无力现象 | 无肌无力现象 | 无肌无力现象 | 肌无力、痉挛 |
| 近端肱骨无异常肿块 | 近端肱骨和肩胛骨无异常肿块 | 近端肱骨和肩胛骨无异常肿块 | 近端肱骨和肩胛骨存在明显隆起 | 近端肱骨和肩胛骨无异常肿块 |
| 肩胛骨运动明显受限 | 肩胛骨运动无影响 | 肩胛骨运动无影响 | 肩胛骨运动无影响 | 肩胛骨运动无影响 |
| **辅助检查** | | | | |
| X 线片显示肩胛骨、肋骨和脊椎的表现：①证实肩胛骨的大小或位置异常。②如果上述问题存在，则表明肩胛椎骨存在。③表明先天异常与脊柱有关 | X 线片无异常表现 | X 线片无异常表现 | X 线片证实病因为机械性撞击（如：骨软骨瘤） | X 线片无异常表现 |
| **诊断** | | | | |
| 肩胛高位征 | 臂神经丛性肌痉挛 | 三角肌纤维化（若无肌内注射史，则为先天性纤维化；若存在肌内注射史，则为肌注性纤维化） | 肱骨或肩胛骨软骨瘤 | 脑性瘫痪 |

表 26.3 基于临床特征的肩关节活动减少的病理性因素

| 临床表现 | 肌肉麻痹 | 肌痉挛 | 肌萎缩 | 肌肉僵直 | 骨骼畸形或突出 | 肩胛骨旋转不良 | 肩胛骨束缚 |
|---|---|---|---|---|---|---|---|
| 主动活动范围减少 | + | + | + | + | + | + | + |
| 被动活动范围减少 | — | 轻微或无 | + | — | + | + | + |
| 主动活动范围小于被动活动范围 | + | 轻微或无 | —（二者程度相同） | + | — | — | — |
| 肌力降低 | + | +/ — | — | +/ — | — | — | — |
| 肌张力增加 | — | + | — | — | — | — | — |
| 放松时肩胛骨位置 | 正常 | 正常 | 正常或三角肌收缩时异常 | 正常 | 正常或异常（取决于骨突出的位置） | 异常 | 异常 |
| 主动活动时肩胛高位征 | — | — | + | — | — | — | — |
| 肩胸运动 | 正常 | 正常 | 正常 | 正常 | 正常 / 损伤位于肩胛骨则受到影响 | 正常（如果没有相关的肩胛骨束缚） | 减少 |

（Benjamin Joseph 著 朱丹江 高荣轩 译）

## 参考文献


Bamforth JS, Bell MH, Hall JG, et al. Congenital shortness of the costocoracoid ligament. Am J Med Genet. 1989;33:444–6.

Baulot E, Trouilloud P, Giroux EA, et al. Ipsilateral omovertebral bones in the levator scapulae muscle and the rhomboid muscle in a Sprengel deformity: case report. Acta Orthop Belg. 1998;64:92–5.

Bhagat S, Bansal M, Sharma H, et al. A rare case of progressive bilateral congenital abduction contracture with shoulder dislocations treated with proximal deltoid release. Arch Orthop Trauma Surg. 2008;128:293–6.

Cavendish ME. Congenital elevation of the scapula. J Bone Joint Surg Br. 1972;54:395–408.

Chatterjee P, Gupta SK. Deltoid contracture in children of central Calcutta. J Pediatr Orthop. 1983;3:380–3.

Chen SS, Chien CH, Yu HS. Syndrome of deltoid and/or gluteal fibrotic contracture: an injection myopathy. Acta Neurol Scand. 1988;78:167–76.

Cho TJ, Choi IH, Chung CY, et al. The Sprengel deformity. Morphometric analysis using 3D-CT and its clinical relevance. J Bone Joint Surg Br. 2000;82:711–8.

Chuang DC, Ma HS, Wei FC. A new evaluation system to predict the sequelae of late obstetric brachial plexus palsy. Plast Reconstr Surg. 1998a;101:673–85.

Chuang DC, Ma HS, Wei FC. A new strategy of muscle transposition for treatment of shoulder deformity caused by obstetric brachial plexus palsy. Plast Reconstr Surg. 1998b;101:686–94.

Domzalski M, Inan M, Littleton AG, et al. Pectoralis major release to improve shoulder abduction in children with cerebral palsy. J Pediatr Orthop. 2007;27:457–61.

Gu YD, Chen L, Shen LY. Classification of impairment of shoulder abduction in obstetric brachial plexus palsy and its clinical significance. J Hand Surg Br. 2000;25:46–8.

Nath RK, Paizi M. Scapular deformity in obstetric brachial plexus palsy: a new finding. Surg Radiol Anat. 2007;29:133–40.

Nath RK, Somasundaram C, Melcher SE, et al. Arm rotated medially with supination – the ARMS variant: description of its surgical correction. BMC Musculoskelet Disord. 2009;10:32.

Samartzis D, Herman J, Lubicky JP, et al. Sprengel's deformity in Klippel-Feil syndrome. Spine (Phila Pa 1976). 2007;32:E512–6.

Shanmugasundaram TK. Post-injection fibrosis of skeletal muscle: a clinical problem. A personal series of 169 cases. Int Orthop. 1980;4:31–7.

Terzis JK, Vekris MD, Okajima S, et al. Shoulder deformities in obstetric brachial plexus paralysis: a computed tomography study. J Pediatr Orthop. 2003;23:254–60.

Uysal H, Demir SO, Oktay F, et al. Extremity shortness in obstetric brachial plexus lesion and its relationship to root avulsion. J Child Neurol. 2007;22:1377–83.

Williams MS. Developmental anomalies of the scapula-the "omo"st forgotten bone. Am J Med Genet A. 2003;120A:583–7.

# 第 27 章　肘关节畸形与运动受限

## 27.1　引言

肘关节矢状面畸形（屈伸畸形）会导致肘关节活动范围减少，但冠状面畸形不会限制运动（图 27.1）。与肩关节不同，屈曲和伸展的较小程度减少都会引起家长的注意，尽管这可能不会导致明显的功能残疾。

肘内翻和外翻继发于骨性畸形，而屈伸畸形往往是由于软组织挛缩导致的。

除了出生时就有的并且持续到童年的肘部畸形（见第 8 章）外，还有发育的和后天获得的畸形可出现在年轻的孩子身上；这些都是本章要讨论的内容。

## 27.2　建立肘内翻和肘外翻的病因诊断

### 27.2.1　建立肘内翻和肘外翻诊断的问题

- 有双侧对称畸形吗？
- 畸形发生之前是否有外伤史？
- 畸形进展吗？
- 桡骨和尺骨是否正常长度和对齐？
- 身高和身体比例正常吗？

有双侧对称畸形吗？

单侧肘内翻或外翻可能是由于外伤或局部发育异常引起。双侧对称畸形发生于骨骼发育不良和染色体异常儿童。

畸形发生之前是否有外伤史？

儿童单侧肘内翻最常见的病因是一种肱骨髁上骨折畸形愈合。畸形愈合的发展所致畸形恰当地描述为枪托样畸形（图 27.2）。肘外翻更常见的是由于肱骨外髁骨折。虽然这些损伤可能发生在学龄前，但在年龄较大的儿童中更常见。

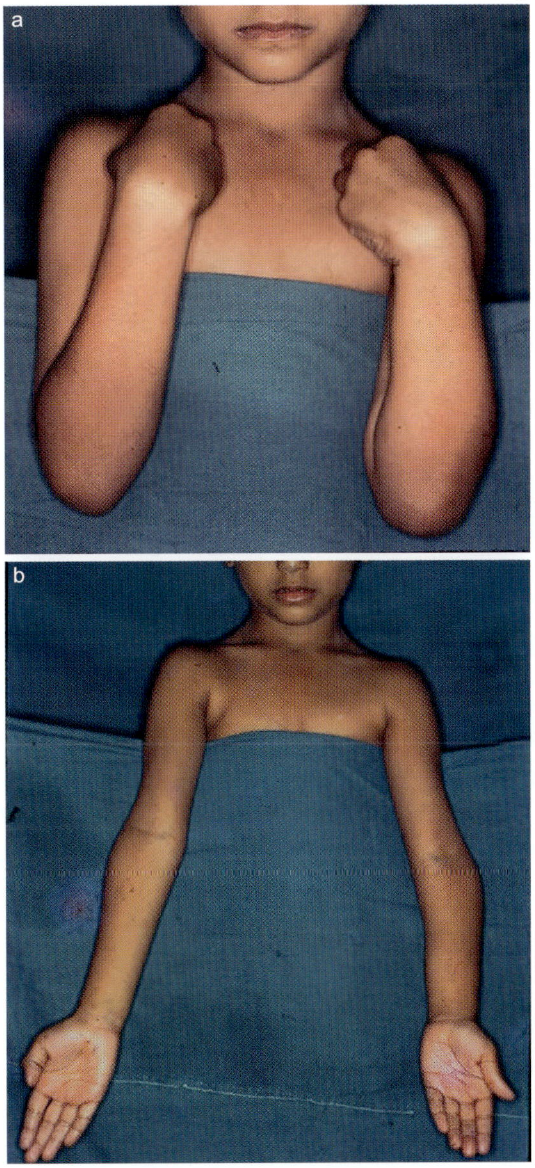


图 27.1　（a, b）肘内翻儿童肘关节运动范围

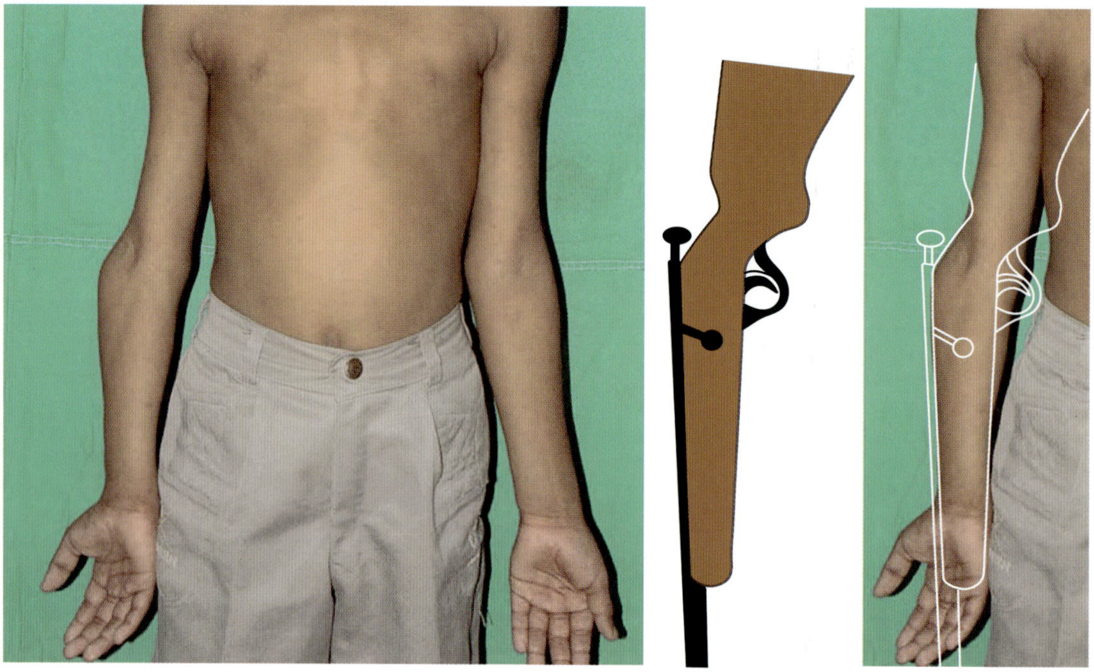

图 27.2 肱骨髁上骨折畸形愈合所致的右侧肘内翻畸形，与正常侧相比提携角消失并能看到典型的枪托样畸形

畸形进展吗？

畸形进展表明生长板受到影响。

桡骨和尺骨是否正常长度和对齐？

遗传性多发性骨软骨瘤病所致的短尺畸形可能与肘内翻有关（图 27.3）。长期桡骨头脱位可能与肘外翻相关。

身高和身体比例正常吗？

肘内翻和肘外翻可见于一些骨骼发育异常的患儿，这些患儿可能存在身体比例失调和身材矮小。性染色体异常相关性身材矮小往往有肘外翻（Baughman et al. 1974）。

## 27.2.2 体格检查

### 视

如果是成比例或不成比例的侏儒症要注意患儿的身材。

检查时要完全伸展肢体，因为肘关节屈曲时肘内翻和外翻可能会被掩盖。

### 触

触诊肱骨远端、尺骨和桡骨近端。注意它们是否有正常的长度，是否保持正常的相对位置关系，这些骨骼的末端是否有异常突起。

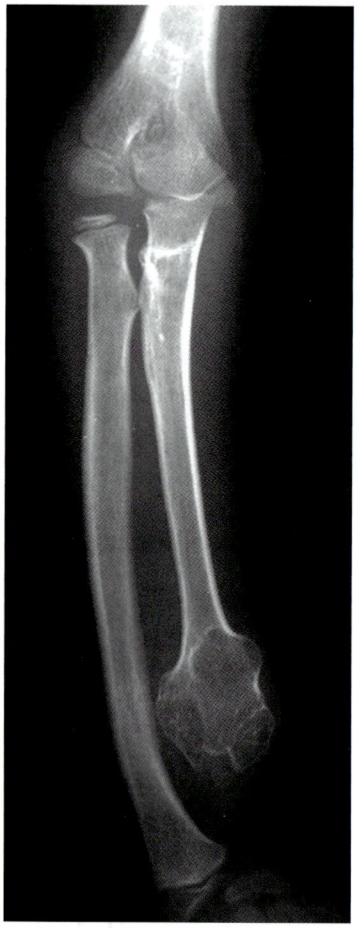

图 27.3 遗传性多发性骨软骨瘤病所致肘内翻患儿的前臂 X 线片

**动**

检查肘部和前臂的主动和被动活动。

**量**

用量角器测量提携角并且和针对患儿年龄和性别所提供的规范数据进行比较（Balasubramanian et al. 2006；Golden et al. 2007; Yilmaz et al. 2005）。

临床上测量 5 岁儿童正常平均提携角，男孩是 8.6°±4.2°，女孩是 10° ± 3°（Balasubramanian et al. 2006）。

### 27.2.3　确诊检查

**X 线平片**

患肢 X 线平片能够明确诊断，畸形的严重程度可以通过测量肘部完全伸直时的 Baumann 角做出评估（Acton and McNally 2001）（图 27.4）。

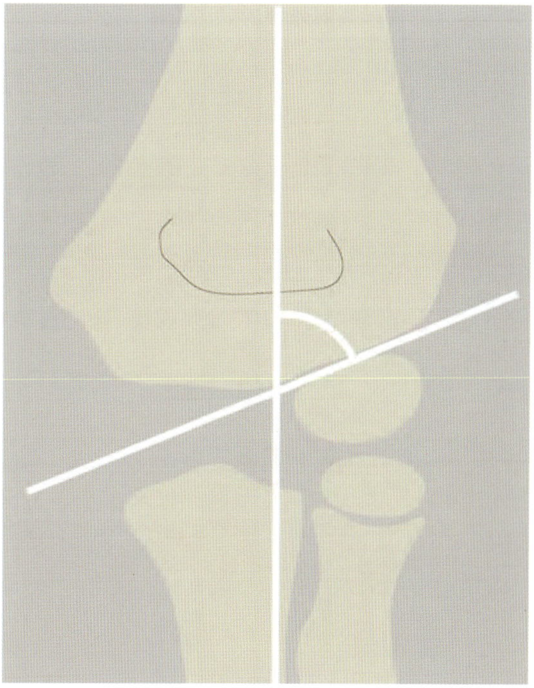

图 27. 4　正位片测量 Baumann 角技术

**MRI**

如果怀疑生长板损伤，MRI 可以明确显示生长板的情况（Kim et al. 2002）。

表 27.1 概述了学龄期儿童出现肘内翻或肘外翻的病因诊断过程。

### 27.2.4　鉴别诊断

**肱骨远端骨折并发症**

肱骨远端骨折所致肘内翻和外翻畸形常见于年龄较大的儿童，肘内翻最常见于肱骨髁上骨折畸形愈合后，而肘外翻可见于外髁骨折后。虽然这是常见的模式，但在极少数情况下，可能会遇到反向模式。

**遗传性多发性骨软骨瘤病**

异常的生长模式见于遗传性多发性骨软骨瘤病的骨骼。骨软骨瘤的位置和与生长板的距离决定了异常生长模式（Cho and Jung 2014; Matsubara et al. 2006）。

## 27.3　肘关节运动受限及肘关节屈伸畸形的原因探讨

肘关节主动运动受限的主要原因是屈肌或伸肌无力，而被动运动受限是由于固定畸形。固定性屈曲或伸展畸形在出生时不明显，在年幼的孩子首先被注意，几乎都是由于软组织挛缩，常累及屈肌或伸肌。

### 27.3.1　建立肘关节屈曲或伸展畸形诊断的问题

- 有没有手臂肌内注射的病史？
- 有产科臂丛神经麻痹或脑瘫的特点吗？
- 是否有骨骼发育不良的特征？
- 肘部或附近是否有感染史？

有没有手臂肌内注射的病史？

在婴儿期可能有肱三头肌肌内注射的病史。

有产科臂丛神经麻痹或脑瘫的特点吗？

有难产或产程延长的病史可能表明神经系统损害导致肌肉挛缩。

是否有骨骼发育不良的特征？

如果有如侏儒症和上下肢对称的畸形特征，孩子可能有骨骼发育不良。

表 27.1 建立肘内翻或肘外翻的病因诊断过程概述

| | | | | |
|---|---|---|---|---|
| **病史** | | | | |
| 有创伤史 | 有创伤史 | 无创伤史 | 无创伤史 | 无创伤史 |
| 无畸形进展史 | 有畸形进展史 | 有畸形进展史 | 无畸形进展史 | 无畸形进展史 |
| **体格检查** | | | | |
| 单侧畸形 | 单侧畸形 | 单侧或双侧畸形 | 双侧对称性畸形 | 双侧对称性畸形 |
| 身材正常 | 身材正常 | 可能存在身材矮小 | 可能存在身材矮小和身体比例改变 | 可能存在身材矮小（伴肘外翻） |
| 肱骨和前臂长度正常 | 肱骨或前臂可短于正常侧 | 前臂常常短缩<br>尺骨通常比桡骨短 | 前臂可能短 | 肱骨和前臂长度正常 |
| | | | | 外生殖器和第二性征异常 |
| **辅助检查** | | | | |
| 前臂和肘关节 X 线平片<br>肱骨远端骨折畸形愈合的证据（常见）<br>陈旧性肱骨外髁骨折 / 桡骨头脱位的证据 | 前臂和肘关节 X 线平片<br>生长板不规则可能明显 | 前臂和肘关节 X 线平片<br>存在桡、尺骨骨软骨瘤<br>短尺畸形<br>桡骨可能弯曲 | 肘关节 X 线平片和骨骼发育不良的检查<br>对称性生长异常和骨骺、干骺端或脊柱的变化 | X 线平片无阳性表现 |
| — | MRI：<br>可能表现出不对称的生长板损伤 | — | — | — |
| — | — | — | — | 染色体研究：<br>性染色体数目异常 |
| **诊断** | | | | |
| 肘内翻或外翻是由于肱骨远端骨折畸形愈合或桡骨头脱位导致 | 肘内翻或外翻是由于肱骨远端生长板损伤导致 | 肘内翻是由于遗传性多发性骨软骨瘤病导致 | 肘内翻或外翻是由于骨骼发育不良导致 | 肘外翻或内翻是由于性染色体异常导致 |

肘部或附近是否有感染史？

肱骨骨髓炎可导致臂部屈肌或伸肌的纤维化；肘关节化脓性关节炎可导致肘关节骨性强直。

## 27.3.2 体格检查

### 视

注意是否有肩、上臂和前臂肌肉失用性萎缩；注意患肢是否有发育不全；如果有其他对称异常提示骨骼发育不良。

让患儿把手臂举到肩上，注意肘关节是否继续伸展（图 27.5）或是否弯曲。

### 动和量

测量肘关节主动和被动活动的范围，并注意它们是否相同。测量和记录肘关节屈肌和伸肌肌力。

## 27.3.3 明确诊断

### X 线平片

受累肢体 X 线平片和完整的骨骼检查可以明确是否有骨骼发育不良。

## 27.3.4 鉴别诊断

### 分娩性臂丛神经麻痹

肘关节屈曲畸形可能见于肘部伸肌麻痹的患儿，而伸展畸形可能见于肘部屈肌力量弱于伸肌。显而易见的拮抗肌无力通常存在于这些儿童中；但拮抗肌无力也可能并不明显（图 27.5）。

### 脑性瘫痪

肘关节屈曲畸形可见于脑瘫患儿，这通常是和由于屈肌和旋前肌痉挛所致的前臂旋前和腕部屈曲

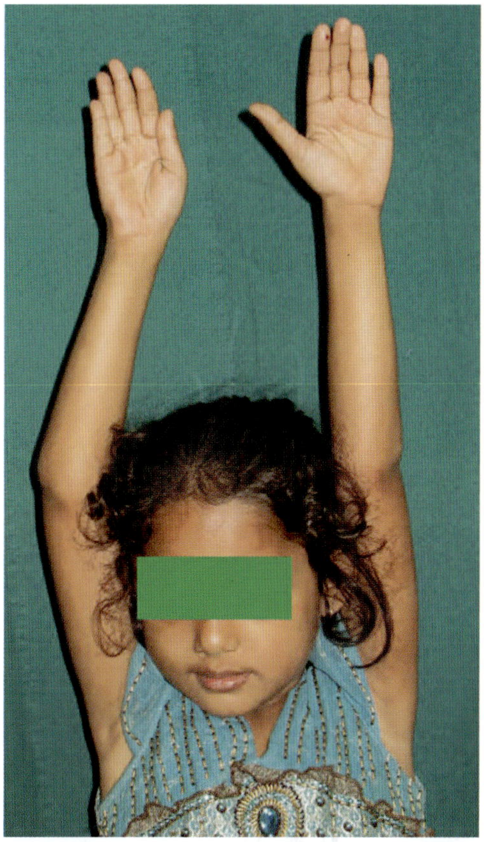

**图 27.5**　分娩性臂丛神经麻痹导致患儿右肘屈曲畸形。注意当她举起双臂过肩时，肘关节延伸至固定屈曲畸形的位置。这表明肱三头肌的力量至少是 MRC 3 级。注意肢体发育不良，这是一种影响儿童生长的瘫痪状态的特征

有关（Landi et al. 2003；Manske et al. 2001）。

## 关节挛缩

肘关节可出现伸直和屈曲挛缩畸形。如肘关节常出现伸直挛缩畸形，同时存在肱二头肌无力和肱三头肌挛缩，这两个问题都需要解决才能恢复功能。

## 肱三头肌肌内注射纤维化

肱三头肌肌内注射后被发现会出现纤维化和挛缩（Babhulkar 1985）。

## 肘关节强直

肘关节容易发生创伤或感染后关节外僵硬。化脓性关节炎并发骨性僵直情况罕见。关节融合的位置决定了功能受损的程度。肘关节在一定程的屈曲位，功能优于完全伸直位。

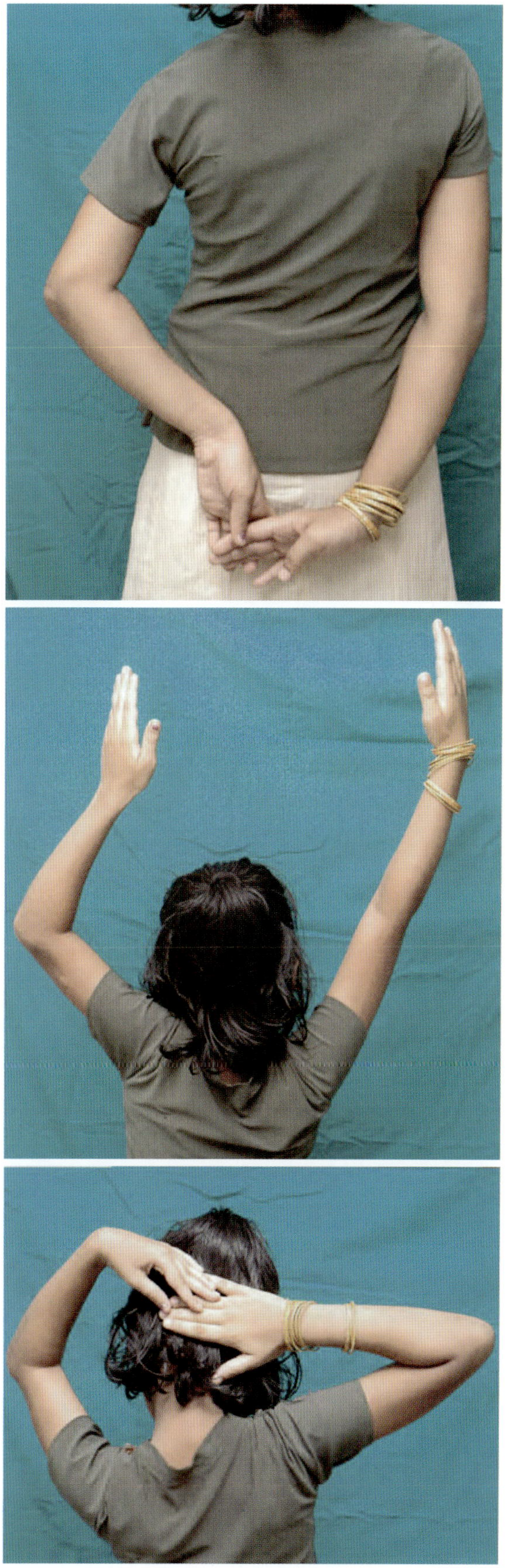

**图 27.6**　化脓性关节炎合并肱骨骨髓炎患儿的肘关节强直，肘关节屈曲融合状态下功能受限

## 肘关节固定屈曲畸形伴发育不良或综合征

肘关节屈曲畸形可见于一些综合征和骨骼发育异常，包括点状软骨发育不良、黏多糖症、Schmid干骺端发育不良、Larsen综合征（图27.7）、肱骨远端发育不良（Joseph 2000; Joseph and Varghese 2003）。在这些情况下，桡骨头脱位、肱骨远端可能发育不良伴有肘关节脱位（Hermanns et al. 2008; Joseph and Varghese 2003）。

儿童肘关节运动受限和屈伸畸形形成原因诊断提要见表27.2。该表并没有确定病因的过程，但试图显示如何识别病理因素，因为治疗取决于认识病理过程和如何纠正。

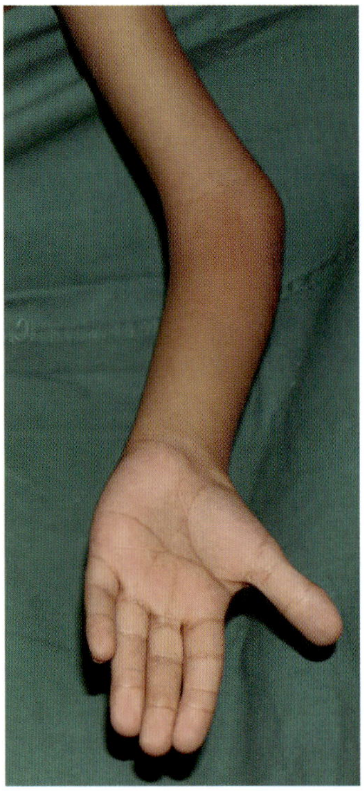

图27.7 Larsen综合征儿童肘关节屈曲畸形

表27.2 肘关节屈伸畸形病理原因诊断过程概述

| 体格检查 | | | | | |
|---|---|---|---|---|---|
| 肌肉无力 | | 肌肉挛缩 | | 肌肉无力＋拮抗肌挛缩 | |
| 肱三头肌肌力降低 | 肱二头肌肌力降低 | 肱二头肌肌力正常 | 肱三头肌肌力正常 | 肱三头肌肌力降低 | 肱二头肌肌力降低 |
| 无固定畸形 | 无固定畸形 | 固定屈曲畸形 | 固定伸直畸形 | 固定屈曲畸形 | 固定伸直畸形 |
| 当受试者坐立或站立时（如重力辅助肘关节伸展）时，肘关节伸展活动范围正常。如果肌力小于3级，当患儿试图抬高手臂过头时，主动伸展的范围减小 | 如果肌力小于3级，主动屈肘活动范围减小 | 主动伸直范围减少<br>伸展力在一定范围内正常（达到固定畸形的位置） | 主动屈曲范围减少<br>在可能范围内屈曲力量正常（达到伸直畸形的位置） | 主动伸直范围减少<br>在可能范围内伸直力量减小（达到固定畸形的位置） | 主动屈曲范围减少<br>屈曲力在可能范围内减小（达到伸直畸形的位置） |
| 被动伸展范围完全 | 被动屈曲范围完全 | 被动伸展的范围减少到主动伸展活动相同的程度 | 主动屈曲活动范围减少到主动屈曲减少相同的程度 | 被动伸展范围减少到主动伸展减小相同的程度 | 被动屈曲范围减少到主动屈曲减少的程度 |
| 诊断 | | | | | |
| 单独肱三头肌肌力减弱 | 单独肱二头肌肌力减弱 | 肘部屈肌挛缩（通常包括肱二头肌和肱肌） | 肱三头肌挛缩 | 肱三头肌无力导致肘关节屈肌挛缩 | 肘关节屈肌无力导致肱三头肌挛缩 |
| 治疗意义：<br>如果肌力减弱明显，需要治疗，可以考虑肌腱或肌肉转移 | | 治疗意义：<br>如果固定畸形严重到需要治疗，必须解除挛缩 | | 治疗意义：<br>如果要治疗，松解挛缩必须结合肌腱转移，以增加无力拮抗肌的力量 | |

（BenjaminJoseph 著 李 浩 姚子明 译）

## 参考文献

Acton JD, McNally MA. Baumann's confusing legacy. Injury. 2001;32:41–3.

Babhulkar SS. Triceps contracture caused by injections. A report of 11 cases. J Bone Joint Surg Br. 1985;67:94–6.

Balasubramanian P, Madhuri V, Muliyil J. Carrying angle in children: a normative study. J Pediatr Orthop B. 2006;15:37–40.

Baughman Jr FA, Higgins JV, Wadsworth TG, et al. The carrying angle in sex chromosome anomalies. JAMA. 1974;230:718–20.

Cho YJ, Jung ST. Gradual lengthening of the ulna in patients with multiple hereditary exostoses with a dislocated radial head. Yonsei Med J. 2014;55:178–84.

Golden DW, Jhee JT, Gilpin SP, et al. Elbow range of motion and clinical carrying angle in a healthy pediatric population. J Pediatr Orthop B. 2007;16:144–9.

Hermanns P, Unger S, Rossi A, et al. Congenital joint dislocations caused by carbohydrate sulfotransferase 3 deficiency in recessive Larsen syndrome and humero-spinal dysostosis. Am J Hum Genet. 2008;82:1368–74.

Joseph B. Elbow problems in children. In: Gupta A, Kay SPJ, Schecker RL, editors. The growing hand. London: Mosby; 2000. p. 769–82.

Joseph B, Varghese RA. Congenital distal humeral dysplasia: a case report. Pediatr Radiol. 2003;33:7–10.

Kim HT, Song MB, Conjares JN, et al. Trochlear deformity occurring after distal humeral fractures: magnetic resonance imaging and its natural progression. J Pediatr Orthop. 2002;22:188–93.

Landi A, Cavazza S, Caserta G, et al. The upper limb in cerebral palsy: surgical management of shoulder and elbow deformities. Hand Clin. 2003;19:631–48, vii.

Manske PR, Langewisch KR, Strecker WB, et al. Anterior elbow release of spastic elbow flexion deformity in children with cerebral palsy. J Pediatr Orthop. 2001;21:772–7.

Matsubara H, Tsuchiya H, Sakurakichi K, et al. Correction and lengthening for deformities of the forearm in multiple cartilaginous exostoses. J Orthop Sci. 2006;11:459–66.

Yilmaz E, Karakurt L, Belhan O, et al. Variation of carrying angle with age, sex, and special reference to side. Orthopedics. 2005;28:1360–3.

# 第 28 章　前臂畸形与运动受限

## 28.1　引言

前臂复杂的旋前旋后运动可以使手做出精细的动作来执行与日常生活活动相关的功能。最近的研究表明，旋前旋后不是桡骨围绕静止尺骨的简单运动，而是桡骨、尺骨及骨间膜的联合运动（Weinberg et al. 2000; Nakamura et al. 1999）。近端和远端桡尺关节的完整性和结构正常、桡骨和尺骨、骨间膜及控制旋前旋后运动的肌肉都是前臂正常运动所必需的。因此，这些结构中的任何异常均可以导致旋前旋后异常（Ogino and Hikino 1987; Dal Monte et al. 1987; Yasutomi et al. 2002; Tynan et al. 2000; Price et al. 1990; Sibinski et al. 2007; Kreulen et al. 2007）（图 28.1）。

前臂的旋前旋后正常范围很广（旋前旋后各自 80° ~ 90°），轻度的活动减少可能不会被察觉。还需要强调的是，即使有一种或两种运动明显减少，父母可能只注意到孩子以一种笨拙的方式执行一些日常生活活动；他们可能没有把这种情况归于旋前或旋后活动的减少。明显需要旋前旋后运动的活动通常是那些涉及旋紧和旋松的动作，但许多其他的

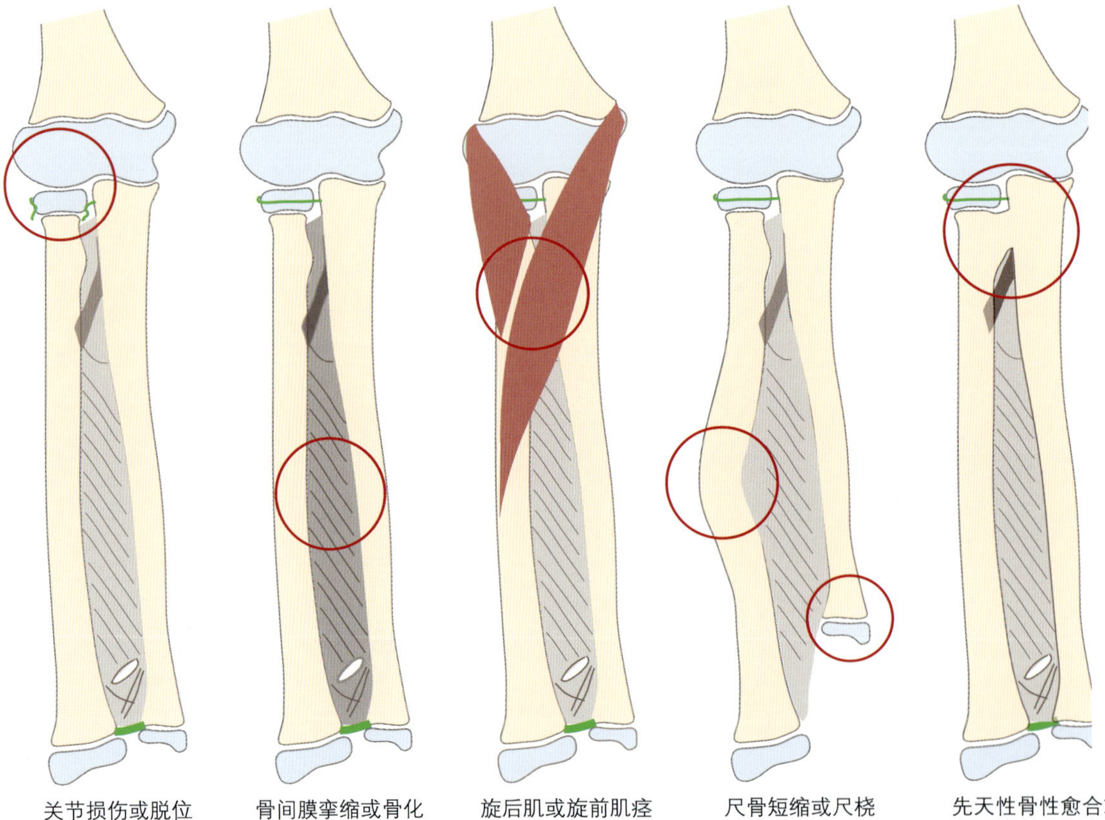


图 28.1　影响前臂运动的因素

自理活动也需要一个良好的内旋或外旋活动范围，或两者兼顾。例如，前臂旋后受限可以影响一些简单的活动如梳头、抓取食物到嘴、擦额头或碰肩（图 28.2）。任何日常生活中的笨拙动作都吸引着家长的注意力。因此，只有当孩子年龄足够大从事这些活动时，父母才会注意到有些事情不对劲。此外，肩部活动会对前臂活动受限有一定代偿。这就解释了为什么先天性尺桡骨融合的情况在婴儿早期很少做出诊断。

旋前旋后运动受限残疾程度将取决于前臂运动受到损害的程度，运动受限严重，前臂处于固定的位置（图 28.3）。它也取决于肩和手腕对前臂运动限制有多少代偿（Ogino and Hikino 1987）。

旋前旋后受限其他常见的原因包括先天性的、发育的、麻痹的及外伤的原因。

## 28.2　建立诊断的问题

- 运动受限是单侧的还是双侧的？
- 有外伤史吗？
- 孩子出生时是个大婴儿吗，有难产病史吗？
- 有发育迟缓吗？
- 是否有面部畸形和任何公认的综合征特征？
- 是否有前臂运动受限的家族史？

**运动受限是单侧的还是双侧的？**

双侧前臂运动受限可能是先天性畸形，如先天性尺桡骨融合或先天性桡骨头脱位，两者通常双侧受累（Dal Monte et al. 1987）。

**有外伤史吗？**

前臂双骨折畸形愈合（Yasutomi et al. 2002; Tynan et al. 2000; Perron et al. 2001）、漏诊的孟氏骨折以及创伤性桡骨头脱位（Weisman et al. 1999）都有可能是前臂活动受限的原因。

**孩子出生时是个大婴儿吗，有难产病史吗？**

分娩性臂丛神经麻痹患儿有难产史。尽管许多分娩性臂丛神经麻痹的患儿早期就被注意到前臂旋后运动减弱，但往往旋前旋后运动都受限是后来才出现的（Sibinski et al. 2007）。

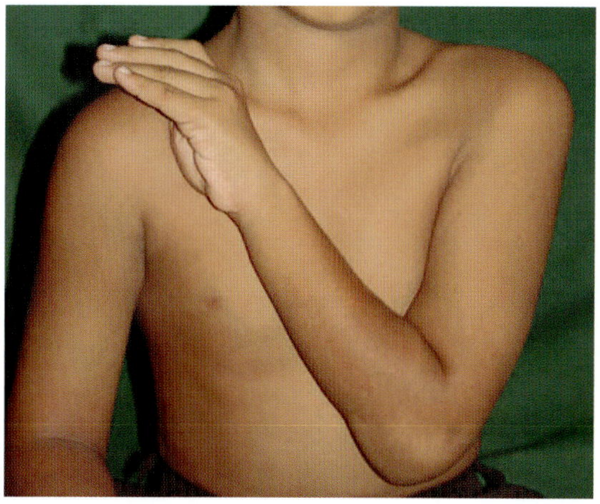

图 28.2　先天性尺桡骨融合患儿试图触摸他的肩膀。前臂的固定旋前姿势阻碍了手掌触摸到肩

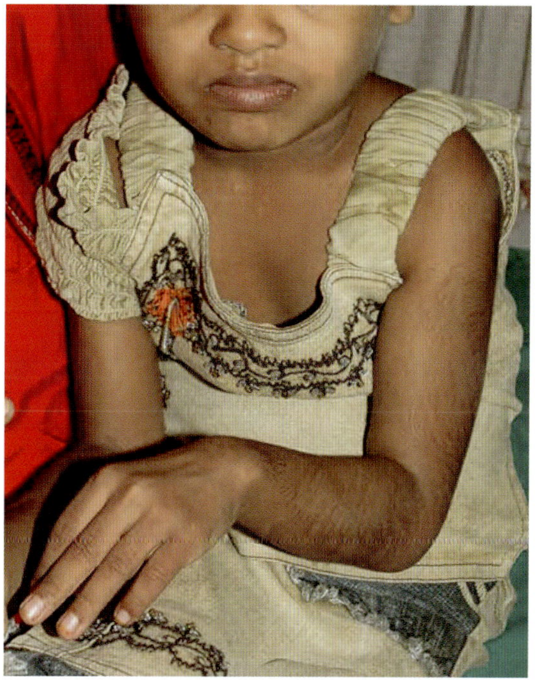

图 28.3　先天性尺桡骨融合患儿的前臂固定于旋前 75°

**有发育迟缓吗？**

偏瘫型脑瘫患儿会有一定的前臂旋转受限，特别是旋后运动（图 28.4），这些患儿大部分都有一定程度的运动发育延迟（kreulen et al. 2007；Yokochi et al. 1992）。这些孩子通常在 18 个月左右开始行走，而正常的孩子开始行走是在 14 个月时。

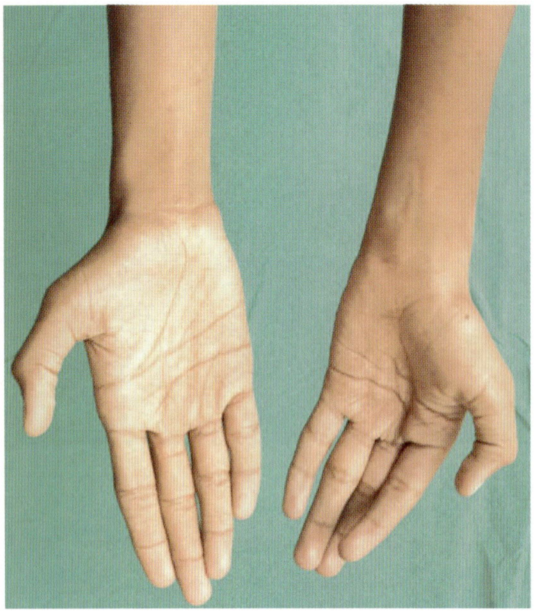

图 28.4 左侧偏瘫型脑瘫患儿左前臂旋后受限

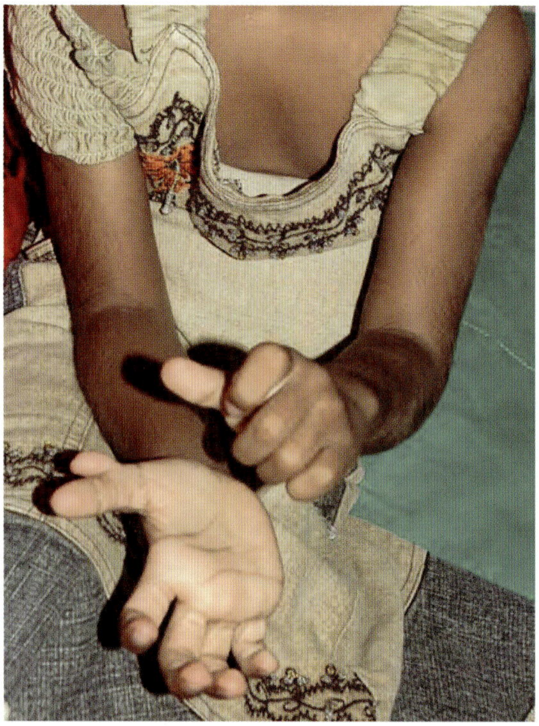

图 28.5 患儿尝试肘部屈曲 90° 时主动旋后双侧前臂。右前臂可以主动旋后，但左前臂固定在旋前的位置，可能不能主动旋后。患儿还有右手多指畸形

是否有面部畸形和任何公认的综合征特征?

先天性尺桡骨融合往往与某个具有遗传基础的综合征有关（Cleary and Omer 1985; Green and Mital 1979; Rizzo et al. 1997; Crisponi et al. 1997）。已经被证实，一些伴有血小板减少的综合征存在于尺桡骨融合的患儿，筛查尺桡关节融合患儿有无血小板减少症，因为这与患儿的治疗有关（Giuffre et al. 1994; Thompson et al. 2001）。

是否有前臂运动受限的家族史?

阳性家族史往往见于遗传性多发性骨软骨瘤病。先天性尺桡骨融合的病例中也有一定的比例有家族遗传倾向。

## 28.3 体格检查

### 28.3.1 视

寻找面部畸形，生长发育迟缓特征，肩部、上臂和前臂的肌肉消瘦情况。让患儿双手同时做以下动作，观察肩、肘、前臂、腕关节运动是否正常：

- 肘关节弯曲至 90°，上臂贴在躯干的侧面，让患儿手掌相对向上翻转（最大主动旋后；图 28.5），然后手掌相对向下翻转（最大主动旋前）。
- 分别把两手掌放在对侧肩上。
- 擦另一面脸颊。
- 拿一个杯子到嘴边。

注意肘部外侧桡骨头突出的部位。

### 28.3.2 触

系统地触摸尺桡骨全长，并注意它们是否有正常的相对长度或者弯曲。仔细触诊桡骨头和尺骨远端，并且注意是否有近端和远端桡尺关节脱位。触诊桡骨和尺骨干骺端区域是否有明显的骨软骨瘤。

### 28.3.3 动

肘部屈曲 90° 进行旋前旋后被动范围测试。稳定肘和前臂被动旋前和旋后（图 28.6）。让患儿双手各拿一支钢笔或铅笔有助于对前臂的运动范围进行清晰的判断（图 28.7a, b）。

### 28.3.4 量

通过手工测试肩、上臂、前臂及手腕的肌力，

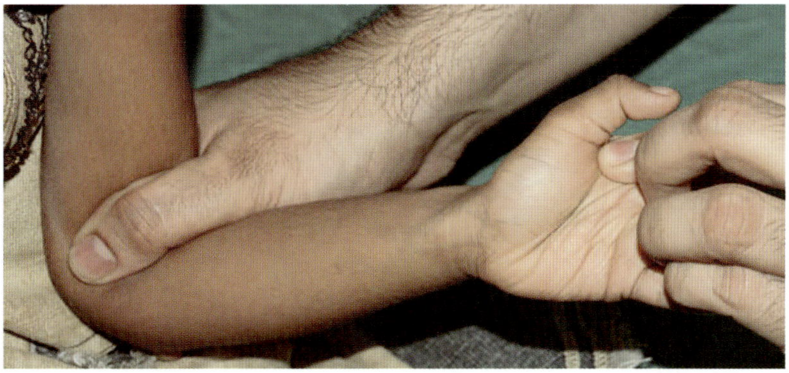

图 28.6　精确测量被动旋前旋后，肘关节必须稳定

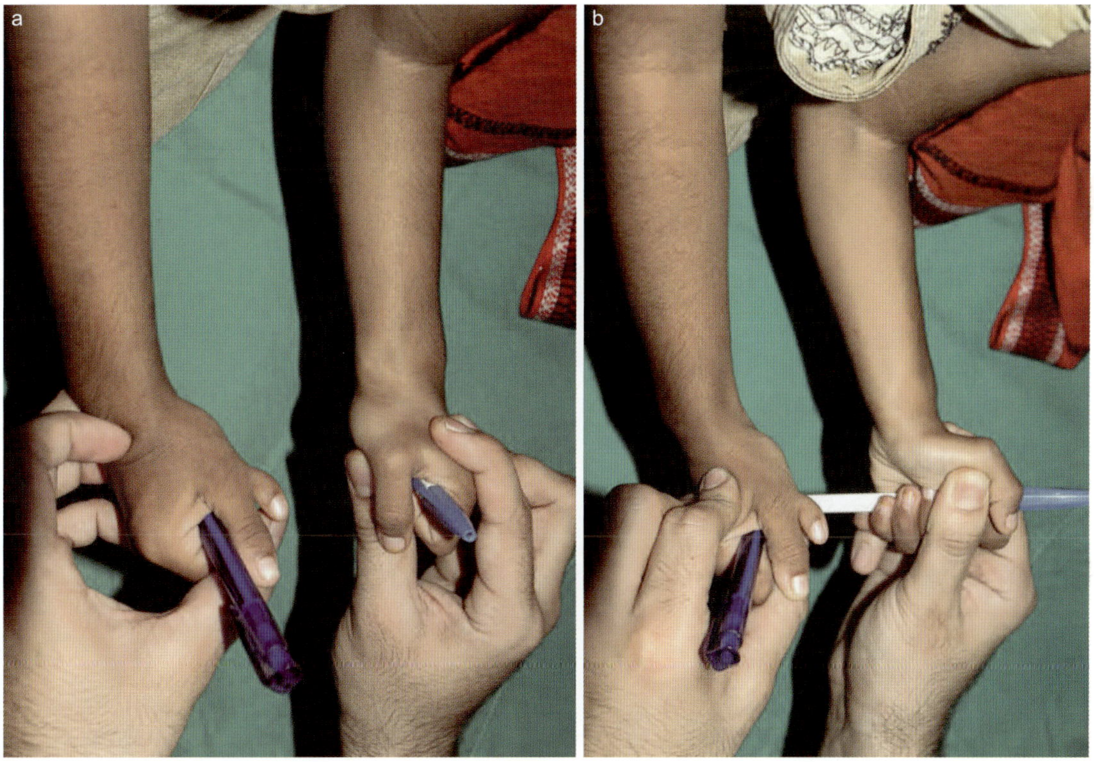

图 28.7　（a, b）如果孩子双手持钢笔或铅笔，就能更清晰地判断前臂的运动范围

根据医学研究委员会（Medical Research Council, MRC）分级评定肌力等级。通过感受前臂、肘及腕对被动运动的抵抗来测试痉挛。如果抵抗程度增加，首先通过缓慢被动拉伸测试运动范围，然后通过快速重复动作再次测试。在运动范围上有明显的差异，快速运动时的范围比缓慢拉伸时少，这意味着有痉挛。

## 28.4　辅助检查

### X 线平片

前臂的正侧位 X 线平片必须包括肘、腕关节。先天性尺桡骨融合、桡骨头脱位、陈旧性孟氏骨折脱位及遗传性多发性骨软骨瘤病最后都需要这些 X 线片做出诊断（图 28.8a ~ d）。

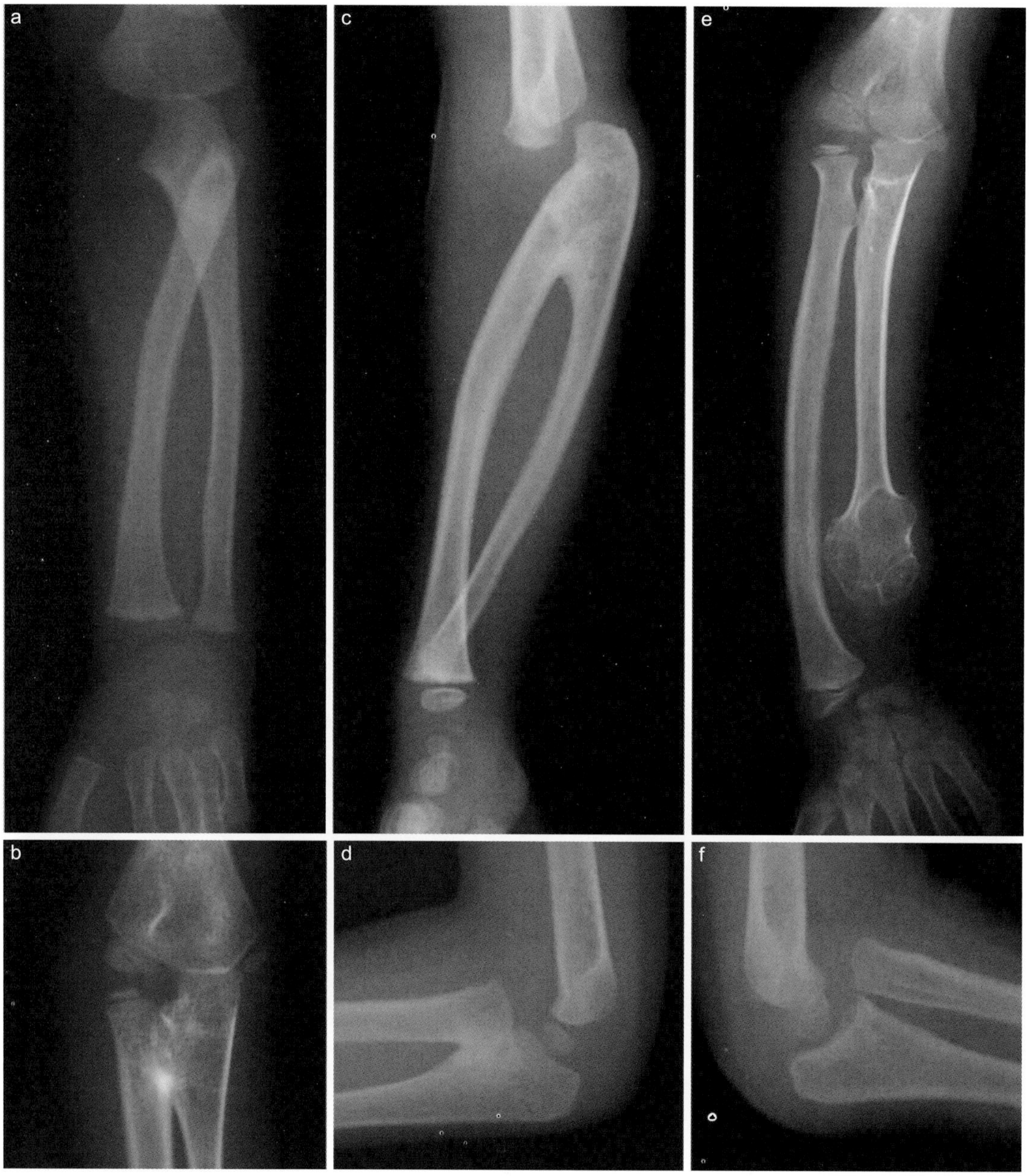


图 28.8 肘部及前臂的 X 线平片，导致旋前旋后受限的情况包括先天性尺桡骨融合（a ~ c）、尺桡骨融合相关性桡骨头脱位（d）、遗传性多发性骨软骨瘤病（e）及陈旧性孟氏骨折所致的桡骨头脱位（f）

## 28.5 鉴别诊断

### 28.5.1 先天性尺桡骨融合

尺桡骨融合可以作为一个孤立的异常或与其他骨骼畸形同时存在或作为综合征的一部分出现（Joseph 2000; Cleary and Omer 1985）（表 28.1）。60% 的病例发生双侧受累。可能碰到不同程度的固定旋前畸形。尺桡关节可能无法运动，但肩部的代偿远动和手腕的夸张动作可以减轻这种残疾的表现（Ogino and Hikino 1987）。

### 28.5.2 先天性桡骨头脱位

先天性桡骨头脱位通常是双侧受累，可以独立存在，也可以是各种综合征的一部分（Rizzo et al. 1997）（Almquist et al. 1969）（表 28.1）。家族聚集

表 28.1 与先天性尺桡骨融合和先天性桡骨头脱位相关的骨骼异常和综合征

| | 先天性尺桡骨融合 | 先天性桡骨头脱位 |
|---|---|---|
| | 异常或综合征 | |
| 一般骨骼异常 | 可活动关节 | |
| 局部骨骼异常 | | |
| 上肢异常 | | |
| 肩 | | 先天性高位肩胛 |
| 肘 | 桡骨头脱位（图 28.8d） | 尺桡骨融合<br>肘翼状胬肉 |
| 前臂 | | 尺骨发育不全<br>肘下横向缺陷 |
| 手和腕 | 拇指发育不全<br>指关节粘连<br>腕骨融合<br>多指畸形（图 28.5）<br>并指畸形 | 拇指发育不全<br>尺侧发育不全<br>掌骨融合<br>侧侧指骨融合<br>裂手<br>拇指多指畸形 |
| 下肢异常 | | |
| 髋关节 | 发育性髋关节发育不良 | |
| 腿 | 胫骨发育不全 | |
| 脚 | 足畸形 | |
| 相关综合征 | 尖头多并指（趾）畸形（Carpenter 综合征）<br>尖头并指（趾）畸形（Apert 综合征）<br>面骨发育不全<br>关节挛缩<br>胎儿酒精综合征<br>颌面骨发育不全<br>肢中骨发育不良<br>Nievergelt 综合征 | 尖头多并指（趾）畸形（Carpenter 综合征）<br>尖头并指（趾）畸形（Apert 综合征）<br>先天性肢端骨质溶解<br>Cornelia de Lange 综合征<br>软骨外胚层发育不良症<br>狭颅症<br>锁骨颅骨发育不良<br>骨骼发育不良<br>Ehlers-Danlos 综合征<br>Larsen 综合征<br>指甲 - 髌骨综合征<br>Nievergelt 综合征<br>肢中骨发育不良<br>Rubinstein-Taybi 综合征<br>Silver-Russell 综合征 |
| 染色体异常 | XXY<br>XXXY<br>XXXX | |

改编自 Joseph（2000）

性在常染色体显性遗传和隐性遗传中并不少见。脱位的方向可以向前（47%）、向后（43%）、或侧方（10%）；单纯桡骨头脱位向前脱位更多见，而那些综合征相关性脱位向后脱位更多见（Reichenbach et al. 1995; Almquist et al. 1969）。即使存在旋前旋后运动一定程度的减少，桡骨头脱位也可以完全没有症状。

## 28.5.3 脑性瘫痪

尽管偏瘫型脑瘫往往可以通过步态异常、腕关节屈曲畸形及固定的前臂旋前畸形容易诊断，轻度时可能不会有任何这些典型的畸形，可能只表现无法轻松进行某一日常生活活动。一些明显被注意到的旋后受限，通常与前臂旋前肌和屈肌痉挛有关（Kreulen et al. 2007; Yokochi et al. 1992）。当孩子坐或卧的时候，手腕和前臂的静态姿势可以是正常的。然而，如果让孩子奔跑时，患肢就表现出屈曲和内旋。仔细的神经系统检查会显示肌肉痉挛。随着下肢受累和选择性运动控制丧失，也可出现腓肠肌、比目鱼肌等肌肉痉挛。受影响的下肢略短于正常侧，脚和手也较小。

### 28.5.4 分娩性臂丛神经麻痹

前臂旋转受限是分娩性臂丛神经麻痹的常见后遗症。前臂运动受限的模式和严重程度取决于第一次神经损伤的部位和严重程度（Sibinski et al. 2007; Zancolli and Zancolli 2000）。初始瘫痪越严重，肩功能恢复越差，前臂运动受限越大。主动和被动运动的范围通常是不一致的，主动运动比被动运动更为有限，这意味着有持续的肌肉无力。被动运动受限主要是由于肌肉挛缩，在更严重的情况下，骨间膜也可能收缩。旋前和旋后挛缩已有报道（Zancolli and Zancolli 2000）。

### 28.5.5 遗传性多发性骨软骨瘤病

骨软骨瘤的骨骼生长异常在遗传性多发性骨软骨瘤病的儿童中常见（Ishikawa et al. 2007; Matsubara et al. 2006）。在前臂，尺骨的生长迟缓通常比桡骨更明显。骨软骨瘤的位置似乎决定着生长异常的程度和模式，甚至决定着肿瘤切除治疗的效果（Ishikawa et al. 2007）。尺骨发育迟缓的程度关系着旋前旋后受限的程度，尺骨越短前臂运动受限越大（Matsubara et al. 2006）。骨软骨瘤在患儿非常小的时候也许较小，但同样是发育迟缓和前臂运动受限的原因。

### 28.5.6 陈旧性孟氏骨折脱位

孟氏骨折脱位在年幼的患儿可能会漏诊，之后尺骨可能在不明显骨折的情况下发生畸形愈合（Kemnitz et al. 2000）。桡骨头的初始位移和尺骨的轻微弯曲可能被忽略。患儿后期会表现为旋前旋后受限。包括腕关节和肘关节的前臂全长正侧位片显示桡骨头脱位。在某些情况下，尺骨弯曲的顶点与桡骨头脱位方向一致并将明显地显现出来。更细微的情况下，尺骨弓形征（尺弓征）可以发现尺骨的残余弯曲（Lincoln and Mubarak 1994）（图 28.9）。

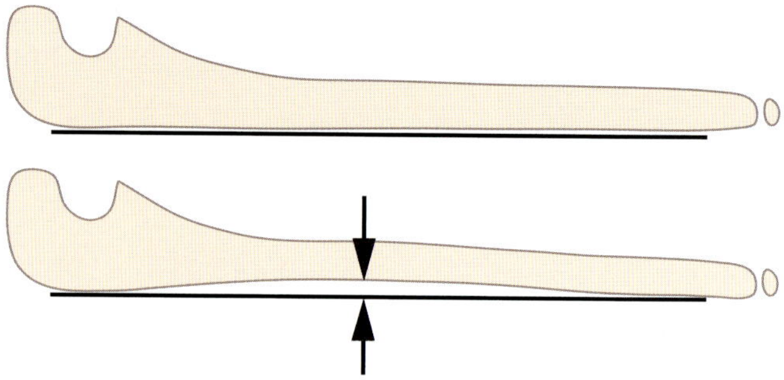

图 28.9 尺骨弓形征

### 28.5.7 前臂骨折畸形愈合

尺桡骨骨折畸形愈合常常导致旋前和（或）旋后运动受限。成角畸形愈合导致旋前旋后运动都减少，而旋转畸形愈合依据畸形愈合的方向导致一个方向运动增加和相反方向运动减少（Tynan et al. 2000）。轻微畸形愈合不会导致明显旋前旋后运动减少。基于一项实验模型的研究认为，如果任何方向成角畸形 14°、尺侧偏斜 7°、前方成角 5°、后方成角 4° 将会出现明显的旋前旋后运动受限（Yasutomi et al. 2002; Price et al. 1990）。

### 28.5.8 旋前旋后受限的少见原因

**成骨不全症 V 型（见第 30 章）**

（增生骨痂型先天性脆骨病）

这种形式的脆骨病往往形成骨折后增生性骨痂。桡骨头脱位、骨间膜钙化可能会导致旋前旋后运动减弱（Lee et al. 2006; Glorieux et al. 2000）（图 28.10）。可以根据小创伤后频繁骨折的病史、形成易触及的增生性骨痂的倾向、常有炎症特征做出诊断。前臂的 X 线片可能显示骨间间隙异位骨化，这是本病的特征（图 28.10）。

## 28.6 建立诊断

表 28.2 显示了新生儿肢体运动减弱原因的诊断过程纲要。

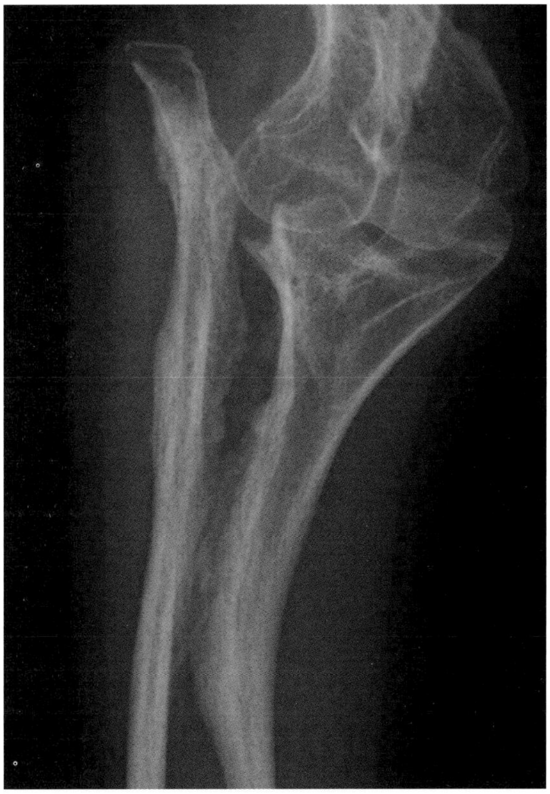

图 28.10　成骨不全症Ⅴ型患儿骨间膜异位骨化

表 28.2　明确幼儿前臂运动减弱诊断过程的概要

| 病史 | | | | | |
|---|---|---|---|---|---|
| 可能有阳性家族史 | 可能有阳性家族史 | 可能有阳性家族史 | 无家族史 | 无家族史 | 无家族史 |
| 无外伤史 | 无外伤史 | 无外伤史 | 无外伤史 | 无外伤史 | 可能有外伤史 |
| — | — | — | 发育迟缓（例如，延迟行走） | 大婴儿，难产 | — |
| **体格检查** | | | | | |
| 前臂固定旋前畸形 | 通常没有固定畸形 | 通常没有固定畸形 | 前臂可能旋前 | 前臂可能旋前或旋后 | 通常没有固定畸形 |
| 主动旋后运动明显受限 | — | — | 主动旋后运动受限 | — | — |
| 肩关节功能正常 | 肩关节功能通常正常 | 肩关节功能通常正常 | 肩关节功能可能受到损害（特别是累及外旋） | 肩关节功能通常受损<br>外旋常受限 | 肩关节功能正常 |
| 正常长度的桡骨和尺骨 | 正常长度的桡骨和尺骨 | 短尺骨<br>桡骨弯曲 | 正常长度的桡骨和尺骨 | 正常长度的桡骨和尺骨 | 正常长度的桡骨和尺骨 |
| 部分病例桡骨头可能脱位 | 桡骨头脱位 | 桡骨头可能脱位 | 桡骨头无脱位 | 桡骨头可能脱位 | 桡骨头脱位 |
| 位置固定不能主动或被动运动 | 被动和主动运动在运动范围内表现为相等程度（轻度到中度）减少 | 被动和主动运动在运动范围内表现为相等程度（轻度到中度）减少 | 被动旋后轻度减少和<br>主动旋后中度减少<br>旋前肌痉挛 | 主动运动的减少超过被动运动的减少<br>肩部、上臂和前臂的肌肉无力 | 被动和主动运动在运动范围内表现为相等（轻度到中度）减少 |

表 28.2 （续）

| 辅助检查 | | | | | |
|---|---|---|---|---|---|
| X线平片：<br>尺桡骨融合<br>部分病例桡骨头可能脱位 | X线平片：<br>桡骨头脱位<br>尺弓征阴性 | X线平片：<br>尺骨短于桡骨<br>尺骨远端（多见）、桡骨近端或远端（少见）骨软骨瘤<br>桡骨头可能脱位 | X线平片无阳性表现 | X线平片无阳性表现 | X线平片：<br>尺弓征阳性和桡骨头脱位证实陈旧性孟氏损伤<br>反尺弓征和桡骨头脱位提示外伤性桡骨头脱位 |
| 血小板计数排除血小板减少症 | — | — | — | — | — |
| **诊断** | | | | | |
| 先天性尺桡骨融合 | 先天性桡骨头脱位 | 遗传性多发性骨软骨瘤病 | 偏瘫型脑瘫 | 分娩性臂丛神经麻痹 | 孟氏骨折脱位或外伤性桡骨头脱位 |

（Benjamin Joseph 著 李 浩 姚子明 译）

## 参考文献


Almquist EE, Gordon LH, Blue AI. Congenital dislocation of the head of the radius. J Bone Joint Surg Am. 1969;51:1118–27.

Cleary JE, Omer Jr GE. Congenital proximal radio-ulnar synostosis. Natural history and functional assessment. J Bone Joint Surg Am. 1985;67:539–45.

Crisponi G, Porcu C, Piu ME. Antley-Bixler syndrome: case report and review of the literature. Clin Dysmorphol. 1997;6:61–8.

Dal Monte A, Andrisano A, Bungaro P, et al. Congenital proximal radio-ulnar synostosis: clinical and anatomical features. Ital J Orthop Traumatol. 1987;13:201–6.

Giuffre L, Corsello G, Giuffre M, et al. New syndrome: autosomal dominant microcephaly and radio-ulnar synostosis. Am J Med Genet. 1994;51:266–9.

Glorieux FH, Rauch F, Plotkin H, et al. Type V osteogenesis imperfecta: a new form of brittle bone disease. J Bone Miner Res. 2000;15:1650–8.

Green WT, Mital MA. Congenital radio-ulnar synostosis: surgical treatment. J Bone Joint Surg Am. 1979;61:738–43.

Ishikawa J, Kato H, Fujioka F, et al. Tumor location affects the results of simple excision for multiple osteochondromas in the forearm. J Bone Joint Surg Am. 2007;89:1238–47.

Joseph B. Elbow problems in children. In: Gupta A, Kay SPJ, Schecker RL, editors. The growing hand. London: Mosby; 2000. p. 769–82.

Kemnitz S, De Schrijver F, De Smet L. Radial head dislocation with plastic deformation of the ulna in children. A rare and frequently missed condition. Acta Orthop Belg. 2000;66:359–62.

Kreulen M, Smeulders MJ, Veeger HE, et al. Movement patterns of the upper extremity and trunk associated with impaired forearm rotation in patients with hemiplegic cerebral palsy compared to healthy controls. Gait Posture. 2007;25:485–92.

Lee DY, Cho TJ, Choi IH, et al. Clinical and radiological manifestations of osteogenesis imperfecta type V. J Korean Med Sci. 2006;21:709–14.

Lincoln TL, Mubarak SJ. "Isolated" traumatic radial-head dislocation. J Pediatr Orthop. 1994;14:454–7.

Matsubara H, Tsuchiya H, Sakurakichi K, et al. Correction and lengthening for deformities of the forearm in multiple cartilaginous exostoses. J Orthop Sci. 2006;11:459–66.

Nakamura T, Yabe Y, Horiuchi Y, et al. Three-dimensional magnetic resonance imaging of the interosseous membrane of forearm: a new method using fuzzy reasoning. Magn Reson Imaging. 1999;17:463–70.

Ogino T, Hikino K. Congenital radio-ulnar synostosis: compensatory rotation around the wrist and rotation osteotomy. J Hand Surg Br. 1987;12:173–8.

Perron AD, Hersh RE, Brady WJ, et al. Orthopedic pitfalls in the ED: Galeazzi and Monteggia fracture-dislocation. Am J Emerg Med. 2001;19:225–8.

Price CT, Scott DS, Kurzner ME, et al. Malunited forearm fractures in children. J Pediatr Orthop. 1990;10:705–12.

Reichenbach H, Hormann D, Theile H. Hereditary congenital posterior dislocation of radial heads. Am J Med Genet. 1995;55:101–4.

Rizzo R, Pavone V, Corsello G, et al. Autosomal dominant and sporadic radio-ulnar synostosis. Am J Med Genet. 1997;68:127–34.

Sibinski M, Sherlock DA, Hems TE, et al. Forearm rotational profile in obstetric brachial plexus injury. J Shoulder Elbow Surg. 2007;16:784–7.

Thompson AA, Woodruff K, Feig SA, et al. Congenital thrombocytopenia and radio-ulnar synostosis: a new familial syndrome. Br J Haematol. 2001;113:866–70.

Tynan MC, Fornalski S, McMahon PJ, et al. The effects of ulnar axial malalignment on supination and pronation. J Bone Joint Surg Am. 2000;82-A:1726–31.

Weinberg AM, Pietsch IT, Helm MB, et al. A new kinematic model of pro- and supination of the human forearm. J Biomech. 2000;33:487–91.

Weisman DS, Rang M, Cole WG. Tardy displacement of traumatic radial head dislocation in childhood. J Pediatr Orthop. 1999;19:523–6.

Yasutomi T, Nakatsuchi Y, Koike H, et al. Mechanism of limitation of pronation/supination of the forearm in geometric models of deformities of the forearm bones. Clin Biomech (Bristol, Avon). 2002;17:456–63.

Yokochi K, Hosoe A, Kodama M, et al. Assessment of upper and lower extremity movements in hemiplegic children. Brain Dev. 1992;14:18–22.

Zancolli EA, Zancolli ER. Reconstructive surgery in brachial plexus sequelae. In: Gupta A, Kay SPJ, Schecker RL, editors. The growing hand. London: Mosby; 2000. p. 805–23.

# 第 29 章　腕部畸形与运动受限

## 29.1　引言

除了未经治疗的先天性腕关节畸形外（见第 9 章），还有一些畸形出现在年幼的孩子身上，甚至是由于骨骼的生长障碍或肌肉不平衡的影响引起。生长相关畸形出现的年龄取决于生长抑制的严重程度。因此，本章中提到的一些情况实际上可以出现在较大的孩子身上。

## 29.2　建立诊断的问题

- 有没有妨碍分娩的病史？
- 有发育迟缓吗？
- 前臂短吗？
- 有双侧对称畸形吗？
- 在注意到畸形之前几个月或几年，腕或前臂有严重创伤史吗？

有没有妨碍分娩的病史？

这样的病史可能指产科臂丛神经损伤，这可能导致腕关节肌肉不平衡，从而导致瘫痪畸形。

有发育迟缓吗？

运动发育延迟可能提示患儿患有脑性瘫痪，上肢受累时常出现屈肘、尺侧偏斜畸形。

前臂短吗？

前臂不成比例地短缩是中段骨骼发育不良的特点，也可能见于遗传性多发性骨软骨瘤病。外伤和四肢瘫痪后生长停止也可引起短缩。

有双侧对称畸形吗？

双侧对称性畸形常见于骨骼发育不良。

在注意到畸形之前几个月或几年，腕或前臂有严重创伤史吗？

既往创伤史可能提示桡骨或尺骨的生长板受伤。在损伤和畸形的出现之间总是有一个时间间隔，而且父母经常意识到畸形的渐进性。

## 29.3　体格检查

### 29.3.1　视

从背侧、尺侧、桡侧及掌侧观察腕关节。注意尺骨头是否过度突出或几乎看不见。注意手腕是否桡侧或尺侧偏移，检查前臂是否短缩或有无弯曲。观察孩子的身材，如果身材矮小，观察是否身体比例失调。

### 29.3.2　触

触诊尺骨和桡骨的整个长度，注意尺桡骨相对长度是否正常，是否有弯曲，干骺端区域是否有明显的骨性肿块。注意上下桡尺关节是否稳定和脱位。

### 29.3.3　动

检查手腕的运动，包括屈伸、尺桡侧偏斜运动。一种简单的检查手腕屈曲限度的方法，就是让孩子在中线上把双手的背面放在一起，同时尽量把肘部放低。通常，腕关节屈曲尽可能达到 90° 时前臂是水平的（图 29.1a）。同样，如果把双侧手掌放在中线上，同时让孩子尽量举起肘关节，可以检查伸腕活动是否有局限性。通常伸腕 90° 应该是可能的（图 29.1b）。检查旋前旋后范围是否正常或减少。从中立位旋前旋后 90° 应该是可能的（图

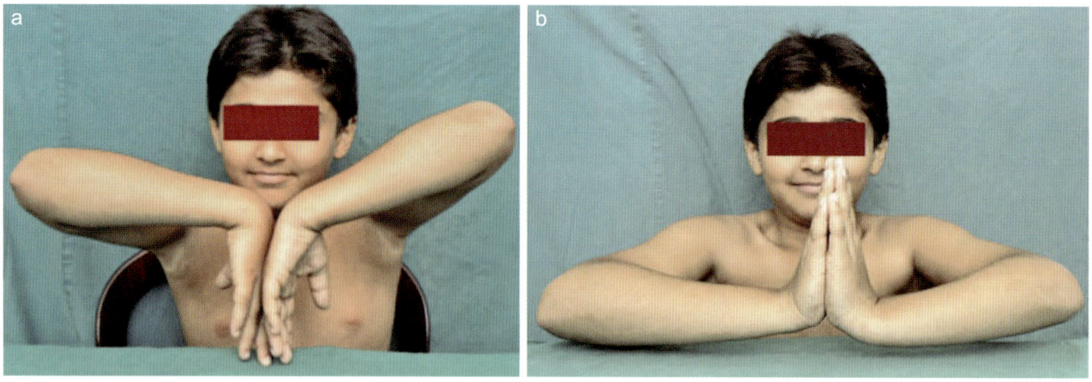


**图 29.1** 腕关节屈曲受限测试方法：让孩子在中线上把双手的背面放在一起，同时尽量把肘部放低。通常，腕关节屈曲尽可能达到 90° 时前臂是水平的。( a )左侧受限制。腕关节背伸受限测试方法：双手合十放在中线，并要求孩子尽量抬高肘部。两侧腕关节正常可以背伸 90°（ b ）

29.2a ~ c )。检查腕部肌张力和测试腕部肌肉力量。

## 29.4 辅助检查

**X 线平片**

如果怀疑有骨骼异常，受累腕关节和包括肘关节的前臂正侧位 X 线平片检查是必不可少的。当桡骨生长抑制时可能表现有桡骨弯曲、桡骨远端关节面异常倾斜、桡骨远端骨骺楔形变和下尺桡关节脱位。相对桡骨的尺骨短缩，同时伴有远侧尺桡关节的破坏是尺骨生长抑制的特征。桡骨关节面掌侧或背侧异常倾斜可见于马德隆畸形的孩子。

**MRI**

如果怀疑有影响正常生长的生长板损伤或软组织栓系，则行 MRI 检查，这些病变可在扫描中确定。

## 29.5 鉴别诊断

### 29.5.1 分娩性臂丛神经麻痹

腕关节屈曲畸形可见于腕伸肌瘫痪和腕屈肌痉挛的患儿，如果是相反的瘫痪模式，可出现腕关节背伸畸形。尺侧偏斜也常见于分娩性臂丛神经麻痹( Chuang et al. 2002 )。

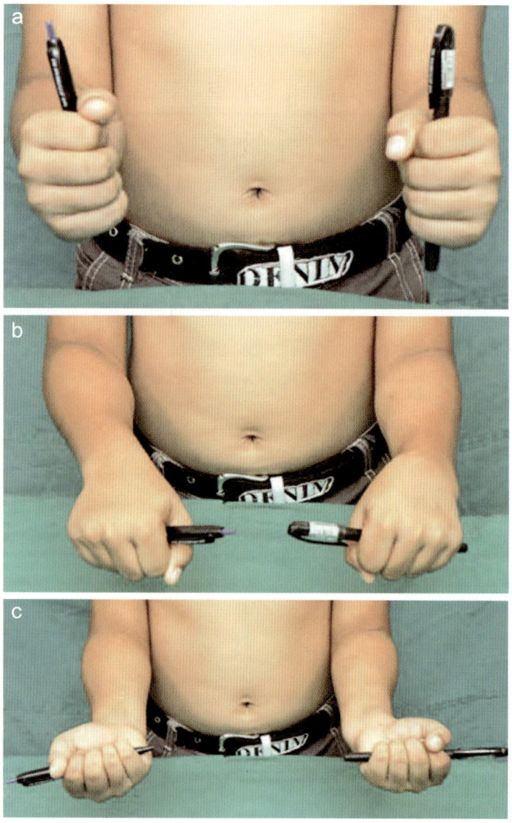


**图 29.2** 测试旋前旋后范围的技巧：从中立位（ a ）开始可以分别旋前（ b ）旋后（ c ）90°

### 29.5.2 脑性瘫痪

腕部屈曲和尺偏是脑性瘫痪患儿上肢受累的典型表现（ Carlson et al. 2006 ）。腕关节屈曲是由于腕部和手指屈肌痉挛或挛缩，而尺侧偏斜是由于尺侧腕屈肌的痉挛或挛缩（图 29.3）。

### 29.5.3　遗传性多发性骨软骨瘤病

尺骨生长抑制和腕关节尺偏畸形是遗传性多发性骨软骨瘤病的特征（图 29.4）。生长的抑制作用似乎与尺骨远端骨软骨瘤的位置有关（Stieber and Dormans 2005; Vanhoenacker et al. 2001）。

### 29.5.4　骨骼发育不良

肢中骨发育不良可以影响桡骨或尺骨的生长，伴有腕部尺侧或桡侧偏斜（图 29.5）。在 Reinhardt-Pfeiffer 发育不良，表现为尺骨短、手腕尺侧偏斜（Bhatia and Joseph 2000）。

### 29.5.5　Leri-Weill 软骨骨生成障碍和 Turner 综合征

Leri-Weill 软骨骨生成障碍是一种遗传性发育不良，表现为中等程度的身材矮小，前臂短，以及类似于马德隆畸形桡骨远端的变化（见下文）（Berdon et al. 1965; Binder et al. 2001; Tauber et al. 2004）。身材矮小和前臂弯曲比 Langer 肢中骨发育不良（见第 9 章）少见。Turner 综合征也有类似的腕部变化，同时还有其他的特点，如性腺发育不全、肘外翻和第 4 跖骨短缩。现已证实，身材矮小的同源盒基因（*SHOX*）是这些相互独立的情况下

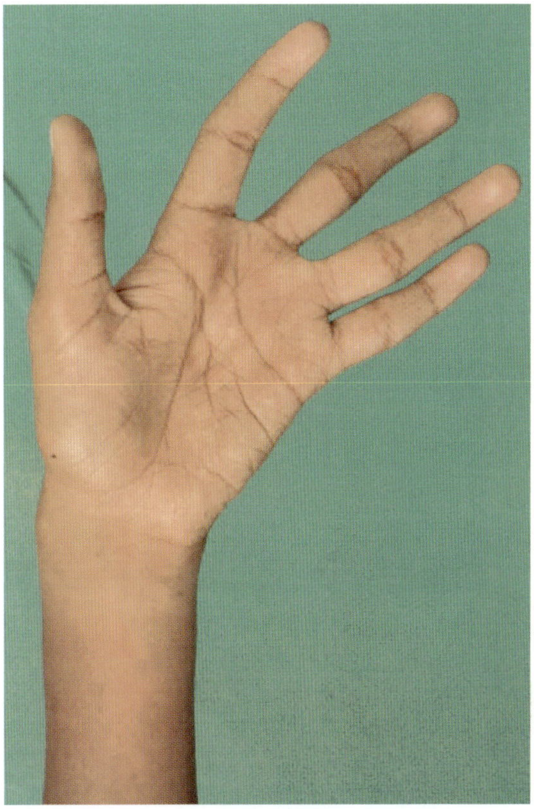

**图 29.3**　脑性瘫痪儿童腕部尺侧偏斜，尺侧腕屈肌痉挛

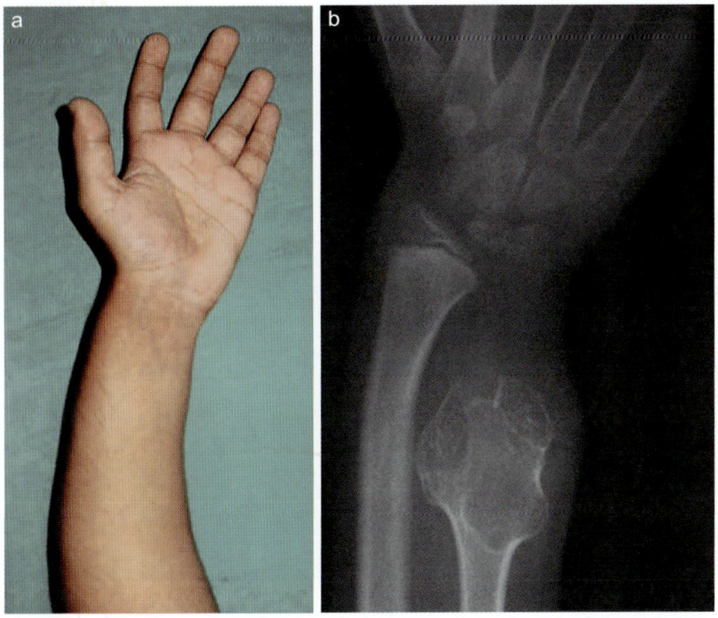

**图 29.4**　一个遗传性多发性骨软骨瘤病患儿腕部尺侧偏斜（a）。X 线片显示尺骨远端骨软骨瘤伴短缩（b）

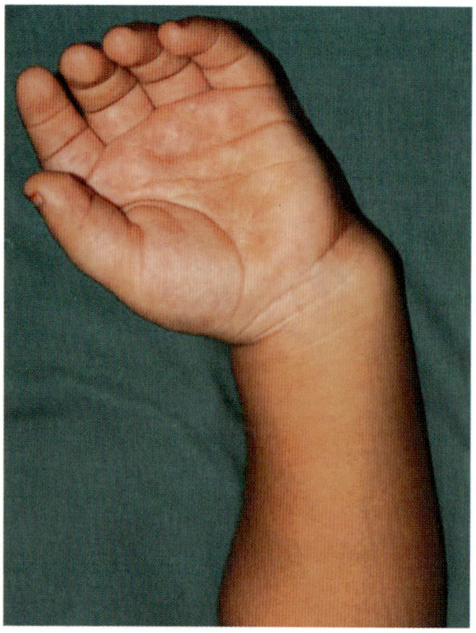

图 29.5 桡骨生长抑制为主的肢中骨发育不良患儿，表现为手腕桡侧偏斜，尺骨头突出伴有下尺桡关节脱位

腕部畸形的原因（Grigelioniene et al. 2001）。

### 29.5.6 马德隆畸形

马德隆（Madelung）畸形的最初表现是明显突出的尺骨头和与疼痛相关的手腕和前臂运动受限。随后手腕的畸形可能会变得明显（Zebala et al. 2007）（图 29.6）。虽然最初的症状可能只出现在 12 岁左右，但软组织和生长板的潜在异常出现较早，MRI 可以清楚地显示出来（Cook et al. 1996）。一致的特征是从月骨到桡骨干骺端存在一个粗大的异常韧带。此外，掌侧桡三角韧带和短桡月韧带可能肥厚（Cook et al. 1996）。后期可看到骺板变窄或骨桥连接桡骨骨骺和干骺端。据推测异常韧带起着束带的作用，导致骺板骨桥的形成（Vickers 2000）。这种情况有很强的遗传基础，常有家族史。一旦出

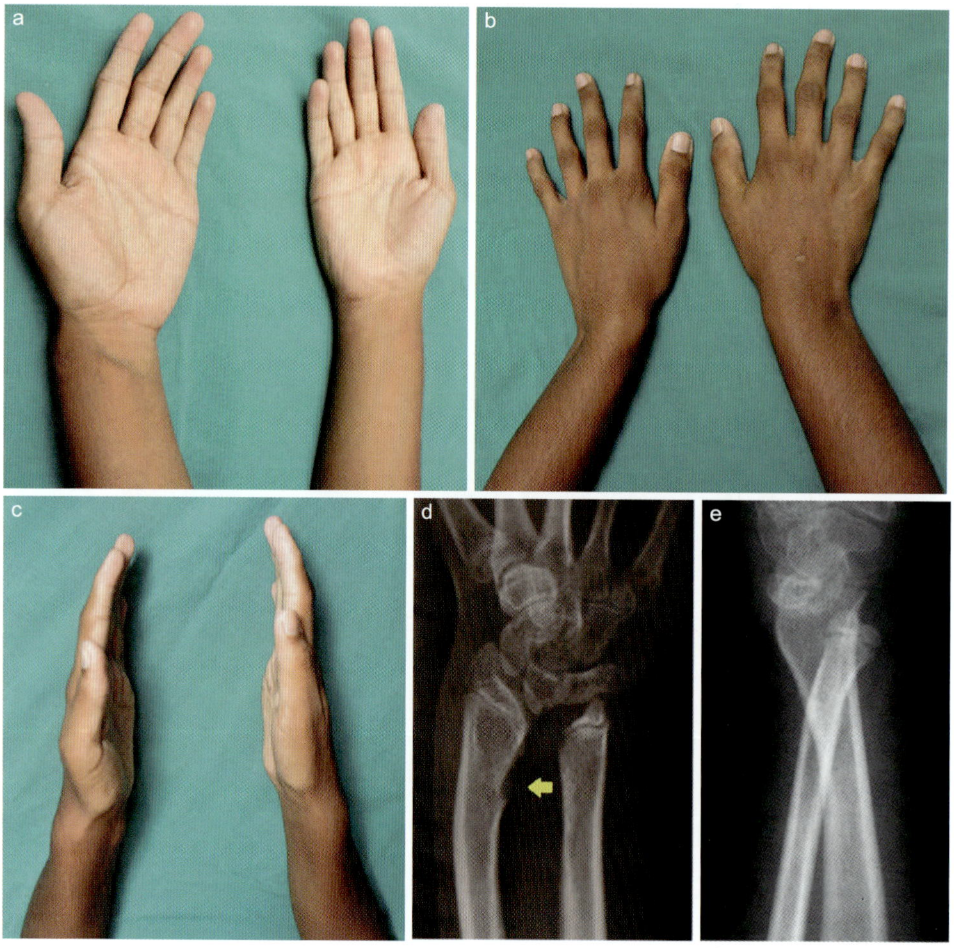


图 29.6 一个马德隆畸形女孩的手腕外观（a ~ c），左手腕受影响更严重。腕关节 X 线片（d,e）显示了其特征，包括桡骨关节面异常倾斜、下尺桡关节脱位和异常韧带附着部位（箭头）

现骺板骨桥，患儿可能会从早期影像学检查与外科手术中受益（Vickers 2000）。因此，骺板阻滞部位的不同，手腕的畸形也不同（表 29.1）。如果计划进行手术，则必须准确识别骺板骨桥的位置。

### 29.5.7　桡骨远端骨骺生长停滞

桡骨远端骨骺过早生长停滞可能发生于创伤或感染，桡骨的纵向增长受到阻碍，而尺骨持续增长，发生外翻畸形并逐渐加重（图 29.7）。

### 29.5.8　罕见的情况

腕关节畸形也可见于 Ollier's 病和半肢骨骺发育不良（Trevor 病）（Oestreich et al. 2002）。

## 29.6　建立诊断

关于腕部尺桡骨偏斜畸形的原因诊断概要见表 29.2，马德隆畸形及其变异诊断概要如表 29.3 所示。

表 29.1　马德隆畸形骺板骨桥的位置

| 类型 | 畸形 | 骺板骨桥的位置 |
|---|---|---|
| 马德隆畸形 | 桡骨关节面掌侧和尺侧倾斜<br>尺骨头背侧突出<br>下尺桡关节不稳 | 桡骨远端骨骺掌侧和尺侧 |
| 反马德隆畸形 | 桡骨关节面背侧和尺侧倾斜<br>尺骨头掌侧突出<br>下尺桡关节不稳 | 桡骨远端骨骺背侧和尺侧 |
| Chevron 腕 | 腕关节无畸形<br>楔形腕骨<br>下尺桡关节稳定 | 尺骨、桡骨远端骨骺的中心 |

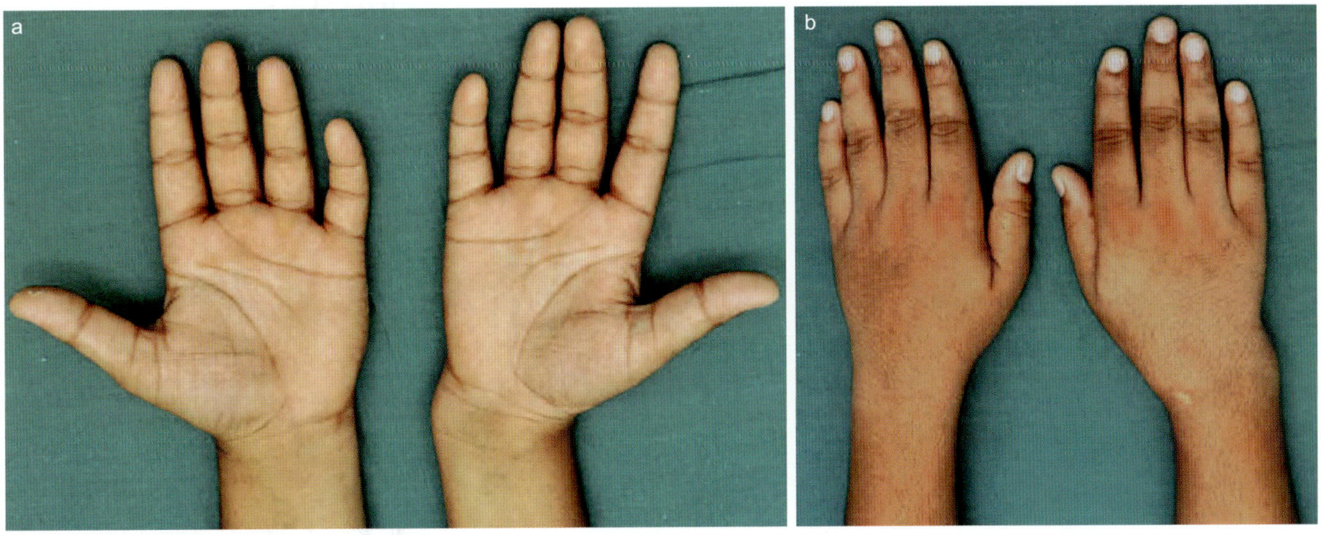


图 29.7　（a, b）外伤后桡骨远端骨骺生长停滞导致外翻畸形

表 29.2　儿童腕部尺桡骨偏斜的病因诊断过程概要

| | | | | | | |
|---|---|---|---|---|---|---|
| **病史** | | | | | | |
| 无家族史 | 无家族史 | 无家族史 | 常有家族史 | 常有家族史 | 无家族史 | 常有家族史 |
| 发育延迟 | 难产 | 数月或数年前创伤史 | — | — | 数月或数年前创伤史 | — |
| **体格检查** | | | | | | |
| 腕部尺侧偏斜 | 腕部尺侧偏斜 | 腕部尺侧偏斜 | 腕部尺侧偏斜 | 腕部尺侧偏斜 | 腕部桡侧偏斜 | 腕部桡侧偏斜 |
| 桡骨和尺骨相对长度正常 | 桡骨和尺骨相对长度正常 | 尺骨相对于桡骨短缩 | 尺骨相对于桡骨短缩 | 尺骨相对于桡骨短缩 | 桡骨相对于尺骨短缩 | 桡骨相对于尺骨短缩 |
| 前臂略短于正常侧 | 前臂短于正常侧 | 前臂长度正常 | 两侧前臂均短 | 前臂短 | 前臂长度正常 | 两侧前臂均短 |
| 身材正常 | 身材正常 | 身材正常 | 成比例轻度身材矮小 | 不成比例身材矮小 | 身材正常 | 不成比例身材矮小 |
| — | — | — | 有骨软骨瘤 | — | — | — |
| 尺侧腕屈肌痉挛 | 肌无力和肌力不平衡 | — | — | — | — | — |
| **辅助检查** | | | | | | |
| 没有具体的明确检查 | 没有具体的明确检查 | X线平片 | X线平片 | X线平片和骨骼检查 | X线平片 | X线平片和骨骼检查 |
| **诊断** | | | | | | |
| 脑性瘫痪 | 分娩性臂丛神经麻痹 | 尺骨远端外伤性生长停滞 | 遗传性多发性骨软骨瘤病 | 尺骨受累占优势的肢中骨发育不良 | 桡骨远端外伤性生长停滞 | 桡骨受累占优势的肢中骨发育不良 |

表 29.3　马德隆（Madelung）畸形及其变异的诊断

| | | |
|---|---|---|
| **病史** | | |
| 尺骨突出是在 12 岁左右首次被注意到 | 出生时即发现身材矮小和前臂畸形 | 12 岁左右发现腕关节畸形 |
| 手腕疼痛常常是早期症状 | 疼痛不是早期症状 | 疼痛很少是早期症状 |
| **体格检查** | | |
| 身材正常 | 中等身材矮小 | 轻度生长发育迟缓 |
| 肘关节正常 | 肘关节正常 | 肘外翻 |
| 前臂长度接近正常 | 前臂短缩 | 前臂长度接近正常 |
| 无第 4 跖骨相对短缩 | 无第 4 跖骨相对短缩 | 第 4 跖骨短缩 |
| — | — | 常见心脏和肾异常 |
| — | — | 由于性腺发育不全导致性成熟延迟 |
| **辅助检查** | | |
| X 线平片 | X 线平片和骨骼检查 | X 线平片 |
| | | 染色体检查 |
| **诊断** | | |
| 孤立的马德隆畸形 | Leri-Weill 软骨骨生成障碍 | Turner 综合征的腕关节改变 |

（Benjamin Joseph 著　李　浩　姚子明 译）

## 参考文献


Berdon WE, Grossman H, Baker DH. Dyschondrosteose (Leri-Weill syndrome): congenital short forearms, Madelung-type wrist deformities, and moderate dwarfism. Radiology. 1965;85:677–81.

Bhatia M, Joseph B. A variant of Reinhardt-Pfeiffer mesomelic skeletal dysplasia. Pediatr Radiol. 2000;30:184–5.

Binder G, Fritsch H, Schweizer R, et al. Radiological signs of Leri-Weill dyschondrosteosis in Turner syndrome. Horm Res. 2001;55:71–6.

Carlson MG, Athwal GS, Bueno RA. Treatment of the wrist and hand in cerebral palsy. J Hand Surg Am. 2006;31:483–90.

Chuang DC, Ma HS, Borud LJ, et al. Surgical strategy for improving forearm and hand function in late obstetric brachial plexus palsy. Plast Reconstr Surg. 2002;109:1934–46.

Cook PA, Yu JS, Wiand W, et al. Madelung deformity in skeletally immature patients: morphologic assessment using radiography, CT, and MRI. J Comput Assist Tomogr. 1996;20:505–11.

Grigelioniene G, Schoumans J, Neumeyer L, et al. Analysis of short stature homeobox-containing gene (SHOX) and auxological phenotype in dyschondrosteosis and isolated Madelung deformity. Hum Genet. 2001;109:551–8.

Oestreich AE, Mitchell CS, Akeson JW. Both Trevor and Ollier disease limited to one upper extremity. Skeletal Radiol. 2002;31:230–4.

Stieber JR, Dormans JP. Manifestations of hereditary multiple exostoses. J Am Acad Orthop Surg. 2005;13:110–20.

Tauber M, Lounis N, Coulet J, et al. Wrist anomalies in Turner syndrome compared with Leri-Weill dyschondrosteosis: a new feature in Turner syndrome. Eur J Pediatr. 2004;163:475–81.

Vanhoenacker FM, Van Hul W, Wuyts W, et al. Hereditary multiple exostoses: from genetics to clinical syndrome and complications. Eur J Radiol. 2001;40:208–17.

Vickers DW. Madelung deformity. In: Gupta A, Kay SP, Scheker LR, editors. The growing hand. London: Mosby; 2000. p. 791–8.

Zebala LP, Manske PR, Goldfarb CA. Madelung's deformity: a spectrum of presentation. J Hand Surg Am. 2007;32:1393–401.

# 第 30 章　脆骨病及频发骨折

## 30.1　引言

在骨骼易碎的一些情况下，正常的日常活动或轻微创伤即可发生频繁骨折。最常见的情况是成骨不全症（osteogenesis imperfecta, OI）（Plotkin 2004）。已经报道多种类型成骨不全症，包括严重程度、骨折的频率以及不同类型各自的临床特征（Sillence et al. 1979; Sillence 1988; Glorieux et al. 2000）。

所有伴有先天性骨骼脆弱的情况都是由遗传异常引起的（Plotkin 2004）。在大多数成骨不全症的病例中，潜在的遗传异常是 I 型前胶原基因（*COL1A1* 和 *COL1A2*）之一的突变；有些罕见类型成骨不全症，这些基因是正常的（Plotkin 2004; Sillence 1988）。Plotkin 认为单独的前胶原基因突变的脆骨病应该被认为是真正的成骨不全症（osteogenesis imperfect，OI），而所有其他类型可归类为“类成骨不全综合征”（syndromes resembling osteogenesis imperfect，SROI）。本章节作者采用了 Plotkin 建议的分类模式。

另一个重要、但不幸的反复骨折的原因是非意外伤害（non-accidental injury, NAI）。临床医生努力做到非意外损伤与脆性骨病的鉴别是至关重要的，但这可能非常困难，而且两者很可能共存（Chapman and Hall 1997; Kasim et al. 1995; Smith 1995; Marlowe et al. 2002; Ablin and Sane 1997; Steiner et al. 1996; Bulloch et al. 2000）。

## 30.2　建立诊断的问题

- 有类似症状的家族史吗?
- 有无巩膜蓝染? 牙列是否正常? 有无全身韧带松弛? 身材正常吗?
- 骨折模式是什么（哪些骨骼和骨折的位置）?
- 病史和体格检查有什么特点提示非意外伤害吗?

**有类似症状的家族史吗?**

骨骼易碎性和反复骨折的阳性家族史提示存在潜在的遗传异常。家系图谱可以深入了解遗传模式。然而，在基因决定的脆性骨疾病的几个例子中，可能不存在家族史。

**有无巩膜蓝染? 牙列是否正常? 有无全身韧带松弛? 身材正常吗?**

蓝巩膜（图 30.1）、牙列异常、全身韧带松弛、身材矮小出现在一些但不是全部的成骨不全症中。

**骨折模式是什么（哪些骨骼和骨折的位置）?**

成骨性骨折通常包括四肢长骨的骨干，经常导致四肢弯曲（图 30.2a ~ d）。

非意外伤害骨折常在长骨的干骺端（图 30.3a ~ c）和肋骨的后部（图 30.3d）。可以看出不同愈合阶段的骨折（图 30.3e, f），这一发现被认为是可高度推定非意外伤害。

**病史和体格检查有什么特点提示非意外伤害吗?**

虽然通常很难确定骨折程度是非意外伤害的结

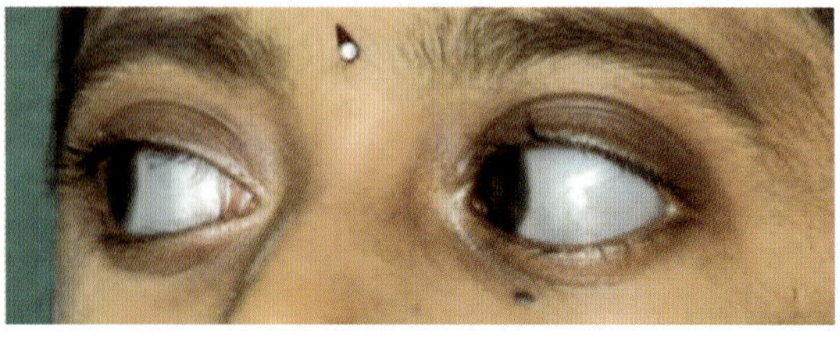

**图 30.1**　成骨不全症患儿的巩膜蓝染

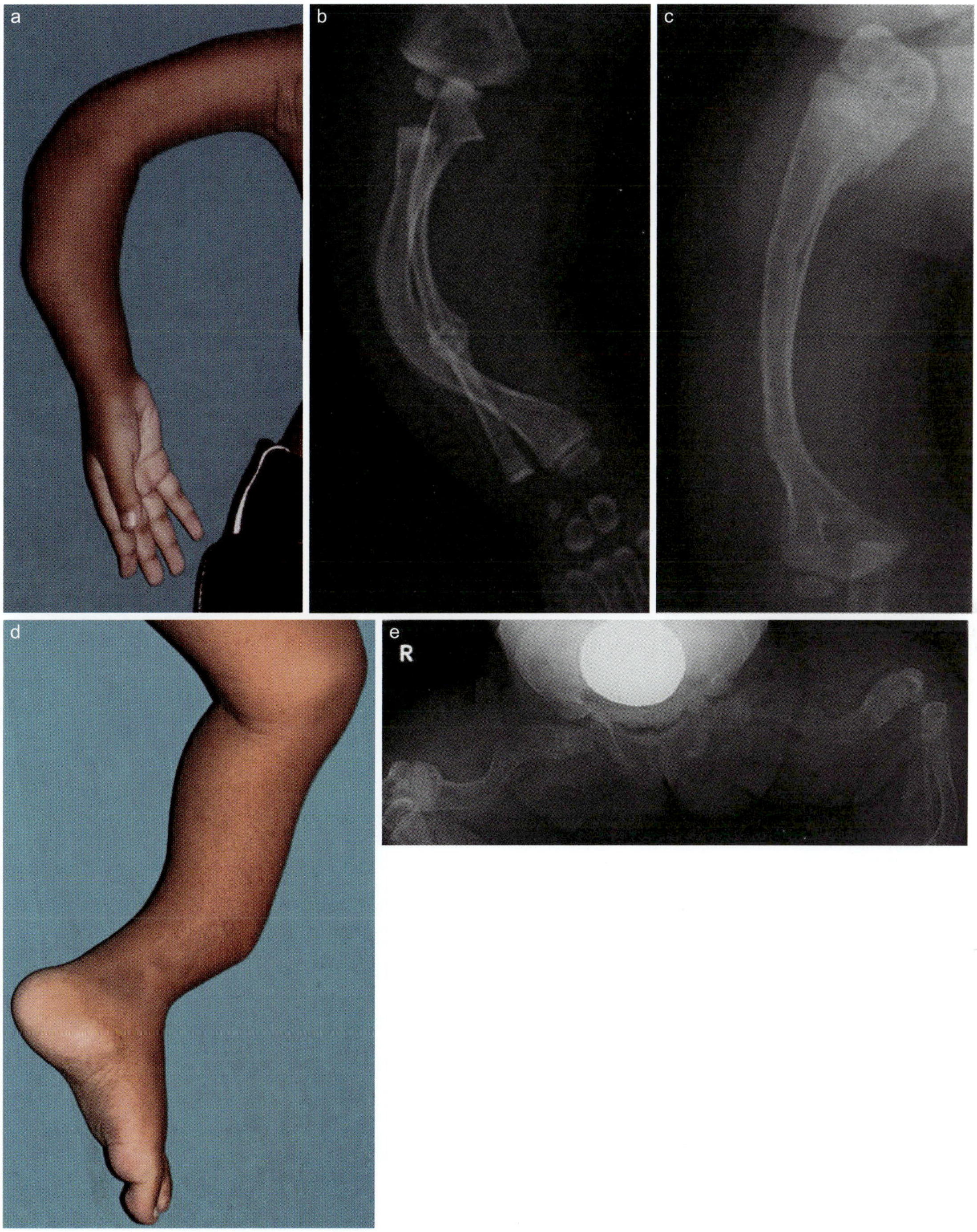


**图 30.2** 儿童成骨不全症反复骨折后上下肢弯曲的例子（a ~ e）

果，但是指向这一诊断的病史特点如下（Loder and Bookout 1991; Carty 1993）。

- 父母所描述的伤害机制与伤害的严重程度不匹配。
- 父母或监护人给出相互矛盾的病史，或重复时有不一致的病史。
- 不明原因的延误就医。
- 以往有不遵守医嘱的记录。

体检中非意外伤害的特征包括：

- 营养不良
- 软组织瘀伤或损伤，尤其是面部、会阴和外生殖器，边界清楚的圆形标记暗示香烟烫伤，以及线性瘀斑均高度提示非意外伤害。

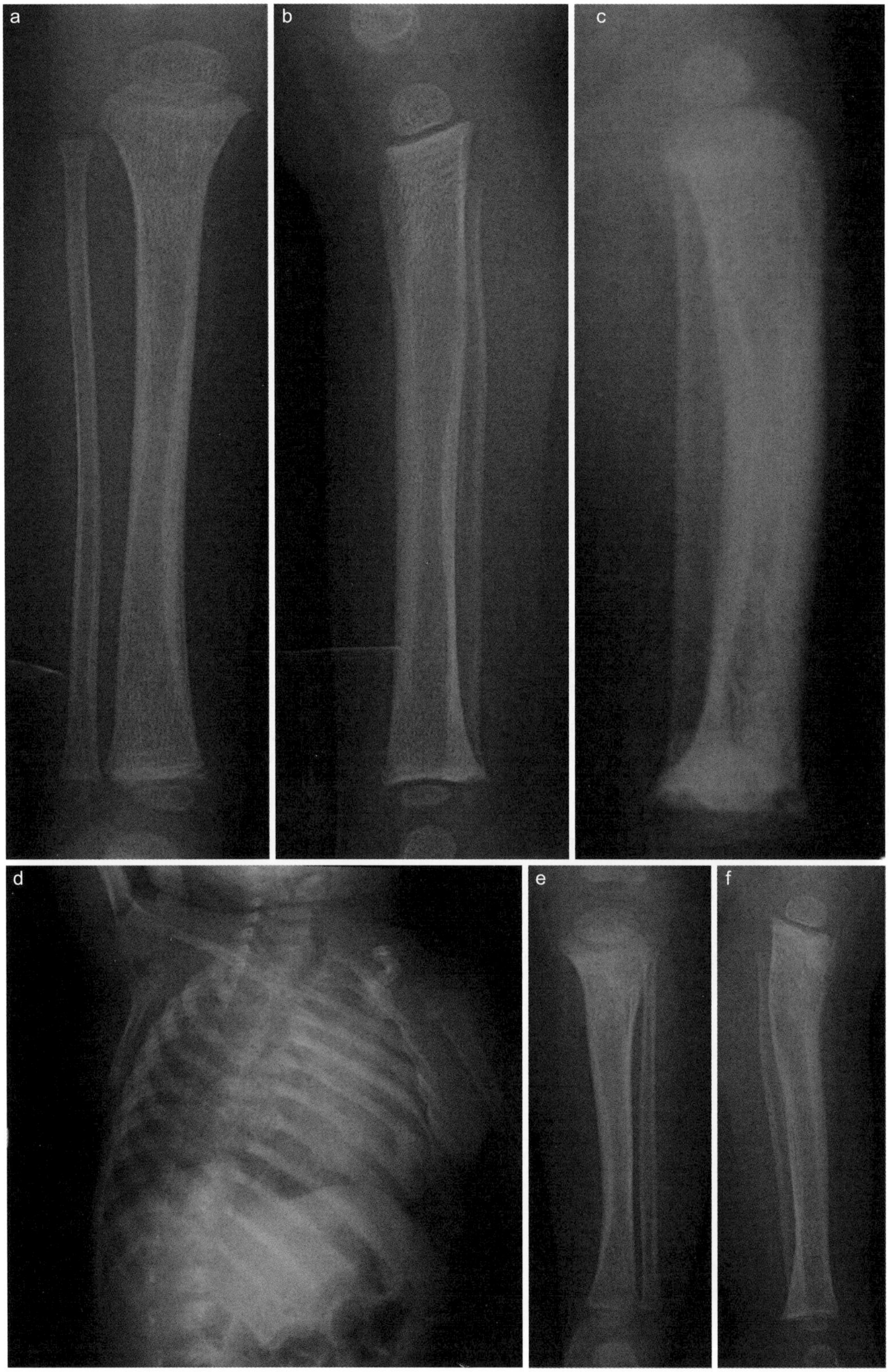


**图 30.3**　经常见于非意外伤害的干骺端骨折和骨折愈合不同阶段的骨折。急性胫骨远侧干骺端成角骨折（a, b），愈合中的胫骨远侧干骺端骨折（c），肋骨骨折（d），非意外损伤已经愈合的胫骨近端骨折（e, f）

## 30.3　体格检查

### 30.3.1　视

测量孩子的身高，在同一种族的儿童性别特异性增长图上绘制高度。检查头部的形状，看看它是否不成比例地增大，并注意脸部的形状。成骨不全症的表现往往是一个比较大的头部和独特的三角形面部。寻找营养不良和遭受伤害的软组织损伤的特点。寻找小头畸形、眼球突出、关节畸形、股骨和肱骨短缩，这可能见于类成骨不全综合征（SROI）的一些类型。

### 30.3.2　触

感受四肢骨骼是否有成角、弯曲或扁平，这些特征可能经常见于成骨不全症更严重的类型。触诊桡骨头并确定是否脱位，桡骨头脱位是一种类成骨不全症的特点，已被标记为 V 型成骨不全症。这种类型的类成骨不全综合征的另一个特点是以前骨折部位的增生性骨痂。桡骨头可能难以触及，骨骼周围肿胀、皮温升高、触痛明显，有时误诊为骨髓炎或骨肉瘤。

### 30.3.3　动

韧带松弛检查，如图 23.2 所示。关节松弛或四肢关节过度活动可能是成骨不全症的表现。被动活动明显畸形的关节确认是否有关节挛缩，这可能见于布鲁克（Bruck）综合征，一种类成骨不全综合征（Viljoen et al. 1989; Leroy et al. 1998）。桡尺关节运动受限是一种类成骨不全综合征的一个特点，这一类型也被称为 V 型成骨不全症（Glorieux et al. 2000）。

### 30.3.4　特殊检查

眼科检查，包括必不可少的排除白内障、视神经萎缩、假性神经胶质瘤的眼底检查，这些情况可见于类成骨不全综合征的一些类型。

## 30.4　辅助检查

### 30.4.1　X 线平片

#### 成骨不全症

成骨不全骨折

大部分骨折发生于长骨骨干。干骺端骨折是非常罕见的，但它们可以发生。

椎体骨折可能发生在严重的成骨不全类型。

肋骨骨折见于成骨不全症大多数严重类型。

颅骨骨折不常见。

相关特征

骨量减少是典型特征，四肢长骨弯曲是一个非常普遍的特征。

颅骨可见沃姆氏骨（缝间骨）是成骨不全的一个特征（图 30.4）。多见于较严重类型（Semler et al. 2010）。

#### 非意外伤害

如果从病史和孩子与照顾者的互动稍有怀疑有非意外伤害，骨骼检查是强制性的。

这将包括以下放射检查：

- 颅骨正侧位片（如怀疑枕骨骨折应包含 Townes 位）
- 颈椎和胸腰段脊柱侧位片
- 胸片
- 腹部平片

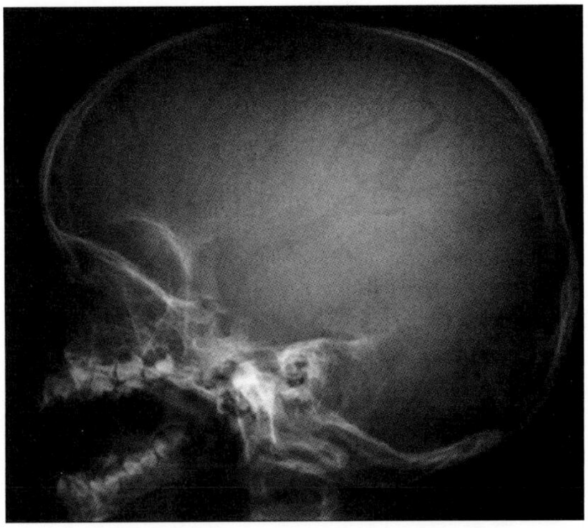

图 30.4　成骨不全儿童头颅 X 线片显示沃姆氏骨

- 肋骨的左右斜位片
- 双侧肱骨、前臂和手
- 双侧股骨、胫骨和腓骨
- 足正位片

非意外伤害骨折

长骨的干骺端骨折是最常见的，它们往往有一个特点，“斗柄”的出现。它们见于2岁以下的儿童，可能累及股骨远端、胫骨近端和远端或肱骨近端。骨干常是螺旋形骨折。骨骺分离并不少见。

肋骨骨折常见，通常是肋骨后部骨折。也可以看到肋软骨连接处损伤。受伤表面可能有擦伤。肋骨骨折可能会漏诊，因此在2周后复查X线片可能是明智的，那时正在愈合中的骨折将清楚可见。

肩胛骨和脊柱棘突骨折也高度暗示非意外伤害。

颅骨骨折常被发现，常常是累及顶骨以外颅骨的凹陷性骨折（顶骨骨折在意外受伤后更常见）。交叉缝骨折或是双边骨折暗示非意外伤害。如果孩子受到剧烈的震动，可能出现结膜下出血。

如果儿童遭受虐待一段时间，则会出现不同愈合阶段的骨折（共存骨折）。但是，如果儿童在非意外伤害的第一次发生后被发现，则不会出现这种情况。

相关特征

骨质疏松通常难以见到，除非孩子有营养不良。

### 30.4.2 CT/MRI

如果强烈怀疑非意外伤害，颅脑影像检查可能显示有颅内出血。

## 30.5 鉴别诊断

### 30.5.1 成骨不全症

成骨不全症的四种类型（Ⅰ～Ⅳ型）的严重程度不同，这四种类型的临床特征列于表30.1。

表30.1 成骨不全症（OI）四种常见类型的特征（按从左到右的严重性顺序列出）

| Ⅰ型OI | Ⅳ型OI | Ⅲ型OI | Ⅱ型OI |
|---|---|---|---|
| 严重程度：<br>轻度至中度 | 严重程度：<br>中度 | 严重程度：<br>严重 | 严重程度：<br>通常致死，极少存活数天以上 |
| 身材：<br>通常正常 | 身材：<br>矮小 | 身材：<br>非常矮小 | 身材：<br>非常矮小 |
| 骨折频率：<br>不确定（很少经常发生） | 骨折频率：<br>频繁 | 骨折频率：<br>很频繁<br>骨折可能在出生时出现 | 骨折频率：<br>一定会有宫内骨折 |
| 行走的状态：<br>通常能独立行走 | 行走的状态：<br>一般用或不用助行器能走动 | 行走的状态：<br>经常坐轮椅（很少用助行器行走） | 行走的状态：<br>幸存的少数人总是坐在轮椅上 |
| 面部：<br>可以是正常的也可以是三角形的 | 面部：<br>不确定 | 面部：<br>三角形 | 面部：<br>三角形 |
| 巩膜：<br>大部分有蓝巩膜 | 巩膜：<br>通常是白色<br>蓝色巩膜可能在出生时就出现，然后随着时间而褪色 | 巩膜：<br>蓝色巩膜可能在出生时就出现，然后随着时间而褪色 | 巩膜：<br>不确定 |
| 牙齿：<br>牙本质发育不全（DI）不常见，但可能存在 | 牙齿：<br>牙本质发育不全（DI）有时有，有时没有 | 牙齿：<br>牙本质发育不全（DI）常见 | 牙齿：<br>可能无法存活到评估牙齿 |
| 长骨弓形弯曲：<br>通常没有 | 长骨弓形弯曲：<br>经常出现 | 长骨弓形弯曲：<br>存在且严重 | 长骨弓形弯曲：<br>存在且严重 |
| 脊柱：<br>通常不受影响 | 脊柱：<br>椎体骨折<br>脊柱侧凸可能出现 | 脊柱：<br>椎体骨折<br>常有脊柱侧凸 | 脊柱：<br>椎体骨折<br>常有脊柱侧凸 |

## 30.5.2 类成骨不全综合征（SROI）

到目前为止，在所有这些综合征中，均未检测到 *COL1A1* 和 *COL1A2* 基因突变。

- 先天性成骨不全伴多量骨痂
- 先天性成骨不全伴矿化缺陷
- 先天性成骨不全伴近端肢体短缩
- 先天性成骨不全伴狭颅症、眼球突出
- 先天性成骨不全伴先天性关节挛缩
- 骨质疏松假性神经胶质瘤综合征
- 先天性成骨不全伴有视神经萎缩、视网膜病变和严重精神运动迟缓
- 先天性成骨不全伴小头畸形和白内障

### 先天性成骨不全伴多量骨痂

最初这种形式的脆骨病被指定为 V 型 OI（Glorieux et al. 2000）。这种综合征的特征是骨折愈合时增生性骨痂形成（图 30.5a）。大部分骨痂起初快速生长伴有疼痛和皮温升高，这可能导致临床医生怀疑感染或肉瘤样变。肿胀可能会维持好几年。桡骨头脱位和尺桡骨骨间膜钙化，随后可能出现前臂无法旋前和旋后（图 30.5b）。

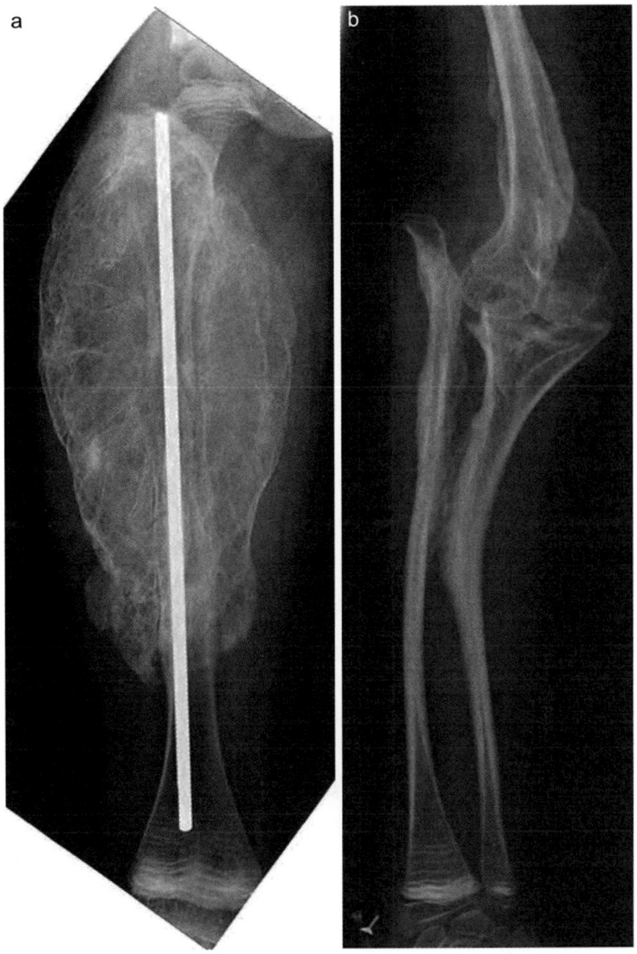


**图 30.5** 伴有多量骨痂脆骨病的患儿股骨髓内棒固定后出现大量骨痂（a）。这个患儿还有双侧桡骨头脱位，前臂骨间膜骨化（b）。（致谢：Sharaf Ibrahim 教授，马来西亚）

### 先天性成骨不全伴矿化缺陷

这种情况最初被称为Ⅵ型 OI，在临床上与中度或重度的成骨不全类型难以区分（Glorieux et al. 2002）。目前只能在骨活检的基础上进行诊断。

### 先天性成骨不全伴近端肢体短缩症

这种综合征最初被命名为Ⅶ型 OI，其特征是骨折频繁，股骨和肱骨短缩。

### 先天性成骨不全伴狭颅症、眼球突出（Cole-Carpenter 综合征）

文献中很少有关于这种综合征的报道，患儿早期多发干骺端骨折、脑积水、颅狭小和身材非常矮小是本综合征的特点（Cole and Carpenter 1987）。

### 先天性成骨不全伴先天性关节挛缩（Bruck 综合征）

患儿出生时就有关节挛缩，伴有腘窝翼状胬肉。多发骨折是由于骨脆性增加所致（Leroy et al. 1998; Viljoen et al. 1989）。桡骨头可能脱臼，可能出现沃姆氏骨（缝间骨）。

### 骨质疏松假性神经胶质瘤综合征

这种综合征已经在一些家庭中描述过（Beighton 1986）。儿童有轻度至中度的骨骼脆弱，因玻璃体增生和继发性青光眼而失明。

### 先天性成骨不全伴有视神经萎缩、视网膜病变和精神运动迟缓，先天性成骨不全伴小头畸形和白内障

这是两种罕见的眼部受累脆骨病类型 (al Gazali et al. 1994)。

## 30.5.3 骨硬化病和致密性成骨不全症

骨硬化病和致密性成骨不全症是遗传性疾病，骨质脆弱。这些疾病的特点是骨质硬化，不同于成

骨不全症和类成骨不全综合征，其特征是骨质减少。骨折的发生频率低于成骨不全症。骨硬化病和致密性成骨不全症的骨折愈合可能会延迟。

致密性成骨不全症是一种常染色体隐性遗传病，特点是患儿身材矮小、骨骼脆弱、手指短缩和囟门开放，与骨硬化病非常相似。累及末梢指骨的肢端骨质溶解是一个特征性的区别特征（图 30.6）。

#### 铜缺乏症

铜缺乏也与多发性骨折有关（Chaman, 1987）。铜的营养缺乏尤其会发生在早产儿和营养不良的婴儿身上。如果铜缺乏严重到足以引起骨折，就会出现精神运动迟缓和张力过低。需要测定血清铜和铜蓝蛋白水平以建立铜缺乏的诊断。Menkes 卷发综合征是一种与铜缺乏相关的 X 连锁隐性遗传病。该病的特征是肌肉张力降低、疼痛发作、发育迟缓和头发变脆稀疏。

### 30.5.4 导致多发骨折的代谢紊乱

#### 维生素 D 缺乏症

导致早产儿和幼儿佝偻病的维生素 D 缺乏偶尔会出现反复骨折（Keller and Barnes, 20008）。血清钙、磷酸盐、维生素 D 水平和长骨生长板及干骺端的影像学改变有助于诊断。

#### 维生素 C 缺乏症

坏血病是一种抗坏血酸缺乏症，可出现多发性骨折，包括干骺端骨折，这类似于非意外伤害的成角骨折。可以检测血浆抗坏血酸水平。

## 30.6 建立诊断

面对多发骨折的儿童，骨科医生必须了解可能导致此类骨折的各种情况，以区别于非意外伤害。在本章中，已尝试将大多数这些情况包括在内。此外，清楚了解非意外损伤中的骨折模式是至关重要的（图 30.7）。当遇到疑似非意外伤害的情况，Loder、Bookout（1991）和 Carty（1993）的详细论述可以对本章提供的骨折模式起到补充。

表 30.2 列出了婴幼儿反复骨折潜在原因的诊断概要。

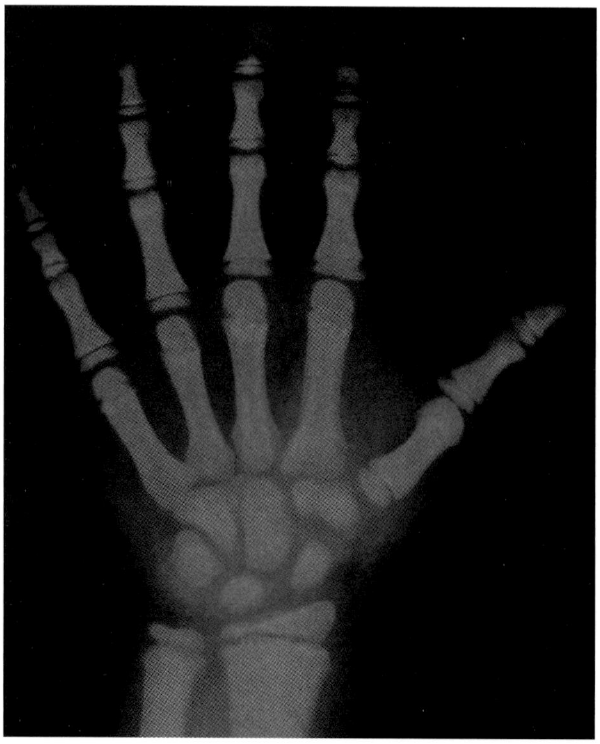

图 30.6 致密性成骨不全症骨硬化和肢端骨质溶解

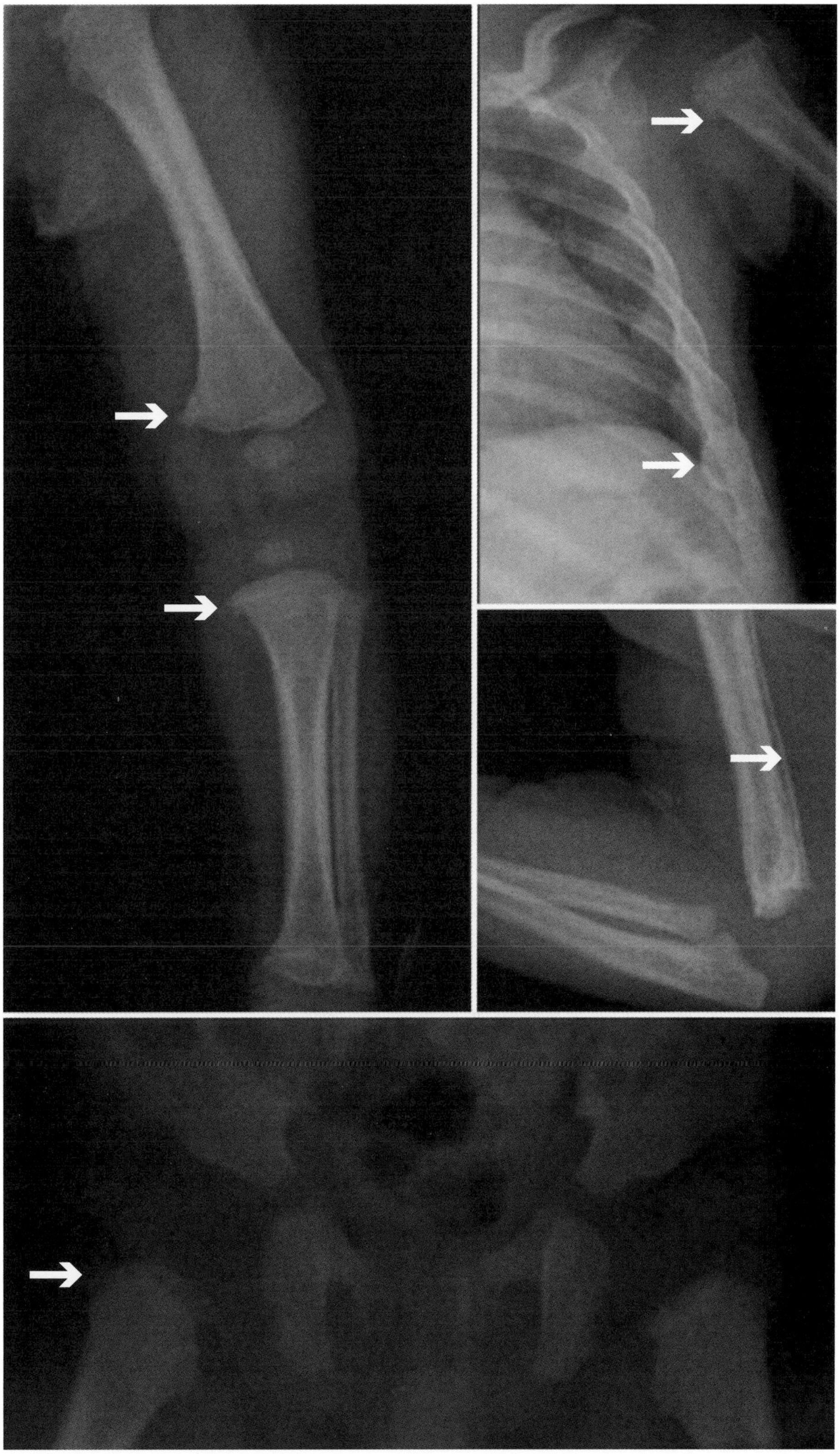

**图 30.7** 非意外受伤儿童的骨折类型。箭头所指是 X 线片上所见的各种骨折

表 30.2 婴幼儿反复骨折的诊断

| | | |
|---|---|---|
| **病史** | | |
| 可能有骨质疏松家族史 | 无家族史 | 可能有骨质疏松家族史 |
| 所述受伤原因一样 | 所述受伤原因与病史不符 | 所述受伤原因一样 |
| 通常不延误治疗 | 创伤后到医院报告延迟 | 通常不延误治疗 |
| 过去有良好的治疗依从性 | 与治疗建议不符的治疗病史 | 过去有良好的治疗依从性 |
| **体格检查** | | |
| 身材矮小，头大，三角形脸，蓝巩膜，关节活动增加 | 颅骨或面部无异常形态，无蓝色巩膜 | 面部和颅骨正常，无蓝巩膜 |
| 股骨、胫骨、肱骨或前臂弯曲 | 长骨无弯曲 | 长骨弓形弯曲 |
| 成长发育正常 | 成长发育不良 | 成长发育正常 |
| 无软组织损伤 | 在一个或多个以下区域的烧伤痕迹或软组织损伤：面部、会阴、生殖器 | 无软组织损伤 |
| — | — | 小头畸形、眼球突出、关节挛缩畸形、不成比例的肱骨和股骨短缩、桡尺关节活动受限、桡骨头脱位或在原有骨折的区域可触及骨性肿块 |
| 初步诊断：<br>成骨不全症 | 初步诊断：<br>非意外伤害 | 初步诊断：<br>类成骨不全综合征 |
| **辅助检查** | | |
| X 线平片<br>骨质疏松<br>颅骨缝间骨<br>骨骼弓形弯曲<br>股骨干骨折<br>椎骨骨折<br>肋骨骨折 | X 线平片<br>骨折愈合的不同阶段骨折<br>干骺端“斗柄”或“成角”骨折<br>肋骨后段、肩胛骨、或椎骨棘突骨折<br>贯穿骨缝颅骨骨折 | X 线平片<br>骨质疏松<br>骨干骨折<br>以前骨折部位增生性骨痂<br>桡骨头脱位<br>前臂骨间膜钙化 |
| MRI 与 CT 扫描无异常 | 颅脑 MRI 或 CT 扫描：颅内出血 | MRI 与 CT 扫描无异常 |
| 基因测序：<br>某种 I 型前胶原基因（*COL1A1* 或 *COL1A2*）突变 | 基因测序：<br>无基因突变 | 基因测序：<br>I 型前胶原基因（*COL1A1* 或 *COL1A2*）没有突变<br>可能存在其他基因突变 |
| **诊断** | | |
| 成骨不全症（OI）<br>（OI 的特定类型的诊断特征见表 30.1） | 非意外伤害 | 类成骨不全综合征（SROI）<br>（本章的最后提及了 SROI 特定类型的特点） |

（Benjamin Joseph 著 李 浩 姚子明 译）

## 参考文献


Ablin DS, Sane SM. Non-accidental injury: confusion with temporary brittle bone disease and mild osteogenesis imperfecta. Pediatr Radiol. 1997;27:111–3.

al Gazali LI, Sabrinathan K, Nair KG. A syndrome of osteogenesis imperfecta, optic atrophy, retinopathy and severe developmental delay in two sibs of consanguineous parents. Clin Dysmorphol. 1994;3:55–62.

Beighton P. Osteoporosis-pseudoglioma syndrome. Clin Genet. 1986;29:263.

Bulloch B, Schubert CJ, Brophy PD, et al. Cause and clinical characteristics of rib fractures in infants. Pediatrics. 2000;105:E48.

Carty HM. Fractures caused by child abuse. J Bone Joint Surg Br. 1993;75:849–57.

Chapman S. Child abuse or copper deficiency? A radiological view. Br Med J (Clin Res Ed). 1987;294:1370.

Chapman S, Hall CM. Non-accidental injury or brittle bones. Pediatr Radiol. 1997;27:106–10.

Cole DE, Carpenter TO. Bone fragility, craniosynostosis, ocular proptosis, hydrocephalus, and distinctive facial features: a newly recognized type of osteogenesis imperfecta. J Pediatr. 1987;110:76–80.

Glorieux FH, Rauch F, Plotkin H, et al. Type V osteogenesis imperfecta: a new form of brittle bone disease. J Bone Miner Res. 2000;15:1650–8.

Glorieux FH, Ward LM, Rauch F, et al. Osteogenesis imperfecta type VI: a form of brittle bone disease with a min-

eralization defect. J Bone Miner Res. 2002;17:30–8.
Kasim MS, Cheah I, Sameon H. Osteogenesis imperfecta and non-accidental injury: problems in diagnosis and management. Med J Malaysia. 1995;50:170–5.
Keller KA, Barnes PD. Rickets vs. abuse: a national and international epidemic. Pediatr Radiol. 2008;38:1210–6.
Leroy JG, Nuytinck L, De Paepe A, et al. Bruck syndrome: neonatal presentation and natural course in three patients. Pediatr Radiol. 1998;28:781–9.
Loder RT, Bookout C. Fracture patterns in battered children. J Orthop Trauma. 1991;5:428–33.
Marlowe A, Pepin MG, Byers PH. Testing for osteogenesis imperfecta in cases of suspected non-accidental injury. J Med Genet. 2002;39:382–6.
Plotkin H. Syndromes with congenital brittle bones. BMC Pediatr. 2004;4:16.
Semler O, Cheung MS, Glorieux FH, et al. Wormian bones in osteogenesis imperfecta: correlation to clinical findings and genotype. Am J Med Genet A. 2010;152A:1681–7.
Sillence DO. Osteogenesis imperfecta nosology and genetics. Ann N Y Acad Sci. 1988;543:1–15.
Sillence DO, Senn A, Danks DM. Genetic heterogeneity in osteogenesis imperfecta. J Med Genet. 1979;16:101–16.
Smith R. Osteogenesis imperfecta, non-accidental injury, and temporary brittle bone disease. Arch Dis Child. 1995;72:169–71. discussion 171–166.
Steiner RD, Pepin M, Byers PH. Studies of collagen synthesis and structure in the differentiation of child abuse from osteogenesis imperfecta. J Pediatr. 1996;128:542–7.
Viljoen D, Versfeld G, Beighton P. Osteogenesis imperfecta with congenital joint contractures (Bruck syndrome). Clin Genet. 1989;36:122–6.

# 第 31 章　疼痛跛行

## 31.1　引言

儿童到了学龄期即会发育成与成人相同的步态，虽然速度比成人慢，但节奏（每分钟的步数）快，其步态与成人存在任何偏差都应被视为跛行。出现在该年龄组的疼痛跛行应当仔细检查，其病因会包含潜在的严重情况，例如创伤、感染、炎症和肿瘤。详细询问病史常常能够协助诊断。而该年龄组的儿童通常可以配合病史采集。

## 31.2　建立诊断的问题

- 疼痛的部位?
- 疼痛跛行持续了多久?
- 急性起病还是隐匿起病?
- 此前是否有创伤病史?
- 跛行发作时是否伴有发热?
- 导致症状缓解或者加重的因素有哪些?
- 疼痛是否影响睡眠?
- 是否伴有晨僵或者跛行进行性加重?
- 在跛行发生前是否有因病用药史?
- 患儿是否一般状态差?

疼痛的部位?

这可能是最重要的问题。疼痛的准确定位常常有助于引出相关的临床表现，应选择适当的影像学检查以及做出准确的诊断。然而需要引起注意的是，膝关节的疼痛可能是来自髋关节的牵涉痛，而腹股沟的疼痛则可能是来自胸腰椎的牵涉痛。

疼痛跛行持续了多久?

如果患儿已经忍受疼痛跛行了一段时间，那么潜在的情况可能并不严重；而近期发作的跛行则是更值得担忧的。

急性起病还是隐匿起病?

疼痛和跛行的急性发作通常出现在创伤后或感染时。而肿瘤相关的疼痛，发作可能会更加隐匿。

此前是否有创伤病史?

在大多数情况下，创伤病史有助于诊断；然而儿童很少能认识到反复损伤所导致的应力骨折。创伤病史偶尔会是误导性的，因为它可能只是引起了患儿对某些早已存在的病理改变的注意。

跛行发作时是否伴有发热?

如果症状发作时出现发热，则必须除外急性脓毒性关节炎和急性骨髓炎。幼年特发性关节炎（juvenile idiopathic arthritis, JIA）的发病也可能与发热有关。

导致症状缓解或者加重的因素有哪些?

骨肿瘤或急性脓毒症的患儿可能会出现休息后疼痛不缓解的情况。

疼痛是否影响睡眠?

疼痛剧烈足以影响睡眠，则提示有潜在的严重病理改变。

是否伴有晨僵或者跛行进行性加重?

晨僵是幼年特发性关节炎的特征，而跛行进行性加重则提示可能有潜在的神经系统疾病。

在跛行发生前是否有因病用药史?

目前已知用于治疗白血病或其他儿童疾病的类固醇类药物会引起股骨头的缺血性坏死。而抗癫痫药物可导致佝偻病。

患儿是否一般状态差?

相比于一般状况差的患儿，状态良好的患儿，导致其疼痛跛行的潜在疾病可能并没有前者严重。一般状态不佳的患儿，病因很可能是肌肉骨骼感染或恶性肿瘤。

# 31.3　体格检查

## 31.3.1　视

痛性跛行或者避痛步态会使由患肢负重引起的疼痛尽可能减小。当患肢负重减少时，靠患侧站立的时间也会缩短。避痛步态可能由脊柱或下肢的疼痛导致。源自脊柱的疼痛可能会导致不同的步态；患儿可能步行缓慢且较匀整，或根本拒绝步行。

## 31.3.2　触

系统地触诊髋、膝和踝关节，确认没有压痛。完整地触诊股骨、胫骨和腓骨全长。触诊足跟、足中段和足前段。触诊髂窝和髂骨翼。触诊胸椎和腰椎后方软组织及附件。在这些部位引出的压痛均应引起注意。

## 31.3.3　动

轻轻活动髋、膝、踝和距下关节，注意上述活动是否会引发疼痛症状。检查腰椎和胸椎的自主活动。让患儿站立，并尽可能向前屈身而不屈曲膝关节，以此评估腰椎的屈曲度。让患儿正坐，旋转躯干而臀部不离开座位，以此检查胸椎的活动。

## 31.3.4　特殊检查

### 腰椎活动受限检查

在地上放一个东西让患儿去捡起来，可以检查是否存在腰椎活动受限。通常孩子会向前屈身并拾起物体。如在脊柱疼痛的情况下，患儿会屈曲髋关节和膝关节，以避免弯曲脊柱（图 31.1）。

### 筛查试验

这些简单的筛查试验可以检查髋关节的外展和内旋是否受限，适合在繁忙的门诊环境中应用，而其最初是为 Perthes 病设计的。这些试验的敏感性很高但对 Perthes 病没有什么特异性。

#### 外展受限的检查

让患儿站在垂直的物体（如门、墙或者橱柜）前方并尽可能宽地分开两腿。以下测试结果可被认

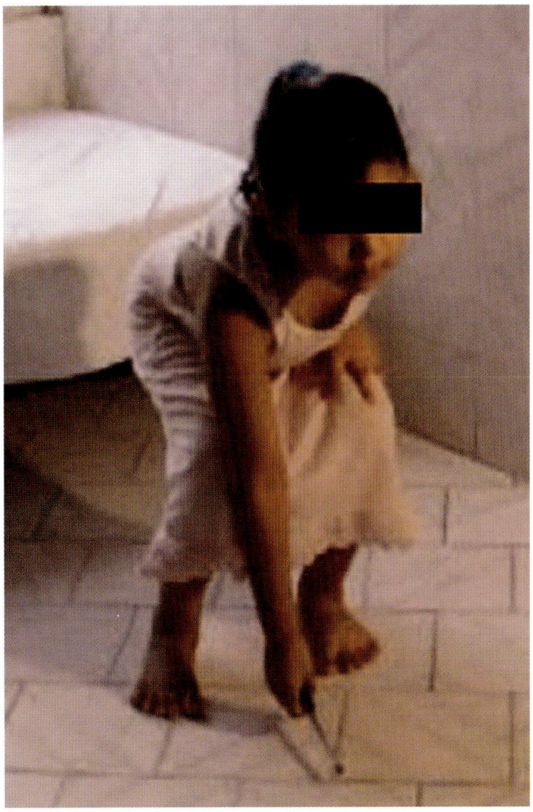

**图 31.1**　一位脊髓内有白血病性沉积的患儿试图从地板上拿起一个物体。她屈曲髋关节和膝关节，以避免弯曲脊柱

为是阳性：

（a）躯干向一侧倾斜；垂直物体的边缘可以作为重锤线以比较躯干的力线。躯干倾斜方向对侧的髋关节存在外展受限（图 31.2a）。

（b）躯干不向任何一侧倾斜，但双髋外展的总和小于 60°。双髋均存在外展受限。

#### 内旋受限的检查

让患儿坐在一个较高的凳子上，双腿悬在凳子的边缘，双膝并拢，尽可能地将脚向外侧移动。如存在内旋受限则很容易被发现（图 31.2b）。

### 髋关节内部病变的检查

#### 屈曲 – 内收试验

让患儿仰卧，检查者将一侧髋关节屈曲至 90°，然后尝试内收动作。如果髌关节不能内收超过中线，则表示关节内存在病理改变（Woods and Macnicol 2001）。这个试验敏感性很高，在其他有诊断意义的活动受限出现以前就可以呈现阳性。

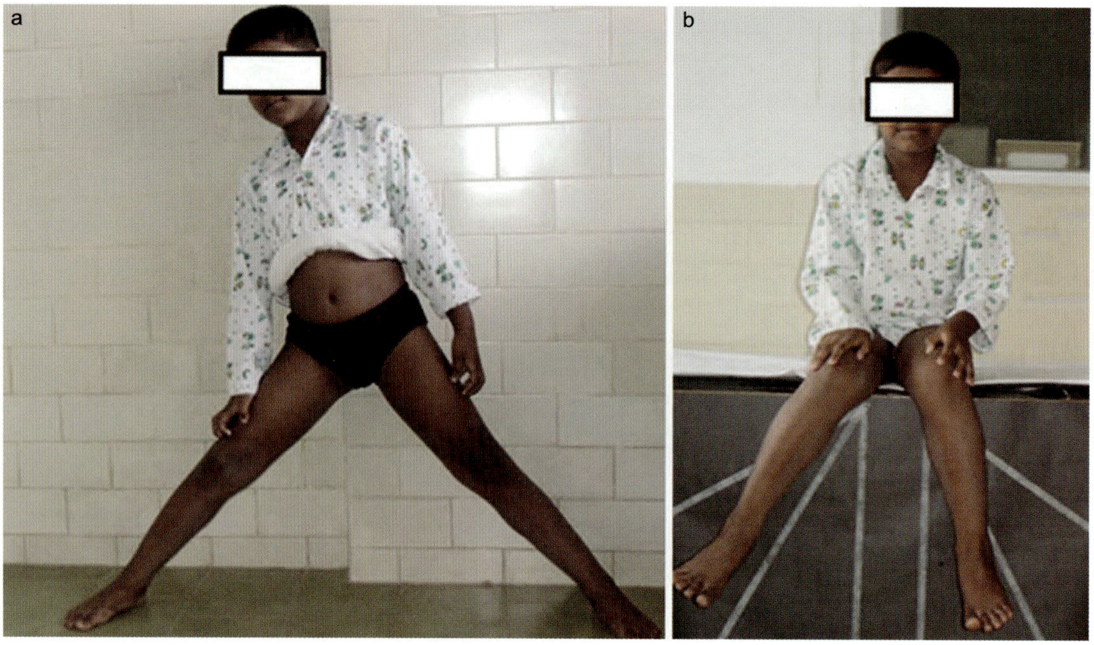


**图 31.2** 用以检查外展受限（a）和内旋受限（b）的筛查试验

# 31.4 辅助检查

## 31.4.1 影像学

### X 线平片

应对疼痛来源可能的范围拍摄 X 线平片（至少 2 张，正侧位）。在许多情况下，诊断或者提示诊断的骨骼改变可能在第一次摄片时就显而易见。摄片可能显示骨折或应力骨折、新骨形成（感染，恶性肿瘤，骨折愈合）、吸收（恶性肿瘤，骨髓炎）、硬化（药物引起的缺血性坏死，Perthes 病，骨样骨瘤）或生长板增宽和干骺端的改变（佝偻病）。其他方向的摄片可能有助于某些疾病的诊断，例如跗骨融合（斜位）或膝关节骨软骨炎（轴位）。然而，X 线平片可能无法提示早期的骨骼改变，只能给出一些软组织改变的信息。

### 超声

超声检查在少量情况下具有特异性，例如怀疑关节积液或骨髓炎时。即使是范围较小的积液也可以在扫描时被发现，但可能无法鉴别关节滑液渗出和化脓性关节炎的脓液。超声检查可以清楚地显示发生骨髓炎时骨膜下的积液，同时可以引导进行穿刺抽液。

### MRI

MRI 可以提供非感染性疾病和肿瘤的细节，有助于在骨缺血性坏死的早期阶段做出诊断。也是能协助诊断骨盆骨髓炎和化脓性肌炎诊断的检查方式。

### 同位素扫描

用放射性同位素进行的同位素骨扫描可用以证明血管分布的增加或减少以及骨更新的增强（成骨活性）。骨样骨瘤、骨髓炎和恶性骨肿瘤都会表现出同位素摄取增加，而血流量减少的部位则表现为摄取减少（例如 Perthes 病）。

## 31.4.2 实验室检查

在有感染和炎症的情况下，CRP 会上升。JIA 患者的 RF、ANF 和 HLA-B27 通常为阴性，如果怀疑这种或其他儿童期的炎症性疾病，应该寻求相关专家的进一步帮助。对于贫血和血小板减少症的儿童，全血细胞计数和血涂片有助于排除诊断。佝偻病患儿表现为血清钙、磷酸盐和维生素 D 水平降低，碱性磷酸酶和激素水平升高。

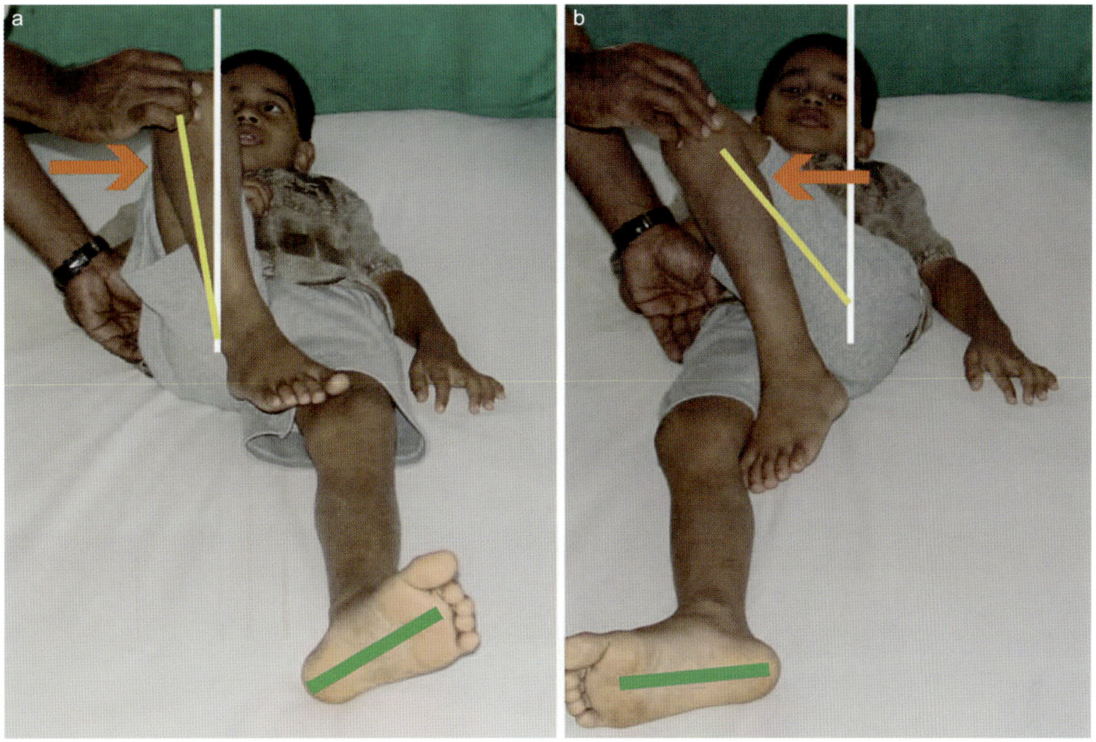


**图 31.3**　（a, b）屈曲内收试验：左髋可以内收超过中线；而右侧则存在内收受限。这个男孩患有右髋一过性滑膜炎

## 31.5　鉴别诊断

### 31.5.1　创伤

儿童在急性创伤后出现的跛行，通常比较容易诊断；但应力性骨折较难诊断。年轻的运动员可能会出现应力性骨折，并且在运动后呈现不明原因的疼痛和跛行。如果初期的 X 线平片没有异常但仍怀疑存在骨折，且患儿的状况良好，则应在 2 周后复查摄片以观察是否出现骨膜反应（图 31.4）。同位素扫描将显示该部位摄取量增加。

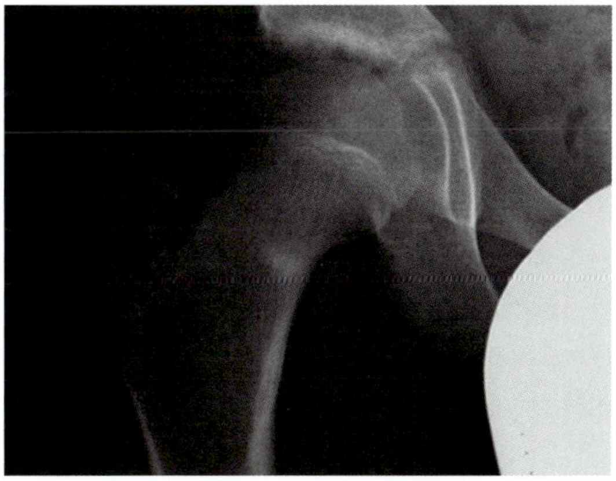

**图 31.4**　治疗一名年轻运动员股骨颈的应力性骨折

### 31.5.2　感染

#### 化脓性髋关节炎

化脓性髋关节炎的患儿通常一侧肢体状态较差，发热伴患侧髋关节活动减少，通常被动维持于屈曲、外展位。ESR 和 CRP 升高，超声也会显示髋关节积液（图 31.5）。一过性滑膜炎造成的患儿跛行可以伴有或不伴有疼痛，而且通常是无发热的。将受累的髋关节置于屈曲、外展位，检查内收、内旋是否存在受限。超声检查阳性可以做出诊断。患儿的 ESR 或 CRP 没有明显升高，而且病情是自限性的。

在临床工作中，区分这两种情况有一定挑战性。Caird 等的研究（2006）指出，如果一位患儿具有 5 个预测因素（口腔温度 38.5℃、CRP 升高、ESR 升高、拒绝负重和 WBC 升高），则有 98% 的

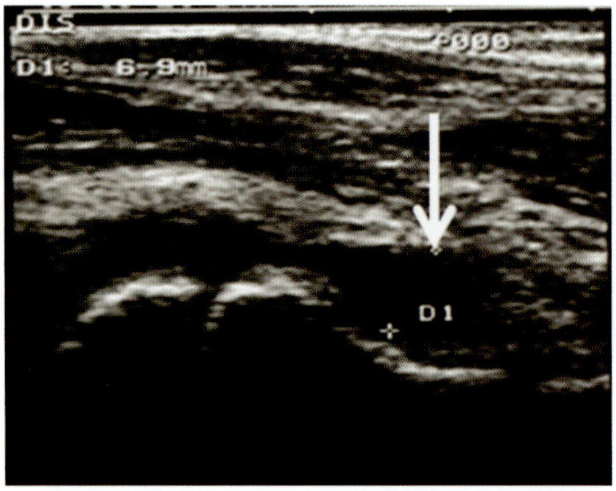


图 31.5 髋关节超声。关节囊（箭头所指）因积液而向前扩张

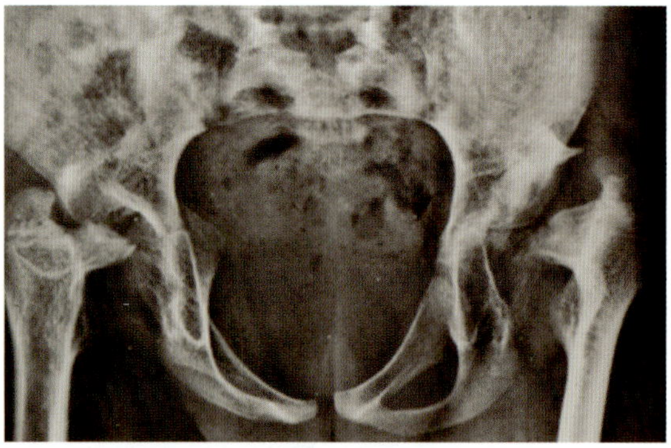

图 31.6 双侧化脓性关节炎终末期髋关节的破坏

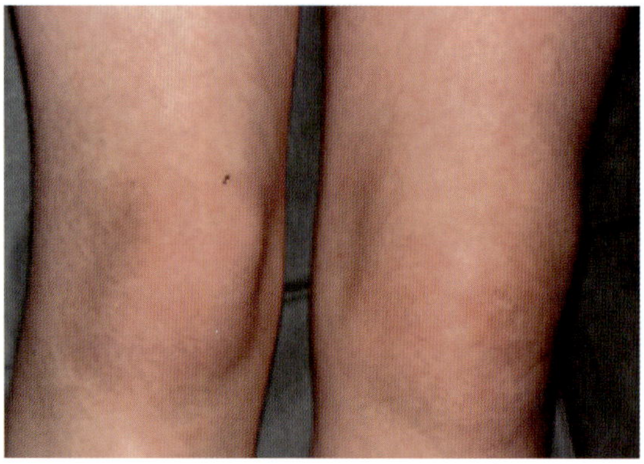

图 31.7 左膝关节渗出。这位女孩有晨僵，左膝持续肿胀数周，后被诊断为幼年特发性关节炎

可能性患有化脓性关节炎。当有其中 4 个因素时为 93%，有其中 3 个时为 83%。CRP＞20 mg/L 是化脓性关节炎的独立危险因素。近期，Singhal 等的研究（2011）表明，只有两个独立的决定因素（负重状态和 CRP＞20 mg/L）也可用于区分化脓性关节炎与一过性滑膜炎。不具备上述两因素的个体，患有化脓性关节炎的概率＜1%，但两者兼备者患有化脓性关节炎的概率为 74%（图 31.6）。

## 化脓性膝关节炎和踝关节炎

有化脓性膝关节炎或踝关节炎患儿，会出现与上述症状相似的表现。即膝关节、踝关节皮温增高，可伴有肿胀，患侧肢体拒绝负重，或关节移动减少。因为骨关节骨髓炎和 JIA 的患儿都可能发热并且 CRP 升高，所以两者的鉴别诊断非常重要（图 31.7）。根据穿刺液的培养结果以及对抗生素治疗的阴性临床反应亦可做出诊断。如出现败血症则需要积极治疗。

## 骨髓炎

急性骨髓炎（Peltola and Pääkkönen 2014）通常表现为患侧肢体跛行或无法负重。在疾病的早期阶段即可出现发热，重要的是确定患儿是否存在免疫功能不全，或者他们是否已对流感嗜血杆菌产生免疫。皮下骨组织局限性温度升高和压痛，这一点需要与蜂窝织炎相鉴别，同时患儿可能不愿意移动相邻的关节。CRP、ESR 和 WBC 通常会升高（图 31.8a～c）。

早期的 X 线平片不会显示骨质变化，但可能显示软组织肿胀。骨髓炎通常影响长骨的干骺端。

超声检查对确定骨膜下积液和鉴别化脓性关节炎很有帮助。病情进展 7～14 天才能在 X 线平片上看到骨膜反应，且这个时间取决于患儿的年龄。骨盆骨髓炎可能在早期阶段难以诊断，其重要的鉴别诊断是髋关节的化脓性关节炎、股骨近端骨髓炎、化脓性肌炎、腹腔积脓、创伤和尤因肉瘤（图 31.9）。MRI 有助于诊断。

亚急性骨髓炎患儿的症状通常可以持续 1 个月以上，并且会出现不明原因的跛行和骨髓炎的影像学改变。慢性骨髓炎通常与迟发的开放性骨折或未经规范治疗的急性骨髓炎相关。从窦道排出的脓液、暴露在外的皮下骨组织和死骨片是晚期临床特征（图 31.10）

## 穿刺伤

足部穿刺伤可能造成非典型微生物感染，如铜

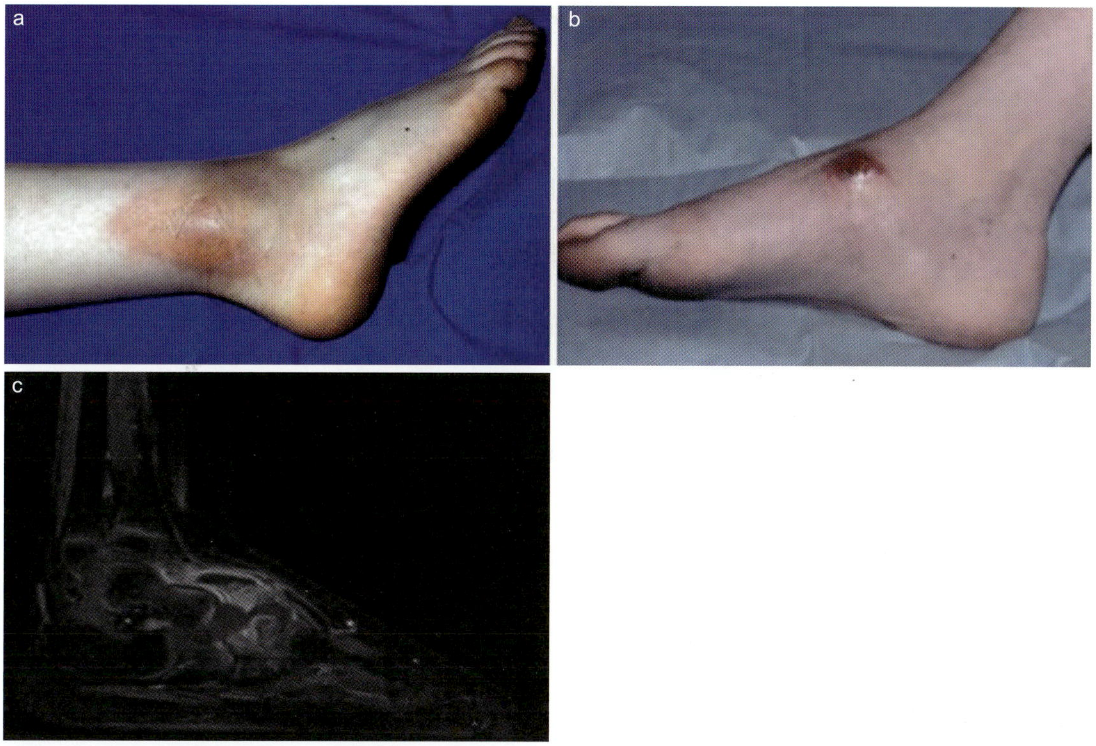


**图 31.8**　蜂窝织炎还是骨髓炎？图（a）的诊断是蜂窝织炎，但鉴别诊断包括腓骨骨髓炎和化脓性踝关节炎。图（b）的诊断是舟骨骨髓炎，结合图（c）的 MRI 可以确诊

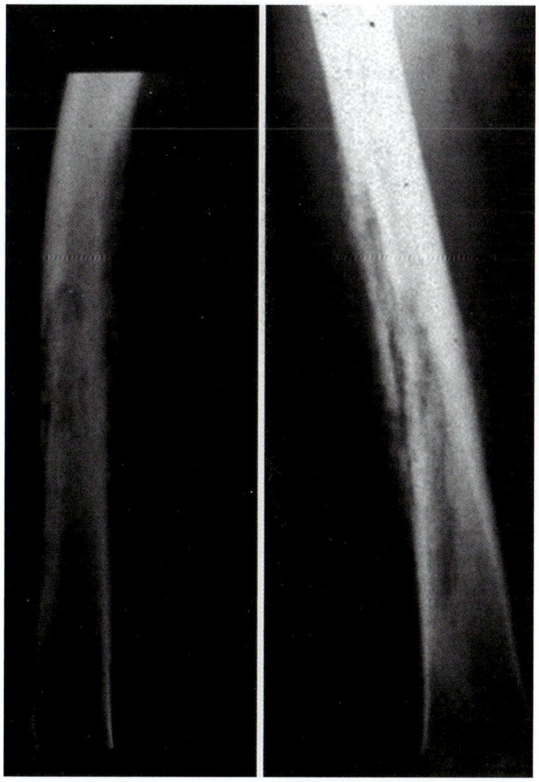

**图 31.9**　累及股骨干的广泛性骨髓炎。尤因肉瘤是其重要的鉴别诊断，因为新骨形成、硬化和溶骨在这两种疾病中均可出现

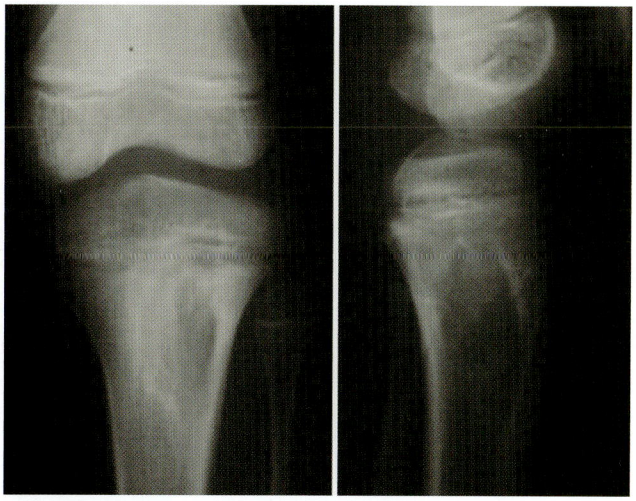

**图 31.10**　胫骨近侧干骺端亚急性骨髓炎

绿假单胞菌感染（图 31.11）。

## 结核性关节炎和骨髓炎

结核分枝杆菌是骨、关节和脊柱慢性感染的原因，与患者的免疫受损相关。关节的结核感染最常见于膝关节和髋关节；踝关节（图 31.12）受累相对最少。

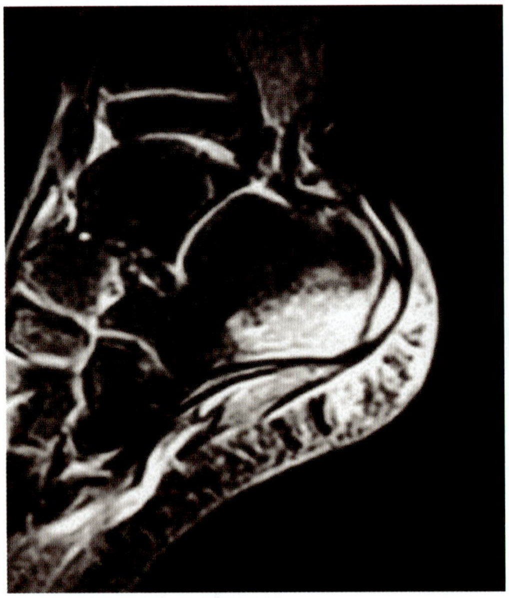

**图 31.11** 跟骨骨髓炎。患儿 10 天前被生锈的钉子刺伤足部，后出现持续性的脚跟疼痛

### 31.5.3 骨软骨病

**Perthes 病**

Perthes 病的发病年龄通常在 4 ~ 10 岁之间，男孩比女孩更多见。患儿通常首先出现跛行而非疼痛；疼痛是本病的后期表现。下肢伸直状态下的外展和内旋受限是典型体征。

只有在髋关节结构改变，影响到下肢外展的力臂时，患者才会出现川德伦堡（Trendelenburg）步态（通常疾病进展程度较重）。通过骨盆 X 线摄片可以给出诊断（图 31.13）。治疗应基于使股骨头被“包容”于髋臼内的理念来进行，使之尽可能形成一个球状的、完整的没有关节炎的关节（Shah 2014）。

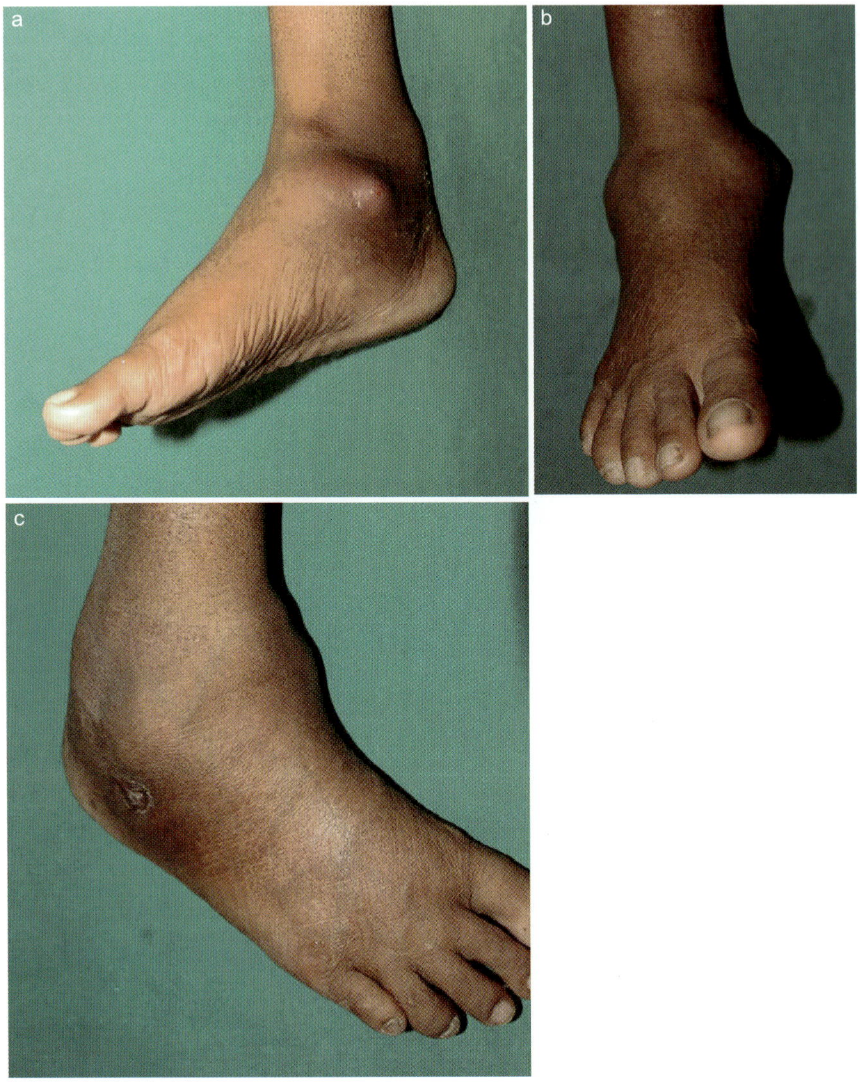


**图 31.12** （a ~ c）踝关节结核

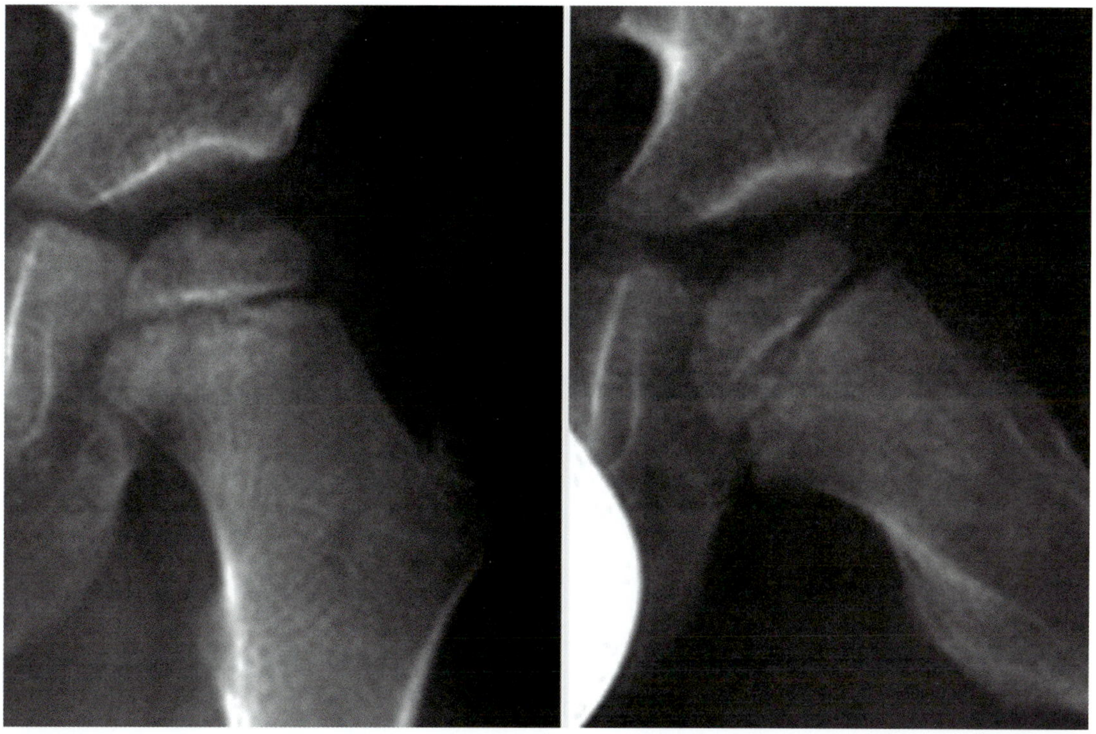

图 31.13　Perthes 病

## 牵引性骨骺炎

本病可见于活跃的儿童或年轻运动员，通常累及跟骨或胫骨结节。出现疼痛后，患儿可能会跛行。当病灶位于足跟部，形成跟骨骨骺骨炎时，就会出现压痛。区分疼痛来自于跟腱还是跟腱附着点也很重要。当病灶位于膝关节，胫骨结节处会出现压痛，并且可能向周围扩散，如果是单侧的病变，患侧的疼痛可能更为突出。检查的最好方法是让患儿屈曲双膝，从侧面观察胫骨结节（图 31.14）。

通过 X 线摄片不能诊断跟骨或胫骨骨骺炎，所以两者都属于临床诊断。

## 膝关节剥脱性骨软骨炎

患儿的主诉可能是膝关节疼痛，活动后加重，休息后缓解。患儿可能会出现跛行，以避免膝关节完全伸直，并可能伴有间歇性的膝关节积液。最常

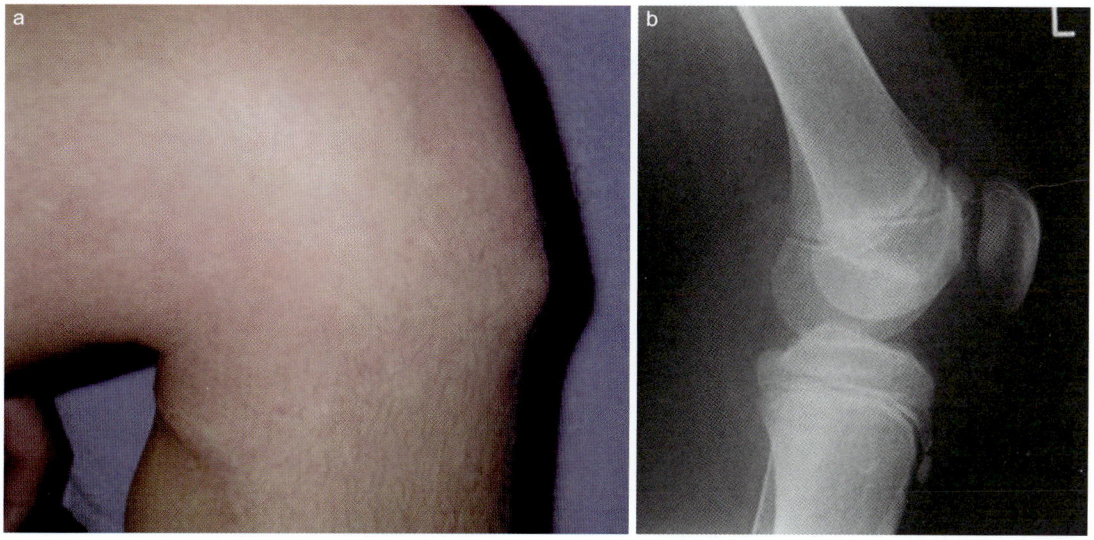


图 31.14　胫骨结节牵引性骨骺炎，即 "Osgood-Schlatter 病 "。胫骨结节突出（a），在其侧位片上可见小骨片（b）

见的受累部位是股骨内髁的外侧。青少年型膝关节剥脱性骨软骨炎始发于生长板闭合以前，预后良好（图 31.15）。

## 31.5.4 肿瘤

### 良性骨肿瘤

对该年龄组的患者，应考虑的诊断包括单腔骨囊肿（通常位于跟骨）、骨软骨瘤、朗格汉斯细胞组织细胞增多症（Langerhans cell histiocytosis, LCH）和骨样骨瘤。下肢单腔骨囊肿造成的微骨折可能引起疼痛与跛行（图 31.16）。骨软骨瘤与肌腹或肌腱的摩擦可能会引起患者不适，导致患肢运动减少。软组织肿胀明显，具有典型的影像学表现（图 31.17）。LCH 可以累及骨的任何部位，表现为疼痛的、低密度的病灶，其产生的症状与骨膜反应

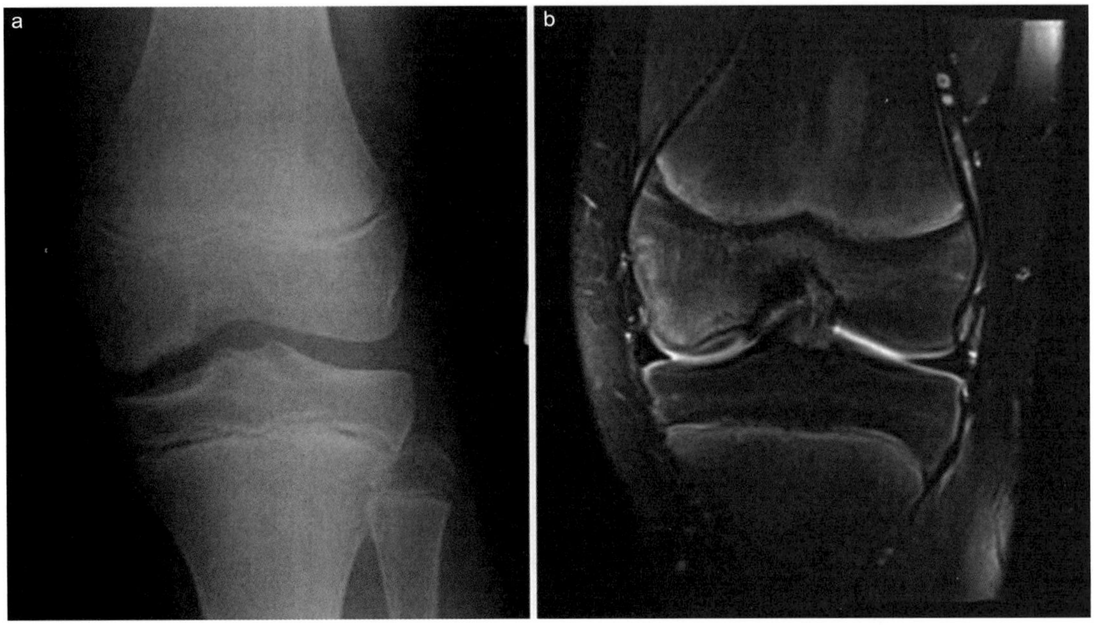


图 31.15 （a）青少年型股骨内髁剥脱性骨软骨炎；（b）MRI 显示覆盖病变的关节软骨完好无损

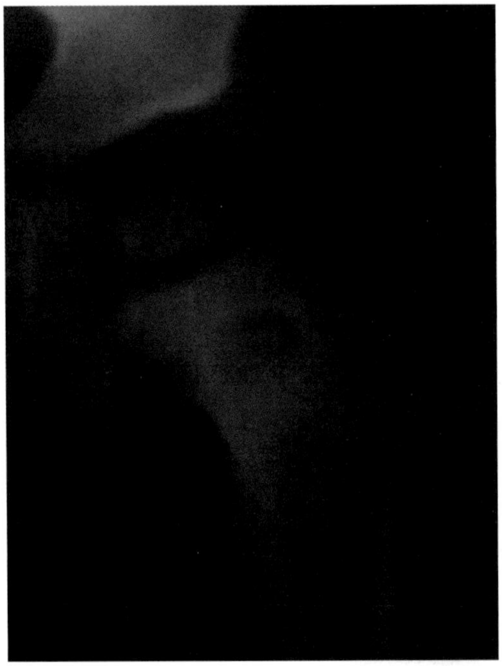

图 31.16 股骨颈的单腔骨囊肿。患儿出现原因不明的跛行

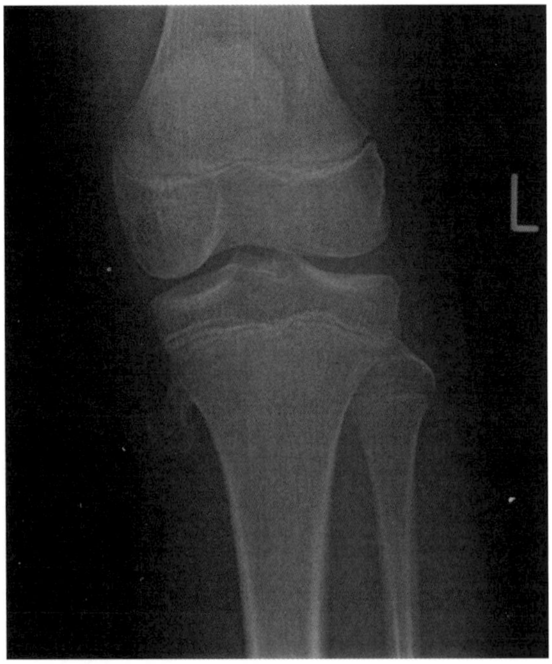


图 31.17 胫骨近端的单发骨软骨瘤

有关（图 31.18）。患儿可能有非骨组织病变，应检查是否有尿崩症。当病变位于脊柱，该病会导致扁平椎并可能产生疼痛，引起步态紊乱。而骨组织的病变通常是自限性的。骨样骨瘤的患儿可能会表现为夜间疼痛，是重要的警示信号。该病在 X 线平片上有典型的影像学特征，在 MRI 上可能出现骨水肿（图 31.19）。

**恶性骨肿瘤**

对于该年龄组的患儿需要考虑两种恶性肿瘤：

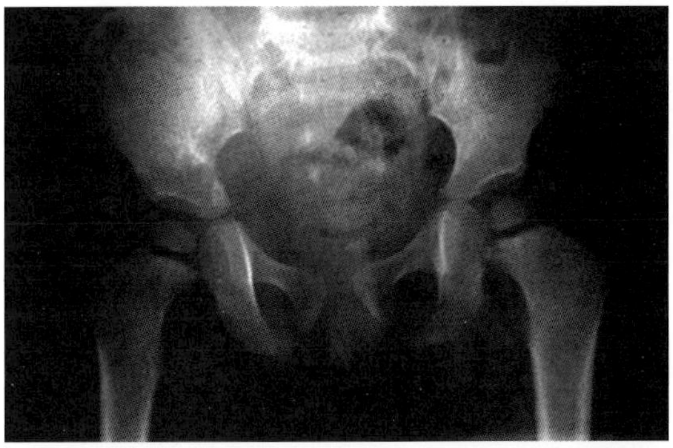

图 31.18 右髋上方区域 LCH。患儿出现原因不明的跛行

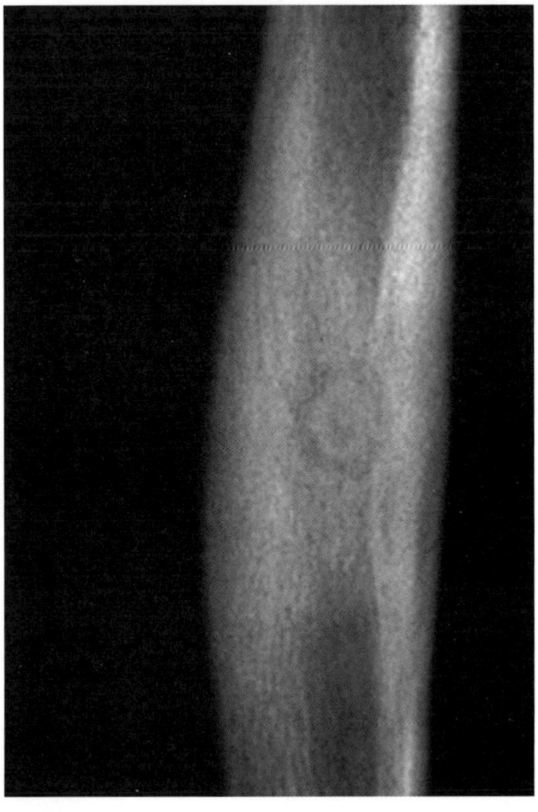

图 31. 19 股骨骨干的骨样骨瘤。中央透过度高而周围有硬化骨环绕

尤因肉瘤和骨肉瘤（Schwab et al. 2013）。患儿可能出现无法解释的骨骼疼痛（见“警示”症状），如果皮下骨结构受累，则会出现压痛和肿胀。这两种疾病的影像学表现均不具有特异性，但通常会表现为骨膜成骨和溶骨，并且在晚期阶段，患儿可能会出现病理性骨折（图 31.20）。

**白血病**

白血病是儿童最常见的恶性肿瘤，骨骼疼痛也是常见的症状，同时患儿一般状况较差。疼痛跛行亦是该病可能出现的症状之一（Tuten et al. 1998）。

## 31.5.5 慢性关节炎

JIA 可能会累及下肢的滑膜关结，滑膜炎、积液、关节畸形以及与此相关的疼痛将导致跛行。已经有学者尝试对 JIA 患儿的步态模式进行分型，并将其与临床表现相关联（Fairburn et al. 2002）。可分为 4 型：Ⅰ型（接近正常），Ⅱ型（对下肢疼痛产生的适应性改变），Ⅲ型（对下肢畸形产生的适应性改变），Ⅳ型（对下肢并存的疼痛和畸形产生的适应性改变）。

## 31.5.6 代谢性骨病

佝偻病可以表现为骨骼疼痛，出现跛行，进而出现明显的肢体畸形。患儿不能明确指出疼痛的部位。患儿可能有日照时间不足、广泛的皮肤损伤或服用抗癫痫药物的病史，所有这些都可能干扰维生素 D 的代谢。长骨的干骺端可能会出现增宽和软化。

## 31.5.7 神经肌肉疾病

肌无力和麻痹性畸形是神经肌肉障碍儿童跛行的常见原因。然而在这些情况下，下肢的疼痛可能进展，并使得已有的跛行进一步加重。该年龄组患者，如出现神经肌肉疾病，应考虑的原因是杜氏肌营养不良症（Duchenne muscular dystrophy，DMD），它通常会导致马蹄足而引发足前部疼痛。遗传性运动 - 感觉神经病（hereditary motor and sensory neuropathies，HMSN）会导致腓骨肌无力，引起足侧方负荷过度和弗里德利希（Friedrich）共济失调，其特征是基于广泛的共济失调步态和脑瘫

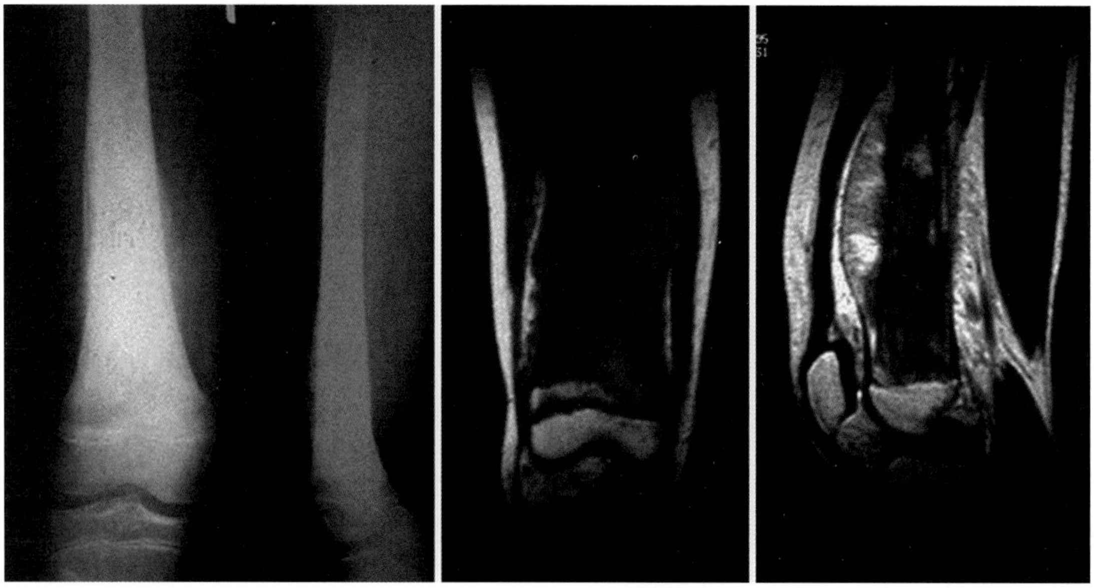

图 31.20 股骨远端骨肉瘤。MRI 上所显示的病变程度以及软组织结构变化远远大于平片

（CP）。脑瘫患者的蹲踞姿势（屈膝步态）会导致髌骨疼痛，如果长时间站立，髌腱过度牵拉也会导致其起点或止点出现疼痛。高弓足经常见于神经肌肉疾病，患儿可能会出现跛行和跖骨头疼痛。

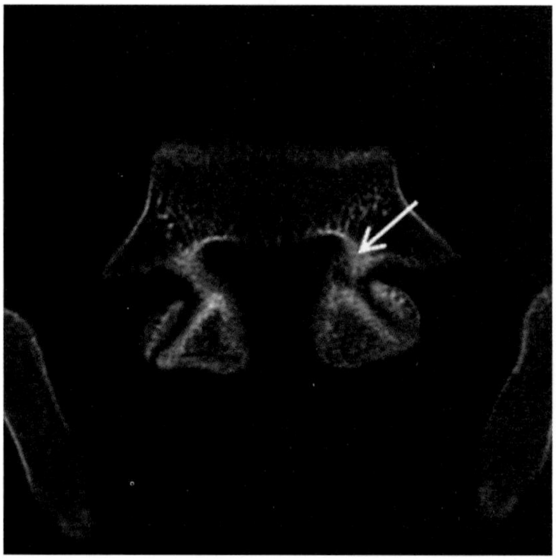

图 31.22 L5 的 CT 断层显示正在愈合的腰椎滑脱（箭头所指）

## 31.5.8 其他部位引起的疼痛跛行

### 脊柱来源的疼痛

脊柱引起的疼痛也可能会导致跛行（图 31.21）。对于年轻运动员，腰椎滑脱（图 31.22）可能与脊柱活动受限和腘绳肌短缩相关。严重的腰椎滑脱可能引起神经根刺激或压迫。椎间盘炎和脊椎骨髓炎也可能与步态紊乱有关。

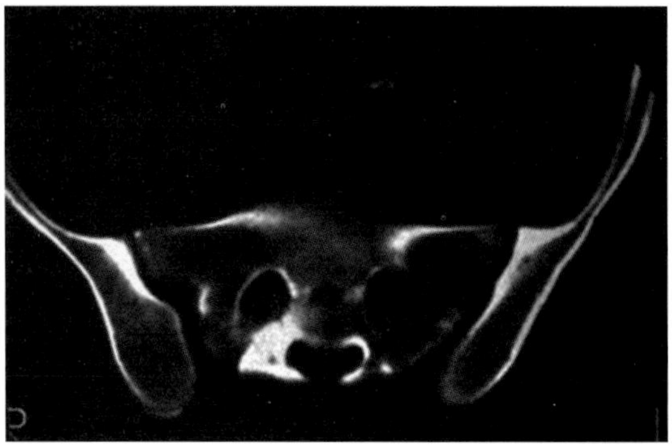

图 31.21 骶骨骨样骨瘤表现出的广泛性硬化

### 足部疼痛

#### 跗骨联合

跟舟软骨骨桥在 8～12 岁之间开始骨化，可能会产生疼痛和跛行。患儿可能会出现足中部活动受限，并且在足斜位摄片上可能会显示出骨桥（图 31.24），如果骨桥仍为软骨性，则在 MRI 或 CT 上才能显影。跟距骨桥最适合用 CT 或 MRI 检查，它通常会在若干年内引起症状，临床表现为内侧纵弓丢失，后足出现外翻。这些患儿常常出现疼痛和

跛行。

### 附舟骨

患儿的主诉可能是胫骨后肌腱附着点处疼痛，或者皮肤上有突出部分与鞋摩擦。舟骨的内侧面存在凸起，其质地可能是柔软的，而诊断需要影像学支持（图 31.25）。

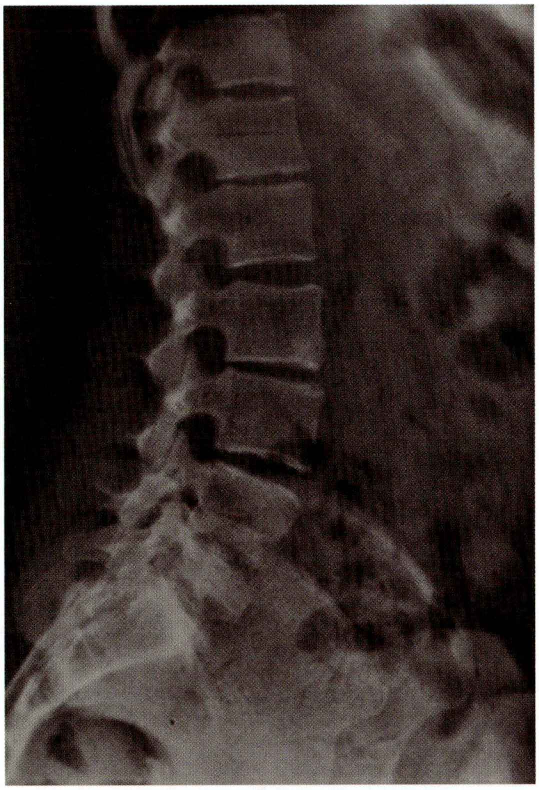

**图 31.23**　愈合中的 L4/5 椎体骨髓炎。L5 椎体出现压缩，椎间隙变窄，以及连续性的 L4 终板破坏

## 31.5.9　其他罕见原因引起的疼痛跛行

### 心理性跛行

具有心理问题的患儿也可能表现出“疼痛跛行”（Tripathy et al. 2014）。患儿的步态可能会显得很奇怪而且在每次查体时表现得不一致。患儿可能会使肢体僵直并且对被动活动做出抵抗。同时，患儿可能有心理困扰的症状，其根本原因需要进一步的专业评估才能解释。

### 复杂性局部疼痛综合征（CRPS）

1 型复杂性局部疼痛综合征（complex regional pain syndrome, CRPS）会累及患儿的下肢，且经常造成跛行（Wilder et al. 1992）。CRPS 是一种临床诊断，其特征包括疼痛、感觉障碍（感觉异常或触物感痛）、血管舒缩紊乱（充血、苍白或极严重的发绀）和泌汗功能紊乱（出汗过多或皮肤干燥）。其他少见的疼痛形式也可能见于本病（Agarwal and Joseph 2006）。

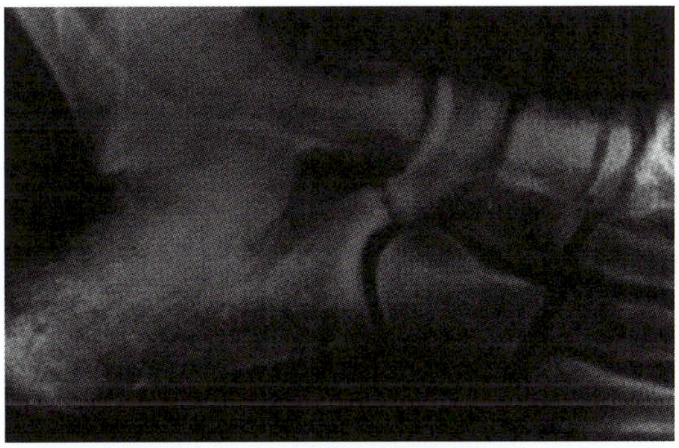

**图 31.24**　跟舟骨桥在足斜位摄片上显影

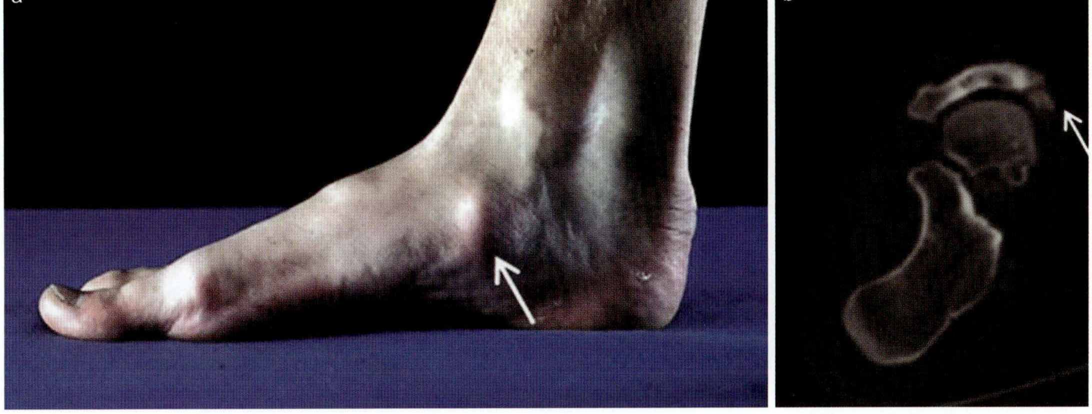

**图 31.25**　附舟骨（箭头所示）的临床查体所见（a）以及 CT 表现（b）

## 31.6　建立诊断

减少不必要的检查非常重要。理性的方法是以顺序的方式进行，针对临床表现选择最合适的检查（Sawyer and Kapoor 2009）。表 31.1 列举了对于常见的临床表现所应选择的检查。建立诊断方法见表 31.2 及表 31.3。

表 31.1　根据疼痛跛行患儿的临床表现推荐的检查

| 临床表现 | 检查选择 |
| --- | --- |
| | **初步检查** |
| 患儿可以清楚地指出疼痛部位且定位体征也在同侧 | 以该疼痛区域为中心的患肢的正侧位平片 |
| 患儿无法指出疼痛部位但通过查体的体征可以定位 | 以该体征为中心的患肢的正侧位平片 |
| 患儿无法指出疼痛部位且通过查体亦无法定位 | 双下肢正侧位平片（包括骨盆正位） |
| 怀疑感染 | 全血细胞分析，ESR，CRP，血培养 + 平片 |
| 怀疑炎症性关节炎 | 全血细胞分析，ESR，CRP，类风湿因子，抗核抗体，HLA-B27 |
| 怀疑代谢性骨病 | 血清钙、磷酸盐、维生素 D、碱性磷酸酶 |
| | **进一步检查** |
| 怀疑髋关节积液 | 超声检查以确定积液存在，如有化脓性关节炎可能则应行穿刺抽液 |
| 无法明确指出疼痛部位；通过查体无法定位；平片未见异常 | 同位素骨扫描 |
| 脊柱或骨盆骨髓炎以及骨盆化脓性肌炎 | MRI 扫描 |
| 病变已通过平片定位但髓腔内及软组织受累情况不明确 | MRI 扫描 |

表 31.2　建立诊断：对一位疼痛跛行、外表病态的患儿

| 病史 | | | | |
| --- | --- | --- | --- | --- |
| 发病时伴有发热 | 发病时伴有发热 | 发病时伴有发热 | 发病时伴有或不伴有发热 | 发病时伴有或不伴有发热 |
| 患儿能指明疼痛的部位（关节） | 患儿能指明疼痛的部位（骨） | 患儿能指明疼痛的部位（背部） | 患儿不能指明疼痛的部位 | 患儿不能指明疼痛的部位 |
| **体格检查** | | | | |
| 发热 / 中毒症状 | 发热 / 中毒症状 | 发热 / 中毒症状 | 发热 / 中毒症状 | 发热 |
| 步态：<br>肢体可能不能负重，能行走的患儿会有减痛步态 | 步态：<br>肢体可能不能负重，能行走的患儿会有减痛步态 | 步态：<br>可能不能行走，拖曳步态，背部僵硬（并非典型的减痛步态） | 步态：<br>减痛步态 | 步态：<br>可能有减痛步态或拖曳步态 |
| 关节发热和肿胀（表浅） | 受累骨骼的干骺端有发热和肿胀（表浅） | 不表现出背部的发热和肿胀 | 不表现出发热和肿胀 | 没有可以定位的发热和肿胀 |
| 关节压痛 | 干骺端压痛 | 脊柱及脊柱周围区域压痛 | 髂窝可能出现压痛，但通常不会被引出 | 背部或肢体偶尔出现压痛 |
| 肌肉痉挛导致的固定畸形 | 不出现固定畸形 | 腰椎前凸消失，表现出脊柱周围肌群痉挛 | 如果存在腰肌痉挛则会表现出固定畸形 | 不表现出畸形 |
| 疼痛会导致被动运动严重受限 | 轻柔地被动运动相邻关节是可能的 | 脊柱活动严重受限 | 髋关节活动可能因肌痉挛而受限（随着感染位置的不同而变化） | 关节和脊柱的活动可能受限或不受限 |
| | | 可能表现出神经根刺激症状 | | |
| | | 硬膜外脓肿的发展可导致括约肌失控（属外科急症） | | |

表 31.2 （续）

| 初步诊断：<br>化脓性关节炎 | 初步诊断：<br>急性骨髓炎 | 初步诊断：<br>脊椎骨髓炎 | 初步诊断：<br>骨盆骨髓炎或骨盆化脓性肌炎 | 初步诊断：<br>白血病 |
|---|---|---|---|---|
| **辅助检查** | | | | |
| 白细胞计数：升高伴中性粒细胞增多（> $12 \times 10^9$/L） | 白细胞计数：升高伴中性粒细胞增多 | 白细胞计数：升高伴中性粒细胞增多 | 白细胞计数：升高伴中性粒细胞增多 | 白细胞计数：中性粒细胞减少<br>血小板计数：下降<br>贫血 |
| ESR 上升（>40mm/h） | ESR 上升 | ESR 上升 | ESR 上升 | ESR 上升 |
| CRP 上升（>20mg/L） | CRP 上升 | CRP 上升 | CRP 上升 | CRP 上升 |
| 血培养：<br>偶尔会阳性 | 血培养：<br>偶尔会阳性 | 血培养：<br>偶尔会阳性 | 血培养：<br>偶尔会阳性 | — |
| X 线平片：<br>可能不会表现出异常 | X 线平片：<br>可能不会表现出异常<br>可能存在干骺端的骨质疏松 | X 线平片：<br>可能存在椎体破坏或骨质疏松 | X 线平片：<br>可能不会表现出异常 | X 线平片：<br>可能不会表现出异常 |
| | MRI：<br>骨破坏，水肿，骨膜下脓液蓄积 | MRI：<br>椎体破坏，硬膜外脓肿 | MRI：<br>骨盆骨质呈破坏改变，与骨盆肌肉相关的积液蓄积 | |
| 关节穿刺、关节滑液的革兰氏染色及培养：<br>并不总能得到阳性的培养结果 | 骨膜下积液穿刺的革兰氏染色及培养：<br>并不总能得到阳性的培养结果 | | | 骨髓穿刺细胞学检查 |
| **诊断** | | | | |
| 化脓性关节炎 | 急性骨髓炎（下肢骨） | 脊椎骨髓炎 | 骨盆骨髓炎或骨盆化脓性肌炎 | 白血病 |

表 31.3 建立诊断：对一位疼痛跛行、没有创伤、外表健康的患儿

| | | | |
|---|---|---|---|
| **病史** | | | |
| 关节活动时疼痛 | 关节用力时疼痛（不是由任何具体运动引起的）或静息时疼痛 | 行走时疼痛 | 活动时加重的背部疼痛 |
| | 可能存在受压的病史 | 可能存在受压的病史 | |
| **体格检查** | | | |
| 关节肿胀（在浅表关节明显，髋关节不会） | 骨的肿胀 +/ — | 在肌腱的末端或肌腱的骨性附着部位出现肿胀 +/ — | 不出现脊柱的肿胀 |
| 关节升温（在浅表关节明显，髋关节不会） | 骨的升温 +/ — | 肌腱的升温 +/ — | 不出现脊柱的升温 |
| 关节压痛 | 骨压痛 | 肌腱的末端或肌腱的骨性附着部位压痛 | 可能出现压痛 |
| 积液 | 没有积液 | 邻近的关节没有积液 | — |
| 滑膜肥厚 | 没有滑膜肥厚 | 腱鞘可能肥厚 | — |
| 肌肉痉挛 | 没有肌肉痉挛 | 没有肌肉痉挛 | 可能表现出脊柱周围肌群的痉挛<br>腘绳肌可能出现紧张 |
| 活动范围缩小（可能是某些运动的极端情况的受限，或者可能是在整个运动范围内的受限） | 邻近关节的活动范围通常不受影响 | 拉伸肌腱时疼痛（沿着与受累肌腱的肌肉的运动方向相反的方向被动移动肢体时产生） | 活动腰椎产生疼痛 |

**表 31.3 （续）**

| | | | |
|---|---|---|---|
| | | 肌腱的肌肉收缩，抵抗人为的外力时产生疼痛 | |
| 初步诊断：<br>关节内病变 | 初步诊断：<br>骨内病变 | 初步诊断：<br>肌腱或肌腱的附着部位病变 | 初步诊断：<br>脊柱病变 |
| **辅助检查** | | | |
| X 线平片：<br>对很多病例没有帮助，但当关节内骨骺存在改变时可以显示 | X 线平片：<br>经常是具有诊断意义的 | X 线平片：<br>对骨病变或骨缺血改变可能是有诊断意义的 | X 线平片：<br>椎间盘间隙缩窄或椎间盘周围不规整（椎间盘炎）<br>腰椎峡部不连<br>椎体序列改变（滑脱） |
| 如果摄片后怀疑存在骨骺缺血则可能需要行 MRI 以确认 | 偶尔需要行 MRI 确认 | 很少需要行 MRI 确认 | 如果存在神经根刺激征则需要行 MRI 以确认 |
| **诊断** | | | |
| 关节内病变列举如下：<br>髋：<br>一过性滑膜炎<br>Perthes 病<br>JIA<br>反应性关节炎<br>膝：<br>JIA<br>反应性关节炎<br>剥脱性骨软骨炎<br>血友病性关节病<br>踝：<br>JIA | 骨内病变列举如下：<br>应力性骨折<br>骨样骨瘤<br>单纯骨囊肿<br>亚急性骨髓炎<br>佝偻病 | 肌腱病变或骨软骨炎列举如下：<br>膝：<br>胫骨结节骨软骨炎（Osgood-Schlatter）<br>踝或足：<br>肌腱断裂<br>足舟骨骨软骨病<br>足副舟骨损伤<br>肌腱炎：<br>跟腱断裂<br>胫骨后肌<br>腓骨肌 | 脊柱病变列举如下：<br>椎间盘炎<br>脊椎滑脱<br>腰椎滑脱 |

（James Robb 著 高景淳 范竟一 译）

## 参考文献


Agarwal V, Joseph B. Recurrent migratory sympathetically mediated pain syndrome in a child: a case report. J Pediatr Orthop B. 2006;15:73–4.

Caird MS, Flynn JM, Leung YL, Millman JE, D'Italia JG, Dormans JP. Factors distinguishing septic arthritis from transient synovitis of the hip in children. A prospective study. J Bone Joint Surg [Am]. 2006;88A:1251–7.

Fairburn PS, Panagamuwa B, Falkonakis A, Osborne S, Palmer R, Johnson B, et al. The use of multidisciplinary assessment and scientific measurement in advanced juvenile idiopathic arthritis can categorise gait deviations to guide treatment. Arch Dis Child. 2002;87(2):160–5.

Joseph B, Chacko V, Rao BS, Hall AJ. The epidemiology of Perthes' disease in south India. Int J Epidemiol. 1988;17:603–7.

Peltola H, Pääkkönen M. Acute osteomyelitis in children. N Engl J Med. 2014;370:352–60.

Sawyer JR, Kapoor M. The limping child: a systematic approach to diagnosis. Am Fam Physician. 2009;79: 215–24.

Schwab JH, Springfield DS, Raskin KA, Mankin HJ, Hornicek FJ. What's new in primary malignant musculoskeletal tumors. J Bone Joint Surg [Am]. 2013;95: 2240–6.

Shah H. Perthes disease: evaluation and management. Orthop Clin North Am. 2014;45:87–97.

Singhal R, Perry DC, Khan FN, Cohen D, Stevenson HL, James LA, Sampath JS, Bruce CE. The use of CRP within a clinical prediction algorithm for the differentiation of septic arthritis and transient synovitis in children. J Bone Joint Surg [Br]. 2011;93-B:1556–61.

Tripathy SK, Mishra BR, Mishra S, Mohapatra D. Psychogenic limp in a child: are we aware of it? J Pediatr Orthop B. 2014;23:343–5.

Tuten HR, Gabos PG, Kumar SJ, Harter GD. The limping child: a manifestation of acute leukemia. J Pediatr Orthop. 1998;18:625–9.

Wilder RT, Berde CB, Wolohan M, Vieyra MA, Marek BJ, Mitcheli LJ. Reflex sympathetic dystrophy in children. J Bone Joint Surg [Am]. 1992;74A:910–9.

Woods D, Macnicol M. The flexion-adduction test: an early sign of hip disease. J Pediatr Orthop B. 2001;10: 180–5.

# 第 32 章　髋关节疼痛

## 32.1　引言

以儿童髋关节疼痛为主诉的疾病，病种繁多，从预后良好的简单疾病，到预后较差的疾病皆有，正确诊断虽难度较大，但对于髋关节乃至患者生存质量至关重要。值得牢记的是，髋关节病变不仅表现为髋关节疼痛，膝关节疼痛也是常见的临床表现。因此，对主诉为髋膝关节疼痛的患儿，均需按本章所概述的流程，对髋关节进行全面检查。低龄患儿的部分疾病在青春期患者身上亦可发生。本章探讨对象仅针对学龄患儿。

## 32.2　建立诊断的问题

**病史**

- 症状累及单侧还是双侧髋关节？

**单髋受累**

- 起病渐进还是急骤？
- 患儿是否仍能行走？
- 是否有相关的全身症状（发热、寒战、体重减低）？
- 疼痛是否仅在夜间发生？
- 服用 NSAIDs 后疼痛是否缓解？
- 是否有其他相关疾病？

**双髋受累**

- 是否有其他关节疼痛？其他关节是否存在畸形，是否存在身体比例异常或侏儒症？

症状累及单侧还是双侧髋关节？

此问题非常有助于区分通常仅累及单侧和双侧的原发病。双侧症状罕见于骨折、感染和癌变，少见于 Perthes 病，多见于血红蛋白疾病和骨骼发育不良。

起病渐进还是急骤？

伴有受伤、发热急骤起病，以及其他全身症状，提示病因可能为骨折、脱位或者关节内 / 关节周围感染。若起病渐进，病因则更有可能是非感染性炎症反应、癌变或 Perthes 病。

患儿是否仍能行走？

由骨折、急性化脓性关节炎和其他类型晚期关节炎导致的疼痛，为行走能力丧失的常见原因。

是否有相关的全身症状（发热、寒战、体重减低）？

发热及寒战通常与感染相关，体重减低则多见于结核感染及恶性肿瘤。

疼痛是否仅在夜间发生？

夜间疼痛为骨样骨瘤的典型表现，Perthes 病相关疼痛则通常能通过休息缓解，活动后加剧。

服用 NSAIDs 后疼痛是否缓解？

通过服用 NSAIDs，骨样骨瘤疼痛通常可得到缓解，其他炎症相关疼痛（如炎性关节病变）可有一定程度缓解。

是否有其他相关疾病？

骨骺发育异常患儿通常病情累及髋关节，血红蛋白疾病亦可有髋关节表现。

是否有其他关节疼痛？其他关节是否存在畸形，是否存在身体比例异常或侏儒症？

全身其他关节存在疼痛或其他关节存在畸形提示全身性疾病的存在，如青少年慢性关节炎。身体比例异常和侏儒症可提示患儿存在某种骨骼发育异常。

## 32.3　体格检查

### 32.3.1　视

充分的全身体格检查的重要性毋庸置疑。需注意患儿身体状态，是否憔悴或呈病态；注意身高及身体比例。检查全身其他关节，确认是否存在肿胀或畸形。若患儿可站立，注意其姿势；注意是否有明显的脊柱前凸（很可能由髋固定屈曲畸形引起）；注意骨盆有无旋转（很可能由髋固定内收外展畸形引起），肢体有无不等长。检查时，患儿取仰卧位。注意臀大肌和大腿肌肉有无被消耗的迹象，若有则提示原发病变并非近期发病。观察平卧状态下肢体自然位置，尤其需要关注肢体是自然屈曲外展，还是内收伴内旋或外旋。

### 32.3.2　触

注意有无关节局部温度升高，是否有股三角周围触痛。同时，系统地触诊大转子、臀区、髂骨周边、会阴区及腹股沟外侧窝，确认其柔软和充盈程度。

### 32.3.3　动

确定髋关节活动范围是体格检查最重要的一环。在很多情况下，对于髋关节三个平面内活动范围的仔细记录对于做出临时诊断非常有帮助。

**检测髋关节活动受限程度的筛查试验**

在实际测量活动范围前，可以首先通过几个简单的小测试展示髋关节动作的局限性（表 32.1；另见图 31.2、图 31.3）(Frick 2006; Perry and Bruce 2010; Rao and Joseph 2001; Woods and Macnicol 2001).。对于业务繁忙的诊疗机构，这些测试尤其有用。除此外，一部分测试中，患儿不需要平卧在检查床上，医师亦不需要触碰患儿，具有避免给紧张的患儿造成更多压力的附加好处。

除了能得到髋关节（除伸展运动外）各种运动（深蹲试验 - 屈曲；髋外展躯干倾斜试验 - 髋外展；坐位劈叉试验 - 内旋；滚木试验 - 内旋、外旋；屈曲内收试验 - 外展）的大致范围，这些筛查试验较为敏感，可有效协助诊断或者排除特定髋部疾病。Woods 和 Macnicol 观察到屈曲内收试验可应用于髋部疾病诊断，可早期应用且非常灵敏。髋外展躯干倾斜试验，则被证明可以极端灵敏地检测出 Perthes 病造成的髋关节外展受限（Woods and Macnicol 2001）。由此可知，如果全部筛查试验结果均正常，则髋关节也极有可能是正常的。

**排除严重髋部疾病的筛查测试**

患儿取仰卧位，要求患儿在膝伸直的情况下抬腿，观察患儿在完成动作过程中有无疼痛主诉。然后施加适当的力，观察患儿能否对抗该外力（Frick 2006）。抬高下肢所必要的肌肉收缩将极大增加髋关节负荷，若被试患儿能够无任何不适完成该测试，则很可能不存在严重关节内病变（Frick 2006）。

**识别并测量固定性畸形**

在测量髋关节被动活动范围前，如怀疑存在固定性畸形，需进行识别和测量（图 32.1 和图 32.2）。可能出现的固定性畸形类型包括屈曲型、外展型、内收型和内旋或外旋型。这些种类的畸形可通过表 32.2 所概述的临床表现加以识别。

**活动范围测量**

临床实践中，活动范围的视觉评估应用最为广泛。应用线性或流体杆量角器，可以显著提升关节活动角度定量测量的准确度（Rao and Joseph 2001）。不论为记录疾病进展还是疾病缓解程度，都推荐由定期检测活动范围的医师使用量角器。

因原发疾病差异，髋关节活动受限的进展模式也非常不同。了解典型的进展模式对于诊断非常有帮助（图 32.3）。多数的早期 Perthes 病患儿，仅有选择地表现为外展内旋活动受限，其他活动保持正常（图 32.3b）。在一过性滑膜炎、结核性滑膜炎或者早期非恶性化脓性关节炎病例中，髋关节可有渗出，导致关节囊膨胀。当患儿试图做内收、内旋或髋关节伸展运动时，由于膨胀关节囊受到牵拉，可产生疼痛（在这些运动过程中，髂股韧带、耻股韧带和坐股韧带会绷紧）。髋关节采取屈曲、外展和外旋位。这种“放松体位”会使关节囊松弛，使其容纳的滑液量最大化。因此，患儿会选择性地缩小伸展、内收和内旋的范围（图 32.3c）。化脓性关节

表 32.1 简单的筛查试验，以明确患儿髋关节运动范围受限的情况

| 检查 | 要看什么 | 解释 |
| --- | --- | --- |
| **深蹲试验** | | |
| 让患儿蹲在地上<br>如果患儿的肢体无法负重，则不可能做到<br>患儿并不需要躺在检查床上<br>并不需要对患儿进行临床操作<br>除髋外，还能提供有关膝和踝的信息 | 如果患儿可以正常下蹲而没有任何不适 | 髋关节屈曲、膝关节屈曲和踝关节背屈的范围是正常的 |
| | 如果患儿不能达到下蹲姿势 | 髋关节或膝关节屈曲受限（由于疼痛或挛缩） |
| | 如果患儿单膝下蹲 | 受累的膝关节屈曲受限或踝关节背屈受限（由于疼痛或挛缩） |
| | 如果患儿只能踩着脚跟离地 | 腓肠肌可能有挛缩 |
| | 如果患儿只能双髋外展下蹲 | 臀大肌可能有挛缩 |
| **髋外展躯干倾斜试验** | | |
| 患儿站立<br>让患儿双髋尽可能分离<br>如果患儿站在门或柱子前面，则其边缘可以作为铅垂线，对测试的解释会更容易（图 31.2a）<br>如果患儿的肢体无法负重，则不可能做到<br>患儿并不需要躺在检查床上<br>并不需要对患儿进行临床操作 | 躯干（躯干）保持垂直，双髋外展的总和≥60° | 双髋都有正常的、对称的外展范围 |
| | 躯干向一侧倾斜 | 与躯干倾斜的一侧相对的髋关节外展受限 |
| | 躯干（躯干）保持垂直，双髋外展的总和<60° | 双髋外展有对称性的受限 |
| **坐位劈叉试验** | | |
| 患儿坐在椅子或者凳子上<br>让患儿双膝并拢，并尽可能宽地分开双脚（图 31.2b）<br>肢体无法负重的患儿也可以做到<br>患儿并不需要躺在检查床上<br>并不需要对患儿进行临床操作 | 双腿可以对称地以与垂直方向成至少 30° 的角度移动 | 双髋内旋正常 |
| | 双腿可以对称地以与垂直方向成小于 30° 的角度移动 | 双髋内旋范围缩小（双侧病变） |
| | 患侧活动受限 | 患侧内旋范围缩小 |
| **滚木试验** | | |
| 患儿仰卧<br>首先，轻轻地滚动无症状的肢体；然后滚动疼痛的肢体<br>注意两侧旋转幅度是否相等以及测试是否导致疼痛 | 滚动肢体导致严重疼痛 | 严重的潜在病理改变（可能是化脓性关节炎或关节周围骨折） |
| | 滚动肢体不导致疼痛但有患侧活动受限 | 髋关节的旋转存在受限 |
| **屈曲内收试验** | | |
| 患儿仰卧<br>屈髋 90° 并尝试内收屈曲的髋关节 | 髋关节可以被内收，使得大腿移动超过中间垂直线 | 不太可能是髋关节内病变 |
| | 大腿不能内收到中间垂直线（图 31.3） | 内收受限表明存在一些关节内病变 |

炎时，处于急性感染状态的髋关节会产生剧痛，可能会引起严重的全局运动受限（在所有平面上的），其他类型的关节炎，当伴有广泛的软骨破坏或严重的关节囊挛缩时，也会有类似的表现（图 32.3d）。

### 步态

如果患儿可以走路，应观察其是否存在避痛步态，以及是否存在 Trendelenburg 步态的特征，两者均表明髋关节外展肌无力。

## 32.4 辅助检查

### 32.4.1 X 线平片

当一个孩子主诉为髋部疼痛时，骨盆的正位及蛙式位摄片是不可或缺的（除非蛙式位对患儿造成过大的痛苦）（Nnadi et al. 2002）。与Perthes病相似，缺血性坏死常与血红蛋白病或摄入类固醇有关，X

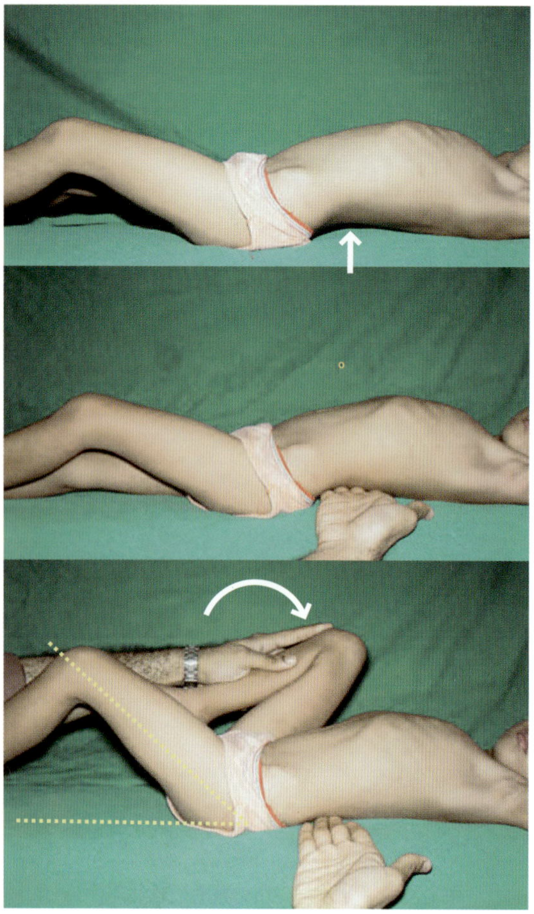

图 32.1 用于诊断和定量分析髋关节屈曲畸形的 Thomas 试验。患儿取仰卧位，可见如箭头所示腰椎前凸症状。检查者将手置于腰椎下，屈曲健侧髋直至腰椎前凸消失（弯曲箭头）。患侧大腿与检查床面所形成的夹角即为屈曲畸形的度数（黄色虚线）

线摄片可以诊断骨骼发育异常、应力性骨折、股骨颈囊性病变（图 32.4、32.5 和 32.6）。但是在一过性滑膜炎或早期结核性滑膜炎的骨盆 X 线片上，关节周围仅有轻微的骨量减少或完全没有变化。

### 32.4.2 超声

超声检查参考价值较高，因其灵敏度高，极其微量的关节渗出亦可检出（图 32.7）。

### 32.4.3 MRI

当 X 线平片结果不足以确定诊断时，MRI 可提供更多诊断依据。本检查方法尤其适用于诊断骨盆骨髓炎、化脓性肌炎及非血管性坏死。

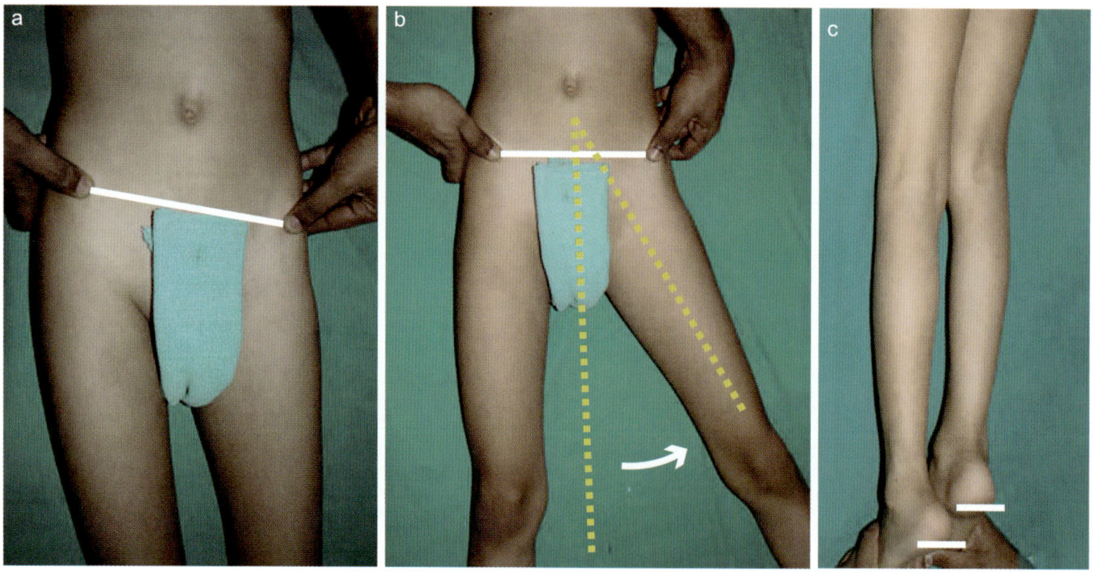


图 32.2 当发现骨盆倾斜时，应怀疑髋关节存在外展畸形，使得患侧的髂前上棘（ASIS）处于较低位。查体时外展患髋，直至骨盆 " 垂直 "（即双侧髂前上棘处于同一水平）。该肢体外展的角度即是固定外展畸形的程度（b）。由于骨盆倾斜，患侧肢体明显延长（c）

**表 32.2　髋关节固定性畸形的诊断和测量**

| 固定性畸形 | 当患儿仰卧、下肢平行时观察到的体征 | 如何测量畸形的程度 |
|---|---|---|
| 固定屈曲畸形 | 显著的腰椎前凸<br>骨盆前旋（图 32.1） | 托马斯试验<br>屈曲健侧髋关节至腰椎前凸消失，并让患儿避免主动地屈曲患侧的髋关节，测量大腿与检查床的角度 |
| 外展畸形 | 骨盆倾斜（患侧髂前上棘处于低位）<br>肢体明显延长（图 32.2a, c） | 通过外展患髋使骨盆水平，直到双侧髂前上棘处于同一水平，测量外展肢体与躯干的长轴形成的角度（图 32.2b） |
| 内收畸形 | 骨盆倾斜（患侧髂前上棘处于高位）<br>肢体明显短缩 | 通过内收患髋使骨盆水平，直到双侧髂前上棘处于同一水平，测量内收肢体与躯干的长轴形成的角度 |
| 内旋或外旋畸形 | 髌骨过度地转向内侧或外侧 | 将患儿的膝放在检查床边缘，仰卧，双侧大腿平行。让腿垂在检查床边缘，注意腿是否垂直。如果腿偏离中间垂直线，则髋关节内旋；而如果腿偏向于中线，则髋关节外旋。腿与垂直方向的角度是畸形的程度 |

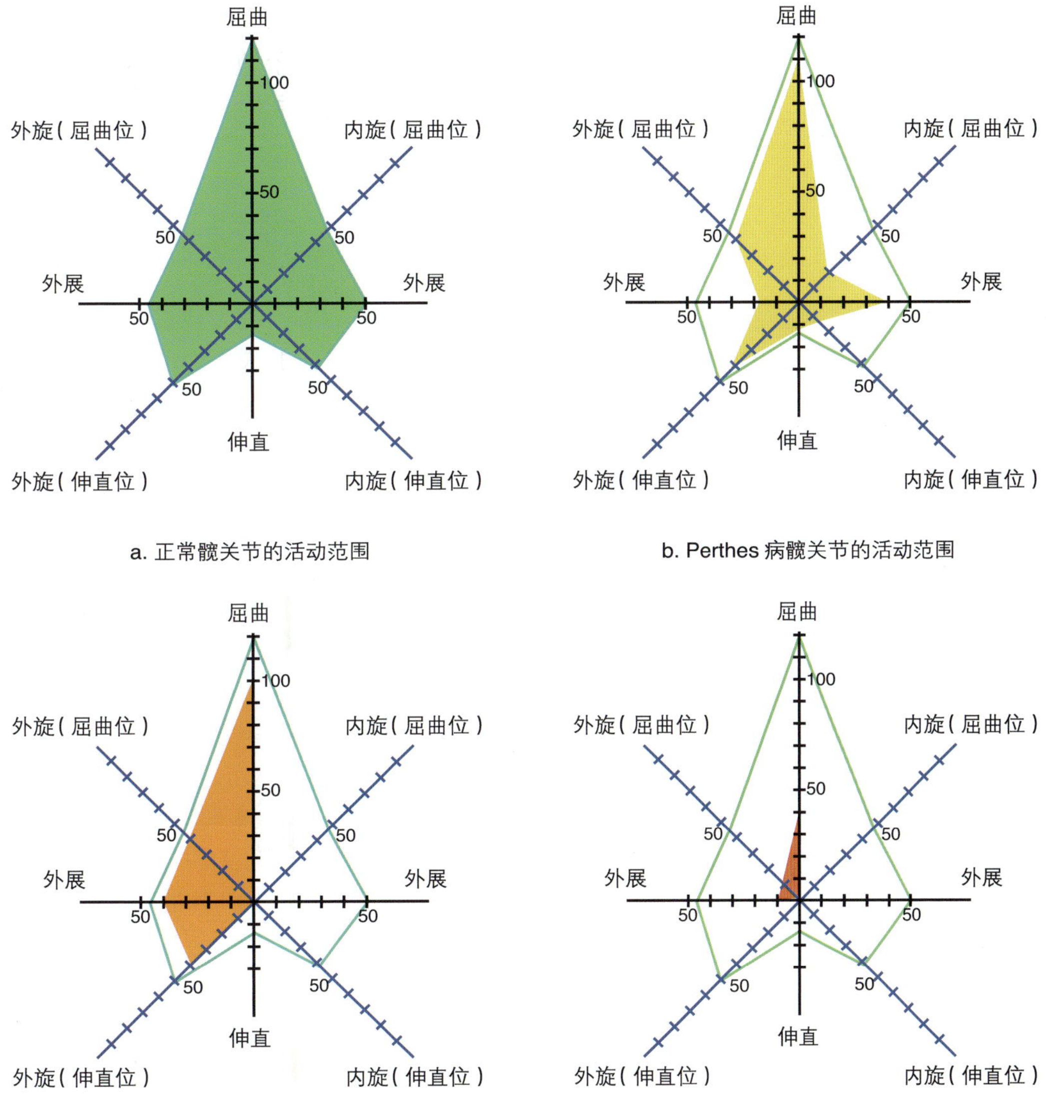


a. 正常髋关节的活动范围

b. Perthes 病髋关节的活动范围

c. 滑膜炎髋关节的活动范围

d. 关节炎髋关节的活动范围

**图 32.3**　髋关节运动的受限模式因其潜在的病理改变不同而有所变化，认识这些受限模式有助于确立诊断。（a）正常髋关节的活动范围。（b）Perthes' 病髋关节的活动范围。（c）滑膜炎髋关节的活动范围。（d）关节炎髋关节的活动范围

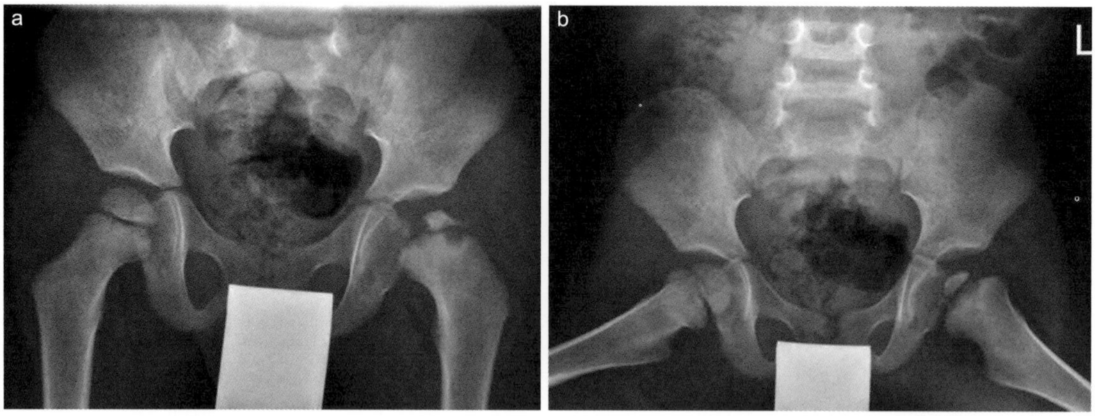


**图 32.4** 一位 5 岁 Perthes 病患儿的骨盆正位（a）及蛙式位（b）X 线片：注意骺板破坏、硬化以及干骺端囊肿

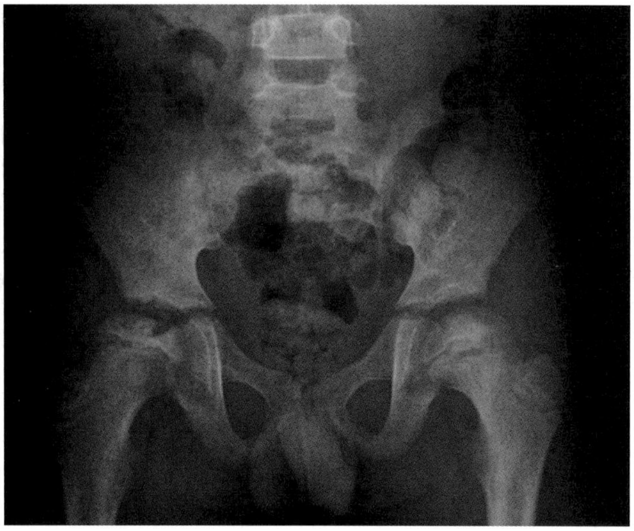

**图 32.5** 镰状细胞性贫血和双侧缺血性坏死的影像学表现，患者是一位 8 岁男孩

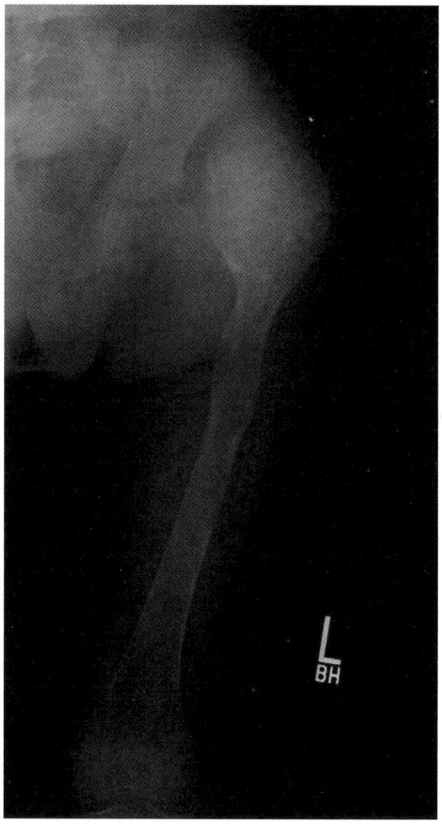


**图 32.6** 一位 11 岁髋关节疼痛患儿的 X 线片表现，髋关节由于纤维发育不良而出现股骨近端受累

## 32.4.4 同位素骨扫描

当临床检查和 X 线平片难以准确定位病灶时，同位素骨扫描非常重要。冷 / 热骨扫描可为 CT 及 MRI 等更准确的影像检查提供依据。骨扫描的局限在于，尽管其灵敏度高，但其无法对病灶的解剖表现提供更多信息（Kocher et al. 2006）。

## 32.4.5 实验室检查

考虑存在败血症时，需行全血细胞计数加 ESR 和 CRP；怀疑血红蛋白病，需查血红蛋白电泳 / 镰

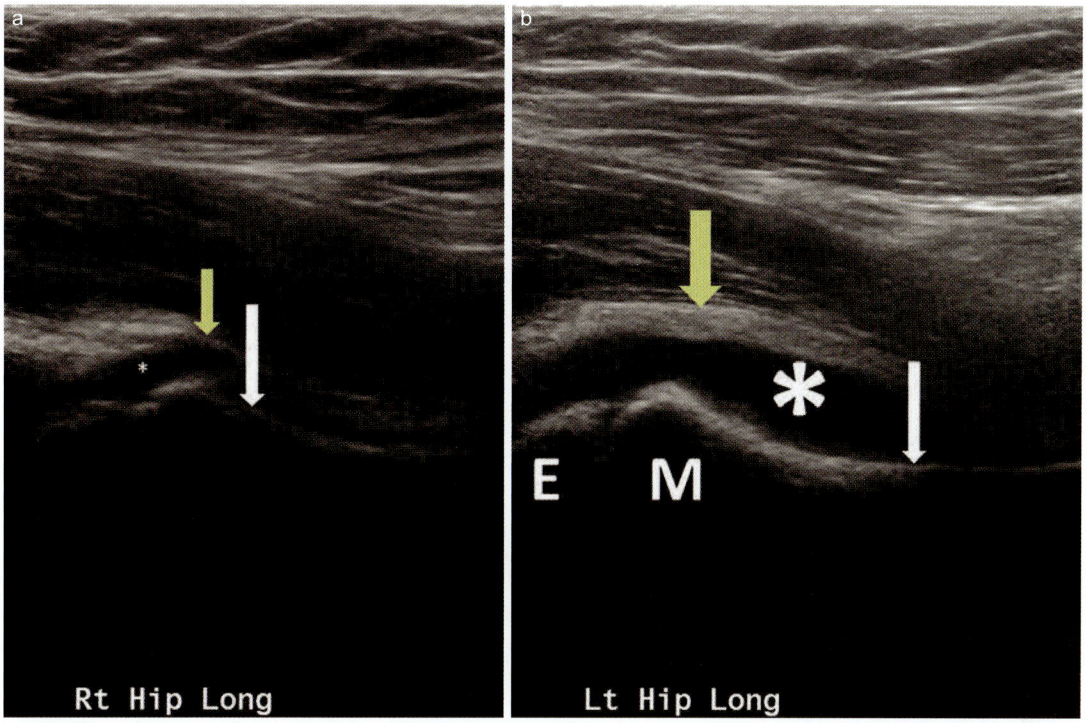


**图 32.7**　一位感染性滑膜炎患儿的超声表现。右侧为健侧，左髋为患侧。星形标志表示关节积液，黄色箭头指示关节囊，白色箭头指示前侧干骺端皮质，E 骨骺，M 干骺端。( a ) 健侧髋关节仅有极少量积液；( b ) 患髋可见大量渗出

状细胞检查。在败血症病程中，白细胞计数可能升高亦可能正常，但若存在典型的化脓性败血症，白细胞计数在数日后将升高。在任何感染性进程中，CRP 均可在早期 6～12h 内快速升高，因而该检查十分必要。ESR 升高较晚才可检出，因此目前若有 CRP 检查条件，ESR 已较少应用。合适的治疗措施到位后，CRP 亦快速下降，该特点也对临床工作极有帮助 ( Kocher et al. 2006 )。若存在血红蛋白病，可通过血红蛋白电泳检出，如镰状细胞贫血和地中海贫血。

## 32.5　鉴别诊断

### 32.5.1　化脓性关节炎

化脓性关节炎多由细菌感染引起，可单发，也可伴随骨髓炎及化脓性肌炎发生，也可由肺炎、细菌性心内膜炎等全身脓毒血症引起。对于以髋关节疼痛为主诉的患儿，化脓性关节炎是最重要的鉴别诊断，需第一时间确诊或排除，因为一旦没有及时处置，化脓性病变将迅速摧毁关节软骨，随后可能造成骨骺坏死和髋关节脱位 ( Samora and Klingele, 2013 )。该病患儿常有明显跛行和髋关节活动受限，通常无法行走，伴有典型的高体温、ESR/CRP 及白细胞升高等全身表现。近年来，Kocher 标准常用于该病辅助诊断。若严重怀疑化脓性关节炎，需立即急行髋关节穿刺抽液加引流液分析。若引流液浑浊且患儿符合 Kocher 标准，则可确诊并跟上后续治疗。超声检查可检出关节内渗出，MRI 在可检出渗出的同时，发现是否存在股骨干骺端 ( 早期骨髓炎 ) 和周围肌肉 ( 肌炎 ) 病变 ( Hammond and Macnicol, 2001; Karmazyn et al. 2006, 2007; McPhee et al. 2007; Robben, 2004 )。Kocher 标准 ( Kocher et al. 1999, 2004 ) 内容为：有体温 38.5℃病史，无法负重，ESR＞40 mm/h，血清白细胞计数＞$12 \times 10^9$/L。符合以上 2 条标准，患儿患病概率 40%，符合 3 条概率 93.1%，符合 4 条概率 99.6%。然而，由于将该标准应用于其他人群时准确性可能降低，临床决策时仍需结合实际，考虑周全 ( Luhmann et al. 2004 )。

### 32.5.2 一过性滑膜炎

一过性滑膜炎通常由近期发生的上呼吸道感染的抗原抗体反应引起，细菌性、病毒性皆有可能。体格检查可见中度髋关节活动受限，患儿常可行走但伴有跛行。体温通常无升高，且即便有 WBC、ESR、CRP 升高，程度亦较轻微。髋关节超声可见患髋关节积液量增多（图 32.7a, b），MRI 除可见渗出外，无其他异常（Do 2000; Nouri et al. 2013）。

### 32.5.3 Perthes 病

Perthes 病，即特发性近端股骨骨骺坏死，常见于 4～8 岁之间的高加索人，里海 - 地中海人种发病年龄则通常更高（Joseph et al. 1988; Loder and Sokpelja 2011）。患儿经常有膝盖痛和间歇性跛行病史（Herring 2008）。髋关节活动，尤其内旋和外展受限，伴随疼痛步态；亦可伴股四头肌萎缩。其他方面患儿可表现基本健康，无发热症状，实验室检查亦为阴性。在该病的早期病程，X 线平片表现可能为正常，或仅有因股骨近端骨骺体积轻度变小造成的关节间隙增宽。稍晚期才可见骨骺塌缩、破碎的典型表现（图 32.4a, b）。MRI 对该病诊断几乎没有帮助。

### 32.5.4 髋关节结核

在髋关节结核的早期阶段，临床表现与滑膜炎相同（Campbell and Hoffman 1995; Moon et al. 2012）。平卧时髋关节处于屈曲、外展外旋位。该阶段被称为下肢增长期。若未经治疗，随结核发展，将发生早期软骨破坏，同时髋关节疼痛加剧。继而可有髋关节屈曲肌及内收肌痉挛，并最终演变为固定性屈曲内收畸形。这个阶段即为下肢明显短缩期。随着股骨头破坏程度加深和伴有髋臼破坏的股骨头病理脱位发生，最终发展为真性短缩。该阶段下肢屈曲内收状态持续，并伴有显著的疼痛和活动受限。

### 32.5.5 幼年特发性关节炎（JIA）

JIA 发病主要分为三种类型：多关节（首次发病累及 5 个或以上关节）、单关节（少于 5 个关节受累）和系统性 JIA（发热、皮疹、淋巴结肿大及肝脾大）。其中单关节型最为常见，约占全部病例的 50%，然而髋关节受累在该类型病例中非常罕见（Malleson and Beauchamp 2001）。髋关节受累在更加具有破坏性的多关节型 JIA 中常见，50% 的患儿有髋关节受累表现（Malleson and Beauchamp 2001; Spencer and Bernstein 2002）。单关节 JIA 患儿极易发展为葡萄膜炎，由于后者几乎无症状表现，当确诊为 JIA 后应即行葡萄膜炎筛查。

### 32.5.6 股骨颈应力性骨折

虽然儿童不易发生股骨颈应力骨折，但仍时常见到对于该病的报道（Fieves et al. 2012; Lehman and Shah 2004; Maezawa et al. 2004; Scheerlinck and De Boeck 1998）。压缩性和张力性股骨颈应力骨折均有报道。多数病例中，骨折本身不完全且无移位，但可偶然转化为完全骨折后发生移位（Scheerlinck and De Boeck 1998）。

### 32.5.7 骨髓炎（近端股骨及骨盆）

该病患儿表现几乎与化脓性髋关节炎完全一致，除非行 MRI 检查否则鉴别诊断难度较大。因无脓肿形成的早期骨髓炎可能仅通过静脉注射抗生素治疗，因此尽早明确诊断十分重要（图 32.8）。

### 青少年股骨头骨骺滑脱

学龄儿童股骨头骨骺滑脱极为罕见，典型表现为腹股沟 / 大腿 / 膝关节疼痛，间歇性跛行，且通常无创伤史。患儿髋关节活动受限，尤其影响内旋。X 线平片即可确诊。诊断的重要性在于该病通常伴有代谢性疾病（如甲状腺功能低下），需及时治疗（Loder and Greenfield 2001; Loder and Skopelja 2011; Loder et al. 1995）（图 32.9）。

### 32.5.8 骨样骨瘤

骨样骨瘤是一种强炎性病变，病理表现为一小病灶周围剧烈的成骨反应。该病可造成剧烈疼痛，尤其夜间为重。经典的诊断标志为疼痛可在服用阿司匹林后缓解。由于病灶微小，X 线平片难以发现，因此同位素骨扫描极其适用，可检测到病灶

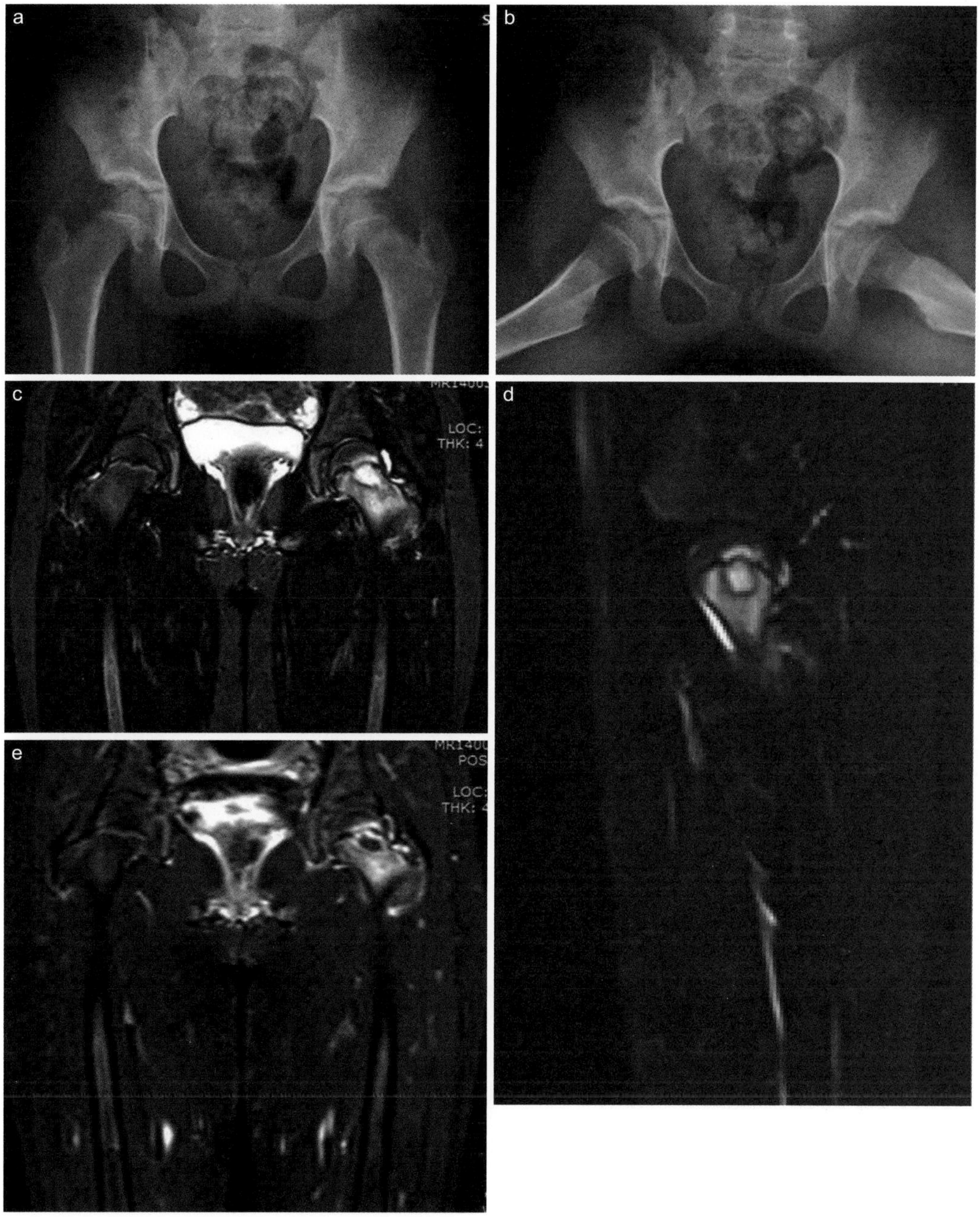


**图 32.8**　一位 5 岁女孩的近端股骨亚急性骨髓炎影像学表现。骨盆正位（a）及外展外旋位（b）平片显示在近端（左侧）股骨干骺端，出现了非常细微的透亮影，位于骺板远端。MRI 显示骨髓炎。冠状位 ST1R 序列（c）及矢状位 T2 序列（d）图像显示了病变内和包括骨骺在内的骨周围水肿；钆造影剂增强下的 T1 抑脂序列矢状位图像（e）表明在脓肿内不存在血管

区极强热信号。一旦病灶位置确定，可行 CT 扫描确诊（Frassica et al. 1996; Kitsoulis et al. 2006）（图 32.10）。

## 32.5.9　化脓性肌炎

这些患儿的表现与化脓性髋关节炎的表现基本相同，在进行 MRI 扫描之前难以区分两者。早期的没有形成脓肿的化脓性肌炎可以只用静脉滴注抗生素治疗，因此早期诊断至关重要（Kern et al. 2006; Lambertucci et al. 2001; Robben 2004; Wong-Chung et al. 2004）。

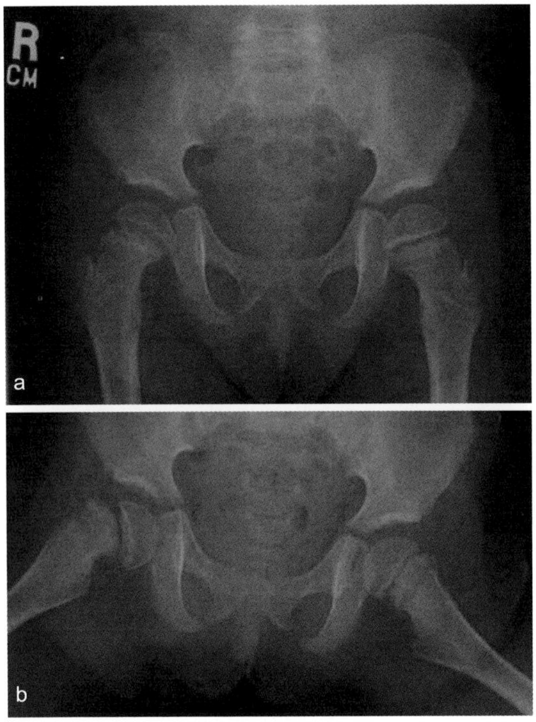


**图 32.9** 青少年股骨头骨骺滑脱。患儿 7 岁，恶性肿瘤放疗后出现生长激素缺乏，给予生长激素治疗后出现青少年股骨头骨骺滑脱。注意右髋出现了中度的骨骺滑脱。(a) 正位；(b) 蛙式位

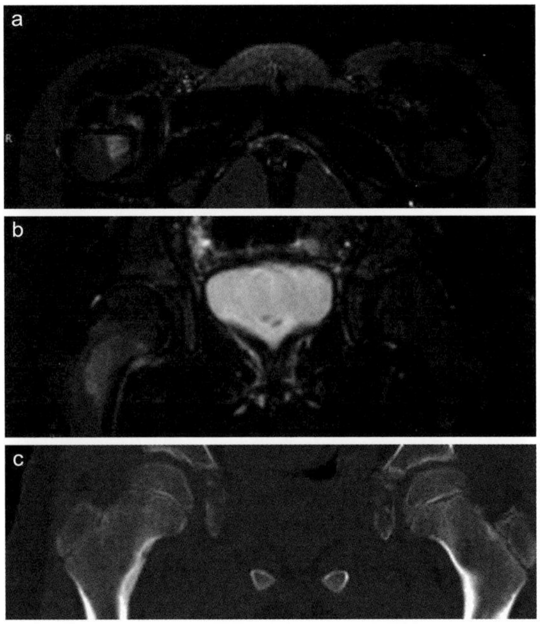


**图 32.10** 8 岁女孩，右大腿、腹股沟疼痛 2 个月，无任何发热，股骨颈骨样骨瘤。服用非甾体类抗炎药可以缓解。轴位 (a) 和冠状位 (b) MRI 序列显示严重的炎症反应。冠状位 CT 扫描重建显示透光性病变，伴有小的骨化性病灶，周围骨皮质增厚 (c)

### 32.5.10 过劳性损伤（肌肉拉伤、骨突炎、脱套伤）

这些损伤在学龄儿童中很少见，而在青少年中更为常见（详见第 36 章）。

## 32.6 建立诊断

学龄儿童髋关节疼痛原因的诊断方法见表 32.3、表 32.4 以及表 32.5

表 32.3 儿童急性发作的单侧髋关节疼痛的病因诊断概要

| | | | |
|---|---|---|---|
| **病史** | | | |
| 前驱症状可能存在也可能不存在 | 在髋部疼痛发作前几天常出现前驱症状（上呼吸道） | 没有前驱症状 | 没有前驱症状 |
| 通常没有创伤病史（但偶尔也可能有） | 没有创伤病史 | 有严重的创伤病史 | 有轻微的创伤病史 |
| 发热（通常是高温伴有寒战） | 无发热 | 无发热 | 无发热 |
| 肢体通常无法负重（在很早期的阶段患儿可能可以负重） | 肢体可能可以负重，也可能无法负重 | 肢体无法负重 | 肢体无法负重 |
| **体格检查** | | | |
| 发热 | 不发热 | 不发热 | 不发热 |
| 关节温度升高 | 无局部温度升高 | 无局部温度升高 | 无局部温度升高 |
| 关节压痛 ++ | 关节压痛 ± | 关节压痛 ++ | 关节压痛 ++ |
| 常出现固定畸形<br>最初是屈曲、外展和外旋<br>后来是屈曲、内收和内旋 | 常出现固定畸形<br>屈曲、外展和外旋 | 常出现固定畸形<br>外旋畸形，或屈曲、内收和内旋 | 常出现固定畸形<br>外旋畸形 |
| 如果有外展畸形，则会出现明显的肢体延长<br>如果有内收畸形，则会出现明显的肢体缩短<br>真正的缩短可能是髋关节病理性半脱位或髋关节脱位发展为晚期的特征 | 固定的外展畸形，可能导致明显的肢体延长 | 真正的转子上方的短缩 | 真正的转子上方的短缩 |
| 髋关节活动：<br>各方向都严重受限 | 髋关节活动：<br>外展、屈曲和外旋不会引起疼痛<br>外展、伸直和内旋时因疼痛受限 | 髋关节活动：<br>各方向都严重受限 | 髋关节活动：<br>各方向都严重受限 |
| **辅助检查** | | | |
| 骨盆 X 线平片可能显示：<br>增宽的关节间隙<br>扩张的关节囊影<br>股骨干骺端的侵蚀 | 骨盆 X 线平片可能显示：<br>增宽的关节间隙<br>扩张的关节囊影 | 骨盆 X 线平片会显示：<br>股骨颈骨折<br>骨折区域骨质无异常<br>或者<br>后髋关节脱位 | 骨盆 X 线平片会显示：<br>股骨颈骨折<br>股骨颈的病理改变（囊肿 / 糜烂性病变） |
| 超声：<br>会显示关节内积液 | 超声：<br>会显示关节内积液 | 超声无提示作用 | 超声无提示作用 |
| MRI：<br>积液<br>可以在股骨头中看到信号改变<br>如果存在骨骺骨髓炎则可以被显示 | MRI：<br>积液 | MRI 无提示作用 | MRI 可能显示股骨颈病变损伤的性质 |
| 实验室检查：<br>白细胞计数上升（中性粒细胞增多）<br>ESR 上升<br>CRP 上升<br>关节滑液穿刺<br>细胞计数超过 50000/ml 且中性粒细胞为主<br>可有细菌 | 实验室检查：<br>白细胞计数不上升<br>ESR 正常<br>CRP 正常<br>关节滑液穿刺<br>细胞计数低于 50000/ml 且中性粒细胞不为主<br>没有细菌 | 实验室检查对建立诊断没有提示作用 | 实验室检查对建立诊断没有提示作用 |
| **诊断** | | | |
| 化脓性髋关节炎 | 一过性滑膜炎 | 创伤性股骨颈骨折或髋关节脱位 | 病理性股骨颈骨折 |

**表 32.4　儿童隐匿起病的单侧髋关节疼痛的病因诊断概要**

| | | | |
|---|---|---|---|
| **病史** | | | |
| 前驱症状可能存在也可能不存在 | 在髋部疼痛发作前几天常出现前驱症状（上呼吸道） | 没有前驱症状 | 没有前驱症状 |
| 通常没有创伤病史（但偶尔也可能有） | 没有创伤病史 | 有严重的创伤病史 | 有轻微的创伤病史 |
| 无发热 | 可能有低热 | 无发热 | 无发热 |
| 通常可以靠肢体负重，伴有或不伴有减痛步态，偶尔会有 Trendelenburg 跛行步态 | 通常可以靠肢体负重，伴有或不伴有减痛步态 | 通常可以靠肢体负重 | 通常可以靠肢体负重，伴有或不伴有减痛步态，偶尔会有 Trendelenburg 跛行步态 |
| **体格检查** | | | |
| 无发热 | 间断低热 | 无发热 | 无发热 |
| 无局部温度升高 | 关节温度升高 | 无局部温度升高 | 无局部温度升高 |
| 无关节压痛 | 关节压痛 ± | 无关节压痛 | 无关节压痛 |
| 常出现固定畸形<br>最初是屈曲、外展、外旋 | 可能出现固定畸形<br>最初是屈曲、外展、外旋 | 无固定畸形 | 可能出现不同程度的固定畸形<br>屈曲、外旋畸形 |
| 如果有内收畸形，则会出现明显的肢体短缩<br>真正的短缩可能是骨骺塌陷发展为晚期的特征 | 如果有内收畸形，则会出现明显的肢体缩短<br>真正的缩短可能是关节破坏发展为晚期的特征 | 不出现肢体短缩 | 可能出现不同程度的真正的股骨短缩 |
| 髋关节活动：<br>不同程度的关节激惹征，外展、内旋和伸直受限 | 髋关节活动：<br>不同程度的关节激惹征，外展、内旋和伸直受限 | 髋关节活动：<br>不同程度的关节激惹征，主要表现为内旋受限 | 髋关节活动：<br>不同程度的内旋、内收和伸直受限；髋关节屈曲过程中出现不可避免的被动外旋活动（Drehmann 征） |
| **辅助检查** | | | |
| 骨盆 X 线平片：<br>早期可能显示：<br>　增宽的关节间隙<br>　扩张的关节囊影<br>　软骨下新月形骨折<br>晚期会显示：<br>　不同程度的骨骺碎片和塌陷并伴有挤压 | 骨盆 X 线平片：<br>早期可能显示：<br>　增宽的关节间隙<br>　扩张的关节囊影<br>　软骨下新月形骨折<br>晚期会显示：<br>　不同程度的骨骺碎片和塌陷并伴有挤压<br>　± 髋臼糜烂 | 骨盆 X 线平片：<br>通常是正常的<br>可能发现股骨近端骨皮质增厚 | 骨盆 X 线平片：<br>会出现：骨骺增宽<br>相对于干骺端不同程度的骨骺滑动，通常是向下方和内侧的<br>在病程较长的病例中，有可能发现干骺端上方和前方发生重构 |
| 超声：<br>可能显示关节积液 | 超声：<br>可能显示关节积液 | 超声无提示作用 | 超声无提示作用 |
| MRI：<br>积液，在钆增强序列成像下，可见骨骺失去血管分布<br>骨扫描：早期骨骺光照显影 | MRI：<br>积液，不同程度的骨骺 / 干骺端和髋臼破坏<br>骨扫描：将表现出不同程度的减少或增加的摄取 | MRI：<br>将显示周围骨髓中的水肿和炎症信号<br>骨扫描：经常表现出强烈的局部吸收<br>CT：将显示骨皮质增厚；薄断层将显示病灶和其周围的透明度 | MRI 通常无提示作用<br>骨扫描无提示作用<br>CT 无提示作用 |
| 实验室检查：<br>白细胞计数正常<br>ESR 正常<br>CRP 正常<br>不需要行关节滑液穿刺 | 实验室检查：<br>白细胞轻度升高<br>ESR 升高<br>CRP 升高<br>关节滑液穿刺：<br>　革兰氏染色会出现 AFB 且培养会出现分枝杆菌 | 实验室检查对建立诊断没有提示作用<br>不需要行关节滑液穿刺 | 实验室检查通常需要排除甲状腺功能减退或内分泌紊乱<br>不需要行关节滑液穿刺 |
| **诊断** | | | |
| Legg-Calvé-Perthes 病 | 髋关节结核 | 骨样骨瘤 | 青少年股骨头骺滑脱（SCFE） |

表 32.5 儿童双侧髋关节疼痛的病因诊断概要

| 病史 | | | |
| --- | --- | --- | --- |
| 没有阳性家族史 | 可能有家族史 | 没有阳性家族史 | 没有阳性家族史 |
| 髋关节症状：<br>通常是异时的（一侧髋的症状先于另一侧出现） | 髋关节症状：<br>同时的或异时的 | 髋关节症状：<br>经常是同时的 | 髋关节症状：<br>经常是同时的 |
| 没有其他关节受累 | 没有其他关节受累 | 其他关节可能出现畸形或疼痛 | 其他关节可能出现疼痛 / 肿胀 / 畸形 |
| 没有类固醇药物服用史 | 可能有针对其他疾病治疗时服用类固醇药物的病史 | 没有类固醇药物服用史 | 没有类固醇药物服用史（除非针对关节症状进行治疗） |
| **体格检查** | | | |
| 身材：<br>正常或很轻微地偏矮 | 身材：<br>可能矮小 | 身材：<br>通常矮小且身体比例改变 | 身材：<br>通常在出现症状时是正常的 |
| 髋关节无发热 | 髋关节无发热 | 髋关节无发热 | 髋、膝和踝均可能发热 |
| 固定畸形：<br>不常见，对称性畸形尤其罕见 | 固定畸形：<br>不常见 | 固定畸形：<br>屈曲畸形常见，对称性畸形常见 | 固定畸形：<br>屈曲畸形常见，对称性畸形常见 |
| 活动范围：<br>选择性减少的外展和内旋范围，减少的程度取决于疾病的进展阶段 | 活动范围：<br>活动范围的减少有变化性；通常是旋转范围减小 | 活动范围：<br>活动范围的减少有变化性；随着患儿的成长，可以发现活动范围逐渐减小 | 活动范围：<br>最初减少的是内收、内旋和伸直范围；后来出现全局运动受限 |
| **辅助检查** | | | |
| X 线平片：<br>Perthes 病在每个髋关节不同进展阶段的特征 | X 线平片：<br>硬化表现提示髋关节缺血性坏死 | X 线平片：<br>骨骺和 / 或干骺端随着关节间隙的变窄而改变 | X 线平片：<br>关节周围骨质减少<br>不同程度的关节间隙缩小和关节边缘不规整 |
| 血红蛋白电泳，以除外血红蛋白病 | 血红蛋白电泳，以除外血红蛋白病，而镰状细胞病和地中海贫血中则会表现出异常的血红蛋白 | 无提示作用 | 无提示作用 |
| 甲状腺功能检查，以除外甲状腺功能减低 | 甲状腺功能检查，以除外甲状腺功能减低 | 无提示作用 | 无提示作用 |
| **诊断** | | | |
| 双侧 Perthes 病 | 继发于血红蛋白病或类固醇药物使用的股骨头缺血性坏死 | 髋关节受累的骨骼发育不良 | JIA |

（Randall T. Loder 著 高景淳 范竟一 译）

## 参考文献

Campbell JAB, Hoffman EB. Tuberculosis of the hip in children. J Bone Joint Surg Br. 1995;77-B:319–26.

Do TT. Transient synovitis as a cause of painful limps in children. Curr Opin Pediatr. 2000;12:48–51.

Fiévez EFPA, Hanssen NMAI, Schotanus MGM, et al. Stress fracture of the femoral neck in a child: a case report. J Pediatr Orthop B. 2012;22:45–8.

Frassica FJ, Waltrip RL, Sponseller PD, et al. Clinicopathologic features and treatment of osteoid osteoma and osteoblastoma in children and adolescents. Orthop Clin North Am. 1996;27:559–74.

Frick SL. Evaluation of the child who has hip pain. Orthop Clin North Am. 2006;37:1330–40.

Hammond PJ, Macnicol MF. Osteomyelitis of the pelvis and proximal femur: diagnostic difficulties. J Pediatr Orthop B. 2001;10:113–9.

Herring JA. Legg-Calvé-Perthes disease. In: Tachdjian's pediatric orthopaedics, 4th ed., vol. 1. Philadelphia: Saunders Elsevier; 2008. p. 71–837.

Joseph B. The flexion-adduction test: an early sign of hip disease. J Pediatr Orthop B. 2002;11:355.

Joseph B, Chacko V, Hall AJ. The epidemiology of Perthes' disease in South India. Int J Epidemiol. 1988;17:603–7.

Karmazyn B, Kleinman MB, Buckwalter K, et al. Acute pyomyositis of the pelvis: the spectrum of clinical presentations and MR findings. Pediatr Radiol. 2006;36:338–43.

Karmazyn B, Loder RT, Kleiman MB, et al. The role of pelvic magnetic resonance in evaluating nonhip sources of infection in children with acute nontraumatic hip pain. J Pediatr Orthop. 2007;27:158–64.

Kern L, Rassbach C, Ottolini M. Streptococcal pyomyositis of the psoas. Pediatr Emerg Care. 2006;22:250–3.

Kitsoulis P, Mantellos G, Vlychou M. Osteoid osteoma. Acta Orthop Belgica. 2006;72:119–225.

Kocher MS, Zurakowski D, Kasser JR. Differentiating between septic arthritis and transient synovitis of the hip in children: an evidence-based clinical prediction algorithm. J Bone Joint Surg Am. 1999;81-A: 1662–70.

Kocher MS, Mandiga R, Zurakowski D, et al. Validation of a clinical prediction rule for the differentiation between septic arthritis and transient synovitis of the hip in children. J Bone Joint Surg Am. 2004;86-A:1629–35.

Kocher MS, Lee B, Dolan M, et al. Pediatric orthopaedic infections: early detection and treatment. Pediatr Ann. 2006;35:112–22.

Lambertucci JR, Rayes AA, Serufo JC, et al. Pyogenic abscesses and parasitic diseases. Rev Inst Med Trop Sao Paulo. 2001;43:67–74.

Lehman Jr RA, Shah SA. Tension-sided femoral neck stress fracture in a skeletally immature patient. A case report. J Bone Joint Surg Am. 2004;86-A:1292–5.

Loder RT, Greenfield MLVH. Clinical characteristics of children with atypical and idiopathic slipped capital femoral epiphysis: description of the age-weight test and implications for further diagnostic investigation. J Pediatr Orthop. 2001;21:481–7.

Loder RT, Skopelja EN. The epidemiology and demographics of slipped capital femoral epiphysis. ISRN Orthop. 2011a;2011:486512, 19 pages.

Loder RT, Skopelja EN. The epidemiology and demographics of Legg-Calvé-Perthes' disease. ISRN Orthop. 2011b. doi:10.5402/2011/504393.

Loder RT, Wittenberg B, DeSilva G. Slipped capital femoral epiphysis associated with endocrine disorders. J Pediatr Orthop. 1995;15:349–56.

Luhmann SJ, Jones A, Schootman M, et al. Differentiation between septic arthritis and transient synovitis of the hip in children with clinical prediction algorithms. J Bone Joint Surg Am. 2004;86-A:956–62.

Maezawa K, Nozawa M, Sugimoto M, et al. Stress fractures of the femoral neck in child with open capital femoral epiphysis. J Pediatr Orthop B. 2004;13:407–11.

Malleson PN, Beauchamp RD. Diagnosing musculoskeletal pain in children. Can Med Assoc J. 2001;165:183–8.

McPhee E, Eskander JP, Eskander MS, et al. Imaging in pelvic osteomyelitis. Support for early magnetic resonance imaging. J Pediatr Orthop. 2007;27:903–9.

Moon M-S, Kim S-S, Lee S-R, et al. Tuberculosis of the hip in children: a retrospective analysis. Indian J Orthop. 2012;46:191–9.

Nnadi C, Chawla T, Redfern A, et al. Radiograph evaluation in children with acute hip pain. J Pediatr Orthop. 2002;22:342–4.

Nouri A, Walmsley D, Pruszczynski B, et al. Transient synovitis of the hip: a comprehensive review. J Pediatr Orthop B. 2013;23:32–6.

Perry DC, Bruce C. Evaluating the child who presents with an acute limp. BMJ. 2010;341:c4250.

Rao KN, Joseph B. Value of measurement of hip movement in childhood hip disorders. J Pediatr Orthop. 2001;21:495–501.

Robben SGF. Ultrasonography of musculoskeletal infections in children. Eur Radiol. 2004;14:L65–77.

Samora JB, Klingele K. Septic arthritis of the neonatal hip: acute management and late reconstruction. J Am Acad Orthop Surg. 2013;21:632–41.

Sankar WN, Laird CT, Baldwin KD. Hip range of motion in children: what is the norm? J Pediatr Orthop. 2012;32:399–405.

Scheerlinck T, De Boeck H. Bilateral stress fractures of the femoral neck complicated by unilateral displacement in a child. J Pediatr Orthop B. 1998;7:246–8.

Spencer CH, Bernstein BH. Hip disease in juvenile rheumatoid arthritis. Curr Opin Rheumatol. 2002;14:536–41.

Wong-Chung J, Bagali M, Kaneker S. Physical signs in pyomyositis presenting as a painful hip in children: a case report and review of the literature. J Pediatr Orthop B. 2004;13:211–3.

Woods D, Macnicol M. The flexion-adduction test: an early sign of hip disease. J Pediatr Orthop B. 2001; 10:180–5.

# 第 33 章　身材矮小和身体比例改变

## 33.1　引言

一个被认为“矮小”的孩子可能会到矫形外科医师或者儿科医师处就诊，以了解他 / 她是否还能长高。而在开始检查前，有必要确定这个孩子是否确实身材矮小。一个最广为接受的身材矮小的定义是身高低于该年龄段及性别儿童的平均水平两个标准差。即低于标准身高增长图中 3 个百分点（图 33.1）。在判断孩子确实存在身材矮小之后，则需要在非病理性家族性身材矮小和病理性身材矮小之间进行区分（Vogiatzi and Copeland 1998; Seaver and Irons 2009）。

## 33.2　建立诊断的问题

- 孩子的实际身高是多少？
- 生长速度怎样？
- 孩子的体重是否正常？体重与身高的关系是怎样的？
- 孩子的父母是否也存在身材矮小，患儿发育成熟时的预期目标高度是多少？
- 何时注意到孩子身材矮小？
- 身体比例是否正常？
- 除了身材矮小之外，是否还有其他明显的身体缺陷？

孩子的实际身高是多少？

首先应测量孩子站立位的身高，并在相同人种及性别的标准身高增长图上做出标记。

生长速度怎样？

对生长状况进行 6 个月以上的观察，将比仅仅对实际身高的测量提供更多有价值的信息。

孩子的体重是否正常？体重与身高的关系是怎样的？

内分泌功能紊乱造成的身材矮小通常伴有肥胖

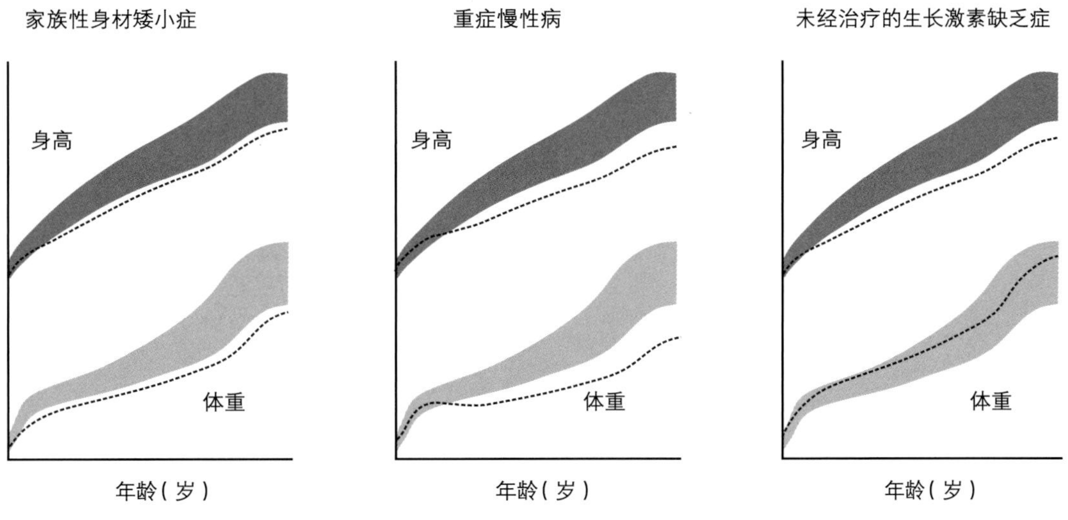


**图 33.1**　儿童的身高和体重增长曲线图。每种类型的侏儒症都有不同的增长形式

或体重正常。另一方面，慢性胃肠道疾病、肾疾病、心脏疾病和肺部疾病往往导致低体重，事实上，这类孩子通常矮小又瘦弱（图 33.1）。

孩子的父母是否也存在身材矮小，患儿发育成熟时的预期目标高度是多少?

如果父母有身材矮小，那么孩子可能也会有家庭性的矮小的身材。所以测量父母的身高是很重要的。可以用如下公式来粗略估计孩子的目标成年身高（单位均为 cm）：

男孩：（父亲身高 + 母亲身高 +13）/2

女孩：（父亲身高 + 母亲身高 -13）/2

何时注意到孩子身材矮小?

出生时身材矮小可能是由小于胎龄儿（small for gestational age, SGA）或由于胎儿宫内发育迟缓（intrauterine growth retardation, IUGR）造成。某些骨骼发育障碍的患儿也会出现身材矮小（例如软骨发育不全）。在大多数情况下，身材矮小可能会在儿童时期以后出现。

身体比例是否正常?

测量坐高以了解上身长度（躯干与头部）。如果没有合适的坐高测量设备，可以测量耻骨到足跟的长度并从站立高度中减去这一部分以得到上身长度。上身 / 下身的比例随着年龄而变化，如表 33.1 中所示。一般来说，如果身材比例不均衡，就要怀疑孩子的骨骼发育存在异常。

**表 33.1 不同年龄的人体测量的身体比例**

| 年龄 | 上身 / 下身比率 |
|---|---|
| 新生儿 | 1.7 |
| 2～8 岁 | ～1.0 |
| 成人 | 0.95 |

如果孩子的四肢相对于躯干较短，则上身 / 下身比例会较高，而躯干较短且肢体正常的孩子这个比例会较低。正常的身材比例可见于很多身矮的情况，而某些形式的骨骼发育不良可能会出现异常的身材比例。在临床检查中（例如软骨发育不全患者）出现的身材比例失调可能是非常明显的，但是在一些情况下，比例失调较为细微，并且只有在进行人体测量和计算上、下身比例才能发现。一些发育比例失调的骨骼发育不良可能仅在儿童时期出现，因此在幼儿时期进行测量可能会产生误导。

除了身材矮小之外，是否还有其他明显的身体缺陷?

在有染色体异常和其他综合征的儿童中可能出现面部畸形和其他相关的先天性畸形。宫内发育迟缓常常是某些出现身材矮小表现的综合征的特征。

## 33.3 体格检查

### 33.3.1 视

检查是否存在面部畸形，身体比例的异常，以及膝、足踝、肘、腕和手部的畸形。注意脊柱是否存在畸形。

注意观察：

- 头发（在某些情况下是稀疏的 – 图 33.2a）
- 眼睛（屈光不正 – 图 33.2a）
- 腭（腭裂、高腭弓 – 图 33.2b）
- 牙列（牙列异常 – 图 33.2c）
- 脊柱（脊柱后凸、脊柱侧凸）
- 上下肢（骨或关节畸形、多指畸形、生长异常）

### 33.3.2 触

触诊腹部以了解有否肝脾肿大。

### 33.3.3 量

对患儿进行人体测量在某些情况下可能有助于洞察身材矮小的原因。在 6 个月的时间内重复绘制相同的测量数据，可以提供有关线性增长速度的宝贵信息。以下测量是必要的：

- 身高
- 体重
- 坐高
- 上身 / 下身比例
- 臂展

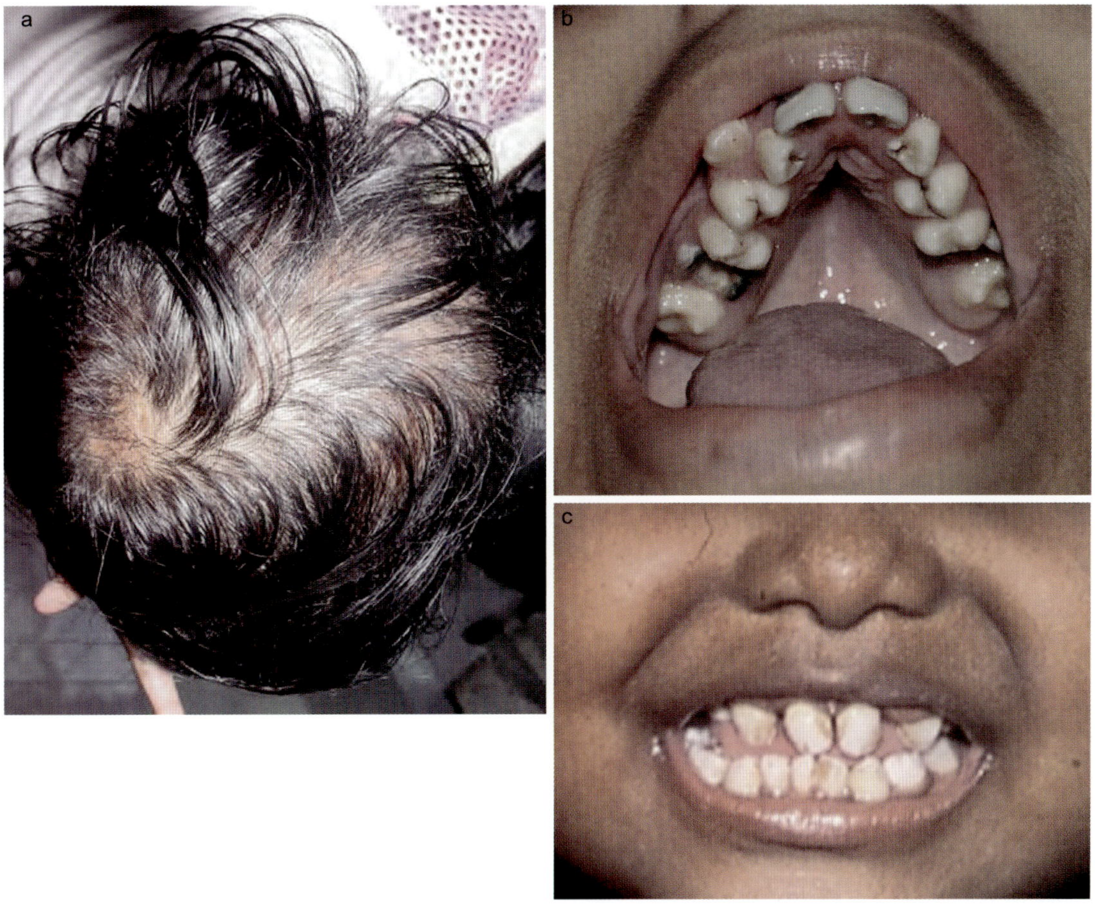


**图 33.2** （a）骨骼发育不良患儿头发稀疏；（b）高腭弓，该患儿患有一种与矮小身材相关的综合征；（c）骨骼发育不良患儿的牙列异常

## 33.4　辅助检查

### 33.4.1　X 线平片

通过左手和腕部的 X 线平片来确定孩子的骨龄，这需要将腕部骨化的状态用 Greulich-Pyle 图谱法（Greulich and Pyle 1959）或 Tanner-Whitehouse 骨龄算法（Tanner et al. 1975）与正常情况进行比对。

如果怀疑存在骨骼发育不良，则需要进行骨骼检查；包括：

- 颅骨的正侧位摄片
- 全脊柱的正侧位摄片
- 后前位的胸廓和肋骨摄片
- 骨盆和双髋的正位摄片，至少一个上肢和一个下肢的摄片（如果存在不对称畸形，则双侧均需拍摄）
- 酌情增加膝关节侧位片
- 酌情增加踝关节侧位片

如果怀疑存在骨骼发育异常的患儿需要手术治疗，那么颈椎前屈和后伸的动力位摄片对于排除隐匿性上颈椎不稳定至关重要（Redl 1998）。

### 33.4.2　内分泌检查

如果怀疑身材矮小由内分泌原因导致，则应检查血清 $T_4$、TSH、IFG-1 和 IGFB-3 浓度。

### 33.4.3　其他检查

如果怀疑有慢性疾病，则应酌情增加肾功能检查、营养吸收不良和其他慢性疾病的相关检查。

## 33.5 身材矮小的鉴别诊断

### 33.5.1 激素缺乏

生长激素缺乏症的特征是生长迟缓和青春期延迟。2~3 岁以内，患儿生长发育迟缓可能并不明显。患儿的身体比例和智力均正常。

### 33.5.2 原发性全身性疾病

肾、消化道、肝或其他慢性全身性疾病均可能导致发育迟缓和身材矮小。潜在疾病的症状在大多数情况下是显而易见的。有时候，生长迟缓的原因可能并不明确；这些患儿需要做炎性肠病、肾小管功能障碍或肾性尿崩症等方面的相关检查。

### 33.5.3 骨骼发育不良

骨骼发育异常是一类以软骨和骨生长异常为特征的遗传病，涵盖了 400 余种疾病。

尽管软骨和骨的生长也会影响整个骨骼系统，但是，在有特定的发育不良的骨骼的某一个区域内，生长异常会最为显著。这将导致身体比例的特征性改变，通常有助于诊断潜在的病症（图 33.3）。股骨和肱骨往往受累最重，在肢根型短肢侏儒症中会表现出最为显著的短缩，如软骨发育不全和肢根型点状软骨发育不良（图 33.4a, b）。前臂或下肢（桡骨、尺骨、胫骨和腓骨）在肢中发育不良中受累最重，如 Langer 肢中发育不良（图 33.5），而以手足发育迟缓为主的肢端发育不良则是更为罕见的情况。

仔细阅读 X 线片可以明确是骨骼的哪一部分主要受到影响。骨骺常常受累，而干骺端或骨干可能在某些发育不良中表现异常。因此，这些发育不良会被称为骨骺发育异常、干骺发育不良或骨干发育异常。如果脊柱受累，出现了除骨骺或干骺端改变以外的椎体高度减低（扁平椎）表现，则可用脊柱骨骺或脊椎骨骺发育不良来表述（图 33.6）。很少出现仅脊柱受累而长骨的骨骺或干骺端没有明显变化的情况，这种短躯干型的侏儒症被称为短躯干症（Gardner and Beighton 2003）。

已有一些优质的文章总结了骨骼发育不良的放射学和临床特征（Krakow and Remoin 2010; Unger 2002; Offiah and Hall 2003; Rimoin et al. 2007; Alanay and Lachman 2011）。

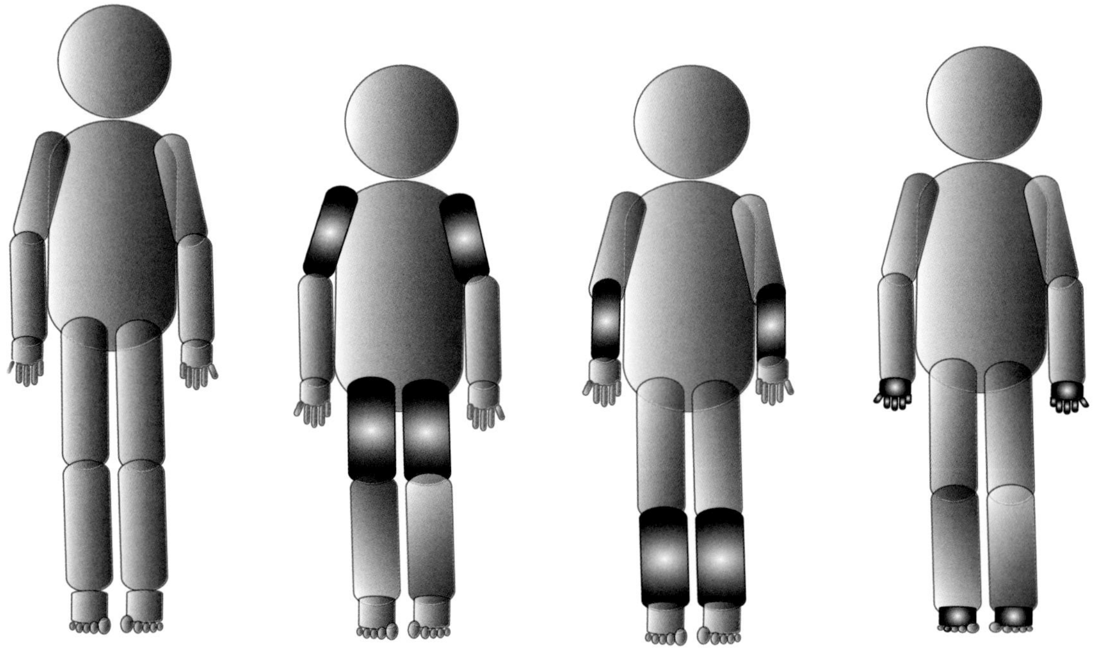


**图 33.3** 不同的骨骼发育不良的发育迟缓形式

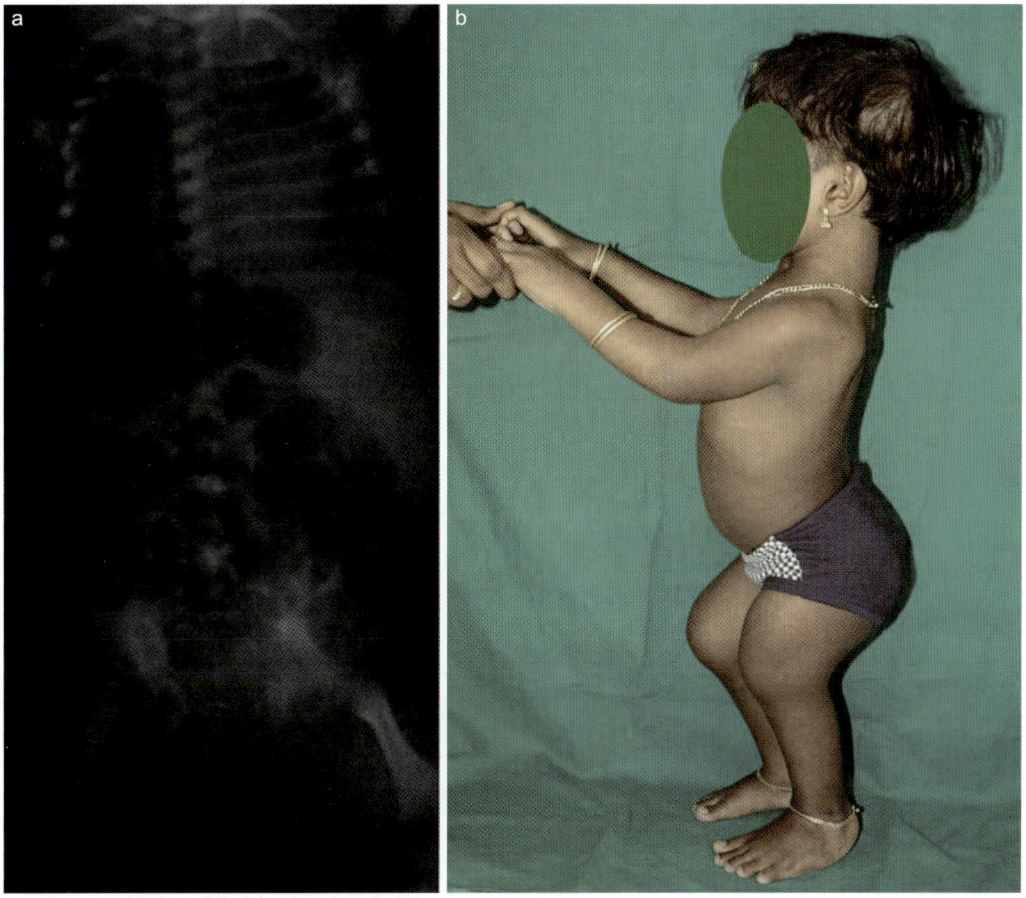


**图 33.4**　骨骺中可见点状钙化（a）；肢根型点状软骨发育不良患儿（b）

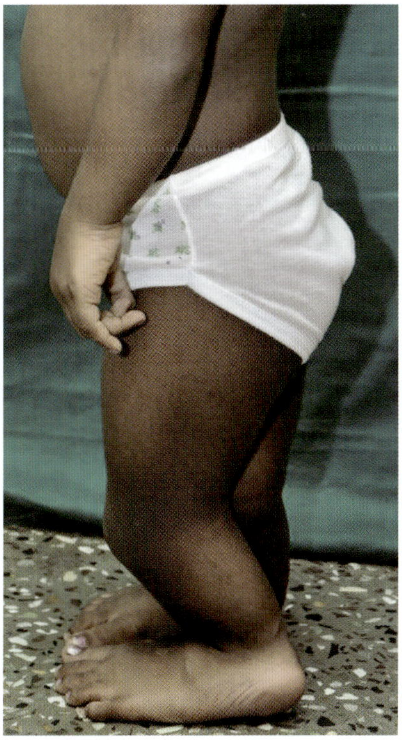

**图 33.5**　肢中型侏儒症

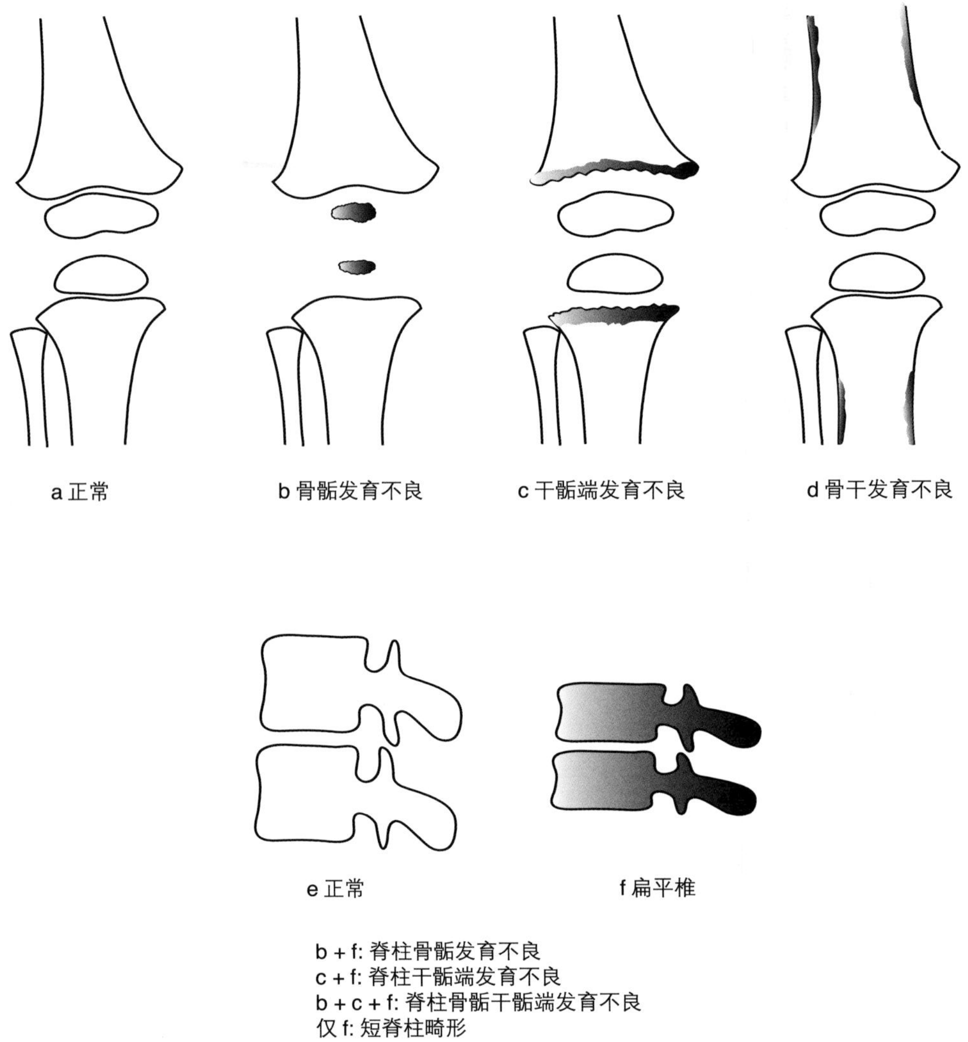


**图 33.6** 图示不同形式的骨骼发育不良时骨骼的变化。（a）正常；（b）骨骺发育不良；（c）干骺端发育不良；（d）骨干发育不良；（e）正常；（f）扁平椎

### 33.5.4 伴有身材矮小的综合征

身材矮小是多种畸形综合征的特征之一，这些综合征中相对较常见的包括 Turner 综合征、Noonan 综合征、Prader-Willi 综合征、Silver-Russell 综合征和 Aarskog-Scott 综合征。显著的宫内发育迟缓是 Silver-Russell 综合征的一个特征，因此侏儒症表现在出生时就很明显。而在许多其他综合征中，发育迟缓是出生后才出现的。

### 33.5.5 家族性身材矮小

常具有身材矮小的家族史。生长速度低于正常水平，但与第 5 百分位平行，且骨龄与年龄相符。成年身高低于正常水平，但与存在身材矮小的父母的身高相当。

## 33.6 建立诊断

确定儿童身材矮小的病因，见表 33.2。

表 33.2　确定儿童身材矮小的病因

| | | | | |
|---|---|---|---|---|
| **病史** | | | | |
| 没有身矮家族史 | 没有身矮家族史 | 可能有身矮家族史 | 可能有身矮家族史 | 常有身矮家族史 |
| 身矮通常在出生时不明显 | 身矮在出生时不明显 | 身矮可能在出生时明显 | 身矮可能在出生时明显 | 身矮可能在出生时明显 |
| **体格检查** | | | | |
| 身体状态：<br>营养不良或肥胖 | 身体状态：<br>瘦小 | 身体状态：<br>正常 | 身体状态：<br>正常 | 身体状态：<br>正常 |
| 生长模式：<br>线性增长减速 | 生长模式：<br>线性增长减速 | 生长模式：<br>正常 | 生长模式：<br>正常 | 生长模式：<br>正常（平行于较低百分比的生长曲线） |
| 没有面部畸形 | 没有面部畸形 | 有面部畸形 | 没有面部畸形 | 没有面部畸形 |
| 身体比例正常 | 身体比例正常 | 身体比例正常 | 身体比例改变 | 身体比例正常 |
| 初步诊断：<br>内分泌造成的身矮 | 初步诊断：<br>慢性系统性疾病导致的身矮 | 初步诊断：<br>综合征相关的身矮 | 初步诊断：<br>骨骼发育不良 | 初步诊断：<br>原发性侏儒症或家族性身矮 |
| **辅助检查** | | | | |
| $T_4$、TSH | — | — | — | $T_4$、TSH |
| IGF-1 和 IGFB-3 | — | — | — | IGF-1 和 IGFB-3 |
| — | 肾功能检查<br>肝功能检查<br>消化道吸收不良相关的检查 | — | — | |
| — | — | — | 骨骼检查 | |
| **诊断** | | | | |
| 内分泌失调<br>甲状腺功能减低（TSH 上升，$T_4$ 减低）<br>生长激素缺乏（甲状腺功能正常、IGF-1 和 IGFB-3 减低） | 慢性肾 \ 消化道 \ 肝疾病 | 综合征相关的身矮 | 骨骼发育不良 | 家族性身矮 |

（Benjamin Joseph 著　高景淳　范竟一 译）

## 参考文献


Alanay Y, Lachman R. A review of the principles of radiological assessment of skeletal dysplasias. J Clin Res Pediatr Endocrinol. 2011;3:163–78.

Gardner J, Beighton P. Brachyolmia: an autosomal dominant form. Am J Med Genet. 2003;116A:80–4.

Greulich W, Pyle S. Radiographic atlas of skeletal development of the hand and wrist. Stanford: Stanford University Press; 1959.

Krakow D, Remoin D. The skeletal dysplasias. Genet Med. 2010;12:327–41.

Offiah A, Hall C. Radiological diagnosis of the constitutional disorders of bone. As easy as A, B, C? Pediatr Radiol. 2003;33:153–61.

Redl G. Massive pyramidal tract signs after endotracheal intubation. A case report of spondyloepiphyseal dysplasia congenita. Anesthesiology. 1998;89:1262–4.

Rimoin D, Cohn D, Krakow D, et al. The skeletal dysplasias: clinical-molecular correlations. Ann N Y Acad Sci. 2007;1117:302–9.

Seaver L, Irons M. ACMG practice guideline: genetic evaluation of short stature. Genet Med. 2009;11:465–70.

Siklar Z, Berberoglu M. Syndromic disorders with short stature. J Clin Res Pediatr Endocrinol. 2014;6:1–8.

Tanner J, Whitehouse R, Marshall W, et al. Assessment of skeletal maturity and prediction of adult height (TW2 method). New York: Academic; 1975.

Unger S. A genetic approach to the diagnosis of skeletal dysplasia. Clin Orthop Relat Res. 2002;401:32–8.

Vogiatzi M, Copeland K. The short child. Pediatr Rev. 1998;19:92–9.

# 第 34 章　肢体局限性巨人症

## 34.1　引言

局部的巨人症常表现为患指 / 趾过度生长（图 34.1）导致的巨指 / 趾（图 34.2）。巨指 / 趾有三类分类方法（De Laurenzi 1962; Temtamy and McKusick 1978; Flatt 1994）；各种分类方法均有着相对应的临床依据（表 34.1）。

## 34.2　建立诊断的问题

- 巨人症是在生后或婴幼儿早期就被发现的吗?
- 巨人症是静止的还是不断进展的?
- 巨人症是否局限在一个或多个指 / 趾?
- 巨人症是否累及半个躯体?
- 是否合并有神经纤维瘤病、血管瘤、动静脉畸形以及束带?

巨人症是在生后或婴幼儿早期就被发现的吗?

一些巨人症是在生后或生后不久发现的，另一些则是在幼儿期出现。这些信息可以帮助诊断其潜在的病例类型。

巨人症是静止的还是不断进展的?

静止类型的巨人症相对容易治疗，而进展性的则难得多（Hardwicke et al. 2013）。

巨人症是否局限在一个或多个指 / 趾?

巨人症可能只累及一到两个指 / 趾，也可能累及整个肢体；而表现为累及指 / 趾的巨人症相对更好治疗。

巨人症是否累及半个躯体?

如果巨人症累及了半个躯体可归为半侧躯体肥大。这是 Beckwith-Wiedemann 综合征的表现。这类患者常可能出现肝或肾的恶性肿瘤，应提前检查证实。

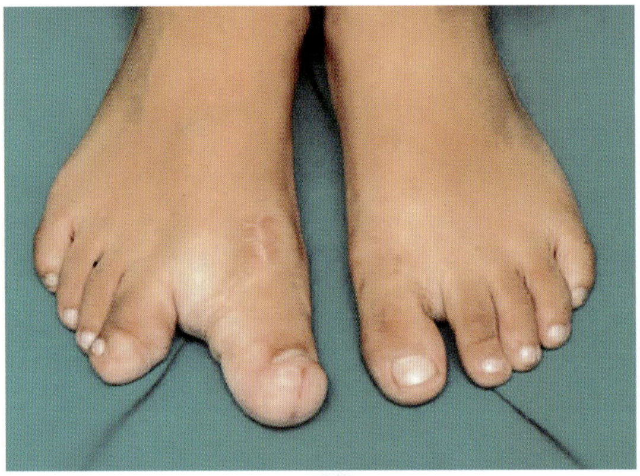

**图 34.1**　此巨趾症病变部位包括右足第一趾、第二趾。已进行了巨趾部分切除和骨骺融合术以限制第一、二趾的过度生长

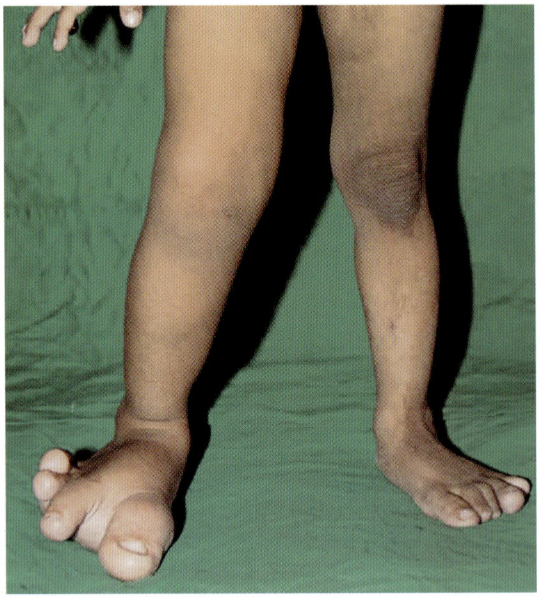

**图 34.2**　男性幼儿表现为右足巨趾；小腿与腓肠肌也存在过度生长，左足的第四趾也有轻度过度生长

表 34.1 巨指 / 趾的分类

| 分类提出者 | 分类依据 | 类型 |
| --- | --- | --- |
| De Laurenzi（1962） | 受累肢体的生长速度 | 1. 静止性巨指 / 趾<br>增大的指 / 趾与其余肢体保持一定比例<br>变现为生后或婴儿期出现<br>少见<br>2. 进展性巨指 / 趾<br>增大的指 / 趾不断增大，与其余肢体无法保持比例<br>2 岁左右出现<br>常见 |
| Temtamy 和 McKusick（1978） | 合并综合征 | 1. 孤立畸形<br>（a）真性巨指 / 趾<br>生后或生后不久发现<br>静止或进展性均可能<br>累及骨骼与软组织<br>（b）假性巨指 / 趾<br>首先累及软组织<br>常合并血管瘤<br>动静脉畸形，束带造成水肿<br>2. 综合征合并巨指 / 趾 |
| Flatt（1994） | 潜在疾病进展速度 | 1. Ⅰ型：脂肪纤维瘤病合并巨人症<br>2. Ⅱ型：神经纤维瘤病合并巨人症<br>3. Ⅲ型：巨人症并骨肥大<br>4. Ⅳ型：巨人症并半侧躯体肥大 |

是否合并有神经纤维瘤病、血管瘤、动静脉畸形以及束带?

治疗合并有其他疾病的巨人症患儿需要针对以上两个问题进行。不同合并症的自然史和转归有很大区别。

## 34.3 体格检查

### 34.3.1 外观

观察发生巨人症的部位并记录近端过度生长的范围；特别注意巨人症是否发生在双侧以及过度生长是对称的还是不对称的。

检查皮肤以及躯干是否有牛奶咖啡斑（34.3a, b）、色素沉着、毛细血管瘤（图 34.3c），表皮疣以及脑形结缔组织痣（cerebriform connective tissue nevi, CCTN）。

观察是否存在脊柱侧弯，胫骨弯曲以及前臂弯曲等畸形；以上畸形都提示可能存在神经纤维瘤病。

观察肢体与躯干是否肿胀（血管瘤或蔓状神经纤维瘤），观察是否存在前臂或小腿腓肠肌静脉曲张（图 34.4a, b）

### 34.3.2 感觉

触诊可及肢体与躯干的肿大，如果肿块是可压缩的，并且当肢体抬高时体积变小、肢体下垂时变大提示血管瘤。如果软组织肿胀并可以触及结节则提示静脉结石。如果骨性肿大提示内生软骨瘤。

## 34.4 辅助检查

**放射性检查**

行平片以了解肿大区域骨骼情况并辨别内生软骨瘤。平片发现胫骨弯曲时需要排除神经纤维瘤病合并的假关节。

**超声**

腹部超声有助于排除腹部恶性肿瘤。

**MRI**

MRI 扫描有助于更好地了解软组织过度生长的情况和边界（Jamis-Dow et al. 2004）。

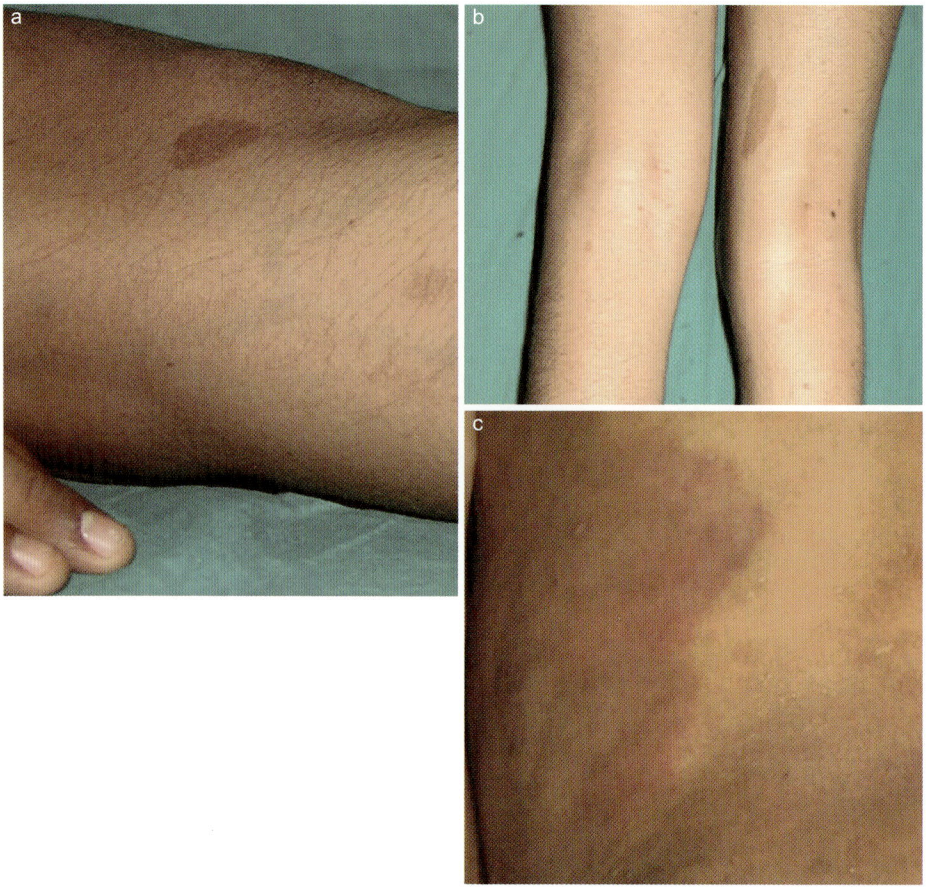


**图 34.3** 患有神经纤维瘤病的儿童表现为牛奶咖啡斑（a）与雀斑（b）。而巨人症合并血管畸形的患儿常表现为红酒斑（c）

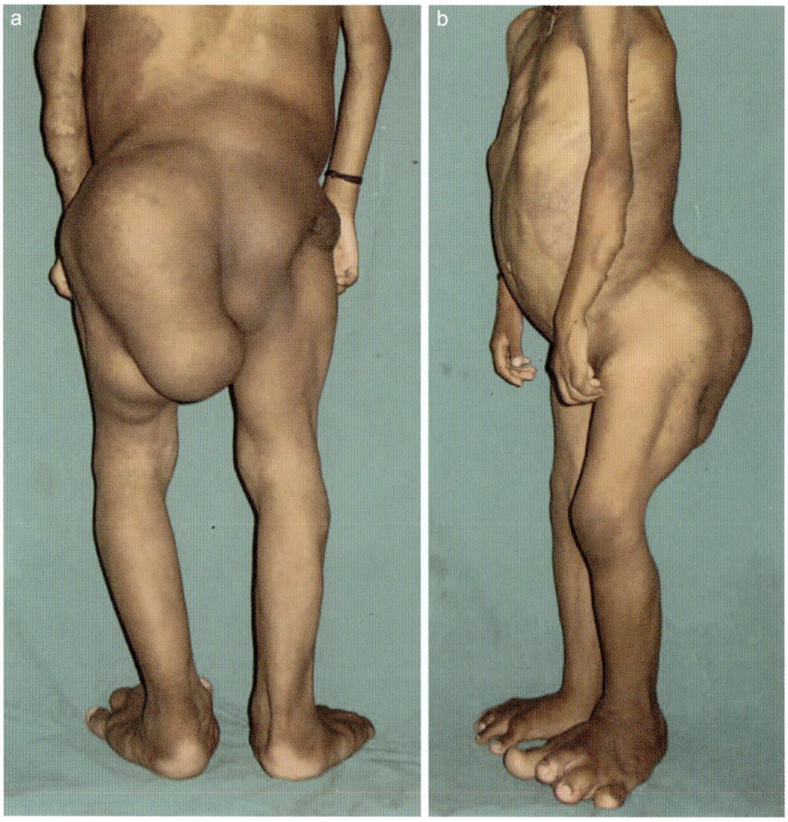


**图 34.4** （a，b）一名患有巨趾症和局部巨人症的男性患儿合并巨大血管瘤；左侧上肢可见静脉曲张

## 34.5　鉴别诊断

### 34.5.1　巨人症与脂肪纤维瘤病

巨指 / 趾更多发生在多个指 / 趾（图 34.1）。影响的指 / 趾分布常符合某个外周神经控制的范围；手部受累指 / 趾更多为正中神经支配的而不是尺神经支配。食指受累时常合并中指而不是拇指受累。足部则表现为中央部分脚趾较两侧脚趾更常受累（Bhat et al. 2005）。受累指 / 趾的神经也有增大，但神经功能正常。

### 34.5.2　巨人症与神经纤维瘤病

巨人症常合并有神经纤维瘤病 I 型或 II 型（NF-1 或 NF-2）。巨指 / 趾常合并丛状神经纤维瘤（Bendon and Giele 2013）。诊断 NF-1 的标准包括：近亲患有 NF-1、牛奶咖啡斑、神经纤维瘤、腋窝或腹股沟雀斑、视神经胶质瘤、虹膜异构体（Lisch 结节）以及骨骼损害（脊柱侧弯，脊柱后凸，胫骨假关节以及生长异常）。

### 34.5.3　巨人症与血管畸形

毛细血管瘤、肝海绵状血管瘤、静脉曲张、动静脉瘘都可能合并局部巨人症（图 34.4a, b）。最熟知的合并毛细血管瘤的就是 Klippel-Trenaunay 综合征（见第 34.5.5 章节）。

### 34.5.4　巨人症合并多发内生骨软骨瘤

多发内生软骨瘤（Ollier 病）是由于长骨以及手足骨的骨干软骨成骨异常所致。常表现为生长异常，成角畸形，上肢或下肢的局部巨人症（图 34.5）。

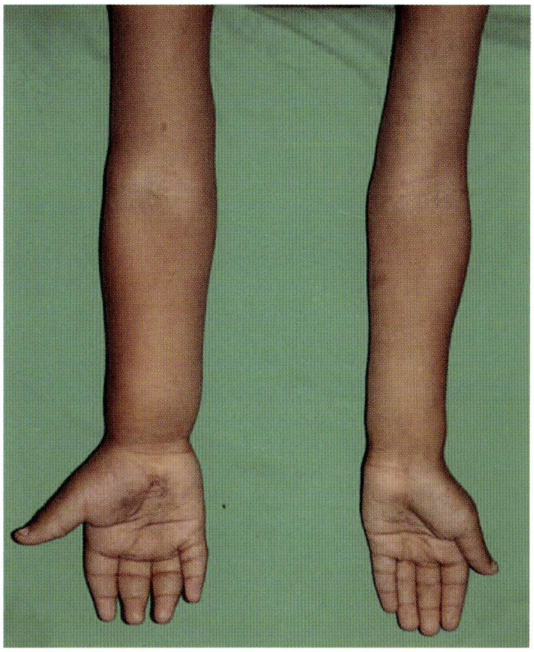

**图 34.5**　一位 Ollier 病患儿右上肢早期表现

### 34.5.5　综合征合并局部巨人症

很多综合征存在过度生长，但并不是所有都存在肢体局部巨大表现。具体存在肢体过度生长的综合征总结详见表格 34.2。

### 34.5.6　导致局部巨人症的罕见原因

有报道局部硬化症合并局部巨人症（Tung and Shih 2009），以及半肢畸形合并局部巨人症（Stockley and Smith 1985）。

## 34.6　建立诊断

建立诊断的概要流程见表 34.3。

表 34.2 合并肢体或半侧身体巨大的综合征主要特点

| 综合征 | 主要特点 | 说明 |
| --- | --- | --- |
| Beckwith-Wiedemann 综合征 | 偏侧肢体肥大<br>巨指 / 趾，眼球突出<br>易合并胚胎性肿瘤如 Wilms 肿瘤和肝母细胞瘤 | 怀孕后半程及生后几年生长过快<br>30% ~ 50% 婴儿有血糖过低<br>常合并内脏肥大 |
| Proteus 综合征（Cohen 2013） | 脑形结缔组织痣<br>肢体、颅骨、内脏不成比例的过度生长<br>20 岁以前易出现肿瘤（卵巢囊腺瘤 / 腺瘤）<br>脂肪瘤<br>血管畸形（毛细血管 / 静脉 / 淋巴）<br>面部畸形 | 有三条诊断依据（Biesecker 2006）：<br>病损部位不对称<br>散发<br>病程不断进展<br>幼儿可见深静脉血栓与肺栓塞 |
| Klippel-Trenaunary-Weber 综合征 | 毛细血管瘤<br>静脉曲张并静脉畸形<br>软组织与骨骼肥大 | 67% 有三种以上表现<br>98% 有毛细血管瘤或红酒斑<br>常出生时就存在<br>常单侧发病 - 在中线停止<br>罕见合并 Kasabach-Merritt 综合征，但致命 |
| Maffucci 综合征 | 多发内生软骨瘤<br>多发血管瘤<br>内生软骨瘤恶变可能 | 半数病例合并静脉结石，三分之二畸形进展<br>通常生后不明显 |

表 34.3 根据局部巨肢的病因建立诊断

| 病史 | | | | | |
| --- | --- | --- | --- | --- | --- |
| 生后可见局部过度生长 | 出生后无过度生长 | 生后可见局部过度生长 | 出生时可见过度生长 | 出生时可见过度生长 | 出生时无过度生长 |
| **体格检查** | | | | | |
| 巨指 / 趾<br>主要为正中神经支配手指或者足底正中神经支配的足趾 | 巨指 / 趾或部分巨肢 | 巨指 / 趾或部分巨肢 | 偏侧肢体肥大 | 巨指 / 趾或部分巨肢 | 巨指 / 趾或整个肢体、头骨、椎体肥大 |
| 无牛奶咖啡斑，无腋窝雀斑 | 存在牛奶咖啡斑或腋窝雀斑 | 无牛奶咖啡斑，无腋窝雀斑 | 无牛奶咖啡斑，无腋窝雀斑 | 无牛奶咖啡斑，无腋窝雀斑 | 无牛奶咖啡斑，无腋窝雀斑 |
| 无血管瘤 | 无血管瘤 | 毛细血管瘤（红酒斑）<br>海绵状血管瘤 | 无血管瘤 | 可存在毛细血管瘤 | 可存在毛细血管瘤 |
| 无静脉曲张 | 无静脉曲张 | 存在静脉曲张 | 无静脉曲张 | 无静脉曲张 | 无静脉曲张 |
| 无神经纤维瘤 | 可存在神经纤维瘤（特别是丛状神经纤维瘤） | 无神经纤维瘤 | 无神经纤维瘤 | 无神经纤维瘤 | 无神经纤维瘤 |
| 增大的指 / 趾可存在骨骼畸形 | | | | 常存在骨骼畸形并累及多处骨骼 | 骨骼畸形累及多处骨骼并随时间不断进展 |
| 无骨骼膨大 | 无骨骼膨大 | 无骨骼膨大 | 无骨骼膨大 | 手足及长骨均存在骨骼膨大 | 无骨骼膨大 |
| 无脊柱侧凸<br>无胫骨假关节 | 脊柱侧凸 / 胫骨前弯合并 / 不合并假关节 | 无脊柱侧凸<br>无胫骨假关节 | 无脊柱侧凸<br>无胫骨假关节 | 无脊柱侧凸<br>无胫骨假关节 | 无脊柱侧凸<br>无胫骨假关节 |
| 可疑诊断：<br>巨趾合并脂肪纤维瘤 | 可疑诊断：<br>局部巨趾合并神经纤维瘤 | 可疑诊断：<br>局部巨趾合并 Klippel-Trenaunay 综合征（静脉畸形骨肥大综合征） | 可疑诊断：<br>偏侧肥大 | 可疑诊断：<br>局部巨趾合并 Ollier 病 /Maffucci 综合征 | 可疑诊断：<br>局部巨趾合并 Proteus 综合征（海神综合征） |

表 34.3（续）

| 检查 | | | | | |
|---|---|---|---|---|---|
| X线平片：可显示近端过度生长情况 | X线平片：可显示骨骼过度生长情况及证实是否存在胫骨假关节及脊柱侧凸 | X线平片：可显示近端过度生长情况<br>可显示血管瘤中的静脉结石 | X线平片：可显示近端过度生长情况 | X线平片：可显示近端过度生长情况<br>可显示累及骨骼内生软骨瘤 | X线平片：可显示近端过度生长情况 |
| **诊断** | | | | | |
| 巨趾合并脂肪纤维瘤 | 局部巨肢合并神经纤维瘤 | 局部巨肢合并 Klippel-Trenaunay 综合征（静脉畸形骨肥大综合征） | 偏侧肥大或偏侧肥大合并 Beckwith-Wiedemann 综合征 | 局部巨肢合并 Ollier 病 /Maffucci 综合征 | 局部巨肢合并 Proteus 综合征（海神综合征） |

（Bejamin Joseph 著　曹　隽　冯　磊　译）

## 参考文献


Bendon CL, Giele HP. Macrodactyly in the setting of a plexiform schwannoma in neurofibromatosis type 2: case report. J Hand Surg Am. 2013;38:740–4.

Bhat AK, Bhaskaranand K, Kanna R. Bilateral macrodactyly of the hands and feet with post-axial involvement – a case report. J Hand Surg Br. 2005;30:618–20.

Biesecker L. The challenges of Proteus syndrome: diagnosis and management. Eur J Hum Genet. 2006;14:1151–7.

Cohen Jr MM. Proteus syndrome review: molecular, clinical, and pathologic features. Clin Genet. 2014;85:111–9.

De Laurenzi V. Macrodactyly of the middle finger. G Med Mil. 1962;112:401–5.

Flatt AE. Large fingers. In: Flat AE, editor. The care of congenital hand anomalies. 2nd ed. St. Louis: Quality Medical Publishing; 1994. p. 317–33.

Hardwicke J, Khan MA, Richards H, et al. Macrodactyly – options and outcomes. J Hand Surg Eur Vol. 2013;38:297–303.

Jamis-Dow CA, Turner J, Biesecker LG, et al. Radiologic manifestations of Proteus syndrome. Radiographics. 2004;24:1051–68.

Stockley I, Smith TW. Dysplasia epiphysealis hemimelica an unusual case of macrodactyly of the thumb. J Hand Surg Br. 1985;10:249–50.

Temtamy SA, McKusick VA. The genetics of hand malformations. Birth Defects Orig Artic Ser. 1978;14:i–xviii, 1–619.

Tung HE, Shih SL. Tuberous sclerosis with rare presentation of macrodactyly. Pediatr Radiol. 2009;39:878.

# 第 35 章　后天性肢体不等长

## 35.1　引言

下肢长度的不相等可由先天的或后天的原因造成。肢体不等长的先天因素已在第 15 章阐述，所以不在本章进行过多描述。后天性肢体长度不等的原因众多，自然史各不相同；正确的诊断对适当治疗措施的制订是至关重要的。

在调查短缩的原因之前，应首先确认下肢短缩是真正的短缩而不是表面上的。髋关节或膝关节畸形均可以引起下肢长度不等。髋关节内收挛缩会使患侧肢体出现短缩；同样，一侧髋外展挛缩会表现为对侧的肢体短缩。髋关节和膝关节屈曲挛缩也可导致一侧肢体短缩，即使双下肢肢体的实际长度是相等的。明显的下肢短缩的处理包括确认受影响关节的病理原因和纠正关节畸形。

真正的肢体长度不等发生在下肢异常短小或异常增长的情况，由过度生长综合征所造成的肢体长度异常的原因我们已在 34 章进行了讨论，不在本章进行赘述。接下来我们进一步讨论真正导致肢体短缩的原因。

## 35.2　建立诊断的问题

- 肢体长度的差异在进展吗？
- 发病是突然的还是逐渐进展的？
- 有外伤或感染史吗？
- 是否有神经系统疾病史？
- 哪个部位出现短缩？
- 肢体短缩是否伴有成角畸形？
- 是否存在相关的肌肉萎缩？
- 是否有与短肢步态相关的避痛步态或 Trendelenburg 步态？

**肢体长度的差异在进展吗？**

肢体长度差异逐渐增加提示较短一侧肢体的生长受到影响，这意味着一个或多个生长板被破坏。考虑到双下肢长度差异的渐进及生长板损伤对治疗措施的制订非常重要。

**发病是突然的还是逐渐进展的？**

突然发病不能归因于生长障碍，但很可能是由于突然的结构变化引起，如麻痹性髋关节脱位、SCFE（股骨头骨骺滑脱）及 Perthes 病所造成的骨骺塌陷。

**有外伤或感染史吗？**

由创伤、感染或骨折碎片畸形愈合造成的骨骺损伤可导致肢体短缩。

**是否有神经系统疾病史？**

儿童脑瘫、脊膜膨出、脊髓灰质炎和其他神经系统疾病可以引起进行性肢体短缩。

**哪个部位出现短缩？**

是否涉及所有部分（比如股骨、胫骨和足），还是局部？单发的肢体短缩通常可于创伤后或感染的情况下观察到。单发的股骨短缩也可以提示髋关节脱位。

**肢体短缩是否伴有成角畸形？**

膝或踝关节的成角畸形可在骨骺损伤后出现（如创伤性或感染性骨骺损伤、Blount 病等）。可有手术后出现畸形的病史。关节畸形可见于麻痹症状。股骨或胫骨畸形可以在骨折畸形愈合之后看到。

**是否存在相关的肌肉萎缩？**

在下运动神经元麻痹中可观察到明显的肌肉萎缩（如脊髓灰质炎、脊柱裂等）；上运动神经元麻痹（如大脑性麻痹）中肌肉萎缩不太明显。肌肉萎缩也可见于儿童的疼痛性关节病（如髋关节结核病、Perthes 病等）。

是否有与短肢步态相关的避痛步态或 Trendelenburg 步态?

所有肢体短缩的患儿都会有短肢步态，伴或不伴短缩的代偿（见表 24.2）。另外，会出现避痛步态或 Trendelenburg 步态。在 Perthes 病和 SCFE 中可以看到一种避痛步态。如果存在髋关节脱位、股骨头破坏、髋内翻或髋外展无力则会出现 Trendelenburg 步态（见表 24.2）。

## 35.3 体格检查

### 35.3.1 视

观察肢体并回答以下问题：短缩部位在哪？短缩的程度如何？在关节或大腿及腿部有相关的成角畸形吗？有肌肉萎缩吗？

观察孩子的步态并回答问题：跛行是纯粹的短肢步态吗？

短肢步态是否为了避免疼痛？除了有短肢步态是否还存在 Trendelenburg 步态？

### 35.3.2 触

如果存在畸形，触诊找到畸形部位，确定是否存在肌肉挛缩或皮肤的瘢痕形成（例如，蜡泪样骨病）。

### 35.3.3 动

检查髋关节、膝关节和踝关节的被动活动范围。确定这些关节是否有挛缩。

### 35.3.4 特殊检查

**评估肢体长度差异**

下肢全长的测量使用 block 方法，此法被认为是评估下肢长度差异最可靠的方法（Woerman and Binder-Macleod 1984）。使用从髂前上棘到内踝的测量方法显然是不准确的（Stanitski 1999）。

## 35.4 辅助检查

### 35.4.1 X 线平片

如果患儿可以站立，则行站立位双下肢后前位片，范围从骨盆到脚踝，确保两侧髌骨朝前。评估机械轴；画一条线从股骨头的中心到胫骨、踝关节的中心，此线应穿过膝关节中心。如果带标尺也可以对肢体的总体长度进行评估，如果孩子不能站立，可行卧位片。

如果病变在髋关节，则行髋关节正位片和蛙式位骨盆 X 线片；如果在股骨，则需要行双侧股骨正侧位 X 线片检查。

如果有明显的肢体短缩，则可以行 X 线片。只要没有关节挛缩，就可以准确测量股骨和胫骨长度。

行手和腕的 X 线检查，以估计患儿的骨骼年龄以便制订治疗计划。

### 35.4.2 CT 扫描

如果存在关节挛缩，则应该行 CT 扫描，因为实际的骨长度可以通过 CT 测量方法进行测量（Stanitski 1999）。

### 35.4.3 其他影像学检查

进行进一步的影像学检查以更准确地定义导致短缩的病变的潜在病理过程。

如果有植入物影响的问题，则进行 CT 扫描和 MRI 扫描，以确定生长板的解剖位置及其各物理层面的横截面积（Khoshhal and Kiefer, 2005）。

如果担心潜在的病理是肿瘤性的，则根据初始的影像进一步行 CT 和 MRI 扫描。

## 35.5 鉴别诊断

### 35.5.1 继发性感染的生长停滞造成的肢体短缩

由化脓性关节炎和骨髓炎导致的骨骺破坏并不

少见。伴随的肢体短缩和畸形是渐进的。发生感染时儿童的年龄越小，腿部长度差异越明显。容易导致感染性骨骺闭塞和生长畸形的几个因素已被确定（Frank et al. 2005; Samora and Klingele 2013）。髋关节炎和幼年期股骨近端急性骨髓炎可导致髋关节快速破坏，从而导致骺板阻滞和髋关节畸形（图35.1），以致整个股骨近端的侵略性破坏并继发髋关节脱位（图35.2）。爆发性紫癜，无论是由于脑膜炎球菌菌血症或其他化脓菌感染引起，可反复引起下肢的多次骺板损伤从而导致腿部长度差异和成角畸形（Belthur et al. 2005; Canaves et al. 2010; Park and Bradish 2011）。X线检查特点为骨骺的中央隆起。

## 35.5.2 创伤导致的肢体短缩

创伤后引起的肢体短缩可能是由于骨骺损伤或畸形愈合引起。由于畸形引起的短缩通常发生于股骨骨折，并且通常在骨折愈合后短期内发现。

骨骺损伤引起的短缩可能在几年后才能确认。肢体短缩通常是由于骨骺骨折所造成的骺板直接损伤引起（图35.3），很少会因重大创伤造成的严

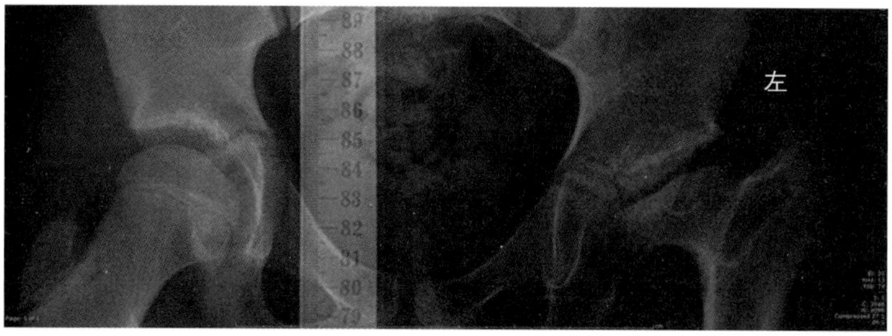


图 35.1 X线片显示8个月大的幼儿因左侧化脓性髋关节炎引起的中度下肢不等长

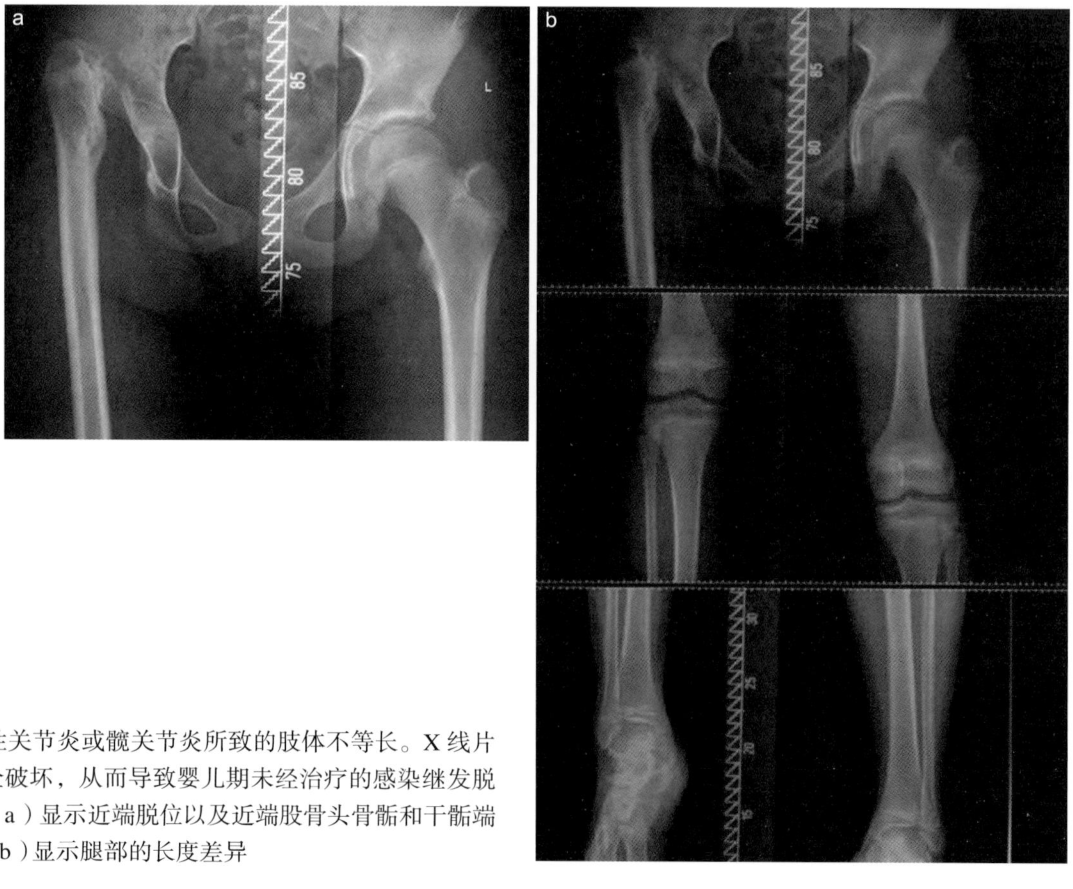


图 35.2 婴幼儿脓毒性关节炎或髋关节炎所致的肢体不等长。X线片显示股骨头颈部被完全破坏，从而导致婴儿期未经治疗的感染继发脱位。骨盆正位X线片（a）显示近端脱位以及近端股骨头骨骺和干骺端的破坏情况。扫描图（b）显示腿部的长度差异

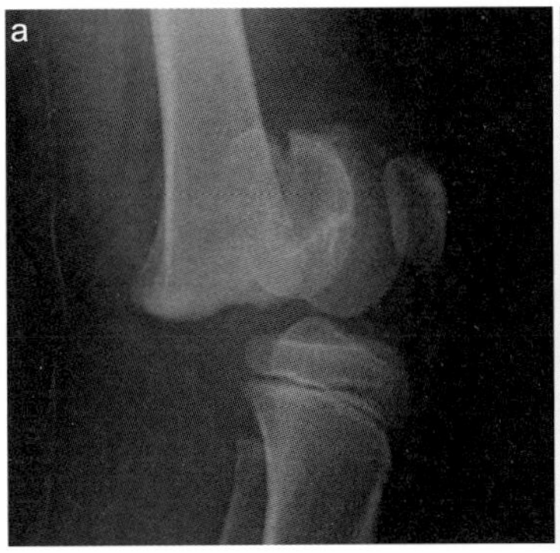


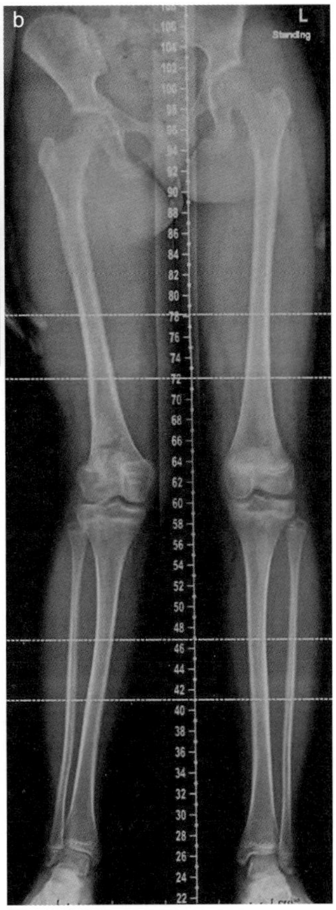


图 35.3　由于骨骺外伤与生长停滞导致腿部不等长。（a）9 岁患儿，股骨远端 Salter Ⅰ型骨折伴明显移位。（b）12 岁患儿，几乎完全的骨骺早闭所造成的双下肢长度明显差异和轻度外翻畸形

重软组织损伤引起（Bowler et al. 1990; Hresko and Kasser 1989）。当骨骺周围发生损伤时，不仅能造成肢体长度差异，而且会出现成角畸形。股骨远端（Arkader et al. 2007; Eid and Hafez 2002; Kasser 1990）和胫骨远端（Blackburn et al. 2012）非常容易出现这个问题。累及胫骨近端的骨折较少见，因此，骨折引起的畸形也较少见（Pappas et al. 1984; Vrettakos et al. 2012）。股骨颈骨折导致的骨骺骨折可造成畸形；然而，这些通常是由于畸形愈合（创伤性髋内翻）或股骨头缺血坏死所引起的股骨头塌陷和肢体短缩所致。

### 35.5.3　下肢获得性疾病引起的肢体短缩

#### 发育性髋关节发育不良

在诊断为晚期 DDH 的患儿，由于脱位的髋关节的近端移位可导致肢体短缩。治疗 DDH 患儿过程中，治疗本身可能导致短缩（如股骨截骨）或缺血性坏死并伴随髋内翻。病史和影像资料将有助于正确诊断。

#### 股骨头骨骺滑脱（SCFE）

SCFE 患儿由于两个不同的原因可以进展为肢体短缩：滑脱本身所致和治疗的后遗症。SCFE 随着逐渐进展的骨骺滑脱，导致股骨干骺端向近端迁移，随后出现短缩（Kim et al. 2013）。用螺钉固定治疗后，特别是在患有 SCFE 的年轻患者中（Segal et al. 1991），过早骨骺闭合会进一步导致肢体短缩。

#### Legg-Calvé-Perthes 病

该病患儿肢体短缩可由于骨骺坍陷及髋内翻引起，往往是骨骺坏死愈合后的结果。（Grzegorzewski et al. 2005）。肢体短缩也可能由于股骨头骨骺过早闭合造成。

#### 胫骨内翻

胫骨内翻（Blount 病），尤其是婴幼儿型，容易发展为伴随内翻畸形的肢体短缩（Birch 2013）。这是由于胫骨近端内侧骨骺显著的生长迟缓引起。

## 35.5.4 继发于神经系统疾病的肢体短缩

儿童偏瘫性脑瘫（Riadet al. 2010）、脊髓灰质炎（Emara and Khames 2008）和其他中枢神经系统和（或）脊髓疾病（横贯性脊髓炎），可以由于神经系统损伤/受累的不对称而导致肢体长度出现差异（Gourineni et al. 2009）。

## 35.5.5 肿瘤性和发育不良

许多患良性肿瘤的儿童，包括软骨瘤病（Shapiro 1982）、多发性骨软骨瘤病（Clement et al. 2012; Schmale et al. 1994）、局灶性纤维性发育不良、蜡泪样骨病（Campbell et al. 1968; Younge et al. 1979）、半骺发育不良（Trevor 病）（Smith et al. 2007）、骨囊肿（Glowacki et al. 2011）（单纯性和动脉瘤性）均可引起下肢短缩（图 35.4 和 35.5）。

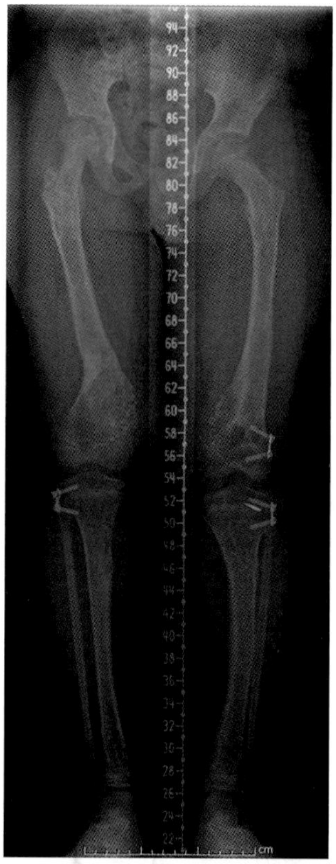

图 35.4 8 岁男孩，Ollier 病所造成的下肢不等长

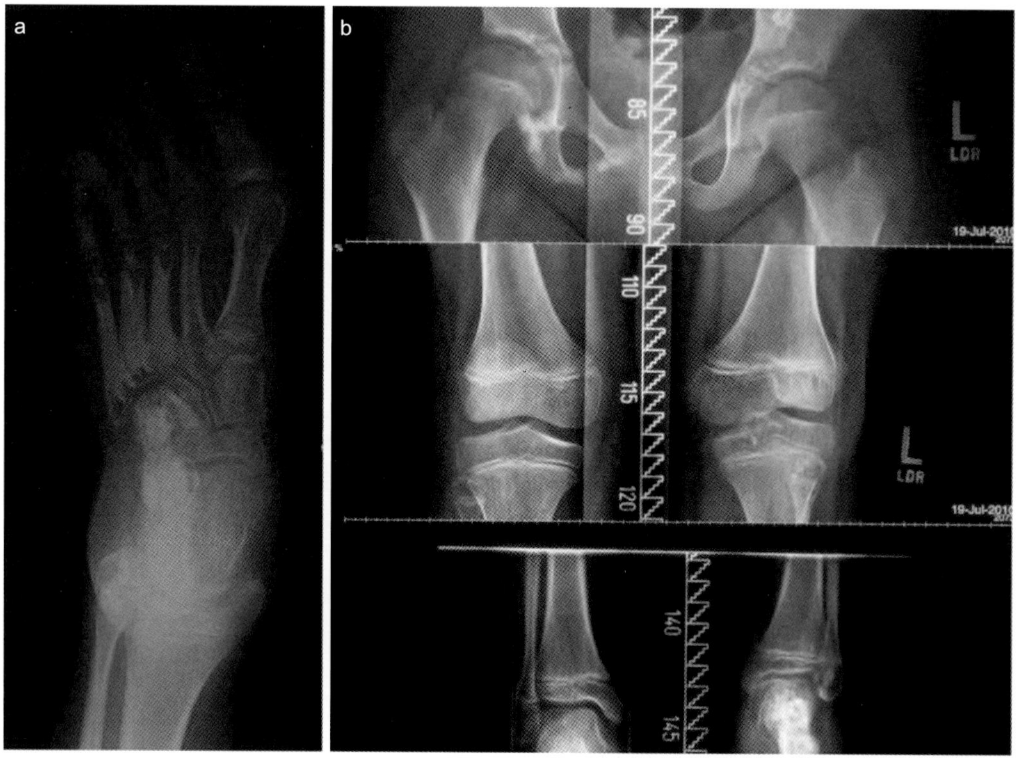


图 35.5 8 岁女孩，由蜡泪样骨病引起的下肢不等长。（a）注意骨骼存在经典的烛泪样改变；（b）平片显示腿部不等长度，存在骨质增生一侧较短（左侧）

### 35.5.6　其他原因引起的短缩

在新生儿或婴幼儿行动脉插管可导致下肢短缩（Macnicol and Anagnostopoulos 2000）（图 35.6），静脉注射液在新生儿腿部的渗出也可能导致生长停滞（Sanpera et al. 1994）。

## 35.6　建立诊断

表 35.1 和表 35.2 列出了建立诊断方法的概要。

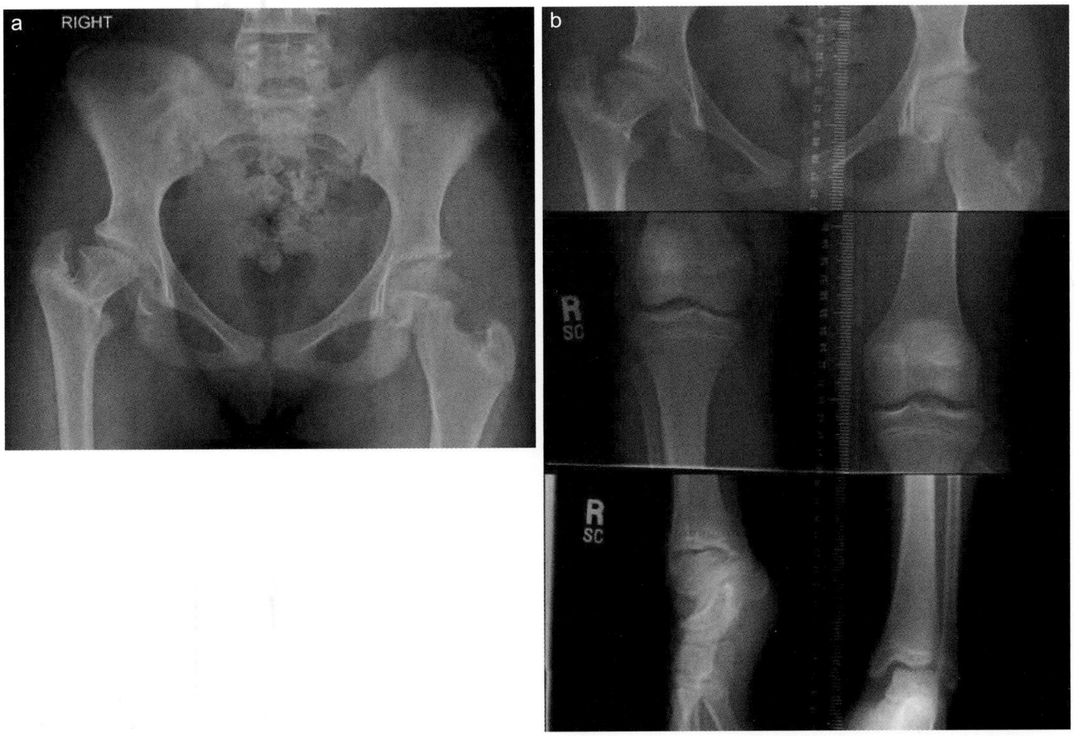


图 35.6　婴儿期多次股动脉插管所引起的双侧下肢不等长。（a）13 岁患儿，骨盆正位 X 线片显示完全性右股骨近端骺板闭合，导致股骨头较小合并髋内翻及关节 - 转子间的距离的减小。左股骨近端可见由横向骨骺阻滞导致的髋外翻畸形。（b）X 线片显示明显的双下肢不等长，右下肢明显短于左下肢

表 35.1 具有创伤或感染史的下肢不等长的诊断概要

| | | | | |
|---|---|---|---|---|
| **病史** | | | | |
| 有外伤病史 | 有外伤病史 | 有感染病史 | 有感染病史 | 有感染病史 |
| 短缩不是进行性的（可能是某种程度上减少了差异） | 进行性肢体短缩 | 进行性肢体短缩 | 进行性肢体短缩 | 进行性肢体短缩 |
| 骨折愈合后即出现短缩 | 短缩发现时间较晚 | 短缩发现时间较晚 | 短缩发现时间较晚 | 短缩发现时间较晚 |
| 骨折不累及骨骺 | 骨折累及骨骺 | 感染累及干骺端 | 感染累及干骺端 | 感染累及干骺端 |
| **体格检查** | | | | |
| 下肢的一个节段较短<br>（+）Galeazzi 征提示股骨短缩<br>膝关节与内踝位于同一水平，不在同一水平提示胫骨短缩 | 下肢的一个节段较短<br>（+）Galeazzi 征提示股骨短缩<br>膝关节与内踝位于同一水平，不在同一水平提示胫骨短缩 | 下肢的一个节段较短<br>（+）Galeazzi 征提示股骨短缩<br>膝关节与内踝位于同一水平，不在同一水平提示胫骨短缩 | 下肢多个部位存在短缩畸形 | 下肢的一个节段较短<br>（+）Galeazzi 征不提示胫骨短缩 |
| 伴或不伴成角畸形 | 伴有成角畸形 | 伴有成角畸形 | 伴有成角畸形 | 可有轻度成角畸形 |
| 当股骨有短缩时，髋关节旋转可能是不对称的 | 可能存在膝关节或踝关节的屈曲或伸直畸形 | 可能存在膝关节或踝关节的屈曲或伸直畸形 | 可能存在膝关节或踝关节的屈曲或伸直畸形 | 髋关节外展可受限 |
| （±）Trendelenburg 步态 | （±）Trendelenburg 步态 | （—）Trendelenburg 步态 | （±）Trendelenburg 步态 | （+++）Trendelenburg 步态 |
| **辅助检查** | | | | |
| 站立位双下肢全长 X 线片：<br>可见骨骼短缩<br>可显示相关的成角畸形（外翻 / 内翻） | 站立位双下肢全长 X 线片：<br>可见骨骼短缩<br>通常可见相关的成角畸形（外翻 / 内翻）<br>受累关节的 X 线片往往提示可疑的骨骺早闭 | 站立位双下肢全长 X 线片：<br>可见骨骼短缩<br>通常可见相关的成角畸形（外翻 / 内翻）<br>受累关节的 X 线片往往提示可疑的骨骺早闭<br>无关节脱位 | 站立位双下肢全长 X 线片：<br>可见骨骼短缩<br>通常可见相关的成角畸形（外翻 / 内翻）<br>受累关节的 X 线片往往提示可疑的骨骺早闭，通常位于骨骺的中心 | 站立位双下肢全长 X 线片：<br>存在髋关节脱位<br>通常情况下，整个股骨头不可见 |
| 不需要行 MRI/CT 扫描进行诊断 | MRI/CT 扫描：可见闭合的骺板 | MRI/CT 扫描：可见闭合的骺板 | MRI/CT 扫描：可见闭合的骺板 | 进行诊断不需要行 MRI/CT 扫描 |
| **诊断** | | | | |
| 股骨或胫骨骨折畸形愈合 | 外伤性骨骺早闭 | 由骨髓炎和（或）化脓性关节炎引起的骨骺早闭 | 暴发性紫癜引起的骨骺早闭 | 干骺端骨髓炎及化脓性髋关节炎导致的感染性髋关节脱位 |

表 35.2　发育和神经性疾病引起的下肢短缩诊断概要

| | | | | | |
|---|---|---|---|---|---|
| **病史** | | | | | |
| 在婴儿期或幼年时期发现 | 在儿童中期发现 | 在儿童 / 青春期后期可注意到 | 在儿童和 / 或青春期可注意到 | 在儿童和 / 或青春期可注意到 | 在儿童和 / 或青春期可注意到 |
| 没有明显的儿童期发病病史及伴随的肌肉无力 | 没有明显的儿童期发病病史及伴随的肌肉无力 | 没有明显的儿童期发病病史及伴随的肌肉无力 | 没有明显的儿童期发病病史及伴随的肌肉无力 | 没有明显的儿童期发病病史及伴随的肌肉无力 | 可有明显的儿童期发病病史及伴随的肌肉无力 |
| 没有产前 / 围产期难产的病史 | 没有产前 / 围产期难产的病史 | 没有产前 / 围产期难产的疾史 | 没有产前 / 围产期难产的病史 | 可能有产前 / 围产期难产的病史 | 没有产前 / 围产期难产的病史 |
| **体格检查** | | | | | |
| 下肢的一个节段短缩<br>（+）Galeazzi 征<br>胫骨无差异 | 下肢的一个节段短缩<br>（+）Galeazzi 征<br>胫骨无差异 | 下肢的一个节段短缩<br>（+）Galeazzi 征<br>胫骨无差异 | 下肢的一个节段短缩<br>（—）Galeazzi 征<br>可见胫骨短缩 | 下肢两个节段均短缩 | 下肢两个节段均短缩<br>胫骨往往比股骨受累更常见 |
| 髋关节外展减少<br>髋关节内旋加大<br>屈曲挛缩 ± | 髋关节外展和内旋减少<br>髋关节屈曲挛缩 + | 髋关节外展、内旋及外旋活动不同程度受限 | 膝关节检查显示外侧韧带松弛引起的内翻畸形 | 不同程度的髋关节，膝关节和踝关节运动减少 | 通常被动活动增加 |
| （+）Trendelenburg 步态 | （ ± ）Trendelenburg 步态 | （ ± ）Trendelenburg 步态 | （—）Trendelenburg 步态 | 经常伴有轻度的髋关节 / 膝关节 / 踝关节屈曲挛缩 | 伴或不伴髋关节 / 膝关节 / 踝关节挛缩 |
| 除了 Trendelenburg 步态，一般下肢运动力量正常 | 除了 Trendelenburg 步态，一般下肢运动力量正常 | 除了 Trendelenburg 步态，一般下肢运动力量正常 | 除了 Trendelenburg 步态，一般下肢运动力量正常 | 不同程度的痉挛性肌肉无力 | 肌无力程度不一 |
| **辅助检查** | | | | | |
| 站立位双下肢全长正位片：<br>发育性髋关节脱位<br>正位和蛙式位 X 线片将显示不同程度的髋臼发育不良引起的髋关节脱位 | 站立位双下肢全长正位片：<br>不同程度的股骨短缩和髋内翻<br>正位和蛙式位骨盆 X 线片可提示 Perthes 病 | 站立位双下肢全长正位片：<br>轻度下肢不等长<br>正位和蛙式位骨盆 X 线片可提示 SCFE | 站立位双下肢全长正位片：<br>可见短缩的骨骼<br>经常伴有骨骼的成角畸形（外翻 / 内翻）<br>受累关节 X 线片往往提示可疑的骨骺闭合，经常位于骨骺的中心 | 站立位双下肢全长正位片：<br>股骨和胫骨短缩<br>可能出现骨骼和关节的成角畸形（外翻 / 内翻）<br>膝关节侧位 X 线片可显示髌骨 | 站立位双下肢全长正位片：<br>股骨和胫骨短缩<br>胫骨短缩通常大于股骨<br>可能出现骨和关节的成角畸形（外翻 / 内翻） |
| 进行诊断不需要行 MRI/CT 扫描 | 进行诊断不需要行 MRI/CT 扫描 | 进行诊断不需要行 MRI/CT 扫描 | 进行诊断不需要进行 MRI/CT 扫描<br>可显示胫骨近端骨骺闭合 | 进行诊断不需要行 MRI/CT 扫描 | 进行诊断不需要行 MRI/CT 扫描 |
| **诊断** | | | | | |
| 发育性髋关节脱位 | Legg-Calvé-Perthes 病 | 股骨头骨骺滑脱 | 小儿胫骨内翻（Blount 病） | 偏瘫脑性麻痹引起的腿部不等长 | 脊髓灰质炎引起的腿部不等长 |

（Randall T. Loder 著　刘　虎　宋宝剑 译）

## 参考文献

Arkader A, Warner Jr WC, Horn BD, et al. Predicting the outcome of physeal fractures of the distal femur. J Pediatr Orthop. 2007;27:703–8.

Belthur MV, Bradish CF, Gibbons PJ. Late orthopaedic sequelae following meningococcal septicemia. J Bone Joint Surg [Br]. 2005;87-B:236–40.

Birch JG. Blount disease. J Am Acad Orthop Surg. 2013;21:408–18.

Blackburn EW, Aronsson DD, Rubright JH, et al. Ankle fractures in children. J Bone Joint Surg Am. 2012; 94-A:1234–44.

Bowler JR, Mubarak SJ, Wenger DR. Tibial physeal closure and genu recurvatum after femoral fracture: occurrence without a tibial traction pin. J Pediatr Orthop. 1990;10:653–7.

Campbell CJ, Papademetriou T, Bonfiglio M. Melorheostosis. A report of the clinical, roentgenographic, and pathological findings in fourteen cases. J Bone Joint Surg Am. 1968;50-A:1281–304.

Canavese F, Krajbich JI, LaFleur BJ. Orthopaedic sequelae of childhood meningococcemia: management considerations and outcome. J Bone Joint Surg Am. 2010;92-A:2196–203.

Clement ND, Duckworth AD, Baker ADL, et al. Skeletal growth patterns in hereditary multiple exostoses: a natural history. J Pediatr Orthop B. 2012;21:150–4.

Eid AM, Hafez MA. Traumatic injuries of the distal femoral physis. Retrospective study on 151 cases. Injury. 2002;33:251–5.

Emara KM, Khames A. Functional outcome after lengthening with and without deformity correction in polio patients. Int Orthop. 2008;32:403–7.

Frank G, Mahoney HM, Eppes SC. Musculoskeletal infections in children. Pediatr Clin North Am. 2005;52:1083–106.

Glowacki M, Ignys-O'Byrne A, Ignys I, et al. Limb shortening in the course of solitary bone cyst treatment – a comparative study. Skeletal Radiol. 2011;40: 173–9.

Gourineni P, Dias L, Blanco R, et al. Orthopaedic deformities associated with lumbosacral spinal lipomas. J Pediatr Orthop. 2009;29:932–6.

Grzegorzewski A, Synder M, Kozlowski P, et al. Leg length discrepancy in Legg-Calve-Perthes disease. J Pediatr Orthop. 2005;25:206–9.

Hresko MT, Kasser JR. Physeal arrest about the knee associated with non-physeal fractures in the lower extremity. J Bone Joint Surg Am. 1989;71:698–703.

Kasser JR. Physeal bar resections after growth arrest about the knee. Clin Orthop. 1990;255:68–74.

Khoshhal KI, Kiefer GN. Physeal bridge resection. J Am Acad Orthop Surg. 2005;13:47–58.

Kim S-J, Bloom T, Sabharwal S. Leg length discrepancy in patients with slipped capital femoral epiphysis. Acta Orthop. 2013;84:271–4.

Macnicol MF, Anagnostopoulos J. Arrest of the growth plate after arterial cannulation in infancy. J Bone Joint Surg [Br]. 2000;82-B:172–5.

Pappas AM, Anas P, Toczylowski Jr HM. Asymmetrical arrest of the proximal tibial physis and genu recurvatum deformity. J Bone Joint Surg Am. 1984;66-Am:575–81.

Park DH, Bradish CF. The management of the orthopaedic sequelae of meningococcal septicemia. J Bone Joint Surg [Br]. 2011;93-B:984–9.

Riad J, Finnbogason T, Broström E. Leg length discrepancy in spastic hemiplegic cerebral palsy: a magnetic resonance imaging study. J Pediatr Orthop. 2010;30:846–50.

Samora JB, Klingele K. Septic arthritis of the neonatal hip: acute management and late reconstruction. J Am Acad Orthop Surg. 2013;21:632–41.

Sanpera Jr I, Fixsen JA, Hill RA. Injuries to the physis by extravasation. A rare cause of growth plate arrest. J Bone Joint Surg [Br]. 1994;76-B:278–80.

Schmale GA, Conrad III EU, Raskind WH. The natural history of hereditary multiple exostoses. J Bone Joint Surg Am. 1994;76-A:986–92.

Segal LS, Davidson RS, Robertson WWJ, et al. Growth disturbance after pinning of juvenile slipped capital femoral epiphysis. J Pediatr Orthop. 1991;11:631–7.

Shapiro F. Developmental patterns in lower-extremity length discrepancies. J Bone Joint Surg Am. 1982;64-A:639–51.

Smith EL, Raney EM, Matzkin EG, et al. Trevor's disease: the clinical manifestations and treatment of dysplasia epiphysealis hemimelica. J Pediatr Orthop B. 2007;16–4.

Stanitski DF. Limb-length inequality: assessment and treatment options. J Am Acad Orthop Surg. 1999;7: 143–53.

Vrettakos AN, Evaggelidis DC, Kyrkos MJ, et al. Lower limb deformity following proximal tibial physeal injury: long-term follow-up. J Orthop Traumatol. 2012;13:7–11.

Woerman AL, Binder-Macleod SA. Leg length discrepancy assessment: accuracy and precision in five clinical methods of evaluation. J Orthop Sports Phys Ther. 1984;5:230–9.

Younge D, Drummond D, Herring J, et al. Melorheostosis in children. Clinical features and natural history. J Bone Joint Surg [Br]. 1979;61-B:415–8.

# 第五部分
# 青少年

# 第 36 章　青少年髋关节疼痛

## 36.1　引言

青少年的髋关节疼痛是一种常见的主诉，有无数可能的诊断，诊断的正确性对患儿未来的髋关节情况以及生活影响很大。该病的许多情况与学龄儿童部分内容相重叠。本章只讨论其他章未讨论的内容。

## 36.2　建立诊断的问题

- 与创伤有关吗?
- 是缓慢还是突然发病?
- 患儿是否还能走路?
- 是否有相关的全身症状（发热、寒战、体重减轻）?
- 疼痛是夜间发生还是一直持续?
- 症状是单侧的还是双侧的?
- 非甾体抗炎药能缓解疼痛吗?
- 是否有其他相关的疾病?

与创伤有关吗?

如果存在，那么可缩小诊断为骨折（正常或病理性）或可能的股骨头骨骺滑脱（SCFE）。

是缓慢还是突然发病?

如果是突发性的，骨折、感染和股骨头骨骺滑脱（SCFE）可能性较大。如果是逐渐出现的，则考虑感染、肿瘤、稳定型股骨头骨骺滑脱、髋臼发育不良及股骨髋臼撞击症 (femoroacetabular impingement, FAI) 的可能性较大。

患儿是否还能走路?

骨折和非稳定型股骨头骨骺滑脱所导致行走不稳常伴有严重的感染。

是否有相关的全身症状（发热、寒战、体重减轻）?

发热和寒战常与感染有关，体重下降常与恶性肿瘤有关。

疼痛是夜间发生还是一直持续?

骨样骨瘤的典型症状是夜间痛，SCFE、髋臼发育不良、髋关节撞击综合征和应力性骨折所引起的疼痛常因休息而减轻，活动时加重。

症状是单侧的还是双侧的?

骨折、感染及肿瘤引起的双侧疼痛较少见。SCFE、股骨头缺血性坏死和发育不良的患儿可同时伴有单侧或双侧症状。

非甾体抗炎药能缓解疼痛吗?

非甾体抗炎药可有效缓解骨样骨瘤和一些其他疾病所引起的疼痛（如股骨头缺血性坏死和发育不良）。

是否有其他相关的疾病?

各种骨骺伴或不伴骨骼发育不良的患儿常常出现髋关节的疾患。血红蛋白病患儿的髋关节常常受累。因恶性肿瘤而接受高剂量的类固醇治疗的患儿可发生股骨头缺血性坏死。

## 36.3　体格检查

同第 32 章所述方法。

### 36.3.1　视

患者是否出现身体不适或恶病质，指向感染或恶性肿瘤?

### 36.3.2　触

是否有压痛点？如果有，在哪？髂棘和坐骨结节的压痛提示有撕脱损伤，压痛点在股骨大转子可提示有大转子滑囊炎。骨盆或臀部是否皮温增高？可提示存在炎症（例如，感染）。

### 36.3.3　动

最重要的体格检查是髋关节的运动范围和步态。同样的检查已在第 32 章讨论；请参考具体细节。针对这个年龄组的问题是：如果孩子能走，是避免疼痛的步态吗？是否有 Trendenburg 试验证明髋外展肌的无力？疼痛激发试验如外展 / 内收 / 内旋是否提示盂唇撕裂或股骨髋臼撞击？

## 36.4　辅助检查

**X 线平片**

第一步应行骨盆的后前位及蛙式位 X 线片检查。这对早期髋关节疾病的诊断非常重要，特别是 SCFE，容易在仅行单一后前位 X 线片时漏诊（图 36.1 和图 36.2）。

**实验室检查**

相应的实验室检查也可得到提示（如，CBC 有差异，如果怀疑败血症则 CRP、ESR 有改变），如果怀疑血红蛋白病可行血红蛋白电泳 / 镰状细胞检查。

**其他影像学检查**

如果以上检查结果阴性可行 MRI 或骨扫描，并且应考虑是否为早期的骨髓炎、化脓性肌炎、骨样骨瘤或应力性骨折。如果考虑有髋关节外伤合并盂唇撕裂，则行钆剂注射 MR 髋关节造影是必要的。

## 36.5　鉴别诊断

### 36.5.1　股骨头骨骺滑脱 (SCFE)

这是青少年腹股沟、大腿或膝及髋部疼痛的常见原因，特别是肥胖的孩子（Loder et al. 2000, 2008; Loder and Skopelja 2011）。稳定型 SCFE 的典型病史为反复发作的持续数周或数月的间歇性疼痛。在不稳定型 SCFE，相同的前驱症状常见，为突发的患儿行走受限，需要拐杖或不能行走（Loder et al. 1993）。稳定型 SCFE 的体格检查为髋关节的内旋受限、双下肢不等长及髋关节外旋与屈曲增大。通过髋关节前后位及侧位 X 线片可明确诊断（图 36.1）。双侧髋关节必须同时用两种方法进行检查。然而滑脱在早期可能非常轻微且容易漏诊，后期发展为不稳定型则可产生灾难性后果（图 36.2）。

### 36.5.2　股骨头缺血性坏死

青少年股骨头缺血性坏死的原因有创伤、SCFE、类固醇的使用和青少年 Perthes 病。青少年 Perthes 病是非典型的，一旦发生骨骺塌陷，预后较

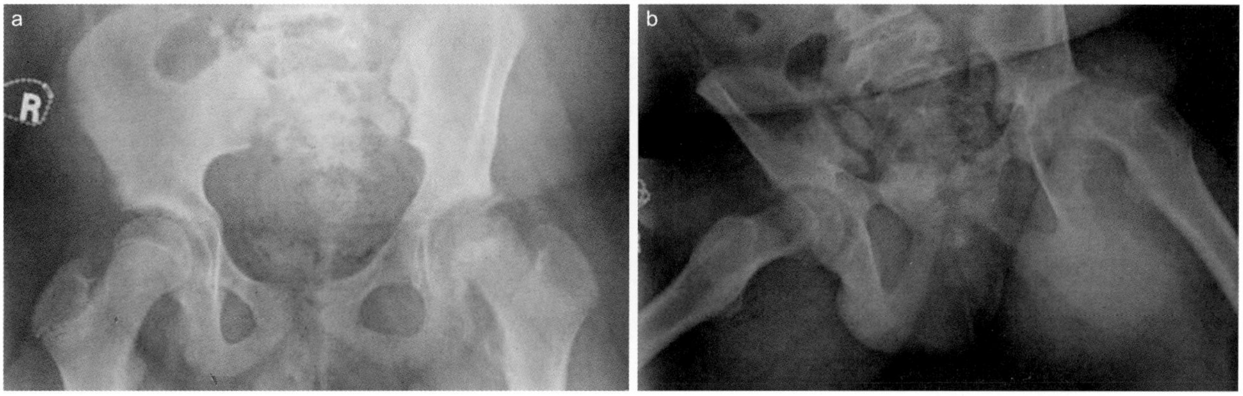


**图 36.1**　典型的 SCFE 稳定型骨盆前后位 X 线片（a）和蛙式位 X 线片（b），表现为数月的间歇性臀部 / 腹股沟 / 大腿膝关节疼痛。注意右侧为轻度 SCFE，左侧为重度 SCFE

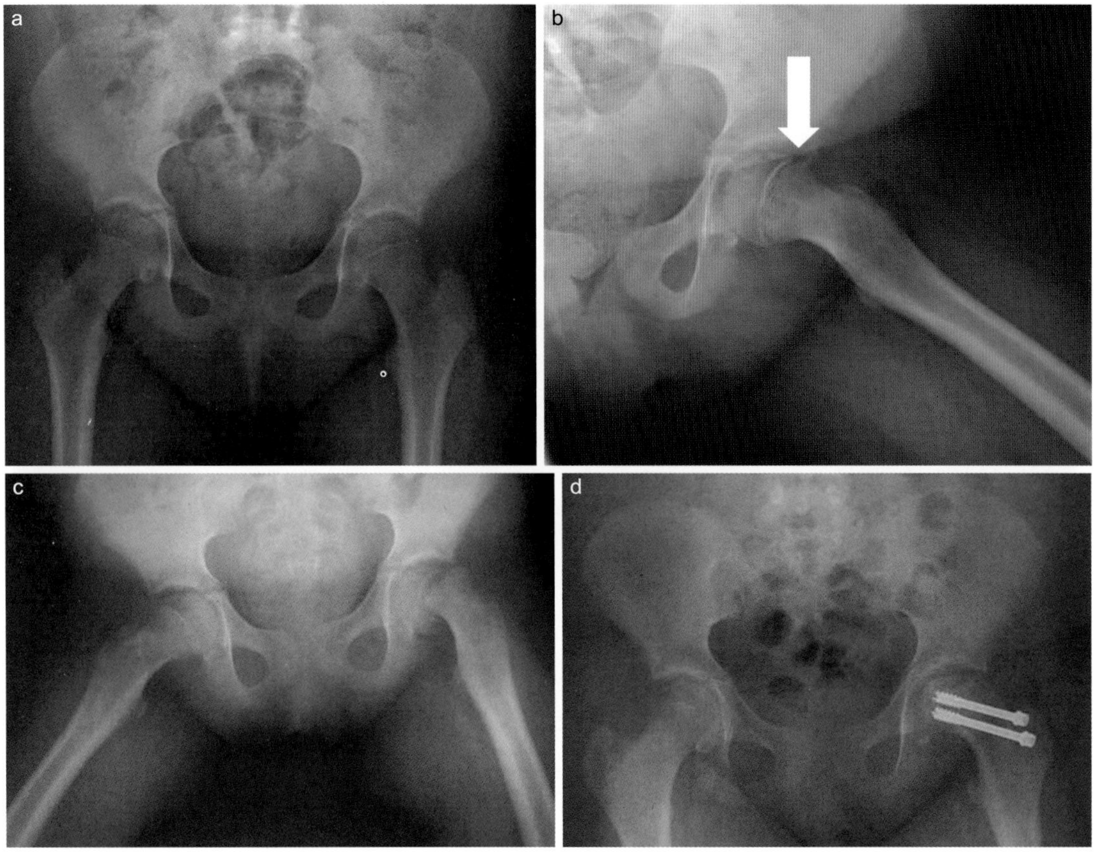


图 36.2 诊断 SCFE 在这一系列照片中显而易见。一个 12 岁的女孩有大腿和膝关节的疼痛病史行骨盆前后位片（a）和左髋侧位片（b）。可见左髋细微的 SCFE（箭头所示）。该征象最初没有得到重视，1 个月后，病情突然变化，可见不稳定的 SCFE（c）。尽管进行了紧急治疗，患者仍发生了股骨头缺血性坏死这一严重的并发症（d）

差；因此早期诊断是必要的。特发性青少年股骨头缺血性坏死的典型表现为腹股沟和大腿隐痛且没有任何前驱症状。负重时疼痛明显。体格检查显示早期的内旋轻度丧失，晚期可出现外展和伸展丧失。X 线平片检查结果往往正常，MRI 是确定诊断的最简单的方法。

## 36.5.3 特发性软骨溶解症

此种疾病极为罕见，但也可能与 SCFE、髋臼内陷有关（Sherlock 1995）。此种疾病也可与青少年型关节炎相混淆（van der Hoeven et al. 1989）。女孩（Daluga and Millar 1989）和非洲血统的儿童（Roy and Crawford 1988）较为常见。常表现无明显诱因的髋 / 腹股沟 / 大腿疼痛伴加重。体格检查为髋关节活动明显受限，尤其是内旋、外展。步态往往为避免疼痛和屈曲的姿势（Rowe and Ho 1996）。与对照组相比，X 线平片显示关节间隙减少（图 36.3）。对轻微炎症和（或）感染应提高重视。然而，实验室检查几乎总是正常的。骨扫描可能显示摄取增加。MRI 是最敏感的检查，可显示关节软骨厚度减少，无明显积液（Johnson et al. 2003; Laor and Crawford 2009）。

## 36.5.4 髋臼前突

此种疾病比较少见。它可以是特发性或与其他综合征相关（Bennett and McMurray 1990; Gusis et al. 1993; Sponseller et al. 2006）（图 36.4）。患者出现髋 / 腹股沟疼痛，且出现大多数平面的髋关节运动消失。这往往与软骨溶解有关，而特发性软骨溶解和髋臼内陷的区分是很困难的。步态常常处于一个弯曲的位置。某些作者认为这两种疾病是同一病理过程的不同阶段（Sherlock 1995）。

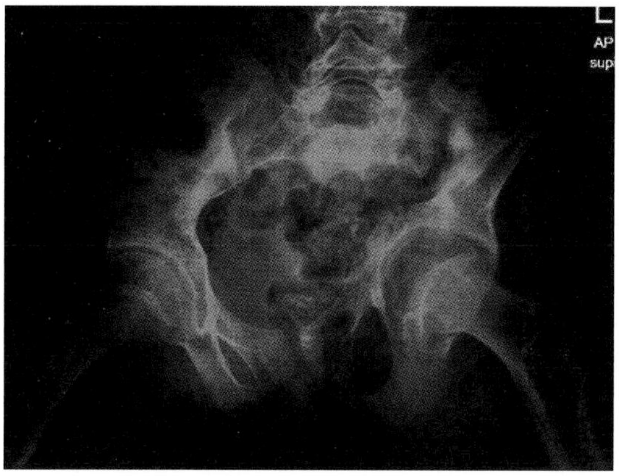


**图 36.3**　12 岁女孩左髋关节软骨溶解综合征。注意双侧髋关节间隙减少，右侧髋臼明显突出

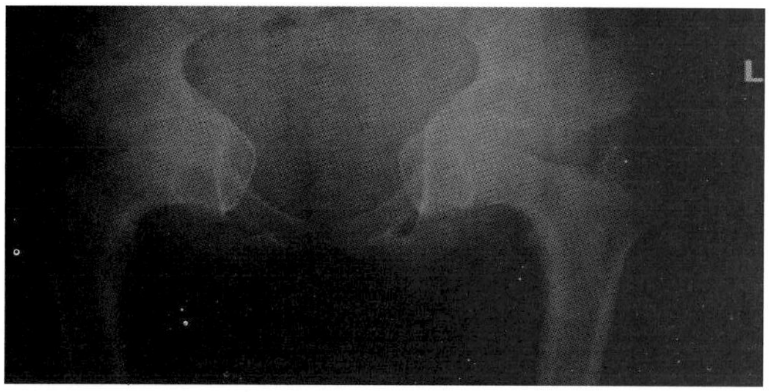


**图 36.4**　15 岁女孩双侧髋臼前突症。诊断标准为 Wiberg 中心角 - 边缘角＞50°

## 36.5.5　股骨髋臼撞击症 (FAI)

FAI 是一种新描述的疾病，其特征是髋臼缘和股骨近端的机械接触异常（Sankar et al. 2013）。在青少年患者中发病率常继 SCFE 或 Perthes 病之后位于第三位（Millis and Novais 2011; Sankar et al. 2013）（图 36.5）。FAI 有两种主要类型：钳和凸轮的冲击。钳的冲击是由于存在一个很深的髋臼（甚至是髋臼前突）导致股骨干骺端固定于特定的位置。凸轮撞击是由于股骨近侧干骺端紧靠髋臼盂唇结构，通常在屈曲和内旋的极端位（Leunig et al. 2000; Rab 1999）。当被动弯曲时腹股沟出现疼痛，髋关节内旋和内收时撞击试验阳性（Sink and Kim 2012）。X 线平片可进一步诊断本病。MRI 扫描将显示不同程度的盂唇撕裂 / 脱离导致 α 角增加和股骨头关节软骨丧失（Bedi and Kelly 2013; Frank et al. 2013; Leunig et al. 2000; Millis and Novais 2011; Sankar et al. 2013）。诊断和治疗结果尚存争议（Rubin 2013）。

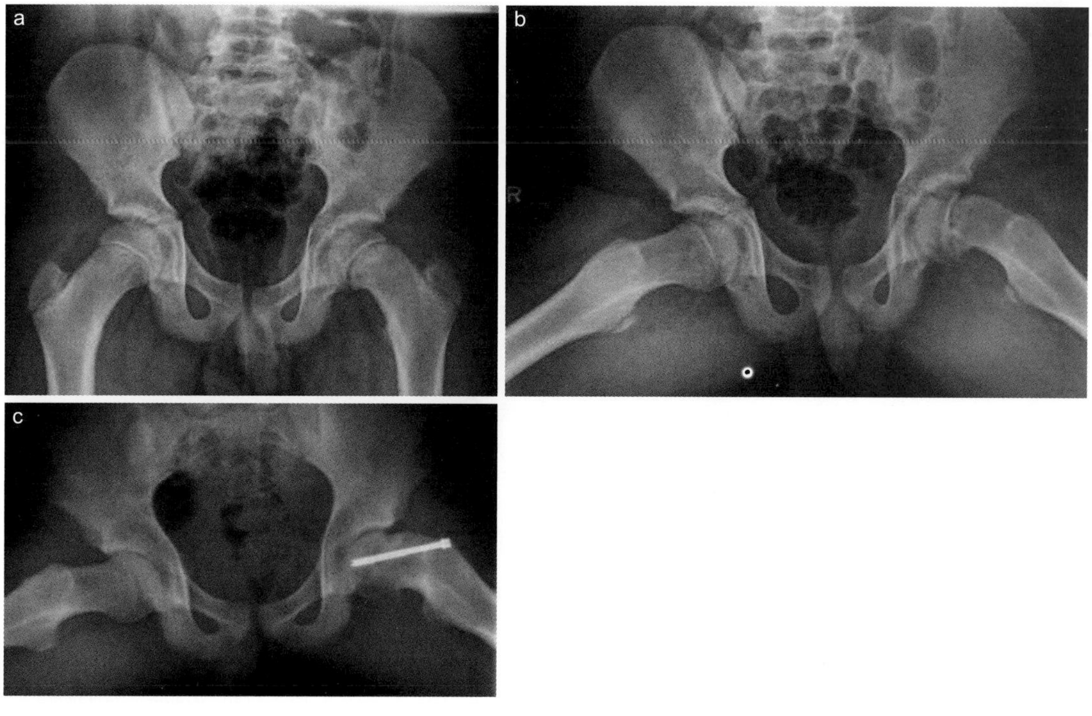


**图 36.5**　股骨髋臼撞击症常继发于滑脱。初始在前后位（a）及蛙式侧位（b）平片显示轻度滑脱。单枚螺钉固定 3 年，存在前部干骺端对髋臼边缘的持久冲击（c），引起疼痛

### 36.5.6 发育性髋关节发育不良(DDH)

DDH 可出现在儿童期晚期，人口统计显示存在不典型的婴儿/儿童髋关节发育不良（Lee et al. 2013）。这些患儿没有典型的髋关节脱位，特别是检查为阴性而现在表现为轻度髋臼发育不良/半脱位的患者，但后来在十几岁时开始出现臀部/腹股沟疼痛。人口统计学显示晚期表现为 DDH 的患者不同于那些典型的婴儿/儿童期 DDH。患者在活动后会出现腹股沟/髋关节疼痛和疲劳（图 36. 6）。

### 36.5.7 肌肉骨骼感染

与学龄儿童相似，青少年可发生髋关节炎、骨髓炎和股骨近端骨髓炎。其病因是相同的。

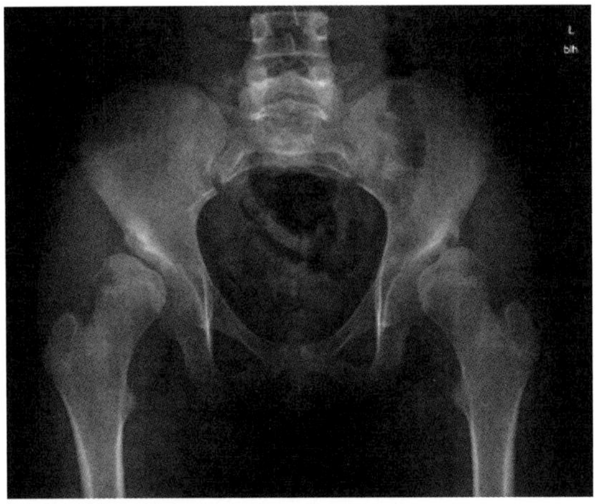

**图 36.6** 14 岁女孩，表现为发育性髋/髋臼发育不良晚期，有轻微的跛行，近期出现行走疼痛

在青少年中有特征性的是骶髂关节感染，通常与髂骨骨髓炎相关（图 36.7、图 36.8），而且两者很难鉴别（Ford et al. 2004）。这些患者有不同的主诉，可能是腰痛、骨盆疼痛和大腿或腹股沟疼痛（Wada et al. 2008）。随着这一过程的发展，患者将失去承受能力，最终丧失行走能力。患者可能有腹痛症状，也可能有发热表现。体格检查显示骶髂关节触诊压痛，髋关节屈曲、外展或外旋时有疼痛或活动受限（FABER 试验）。实验室检查常表现为白细胞计数增加和炎症标志物升高（ESR, CRP）。X 线平片通常是正常的，MRI 检查可明确诊断，也可通过实验室检查及血培养阳性明确诊断（Grippi et al. 2006；Karmazyn et al. 2006, 2007）。

### 36.5.8 肿瘤

肿瘤可以为良性或恶性。良性肿瘤如骨样骨瘤和骨软骨瘤会导致青少年髋关节的疼痛。恶性肿瘤常为 Ewing 肉瘤（特别是髋关节），也可见于骨肉瘤。

### 36.5.9 创伤

股骨颈骨折及骨盆环的骨折可导致髋关节疼痛。X 线平片通常可以诊断（图 36.9）。

### 36.5.10 疲劳综合征

随着儿童参加体育运动的强度和时间逐渐增加，本病越来越常见。大多数的疲劳综合征在髋关

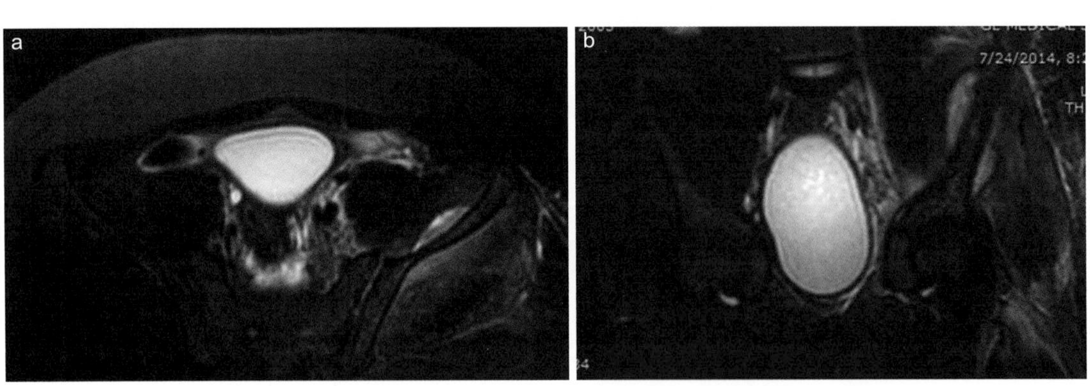


**图 36.7** 13 岁女孩，左髋疼痛 5 天，因耐甲氧西林金黄色葡萄球菌（MRSA）感染引起的髂骨骨髓炎伴骨膜下和肌肉脓肿，低烧，无法负重行走。MRI 扫描显示大量左髂骨骨膜下脓肿，髂骨内信号改变提示急性骨髓炎，可见臀部肌肉水肿和肌炎，见轴向 $T_2$ 压脂图像（a）和冠状位 STIR（b）

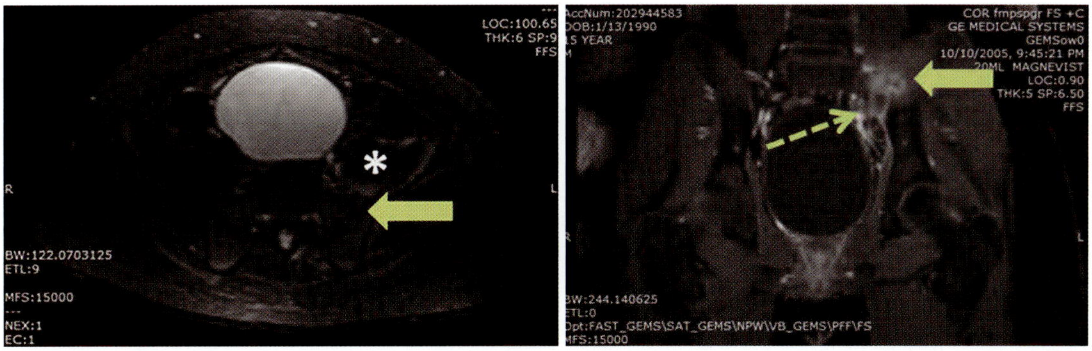


**图 36.8**　14 岁男孩，髋部及髋关节疼痛逐渐加重 1 周，发热伴体温逐渐升高，最终行走受限，髂骨骨髓炎和骶髂关节感染伴软组织脓肿。冠状位 STIR MRI（a）可见源于骶髂关节（黄色箭头）的巨大盆腔脓肿（白色星号），行钆剂增强冠状位压脂 MRI（b）提示在骶髂关节脓肿周围（黄色虚线箭头）可见明显水肿和血管分布（黄色实线箭头）

节周围表现为骨盆骨突炎（Chang et al. 2013; Frank et al. 2007, 2013; Hoang and Mortazavi 2012）。骨盆骨突是由前上、前下髂棘，坐骨结节与小转子构成。该综合征最初始于长期体育活动应力导致骨突变钝，在参与活动的相关部位出现疼痛和不适。这种压力会减小骨突附着，且随着附着肌肉的持续、快速收缩导致骨突部位出现突发剧痛，患者常常无法行走。在前脱位状态时可以从相应部位的触诊疼痛而明确诊断。X 线片可显示病变部位出现轻微骨痂。在急性撕脱伤行 X 线片检查可显示撕脱损伤，常伴有明显的位移（图 36.10）。

## 36.6　建立诊断

表 36.1 和 36.2 为诊断方法概要。

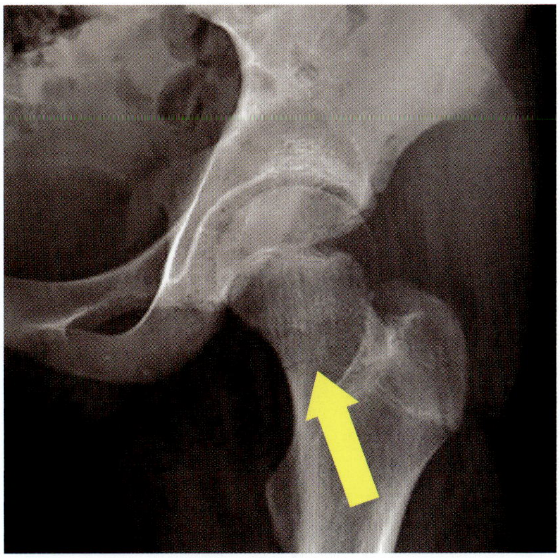

**图 36.9**　13 岁女孩在蹦床上受伤后股骨颈骨折。患儿无法负重行走但无明显不适。注意股骨颈处细微的、无移位的骨折（黄色箭头）

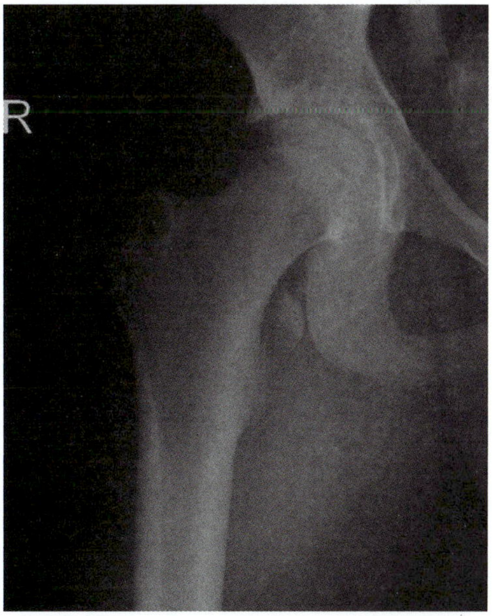


**图 36.10**　14 岁儿童，足球运动员，小转子急性撕脱骨折

表 36.1 青少年急性髋关节疼痛诊断概要

| | | | |
|---|---|---|---|
| **病史** | | | |
| 单侧症状 | 单侧症状 | 单侧症状 | 单侧症状 |
| 前驱症状可能会或可能不会一直存在 | 前驱症状可能会或可能不会一直存在 | 前驱症状可能会或可能不会一直存在 | 无前驱症状 |
| 通常没有外伤史 | 轻微的创伤（如踏上障碍物和跌倒）可能存在 | 过度劳累造成的损伤 | 明显的外伤史 |
| 发热（开始为低热，但随后在温度和次数上逐渐增加） | 无发热 | 无发热 | 无发热 |
| 最初能承受四肢的重量，但往往会进展到无法负担体重 | 完全无法走动，带或不带拐杖 | 通常完全无法走动，带或不带拐杖 | 通常完全无法走动，带或不带拐杖 |
| **体格检查** | | | |
| 发热 | 无发热 | 无发热 | 无发热 |
| +骶髂关节和（或）骨盆软组织的皮温增高 | 无皮温增高 | 无皮温增高 | 无皮温增高 |
| 在骶髂关节或髂嵴 / 臀部肌触诊有触痛 | 髋关节轻微触痛感 | 患处有轻微的触痛感 | 髋关节轻度至重度压痛 |
| 可能存在固定的畸形，但由于疼痛使被动活动范围受限而难以确定<br>可见患处屈曲、外展、外旋挛缩和（或）固定于某一方向 | 固定畸形不能评估——完全抵抗任何的被动运动 | 固定畸形不能评估——完全抵抗任何的被动运动 | 固定畸形不能评估——完全抵抗任何的被动运动<br>通常处于轻度到严重的外旋位，取决于骨折移位的程度 |
| 髋部运动：<br>各个方向活动存在剧烈疼痛 | 髋部运动：<br>各个方向活动存在剧烈疼痛 | 髋部运动：<br>各个方向活动存在剧烈疼痛 | 髋部运动：<br>各个方向活动存在剧烈疼痛 |
| **辅助检查** | | | |
| 骨盆平片，可能出现：<br>内侧关节间隙增大<br>关节囊扩张<br>股骨的干骺端受侵袭 | 骨盆平片，可见：<br>股骨近端骨骺与干骺端分离 | 骨盆平片，可见：<br>病变处可见撕脱骨折 | 骨盆平片，可见：<br>股骨颈骨折 |
| 超声：<br>少量（反应性）髋关节积液 | 超声：<br>可见关节腔出血 | 超声不能显示 | 超声不能显示 |
| MRI：骶髂关节前方或后方可见脓肿，髂骨或骶骨可见信号改变<br>随后可形成骶髂关节前脓肿或髂骨骨膜下脓肿（内板或外板，或两者都有） | MRI 无法显示 | MRI 无法显示 | MRI 无法显示 |
| 实验室检查：<br>白细胞计数升高（中性粒细胞），ESR 升高，CRP 升高<br>关节穿刺：正常 | 实验室检查对明确诊断无帮助 | 实验室检查对明确诊断无帮助 | 实验室检查对明确诊断无帮助 |
| **诊断** | | | |
| 化脓性骶髂关节伴或不伴骨膜下脓肿扩散或髂骨骨髓炎伴或不伴骨膜下脓肿扩散 | 不稳定型 SCFE | 骨盆骨突撕脱伤 | 外伤性股骨颈骨折 |

表 36.2 青少年隐匿性髋关节疼痛诊断概要

| | | | | |
|---|---|---|---|---|
| **病史** | | | | |
| 单侧或双侧 | 单侧或双侧 | 单侧或双侧 | 通常单侧 | 单侧或双侧症状 |
| 前驱症状可能会或可能不会一直存在 | 前驱症状可能会或可能不会一直存在 | 前驱症状持续数月 | 前驱症状持续数月 | 前驱症状持续数月到数年 |
| 通常无外伤病史 | 无外伤史 | 无外伤史 | 无外伤史 | 无外伤史 |
| 往往可负重行走 | 可负重行走 | 可负重行走 | 可负重行走 | 可负重行走 |
| **体格检查** | | | | |
| 无发热 | 无发热 | 无发热 | 无发热 | 无发热 |
| 髋关节轻度压痛<br>偶尔出现 | 很轻微的压痛 | 很轻微的压痛 | 很轻微的压痛 | 很轻微的压痛 |
| 有较为固定的畸形，滑脱可逐渐加重<br>可见患处屈曲、外展、外旋挛缩和（或）固定于某一方向 | 没有固定的畸形 | 固定畸形会出现较晚，如屈曲和内旋畸形<br>常常在外展及内收时畸形好转 | 固定畸形如屈曲和内旋畸形<br>常常在外展及内收时畸形好转 | 较轻微的畸形 |
| 髋关节活动：<br>被动活动受限伴轻度疼痛 | 髋关节活动：<br>被动活动髋关节，屈曲、内收和内旋时出现疼痛 | 髋关节活动：<br>被动活动髋关节，内旋、外旋、内收或外展时出现疼痛 | 髋关节活动：<br>被动活动髋关节，内旋、外旋、内收或外展时出现疼痛 | 髋关节活动：<br>被动活动受限伴轻度疼痛 |
| **辅助检查** | | | | |
| 骨盆平片：<br>将显示：<br>骨骺及干骺端出现向下、后方移位<br>长期随访可见前、上干骺端重塑 | 骨盆平片：<br>可显示：<br>凸轮型股骨病变 | 骨盆平片：<br>将显示：<br>髋臼窝陷入骨盆，注意泪滴与坐骨的连线 | 骨盆平片：<br>可显示：<br>较对侧关节间隙变小 | 骨盆平片：<br>将显示：<br>髋臼发育不良伴有不同程度的半脱位和关节炎改变 |
| 超声不能显示 | 超声不能显示 | 超声不能显示 | 超声不能显示 | 超声不能显示 |
| MRI 不能显示 | MRI 可见<br>α 角变大<br>髋臼盂唇撕裂<br>髋臼外侧软骨损伤 | MRI 不能显示 | MRI 显示股骨和髋臼关节软骨厚度减少 | MRI 检查可显示是否有关节软骨减少、盂唇撕裂及形成障碍 |
| 实验室检查无法明确诊断 | 实验室检查无法明确诊断 | 实验室检查无法明确诊断 | 实验室检查无法明确诊断 | 实验室检查无法明确诊断 |
| **诊断** | | | | |
| 稳定型 SCFE | 股骨髋臼撞击综合征 | 髋臼前突 | 特发性软骨溶解 | 发育性髋关节发育不良 |

（Randall T. Loder 著　刘　虎　宋宝剑 译）

## 参考文献


Bedi A, Kelly BT. Femoroacetabular impingement. J Bone Joint Surg Am. 2013;95-A:82–92.

Bennett JT, McMurray SW. Stickler syndrome. J Pediatr Orthop. 1990;10:760–3.

Chang GH, Paz DA, Dwek JR, et al. Lower extremity overuse injuries in pediatric athletes: clinical presentation, imaging finding, and treatment. Clin Imaging. 2013;37:836–46.

Daluga DJ, Millar EA. Idiopathic chondrolysis of the hip. J Pediatr Orthop. 1989;9:405–11.

Ford LS, Ellis AM, Allen HW, et al. Osteomyelitis and pyogenic sacroiliitis: a difficult diagnosis. J Paediatr Child Health. 2004;40:317–9.

Frank JB, Jarit GJ, Bravman JT, et al. Lower extremity injuries in the skeletally immature athlete. J Am Acad Orthop Surg. 2007;15:356–66.

Frank JS, Gambacorta PL, Eisner EA. Hip pathology in the adolescent athlete. J Am Acad Orthop Surg. 2013;21:665–74.

Grippi M, Zionts LE, Ahlmann ER, et al. The early diagnosis of sacroiliac joint infections in children. J Pediatr Orthop. 2006;26:589–93.

Gusis SE, Maldonado Cocco JA, Rivero EM, et al. Protrusio acetabuli in juvenile rheumatoid arthritis. Clin Rheumatol. 1993;12:36–40.

Hoang QB, Mortazavi M. Pediatric overuse injuries in sports. Adv Pediatr. 2012;59:359–83.

Johnson K, Haigh SF, Ehtisham S, et al. Childhood idiopathic chondrolysis of the hip: MRI features. Pediatr Radiol. 2003;33:194–9.

Karmazyn B, Kleinman MB, Buckwalter K, et al. Acute pyomyositis of the pelvis: the spectrum of clinical presentations and MR findings. Pediatr Radiol. 2006;36:338–43.

Karmazyn B, Loder RT, Kleiman MB, et al. The role of pelvic magnetic resonance in evaluating nonhip sources of infection in children with acute nontraumatic hip pain. J Pediatr Orthop. 2007;27:158–64.

Laor T, Crawford AH. Idiopathic chondrolysis of the hip in children: early MRI findings. Am J Roentgenol. 2009;192:526–31.

Lee CB, Mata-Fink A, Mullis MB, et al. Demographic differences in adolescent-diagnosed and adult-diagnosed acetabular dysplasia compared with infantile developmental dysplasia of the hip. J Pediatr Orthop. 2013;33:107–11.

Leunig M, Casillas MM, Hamlet M, et al. Slipped capital femoral epiphysis. Early mechanical damage to the acetabular cartilage by a prominent femoral metaphysis. Acta Orthop Scand. 2000;71:370–5.

Loder RT, Skopelja EN. The epidemiology and demographics of slipped capital femoral epiphysis. ISRN Orthopaedics. 2011;486512: 19 pages.

Loder RT, Richards BS, Shapiro PS, et al. Acute slipped capital femoral epiphysis: the importance of physeal stability. J Bone Joint Surg Am. 1993;75-A:1134–40.

Loder RT, Aronsson DD, Dobbs MB, et al. Slipped capital femoral epiphysis. Instructional course lecture. J Bone Joint Surg Am. 2000;82-A:1170–88.

Loder RT, Aronsson DD, Weinstein SL, et al. Slipped capital femoral epiphysis. In: Duwelius PJ, Azar FM, editors. Instructional course lectures, vol. 57. Rosemont: American Academy of Orthopaedic Surgeons; 2008. p. 473–98.

Millis MB, Novais EN. In situ fixation for slipped capital femoral epiphysis. Perspectives in 2011. J Bone Joint Surg Am. 2011;93-A Suppl 2:46–51.

Rab GT. The geometry of slipped capital femoral epiphysis: implications for movement, impingement, and corrective osteotomy. J Pediatr Orthop. 1999;19:419–24.

Rowe LJ, Ho EK. Idiopathic chondrolysis of the hip. Skeletal Radiol. 1996;25:178–82.

Roy DR, Crawford AH. Idiopathic chondrolysis of the hip: management by subtotal capsulectomy and aggressive rehabilitation. J Pediatr Orthop. 1988;8:203–7.

Rubin DA. Femoroacetabular impingement: fact, fiction, or fantasy? Am J Roentgenol. 2013;201:526–34.

Sankar WN, Matheney TH, Zaltz I. Femoroacetabular impingement. Current concepts and controversies. Orthop Clin North Am. 2013;44:575–89.

Sherlock DA. Acute idiopathic chondrolysis and primary acetabular protrusio may be the same disease. J Bone Joint Surg [Br]. 1995;77-B:392–5.

Sink EL, Kim Y-J. Femoroacetabular impingement: current clinical evidence. J Pediatr Orthop. 2012;32:S166–71.

Sponseller PD, Jones KB, Ahn NU, et al. Protrusio acetabuli in Marfan syndrome: age-related prevalence and associated hip function. J Bone Joint Surg Am. 2006;88-A:486–95.

van der Hoeven H, Keessen W, Kuis W. Idiopathic chondrolysis of the hip. A distinct clinical entity? Acta Orthop Scand. 1989;60:661–3.

Wada A, Takamura K, Fujii T, et al. Septic sacroiliitis in children. J Pediatr Orthop. 2008;28:488–92.

# 第 37 章　青少年膝关节疼痛

## 37.1　引言

膝关节问题在青少年很常见，当孩子接近骨骼成熟时，成年人的损伤模式，特别是前交叉韧带（ACL）损伤开始出现。重要的是不要忽视髋关节的疼痛可能成为问题的根源，遗憾的是，像股骨头骨骺滑脱这类疾病仍常有漏诊发生。青少年经常是好动的，所以膝关节的轻微创伤是司空见惯的，但更重要的是不能忽视可能存在的更严重的疾病。例如，因为由于近期的轻微创伤导致疼痛而对应的“红旗征”（flag signs）和体征被忽视，股骨远端或胫骨近端的恶性原发性骨肿瘤的诊断可能会出现误诊。

## 37.2　建立诊断的问题

### 37.2.1　病史中的问题

- 是否有既往病史或创伤史，如果有，机制是什么？
- 疼痛是突然出现还是逐渐出现的？
- 最疼的压痛部位在哪？
- 患者是否感觉到肿胀？如果有，是波动性还是固定的？
- 膝关节是否不能活动？
- 膝关节是否有无力？
- 膝关节是否有弹响，如果有，什么时候出现？
- 有晨起僵硬吗？
- 疼痛是否与活动有关？
- 疼痛是否影响睡眠？休息或适当镇痛药能否缓解？
- 患者是否有腹股沟或大腿前方疼痛？

是否有既往病史或创伤史，如果有，机制是什么？

在骨骼成熟之前，撕脱伤比成人更常见，所以青少年前交叉韧带（ACL）损伤更可能导致对青少年骨骼发育成熟影响更大的胫骨棘撕脱骨折，而在骨骼成熟度更好的青少年则仅引起中等程度的撕裂。虽然在（8～12 岁）青少年中更可能出现髌骨骨折，但同样也可在骨骼未成熟的青少年中见到。其机制是突然或用力屈曲，髌骨的上、下端可出现触痛，伴主动活动受限。同样的机制在 12～15 岁的青少年中也会导致胫骨结节撕脱骨折，除了胫骨结节处的压痛外，体格检查也相似。

陈旧性创伤可能导致创伤后生长停滞和相关畸形。

疼痛是突然出现还是逐渐出现的？

逐渐出现的疼痛可能表明由炎症引起，如出现夜间痛或近期出现的肿痛应考虑为恶性疾病。

最疼的压痛部位在哪？

膝关节局部疼痛的常见部位是胫骨结节、髌骨远端、髌腱、关节线、髌骨上缘和副韧带的起点。积液、感染、脓毒症或肿瘤也可出现范围较大的弥漫性疼痛。

患者是否感觉到肿胀？如果有，是波动性还是固定的？

积液与创伤、脓毒症或炎症有关。患者可感到身体无力。囊腔可由较多囊组成。

膝关节是否不能活动？

关节绞索可能是一个主观术语，患者可能会描述膝关节伸展时的抓握感。真正的锁定意味着不能完全伸直膝关节，并伴有半月板撕裂或小的游离体。

膝关节是否有无力？

通常这是 ACL 损伤的结果，也可能见于导致股四头肌无力的情况。切割运动受限提示交叉韧带损伤。有些患者可能会在下楼时抱怨膝关节“无力”，这可能提示髌股关节有病变存在。

膝关节是否有弹响，如果有，什么时候出现？

重要的是要区分可听到的“生理性”的“咔嗒声”，有些是正常的，有些与病理性有关。髌骨外侧半脱位可在至膝关节最终伸直的 20° 内出现。

有晨起僵硬吗？

可提示存在如 JIA 等引起的炎症。

疼痛是否与活动有关？

与活动无关的疼痛可提示炎症或更严重的病变如感染或肿瘤。久坐后出现的疼痛可提示髌股关节有病理改变。与活动有关的疼痛提示有机械原因如骨软骨炎（osteochondritis dissecans, OCD）或过度使用状态。上下楼梯或下蹲后疼痛加重提示髌股关节存在病理改变。

疼痛是否影响睡眠？休息或适当镇痛药能否缓解？

这些症状提示严重的病变，如肿瘤或感染。

患者是否有腹股沟或大腿前方疼痛？

“膝关节疼痛”患者也必须考虑存在髋关节病变。

### 37.2.2 涉及体格检查的问题

- 站立时矢状位正常和对称吗？
- 站立时矢状位是否对称？
- 是否有双下肢不等长？
- 膝关节前后是否存在肿胀？
- 是否存在跛行？

如果存在跛行：

*考虑步态中矢状位：*

- 膝关节屈伸是否在正常范围？
- 膝关节是否能完全伸直？
- 膝关节屈曲摆动正常吗？
- 膝关节是否能完全伸展？
- 站立位膝关节是否存在过度伸直？

*考虑步态中冠状位：*

- 膝关节的一系列角度正常吗？

站立时矢状位正常和对称吗？

双侧畸形可能提示关节松弛和痉挛型 CP 引起的双侧膝关节屈曲，单侧不对称提示病理改变。单侧膝关节的过伸畸形可能是由于以前的生长板或后交叉韧带损伤造成的。

站立时矢状位是否对称？

单侧异常提示病变，如陈旧性生长板损伤。

是否有双下肢不等长？

肢体不等长可能是由于生长板损伤所致。也可能存在于不对称性瘫痪，一侧肢体重于另一侧肢体。

膝关节前后是否存在肿胀？

积液可能由于半月板撕裂、脓毒症、创伤或炎症性关节炎引起。

**如果有跛行：**

膝关节屈伸是否在正常范围？

正常情况下膝关节有 60° 活动度，髋关节有 45° 活动度。当观察步态时应考虑的两个特征为运动范围（正常、受限或过度）和持续时间（正常、延迟或过早）。

膝关节是否能完全伸直？

弯曲可能由于腘绳肌、腓肠肌和腰大肌无力；膝伸肌无力；膝关节、髋关节或踝关节屈曲挛缩或对侧短肢代偿引起。

膝关节屈曲摆动正常吗？

过度的膝关节屈曲表明屈 / 伸不平衡和屈肌相对亢进。膝关节屈曲不足可能与有限的脚间隙和足趾拖拽相关，可能是由于股四头肌收缩无力及屈 / 伸不平衡和伸肌相对亢进引起。

膝关节是否能完全伸展？

膝关节屈曲步态见于神经肌肉疾病，特别是 CP 和脊柱裂。当长时间站立时，髌骨、髌骨高位和髌腱通常会有一定的延长。

站立位膝关节是否存在过度伸直？

这可能是关节松弛患者的正常表现，但也存在于股四头肌无力的情况下，患者通过膝关节过伸来代偿股四头肌无力以维持站立姿态。如果股骨远端或胫骨近端生长板的前部有损伤也可出现膝关节过伸。

膝关节的一系列角度正常吗？

通常髌骨在下肢连线外 10° ～15°，如果明显偏向内侧，则考虑髋关节病理改变如青春期股骨颈前倾。如果过度偏外，考虑髋关节病理改变如股骨颈后倾或骨骺滑脱。

## 37.3　体格检查

### 37.3.1　视

大腿肌肉体积对称吗？有渗出或肿胀吗？冠状位对称吗？肢体长度相等吗？胫骨结节有肿胀吗？让患者坐在沙发侧面，活动膝关节伸膝和屈曲：髌骨活动正常吗？也可以通过让患者放松股四头肌让膝关节伸展，并观察髌骨是否横向跳跃来进行测试。

### 37.3.2　触

关节区皮肤发热吗？有滑膜增厚或积液吗？确定最明显的压痛点，如股四头肌腱的起止点、髌腱起止点及胫骨结节和关节线。膝关节周围有十几个滑囊，前部最常见的是髌上、髌前和髌下囊。

### 37.3.3　动

检查膝关节的主动和被动活动范围，注意是否有痉挛。注意屈曲和伸展时从关节发出的任何咔嗒声或绞索声。触诊髌骨支持带和挤压髌骨滑车评价关节疼痛程度。患者俯卧位检查股直肌长度；用一只手握住胫骨，把另一只手掌放在同侧的髂后上棘，使膝关节逐渐弯曲，如果臀部上抬则提示股直肌痉挛（图 37.1）。

### 37.3.4　特殊检查

考虑韧带松弛可做膝关节标准检查，如果患者有相关病史可做髌骨反射试验。

## 37.4　辅助检查

### 37.4.1　X 线平片

标准的前后位和侧位片可显示游离体、高位髌骨。髁间照相可提示如内髁 OCD，髌骨轴位片有助于显示髌骨与股骨滑车的静态关系。

### 37.4.2　MRI

MRI 有助于显示 OCD 碎片、软骨缺损、骨挫伤和肌腱炎的稳定性情况及半月板病变的特异性，如撕裂或改变中的外侧盘状半月板。

### 37.4.3　CT

CT 对确认旋转剖面及髌股关节关系有帮助。

## 37.5　鉴别诊断

### 37.5.1　过度使用情况

膝关节最常见的问题为过度使用，通常可以通

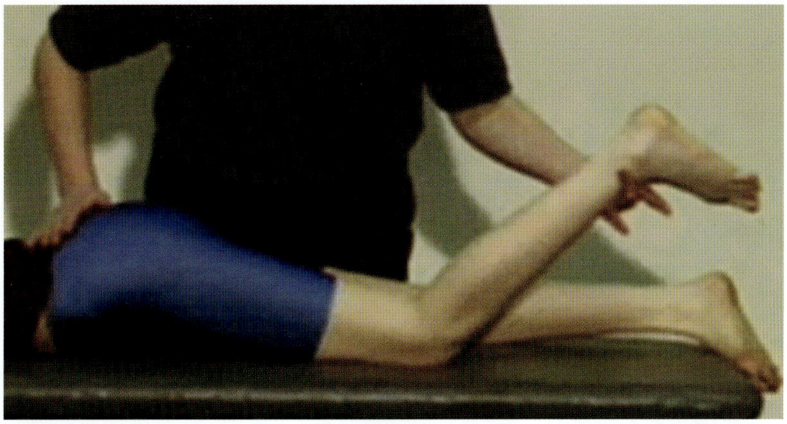

**图 37.1**　股直肌检查。照片所示屈膝时可见肌肉短缩，同侧髋关节屈曲同时同侧臀部抬离床面

过病史和体格检查作出诊断，进一步的影像学检查通常是不必要的，除非有更严重的症状。容易损伤的部位为胫骨结节、髌骨近端和远端、髌腱和内侧副韧带。胫骨结节的持续牵引力可导致其明显肿大。

## 37.5.2 关节内病理改变

### 骨性病理改变

最常见的非创伤性的改变为OCD，往往影响到股骨内侧髁的外侧（图37.2），髌骨通常也会受到影响。患者可能会抱怨在活动后和间歇性积液后关节疼痛会加重。一个单独的碎片可能会导致游离体的典型症状伴随间歇性的膝关节绞索和膝关节周围有物体移动的感觉。股骨OCD可通过X线平片或髁间照相检查，髌骨损伤可通过轴位片检查，但MRI是决定损伤部位、范围和预后的关键。除青少年型外其他类型的预后均未知。

### 软组织病理改变

盘状半月板损伤可引起膝关节外侧压痛，如果发生撕裂可伴随剧烈疼痛和膝关节活动受限。这种情况年幼的少年比青春期的少年更为常见（图37.3）。

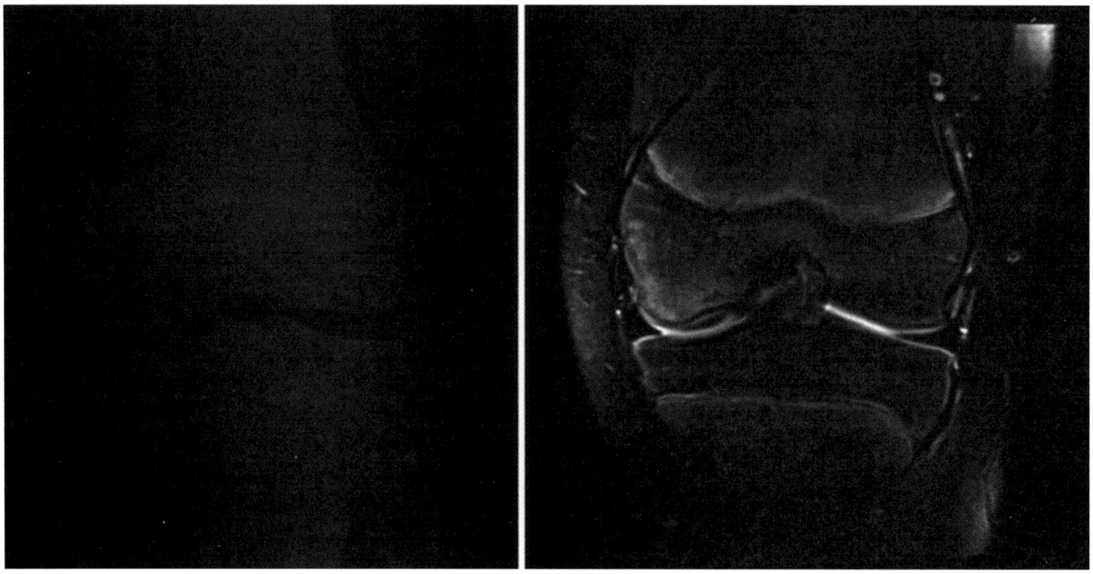

**图37.2** 股骨内侧髁OCD。MRI显示膝关节面关节软骨完整

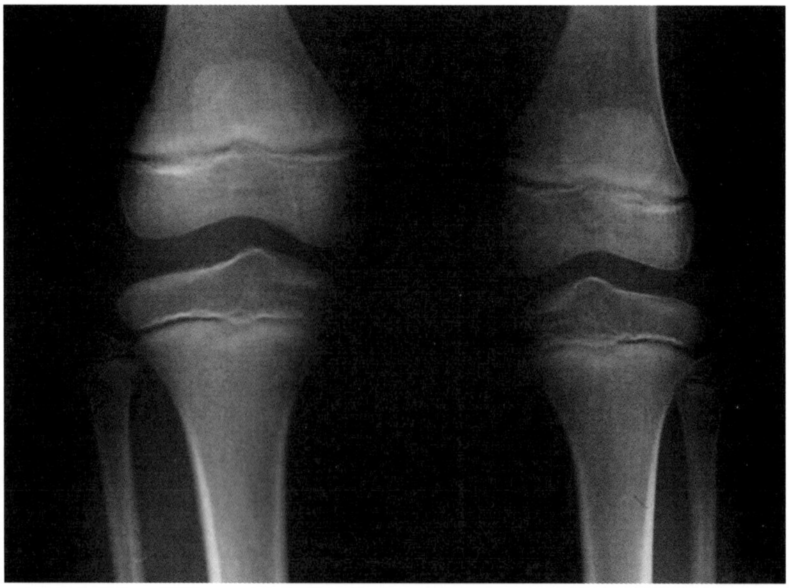

**图37.3** 膝关节前后位X线片显示先天性盘状半月板患者右侧膝关节外侧关节腔增大

## 37.5.3　髌股关节疾病

### 膝关节前方的非典型疼痛

这种情况很少见，但通常是自限性的，排除潜在的诊断是很重要的，特别是髋关节病变引起的膝关节疼痛。如“髌软骨软化症”描述为膝关节前方的非典型疼痛是不准确的。

### 髌骨半脱位

髌骨脱位中，髌骨在屈伸过程中脱出滑车槽，通常在屈曲时向侧方脱出。可为外侧髁发育不全和股四头肌外侧挛缩引起。关节松弛和胫骨外侧扭转也可出现半脱位。

### 髌骨分裂

通常行放射线检查时偶然发现髌骨外上方双向碎片。

## 37.5.4　炎性因素

在无外伤和其他疾病的患儿中膝关节积液（图 37.4）的鉴别诊断应考虑有 JIA、色素绒毛结节性滑膜炎（虽然很少见）和血友病。患者出现膝关节不适、发热，并膝关节积液，应考虑化脓性关节炎、股骨远端及干骺端骨髓炎。

## 37.5.5　肿瘤

胫骨近端和股骨远端干骺端是骨肉瘤（图 37.5）和尤因肉瘤（青少年最常见的原发性恶性骨肿瘤）的好发部位，良性肿瘤如骨软骨瘤、骨样骨瘤、骨骺软骨母细胞瘤和骺软骨瘤可因其与覆盖其上的一组肌肉或肌腱摩擦而引起疼痛（图 37.6、图 37.7）。

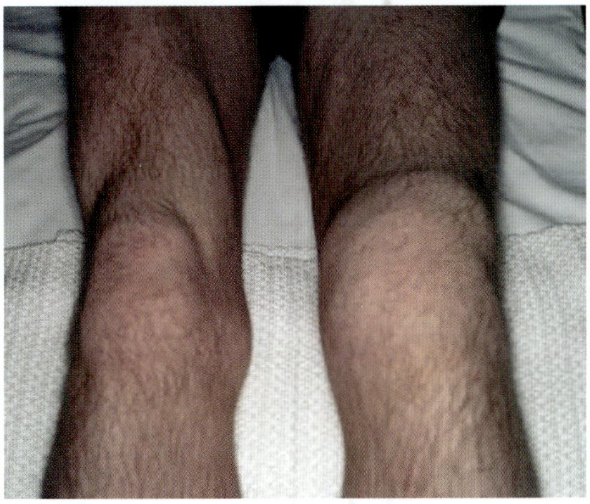

**图 37.4**　左膝关节髌上囊积液可见明显肿胀

## 37.5.6　创伤

随着儿童骨骼成熟，ACL 损伤的成人模式出现，而不再是表现为胫骨棘撕脱。患者有旋转机制特征的病史，患者可能会回忆起关节出现“啪”的声响和因关节积血而导致快速的关节肿胀（Frank and Gambacorta 2013; Pandya et al. 2014 ）。PCL 损伤可能由于在胫骨和膝关节过伸时受到直接的打击（图 37.8）。

急性膝关节肿胀的鉴别诊断应该包括 ACL 撕裂、骨软骨骨折（图 37.9）、半月板撕裂和轻微骨损伤。本年龄段的急性韧带损伤因韧带松弛而难以诊断。X 线平片可检查出大部分骨折和生长板损伤。MRI 可显示骨挫伤，但对韧带和半月板损伤更为敏感。

膝关节用力屈曲导致的髌骨撕裂可在骨骼较不成熟的青少年患者中检查到。然而，胫骨结节撕脱损伤（图 37.10）见于青春期，损伤的机制是类似的——膝关节被动屈曲导致的髌骨高位和伸膝活动受限。

## 37.5.7　膝关节囊

膝关节周围至少有十几个滑囊，临床上最大和最重要的是髌上囊（见图 37.3）。患者可能会抱怨疼痛和髌前、胫前和鹅足囊有摩擦感（图 37.11）。半膜肌囊应视为膝关节内侧肿胀鉴别诊断的一部分。

## 37.5.8　神经肌肉疾病引起的膝关节疼痛

这种膝关节疼痛最常见于脑瘫引起的双膝关节屈曲步态所致。髌股关节疼痛，患者常见髌骨高位和髌骨肌腱和髌骨拉长（图 37.12）。

当症状特别剧烈时，髌骨下极的应力性骨折也可能出现（图 37.13）。在 L4/5 脊柱裂患者中，由于膝以下的肌肉瘫痪，他们依靠股四头肌行走从而

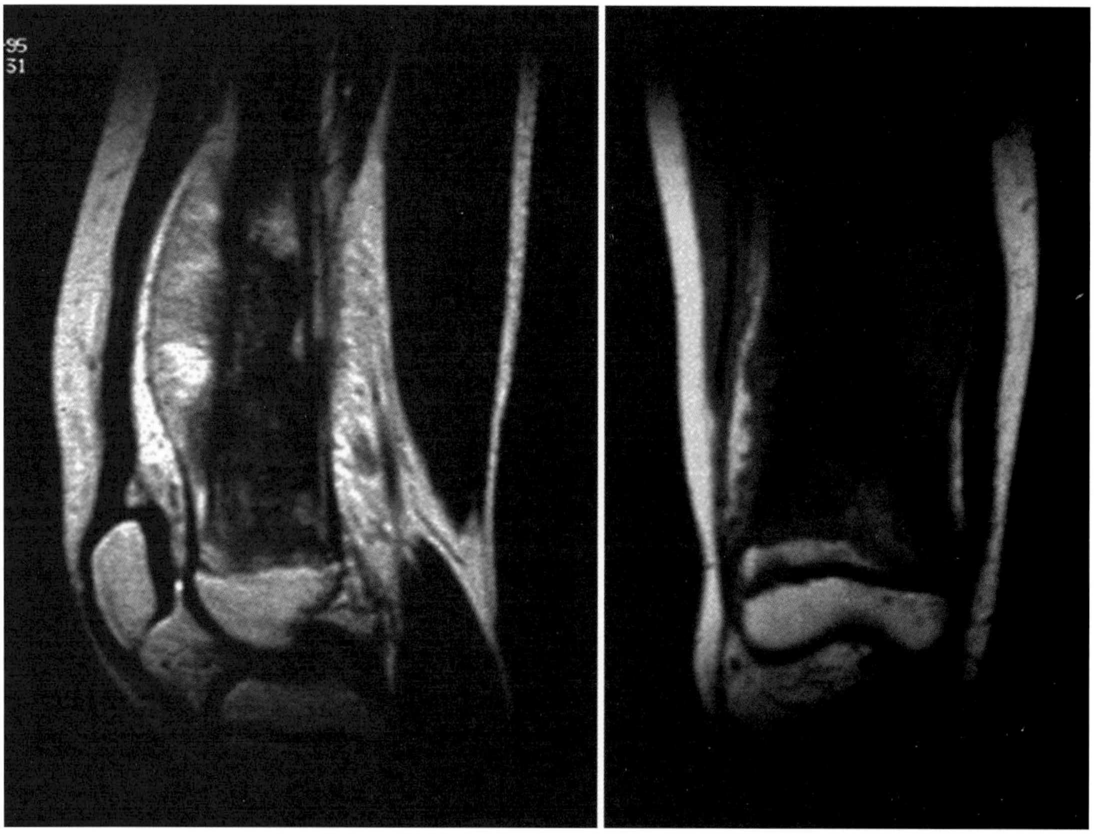

图 37.5 MRI 可见股骨远端骨肉瘤软组织及骨骼病理改变

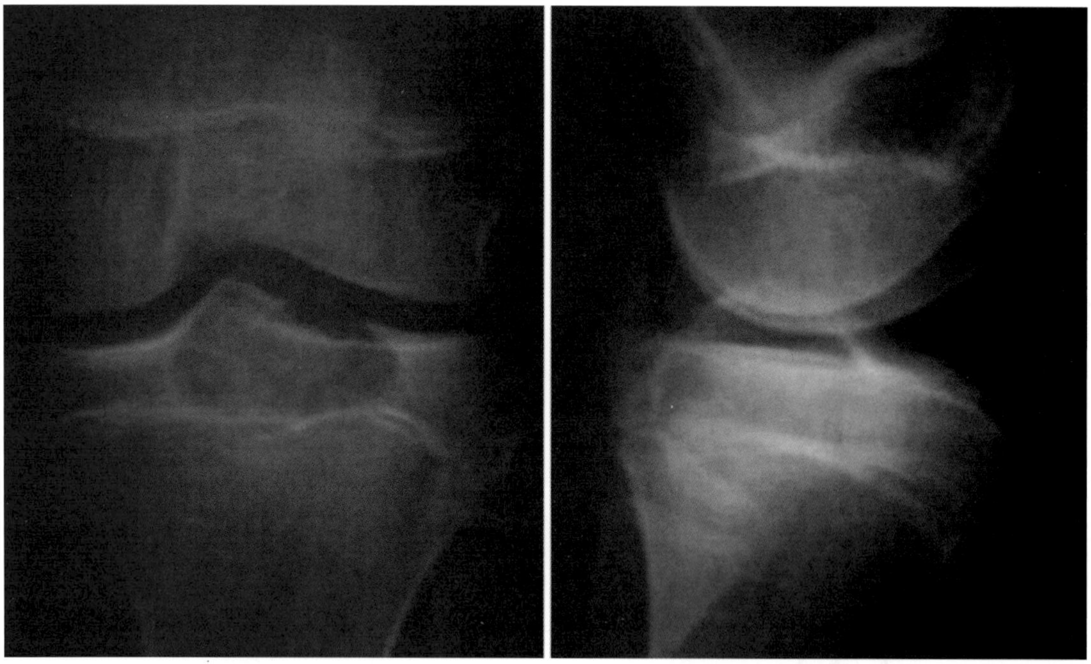

图 37.6 本图为溶骨性病变的胫骨骨骺软骨母细胞瘤

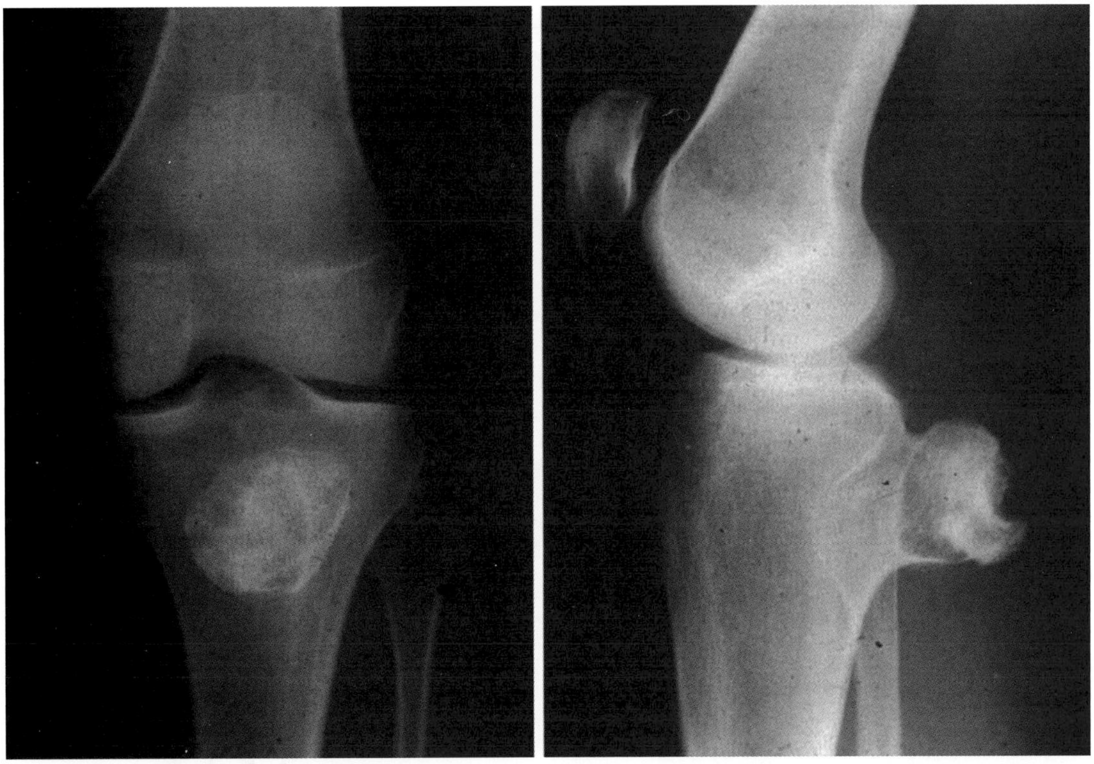

**图 37.7**　胫骨近端骨软骨瘤；病人主诉当移动脚踝时出现小腿的肿胀和不适

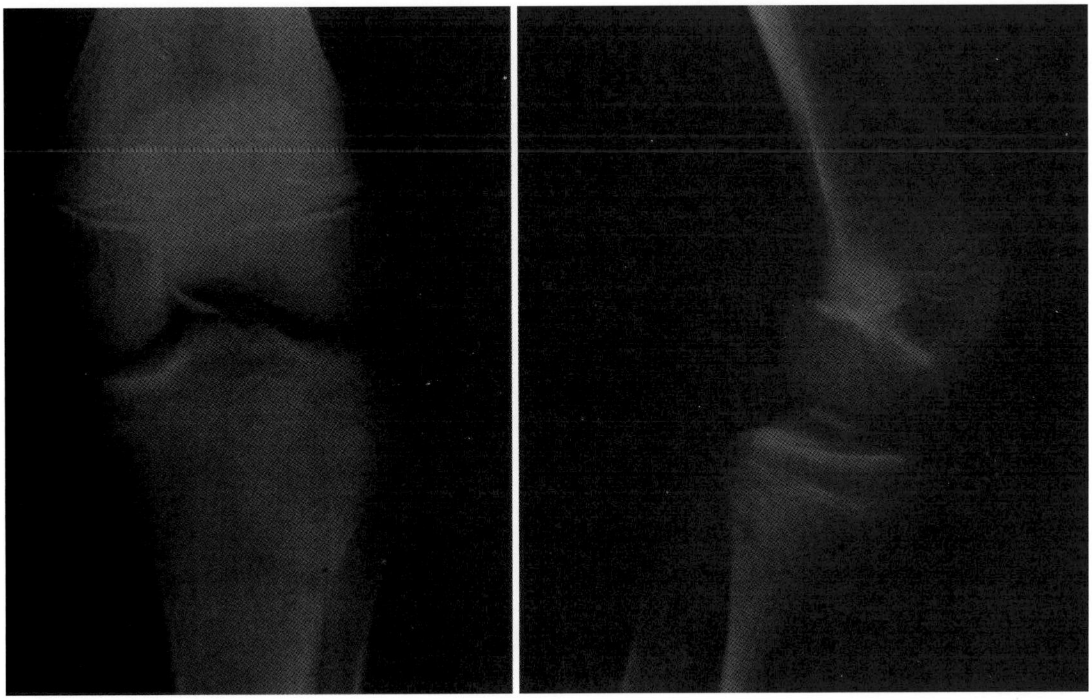

**图 37.8**　PCL 胫骨骨源性撕脱损伤。骨片可见位于髁间区后方

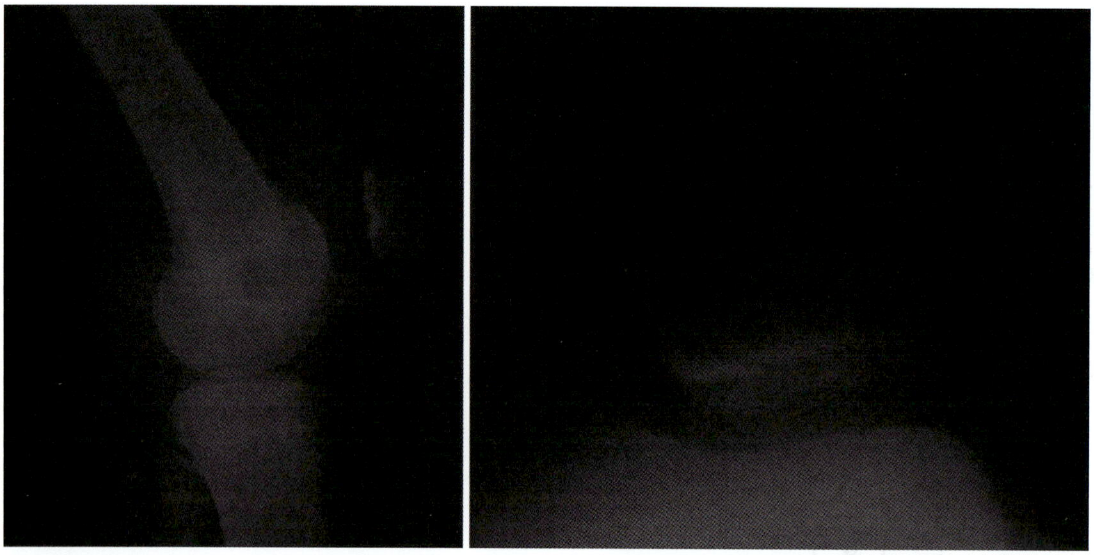

图 37.9 膝关节侧位和轴位片可见髌骨骨折片位于股骨髁前方（左）和髌骨冠状面骨折（右）

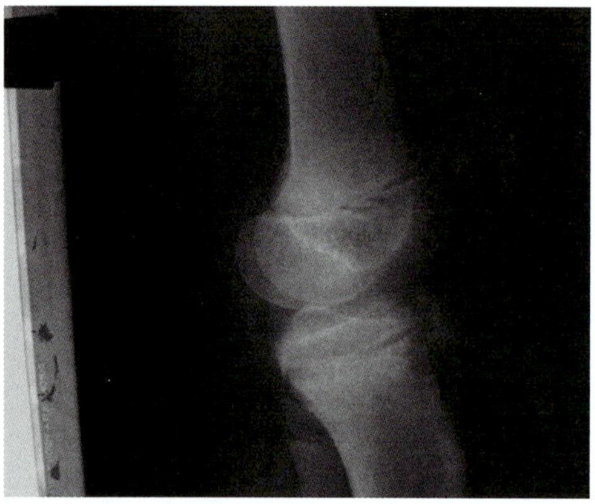

图 37.10 胫骨结节撕脱损伤

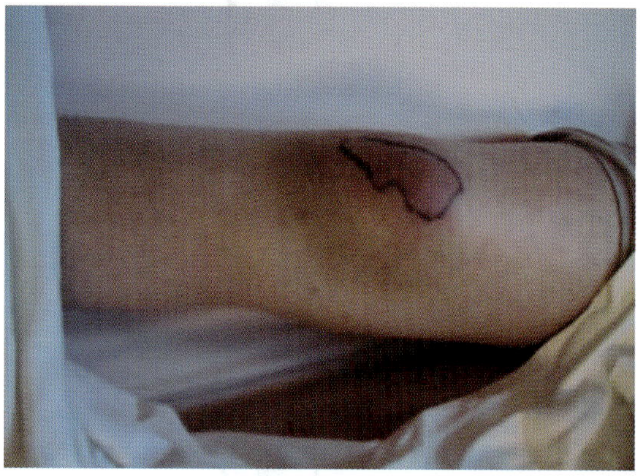

图 37.11 髌前滑囊炎

出现膝关节屈曲步态。

虽然脑瘫患儿也可出现致膝关节过伸表现，而膝关节疼痛更具有特征性，例如脊髓灰质炎也可导致股四头肌无力出现膝关节屈曲步态。

### 37.5.9 引起膝关节疼痛的少见原因

#### 褶皱

通常为区别于正常解剖的变异。但有时很可能被夹在髌骨和股骨髁之间，造成股骨髁内的疼痛，尤其是在蹲下时。

#### 代谢性骨疾病

严重的维生素 D 缺乏可导致膝关节疼痛。

#### 复杂区域疼痛综合征 1 型

这可能是由于以前的创伤造成的，患者会抱怨局部皮肤的轻压痛和皮肤颜色及温度的变化。

#### 化疗后缺血性坏死

白血病和其他恶性肿瘤的化疗可导致身体各个部位的骨骼缺血性坏死。股骨头是这种并发症的常见部位，疼痛可指向膝关节。股骨远端或胫骨上部可受膝关节局部疼痛的影响（图 37.14）。

## 37.6 建立诊断

诊断青少年慢性创伤性膝关节疼痛的纲要见表 37.1。

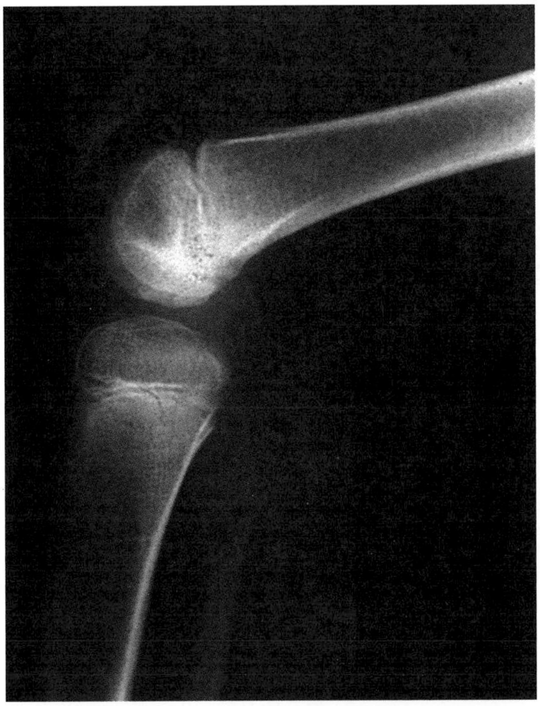

**图 37.12**　双侧瘫痪的 CP 患者于膝关节屈曲（屈膝）步态可见细长的髌骨

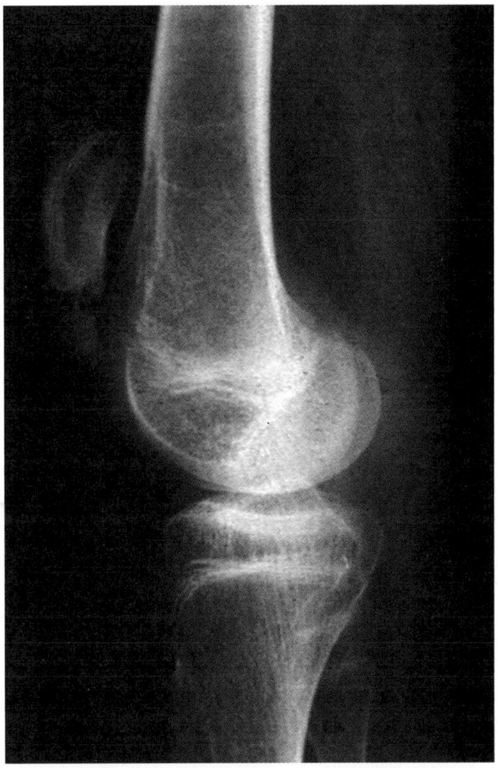

**图 37.13**　双侧瘫痪的 CP 患者于膝关节屈曲（屈膝）步态可见髌骨高位及髌骨下极撕脱骨折

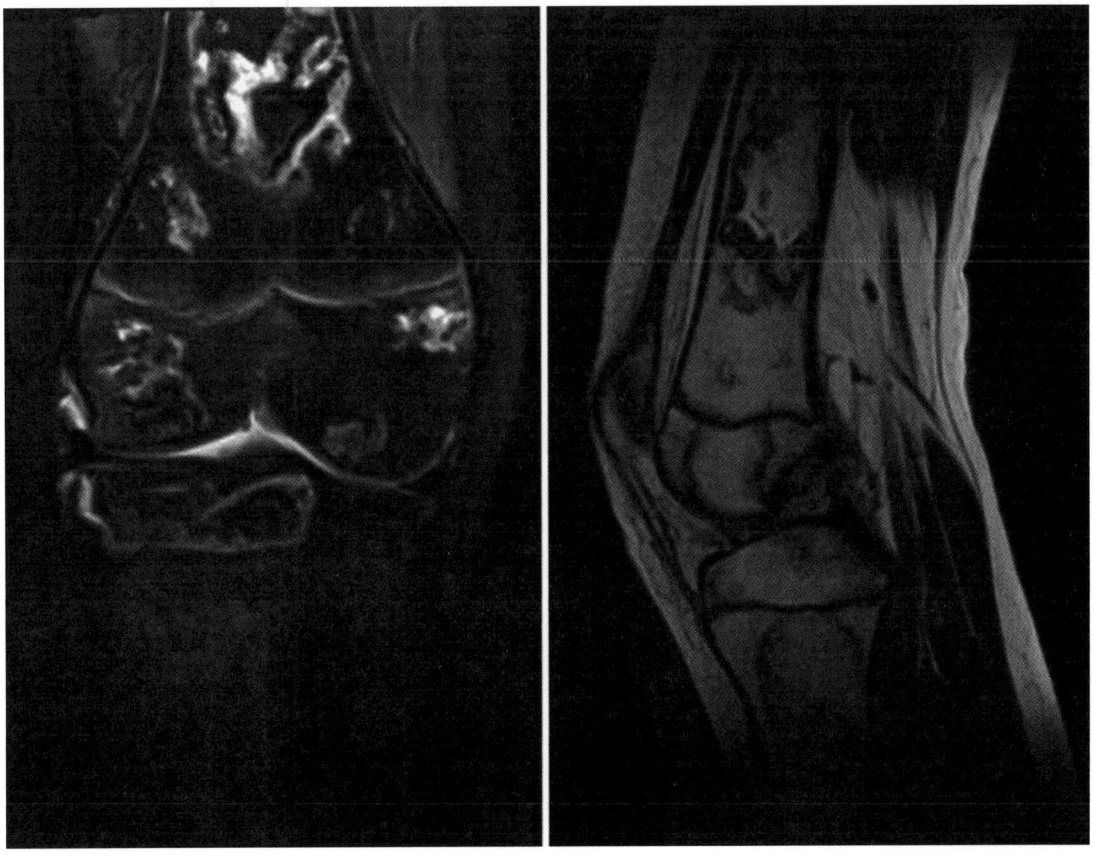

**图 37.14**　MRI 显示化疗和类固醇治疗后白血病患者发生的骨骼坏死

表 37.1 建立青少年创伤性慢性膝关节疼痛的诊断

| | | | | |
|---|---|---|---|---|
| **病史** | | | | |
| 有过度劳累的病史 | 无过度劳累的病史 | 无过度劳累的病史 | 无过度劳累的病史 | 无过度劳累的病史 |
| 疼痛与活动有关<br>休息时很少发生 | 疼痛与活动有关 | 疼痛可能与活动有关 | 活动后疼痛可加重 | 疼痛与活动无关<br>休息时仍可疼痛 |
| 疼痛局限于股四头肌腱、髌腱附着部位，或副韧带 | 局限于关节线的疼痛 | 局限于髌骨和膝关节前部的疼痛 | 髌上区和关节线疼痛 | 局部疼痛可能很明显 |
| 无积液和创伤病史 | 可出现积液反复发作<br>可出现膝关节绞索症状 | 可有髌骨侧向滑动症状 | 有反复发作且持续的肿胀症状 | 积液很少出现 |
| **体格检查** | | | | |
| 以下部位可出现压痛：<br>髌骨近端，髌骨远端，胫骨结节，内侧副韧带，髌骨周围肌腱 | 关节前方压痛 | 髌下或髌骨内侧缘压痛 | 髌上囊和关节有压痛 | 股骨或胫骨的干骺端或骨骺可及压痛 |
| 无积液 | 可有积液 | 近期发生的髌骨脱位可见关节积液 | 关节积液 | 无积液 |
| 不存在髌骨位置异常 | 不存在髌骨位置异常 | 可见髌骨半脱位 / 位置异常 | 不存在髌骨位置异常 | 不存在髌骨位置异常 |
| 髌骨挤压试验阴性 | 髌骨挤压试验阴性 | 髌骨挤压试验可阳性 | 髌骨挤压试验阴性 | 髌骨挤压试验阴性 |
| - | - | 在青少年 CP– 可见膝关节屈曲伴髌骨高位 | - | - |
| 膝关节被动活动范围正常 | 膝关节被动活动范围正常 | CP 伴膝关节活动受限伴屈曲畸形<br>由于髌骨脱位的原因，屈曲可能受限 | 因积液和疼痛而导致被动运动范围受限 | 被动运动范围通常正常 |
| 初步诊断：<br>过度使用综合征 | 初步诊断：<br>关节内病变 | 初步诊断：<br>髌股关节紊乱 | 初步诊断：<br>炎症性关节炎 | 初步诊断：<br>膝关节周围肿瘤 |
| **辅助检查** | | | | |
| X 线平片：<br>通常不需要<br>如行平片检查可见胫骨结节或髌骨远端的特征性改变 | 正位 X 线平片：<br>可显示股骨内外侧髁的病变<br>膝关节髁间像将更好地显示病变 | 正位 X 线平片：<br>可见膝外翻<br>侧位片可显示青少年脑瘫患者的高位髌骨和髌骨碎裂<br>轴位片可见髌股关节排列异常 | X 线平片：<br>可显示关节周围骨质疏松<br>关节间隙可变小 | X 线平片：<br>可见股骨或胫骨的骨骺或干骺端的溶解性和硬化性病变 |
| MRI 检查阴性 | MRI：可见 OCD 病变，并可显示该骨折片是否松动 | MRI 检查阴性 | MRI 检查阴性 | MRI：可显示病变的性质和程度 |
| | | CT 扫描有助于检查和测量股骨和胫骨旋转畸形 | | |
| **诊断** | | | | |
| 过度使用综合征 | 软骨剥脱 | 髌股关节病变，如：<br>复发性髌骨半脱位或脱位<br>股骨前倾或外翻引起的髌骨错位 | 炎性关节炎，如：<br>JIA<br>血清阴性关节炎 | 良性或恶性骨肿瘤，如：<br>软骨母细胞瘤，骨样骨瘤，尤因肉瘤，骨肉瘤 |

（James Robb 著 刘 虎 宋宝剑 译）

## 参考文献

Detterline AJ, Goldstein JL, Rue JP, Bach Jr BR. Evaluation and treatment of osteochondritis dissecans of the knee. J Knee Surg. 2008;21: 106–15.

Frank JS, Gambacorta PL. Anterior cruciate ligament injuries in the skeletally immature athlete: diagnosis and management. J Am Acad Orthop Surg. 2013;21: 78–87.

Pandya NK, Otsuka NY, Sanders JO. What's new in pediatric orthopaedics. J Bone Joint Surg Am. 2014;96A:345–50.

## 深化阅读

Hunt DM, Macnicol MF. The knee. In: d'A Benson M, Fixsen J, Macnicol MF, Parsch K, editors. Children's orthopaedics and fractures. 3rd ed. London/Dordrecht/Heidelberg/New York: Springer; 2010.

# 第 38 章　青少年期足部疼痛

## 38.1　引言

在这个年龄段的足部疼痛一般不需要过多考虑个体差异的因素，致病的原因常常为创伤、结构性异常、感染或较为少见的肿瘤所致。青少年出现持续的足部疼痛需要考虑是否存在以上可能。

## 38.2　建立诊断的问题

### 38.2.1　病史中的问题

- 疼痛是突然出现还是逐渐出现的?
- 疼痛的部位在哪?
- 什么情况能够缓解或者加剧疼痛?
- 患者是否发现畸形或者肿胀?
- 是否为晨起僵硬或疼痛与活动无关?
- 症状是否随着时间逐渐加重?
- 疼痛是否影响睡眠? 休息或适当镇痛能否缓解?
- 疼痛是否和穿鞋有关?

疼痛是突然出现还是逐渐出现的?

如果疼痛突然出现，创伤和感染等因素所导致的可能性大。如果怀疑感染，询问是否存在局部因素如局部刺伤、足部皮肤感染或直接足部创伤。不要忘记询问潜在感染因素如喉咙、呼吸道症状，耳朵疼痛或流液，排尿困难或下腹部疼痛。是否有过骨骼肌肉系统感染的病史或免疫缺陷情况?

疼痛的部位在哪?

这能够帮助对踝关节，前、中、后足，足趾进行体格检查。

什么情况能够缓解或者加剧疼痛?

活动后疼痛加重、休息后减轻提示结构性或过度使用问题导致疼痛。病因包括应力骨折、骨软骨炎（特别当踝关节合并肿胀时）、跗骨联合、副舟骨。

患者是否发现畸形或者肿胀?

单侧平足通常提示病理性因素如跗骨联合。患者是否有脑瘫? 双侧平足则可能是生理性或较短的腓肠肌和（或）比目鱼肌所致。足跟跳跃有助于评估跟骨上外侧情况。副舟骨表现为足中间部突出。足趾畸形合并皮肤磨损较为常见——患者是否存在踇趾囊肿、槌状趾、爪形趾或叠趾?

是否为晨起僵硬或疼痛与活动无关?

足部常是青少年类风湿关节炎（JIA）的发病部位。关节僵硬则可能是跗骨联合或踇趾僵硬所致。

症状是否随着时间逐渐加重?

这种特点提示存在神经肌肉性问题。

疼痛是否影响睡眠? 休息或适当镇痛能否缓解?

这提示存在严重病理症状如肿瘤或感染。如果存在进行性加重的神经症状，考虑存在神经肌肉异常、脊髓肿瘤或脊髓感染。

疼痛是否和穿鞋有关?

足部疼痛常与足部骨性突出部位遭鞋压迫有关，如青春期踇趾外翻所致大足趾中段疼痛。

### 38.2.2　涉及体格检查的问题

- 足弓是否正常，有没有高弓足或平足?
- 是否存在跛行?

*考虑步态中矢状位:*

- 足部行走过程中的三个转动轴部位是否正常?

- 行走过程中足部首先接触地面的是哪个部位？
- 行走时足跟抬起是否正常？
- 胫骨与足的关系是否正常？
- 行走时足部摆动是否正常或是否存在拖动踇趾的步态？
- 行走足摆动结束时足部能否恢复到初始位置？

*考虑步态中冠状位：*

- 足踝角度是否正常与对称？
- 大腿与小腿的冠状位序列是否正常？
- 冠状位序列是否存在不对称？
- 足跟在摆动相是否存在生理性内翻并在站立相出现生理性外翻？

足弓是否正常，有没有高弓足或平足？

让患者以足尖站立，正常情况下从后方观察会发现跟骨会出现内翻，而在站立相出现生理性外翻。如果没有则考虑出现平足的原因，在这个年龄段的常见原因为跗骨联合。过度矫正的马蹄足、内翻内收足或脊柱裂导致的外翻足也可能表现为平足。

足弓中部过高或范围过大可能是生理性的，但也可能因神经肌肉疾病引起。单侧高弓足通常是病理性的，需要明确其原因。

是否存在跛行？

如果存在跛行，需要观察步态细节：

**考虑步态中矢状位：**

足部行走过程中的三个转动轴部位是否正常？

足部存在三个转动轴，第一个为足跟接触地面时；第二为胫骨对于静止的足部向前旋转，相当于踝关节背屈；最后为足离地前的跖骨头旋转，相当于踝关节跖屈（图 38.1）。如果踝关节活动疼痛或僵硬，以上一个或多个转动轴的活动会受到影响。

行走过程中足部首先接触地面的是哪个部位？

正常行走足跟先接触地面，但平足或足趾挛缩会导致小腿前后方肌肉失平衡（过短 / 无力 / 后方过度活跃和过长 / 前方无力），同侧膝关节或髋关节挛缩，代偿同侧下肢过短等因素会出现异常。儿童足跟疼痛也会出现避痛性足趾行走。

行走时足跟抬起是否正常？

正常时足跟不应在对侧足从摆动相进入站立相以前抬起。行走时提前抬起足跟可能是功能性过短的腓肠肌或代偿对侧髋关节异常所致。

胫骨与足的关系是否正常？

胫骨过度前倾提示腓肠肌及比目鱼肌无力致踝关节过度背屈。

行走时足部摆动是否正常或是否存在拖动踇趾的步态？

如有则提示胫骨前方肌肉无力或胫骨后方短缩或两者皆均在。

行走足摆动结束时足部能否恢复到初始位置？

胫骨前肌应在摆动相末准备好以使足跟能够与地面接触。

**考虑步态中冠状位：**

足踝角度是否正常与对称？

对于 8 岁以上的儿童，足趾内 / 外翻很难自我矫正。当儿童因疼痛导致踝关节活动受限出现足趾外翻步态，这是为了避免站立相踝关节背屈或跖屈使得足转动轴活动加重疼痛。

大腿与小腿的冠状位序列是否正常？

过度膝外翻或胫骨外旋而没有股骨内旋代偿常会造成平足外观。

冠状位序列是否存在不对称？

如果存在不对称，查看是否存在近端异常，如髋关节发育不良或偏瘫。

足跟在摆动相是否存在生理性内翻并在站立相出现生理性外翻？

如果不是，考虑后足存在病理异常如跟距融合或足内外翻肌肉不平衡。

## 38.3　体格检查

### 38.3.1　视

观察中足、足跟以及足趾是否肿胀（如副舟骨、足跟撞击、青少年踇囊炎或足趾畸形）。当患儿站立，观察足弓是否正常，有无足跟过高或消失。观察中足外翻状态是否正常。观察前足与足趾是否存在畸形。观察步态类型与外观是否存在偏差。

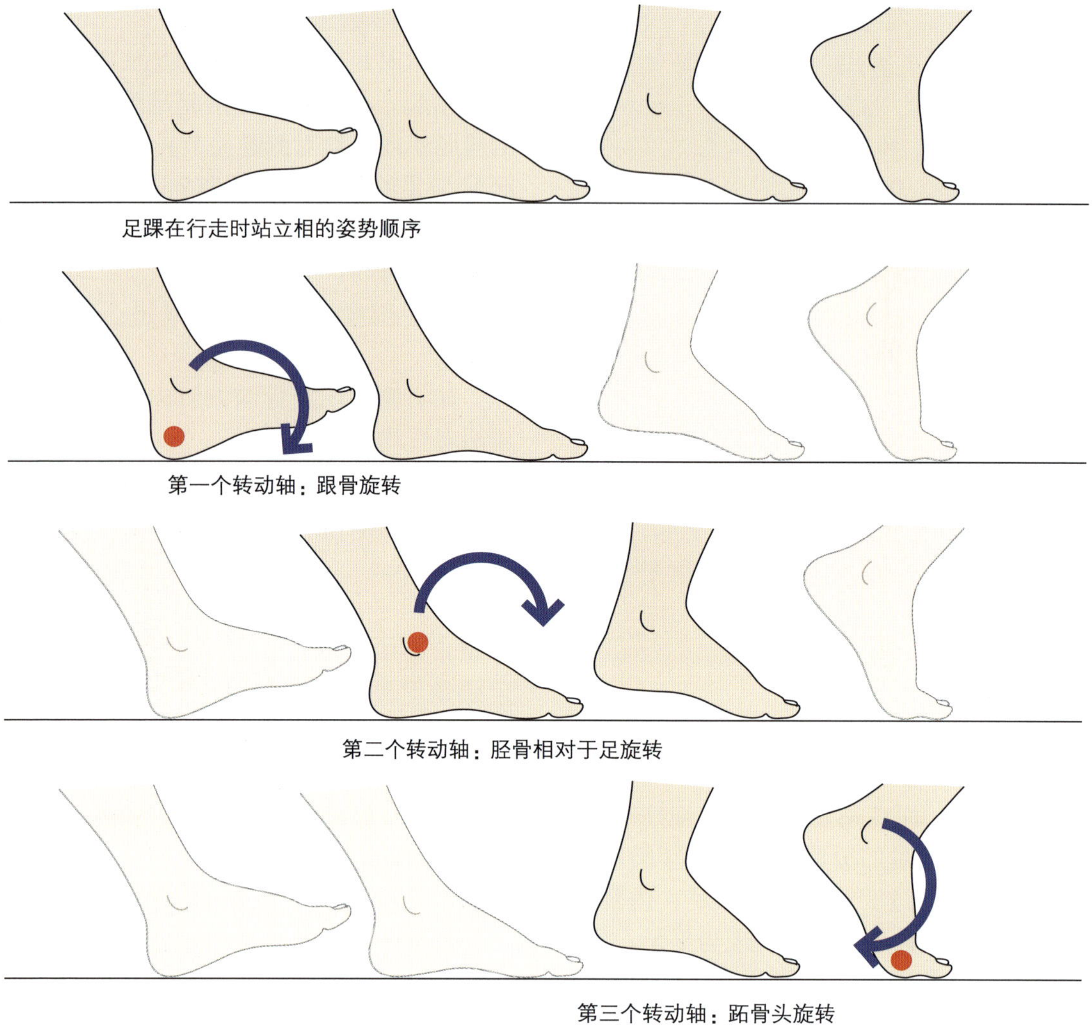


**图 38.1**　足的转动轴顺序

### 38.3.2　触

感觉是否存在局部皮温升高或敏感。跟骨隆起部位可能在过度活动后敏感，副舟骨及跗囊炎也可能因为穿鞋摩擦导致敏感。如果存在第二跖骨背侧肿胀敏感则提示 Freiberg 缺血性坏死。

### 38.3.3　动

观察踝关节主动背屈与跖屈，并观察后足、中足与足趾联合内翻与外翻时是否异常。联合内翻与外翻指距下、跟骰以及距舟关节的联合运动，此时中足活动独立于后足活动。检查这些主动与被动活动（图 38.2）。检查肌肉相对长度，如果怀疑腓肠肌短缩，行 Silferskiöld　检查（详见第 22 章）。检查足趾的跖趾关节活动情况。

记得对下肢与脊柱进行整体的骨科检查，如果怀疑存在神经肌肉异常，进行包括主要大肌肉力量检查在内的神经肌肉检查。

## 38.4　辅助检查

**影像学检查**

行儿童站立位足 X 线检查，侧位要特别注意保持负重位摄片。斜位摄片有助于除外跟舟融合，如果怀疑剥脱性骨软骨炎（OCD）则可以行踝关节榫状位摄片。进一步了解融合情况则应行 CT 检查，

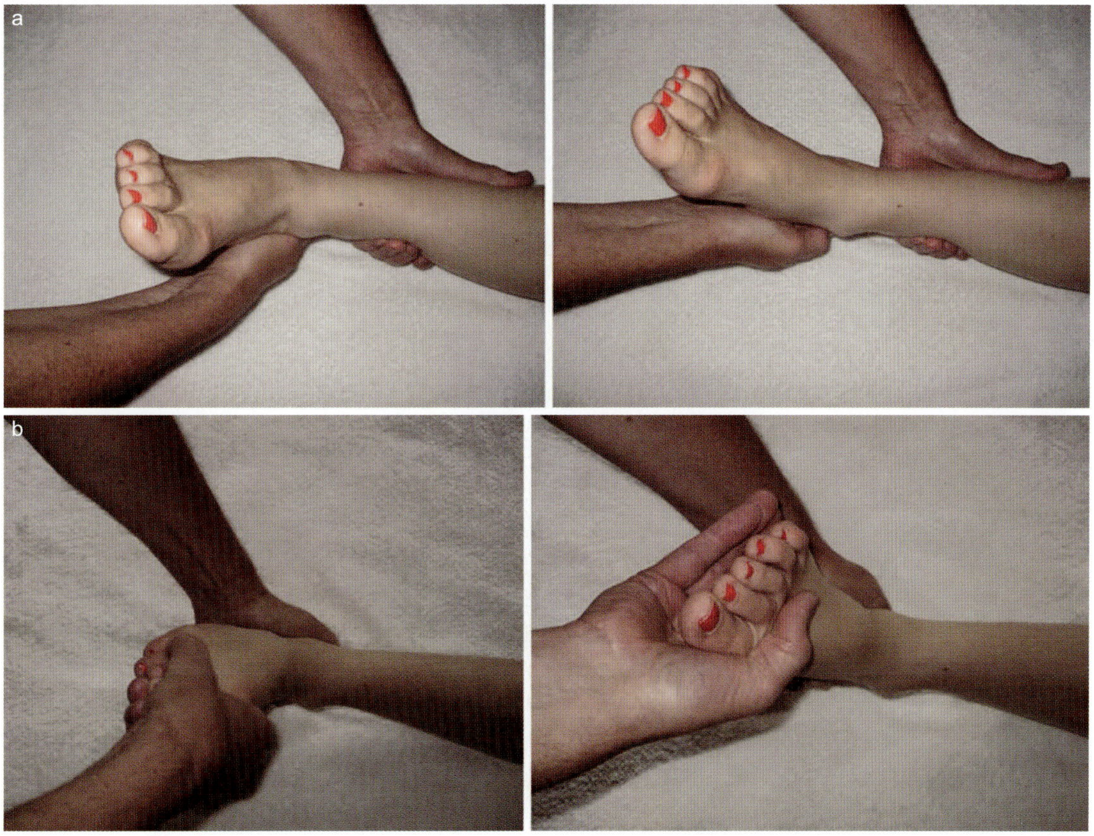


**图 38.2**　通过单独部位的内翻与外翻活动分离后足（a）与中足（b）以进行检查

对于评估 OCD 碎片的稳定性则首选 MRI。

### 其他检查

如果儿童存在急性足部疼痛，怀疑败血症（脓毒性关节炎或急性骨髓炎），则进行血常规加 CRP 检查、ESR 测定及血培养检查。

表 38.1 展示了选择影像学与其他检查的决策流程。

## 38.5　鉴别诊断

### 38.5.1　创伤

急性创伤均有明确的病史（图 38.3），跖骨为常见受伤部位。活动量较大的儿童足部疼痛并可以定位应考虑是否为跖骨应力骨折。应力骨折常在首次 X 线片不显示，但在 14 天后显示出骨膜反应。距骨骨折后可能出现距骨的缺血性骨坏死。

### 38.5.2　感染

化脓性关节炎影响足部关节（图 38.4），在患儿存在非机械性疼痛时需要怀疑之。足的骨髓炎（图 38.5）较其他部位骨髓炎不常见，但在非机械性疼痛时也需要考虑是否存在。后足感染尤其是跟骨感染，可能为无痛性且不表现为急性病程（图 38.6）。

患者病史中常存在足趾刺伤或甲床损伤史，从而出现足趾远端感染。

存在刺伤病史则需要考虑骨髓炎和假单胞菌感染。

### 38.5.3　剥脱性骨软骨炎

足部常见好发部位为距骨，尤其在距骨圆顶的

表 38.1 根据青少年足部疼痛不同临床情况的建议检查

| 临床情况 | 检查 |
|---|---|
| 怀疑创伤、骨折 | X 线平片，复杂创伤如距骨骨折、生长板损伤、骨软骨骨折或距骨跖骨断裂（Lisfranc 损伤）考虑行 CT 或 MRI 检查 |
| 怀疑创伤、软组织损伤 | 通常选择临床体格检查，但不能除外是否合并骨折时需要行 X 线平片检查 |
| 怀疑过度使用，病史包括活动疼痛、休息后减轻，患者能够定位疼痛位置 | 当疼痛明显局限于跟骨突出、跟腱或跖腱膜起点则不需要 X 线平片检查 |
| 怀疑过度使用，病史包括活动疼痛、休息后减轻，但患者不能定位疼痛位置 | 足正侧位 X 线片 |
| 怀疑化脓性关节炎 | 全血细胞计数，ESR，CRP，血培养，X 线平片，可穿刺抽脓做培养及药敏 |
| 怀疑骨髓炎 | 全血细胞计数，ESR，CRP，血培养，X 线平片。考虑行超声或 MRI 检查以显示早期骨膜抬升与骨膜下脓肿，并定位感染部位与范围 |
| 怀疑踝关节 OCD | 包括榫状位的 X 线平片以更好观察距骨。考虑行 MRI 检查评估破碎稳定性与发育情况 |
| 怀疑跗骨融合 | 正侧位与斜位足 X 线片。CT 有助于进一步评估融合情况 |
| 高弓足 | 行站立位足正侧位 X 线片 |
| 足趾畸形 | 如存在跗囊炎行站立位足 X 线平片。轻度足趾畸形可通过体格检查评估 |
| 怀疑关节炎 | 全血细胞计数，ESR，CRP，类风湿因子，抗核抗体及 HLA-B27。X 线平片 |
| 怀疑良性肿瘤 | 正侧位 X 线平片。考虑行骨扫描或 CT 以定位骨样骨瘤 |
| 怀疑恶性肿瘤 | X 线平片及局部 MRI 检查。全血细胞计数及镜检以除外白血病。ESR、CRP、血培养除外在平片上类似恶性肿瘤的感染。如果证实为恶性骨肿瘤，行骨扫描评估病变范围，行 X 线胸片及胸部 CT 了解有无肺转移。行局部活检 |

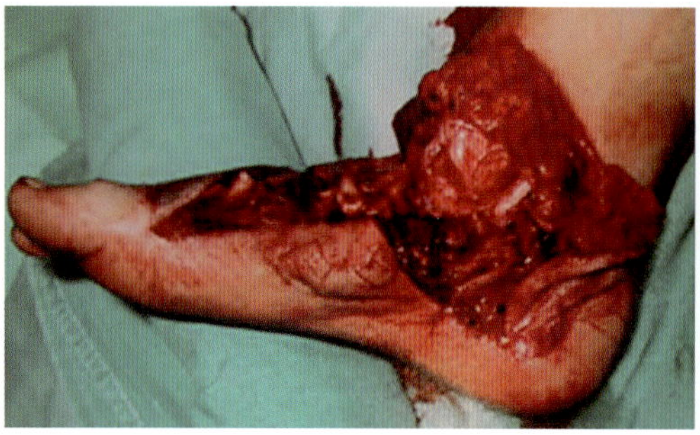

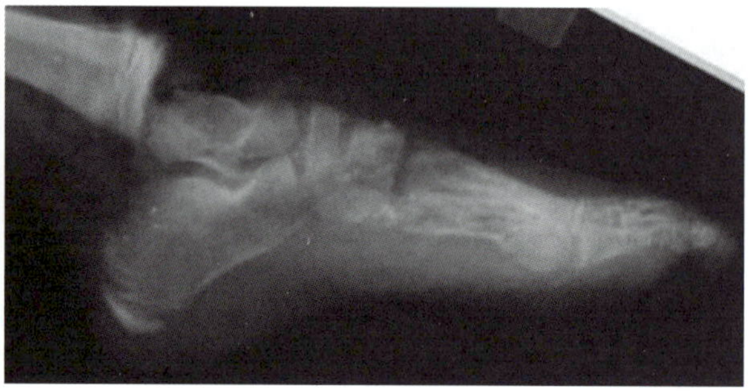

图 38.3 严重足开放性创伤

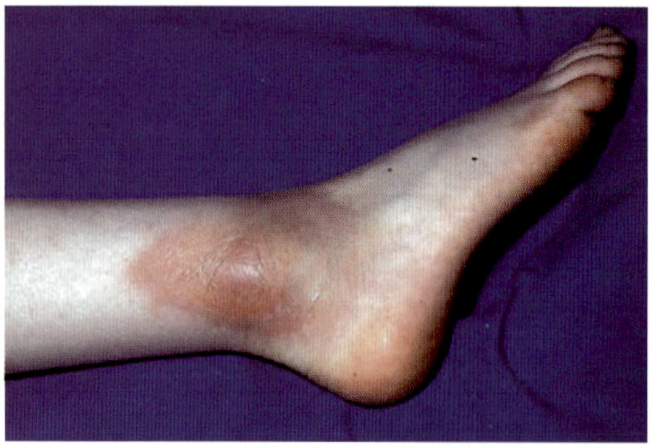

图 38.4 感染；鉴别诊断包括蜂窝织炎、踝关节化脓性关节炎及腓骨或后足骨髓炎

前后和正中区域。患者主诉机械因素疼痛，持续僵硬，可能出现踝关节肿胀。碎片可能没有移位而稳定，也可能松动移位，MRI 有利于明确诊断。

### 38.5.4 幼年特发性关节炎（JIA）

患者存在非机械性足部疼痛，持续发热伴皮疹时应考虑鉴别幼年特发性关节炎。此类患者存在晨僵，随着活动逐渐缓解。定性特点为受累关节皮温高且敏感疼痛。

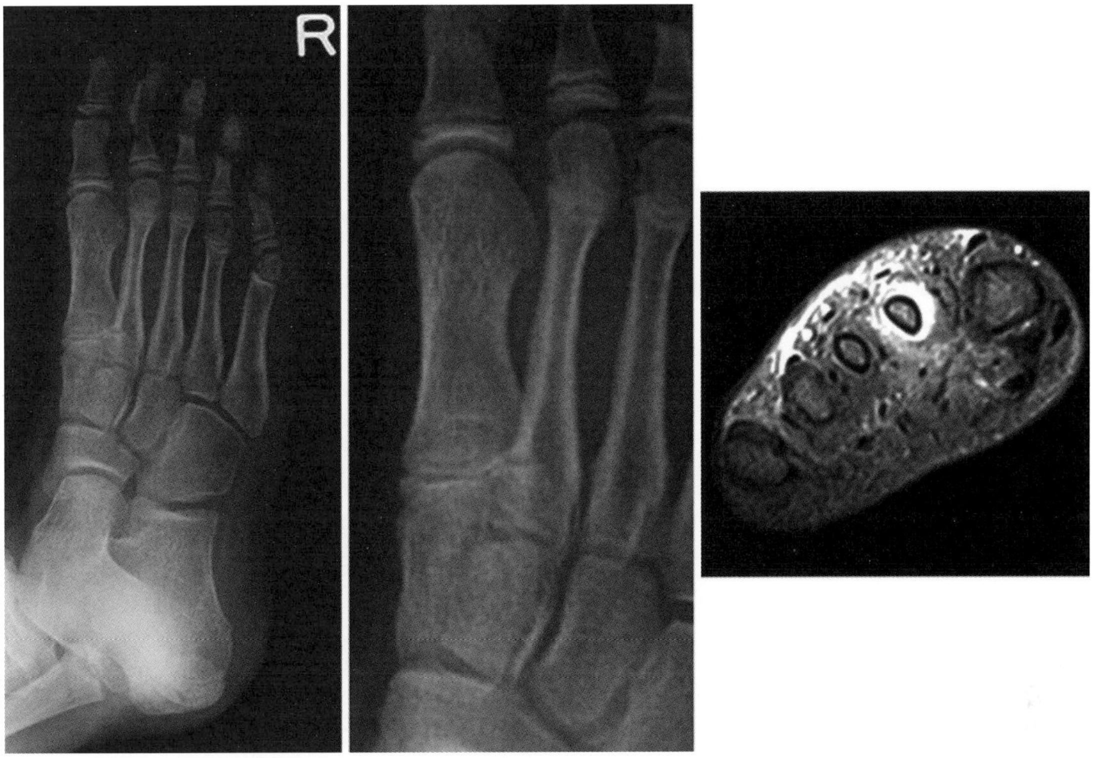


图 38.5　第 2 跖骨柄骨髓炎。在 MRI 上可见跖骨柄骨膜反应

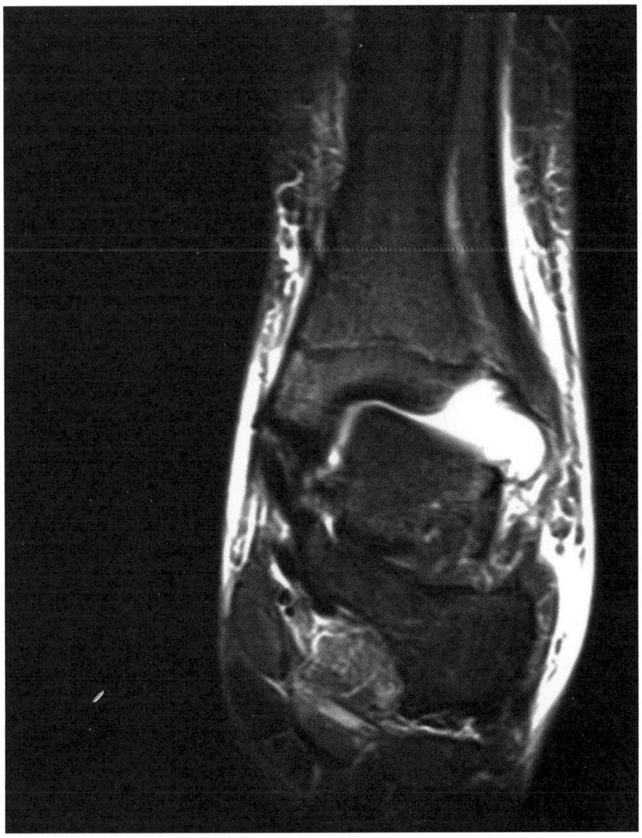

图 38.6　MRI 示踝关节化脓性关节炎

## 38.5.5　副舟骨

副舟骨表现为足中部侧内方肿胀疼痛（图 38.7）。由于胫骨后部分韧带连接于副舟骨也可表现为胫骨后韧带疼痛。突出的副舟骨如较大可造成局部皮肤摩擦损伤。

## 38.5.6　跗骨融合

融合可为骨性、软骨性或纤维性。典型表现为站立位患者平足并外翻，踮起足尖站立可见中间足弓消失。跗骨活动受限并疼痛。跟舟骨融合为最常见类型，在 X 线平片表现为“食蚁兽鼻子”样（图 38.8a）。CT 有助于显示融合（图 38.8b），尤其是分辨跟距骨融合、跟舟骨融合及舟楔骨融合。

## 38.5.7　平足

非结构性平足（生理性平足）常为双侧，踮起足尖站立可显现出正常的中段足弓。非结构性平足，可采用 Beighton 标准评估患者关节松弛度（图

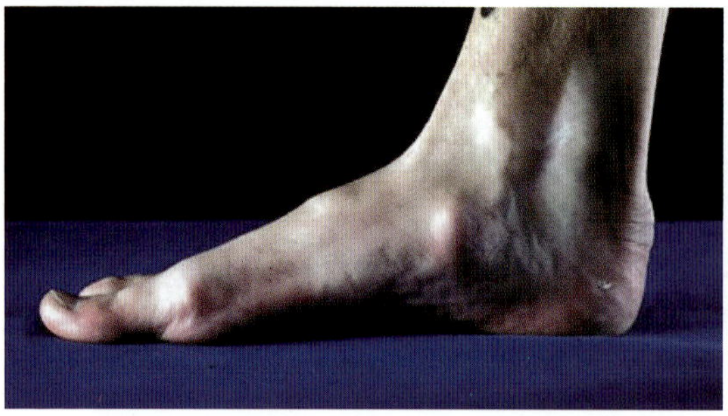

图 38.7 副舟骨

38.9，Beighton et al. 1973）。

膝外翻及远端胫骨旋转患者也可表现为平足外观。患者腓肠肌挛缩或短缩也可表现为平足。当踮起足尖站立足弓不能正常出现则为结构性平足，若为单侧考虑病理性因素。原因包括附骨融合（见上文）、过度矫正的马蹄足、内收内翻跖骨、结构性踝关节内翻（见于脊柱裂）。

## 38.5.8 高弓足

高弓足指足纵弓中央抬高，也可以是生理性的（正常人存在变异）。但最常见原因是神经系统异常所致（图 38.10）。临床上常合并爪形足趾和跟骨内翻（图 38.11）。单侧高弓足一般均为病理性，因此需要神经系统检查以除外神经肌肉病和脊髓异常（Weiner et al. 2013）。应探寻 HMSN 等神经肌肉病病史。仰趾弓形足是脊髓灰质炎、脊柱裂或后跟过度延长等因素所致的典型表现（图 38.12）。高弓内翻足是 HMSN 和偏瘫的典型表现（Vander Have et al. 2013）。

## 38.5.9 足趾疾病

### 踇趾

青少年出现踇趾外翻常是因为关节松弛、前足宽大所致。踇囊炎一般合并于第 1 跖骨内翻，但也可能继发于其他畸形如脑瘫。双侧脑瘫出现高弓足常造成继发踇囊炎（图 38.13）。腓肠肌过短造成跟骨内翻，前足序列与正常接触面也随之改变从而造成踇囊炎。此外过短或过长的第 2 足趾也能造成踇囊炎。

背侧踇囊炎常见于脊髓灰质炎或脊柱裂，此时胫骨前肌肉相对活跃而腓骨长肌无力，造成第 1 跖骨抬升并出现背侧疼痛。

踇趾趾间关节外翻常表现为踇指外翻，但其更源于趾间关节异常而不是跖骨趾骨间关节异常。

踇指僵硬可发生在青少年期，通常有外伤史。

### 小趾

儿童小趾穿鞋摩擦可能导致小趾囊炎、骑跨趾、锤状爪状趾等。应评估畸形的活动度及是否存在神经系统异常。

## 38.5.10 足部疼痛少见原因

### 良性及恶性肿瘤

足部可能存在肿瘤，但没有特异性。如良性肿瘤可见甲下外生骨疣、骨软骨瘤、动脉瘤样骨囊肿（常见于跟骨）、骨样骨瘤、骨纤维发育不良以及神经纤维瘤（图 38.14）。足部恶性骨肿瘤较长骨更为罕见，在此年龄段，尤因瘤、骨肉瘤是常见类型。

### Freiberg 缺血坏死

Freiberg 缺血坏死是跖骨头特发性无血管性坏死所致，通常发生在第 2 跖骨（图 38.15）。

### 足底筋膜炎

足底筋膜起始处可有疼痛，此症状常见于年轻运动员。

### 跗管综合征

罕见，患者表现为行走时足部扭曲，查体跗管 Tinel 征阳性并足部疼痛。

### 跟骨的骨突炎（Sever's 病）

本病在儿童多见，过度活动后出现，休息后明显好转。青少年在跟骨完全骨化也可出现（女性约 14 岁，男性约 16 岁），表现为跟骨骨突疼痛。

### 复杂的局部疼痛综合征 I 型

可能由曾经的创伤造成，患儿表现为局部异常敏感及疼痛，可伴随皮肤颜色及温度改变。

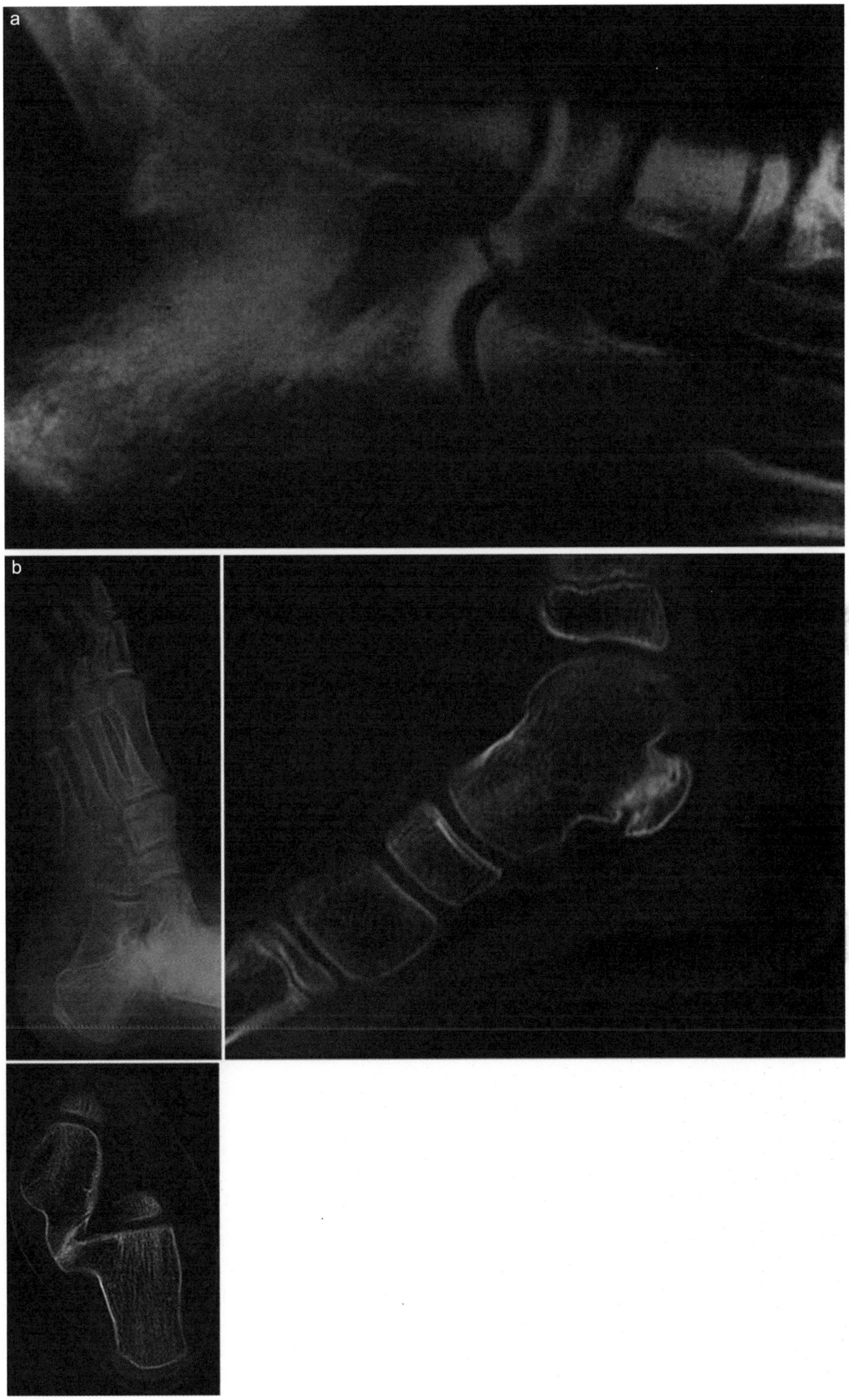


图 38.8 跗骨融合。( a )跟舟骨融合的“食蚁兽鼻子”样外观；( b ) CT 显示跟距骨融合

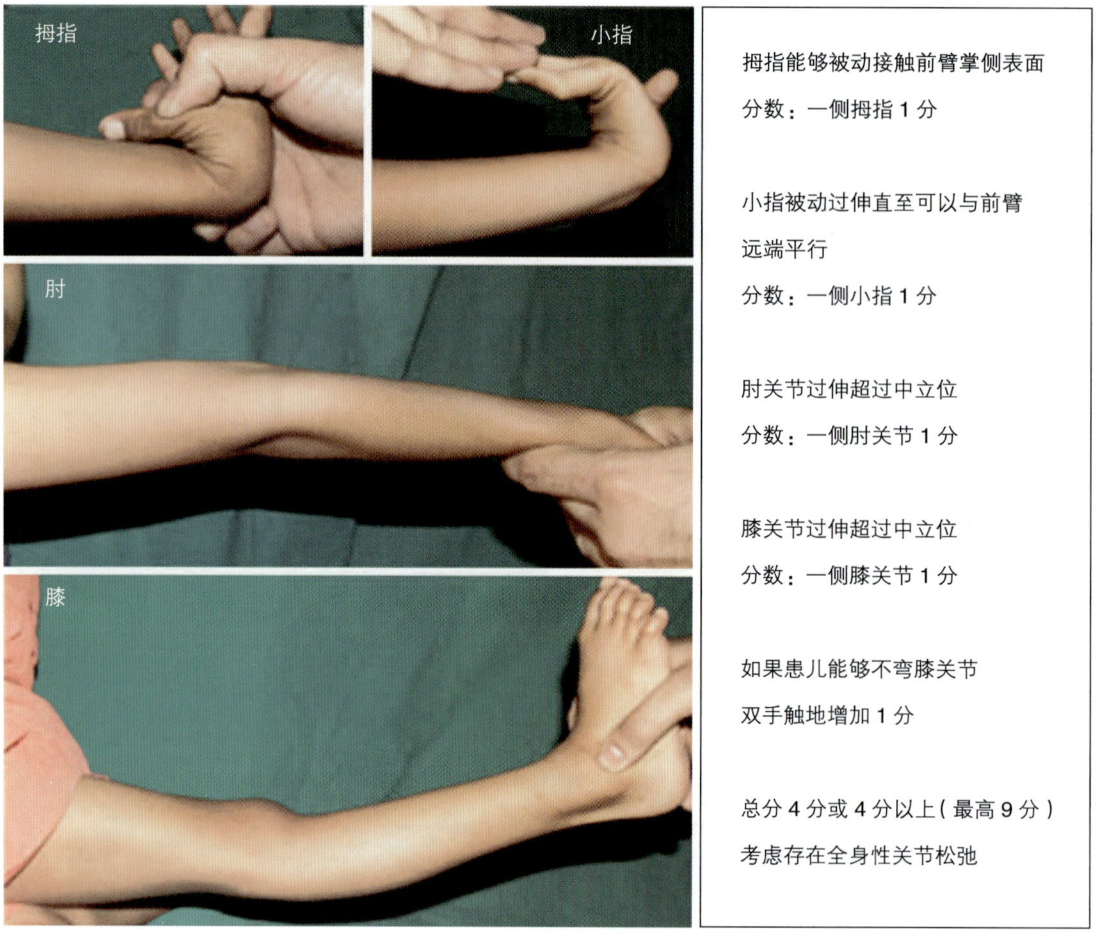


图 38.9　Beighton 评分

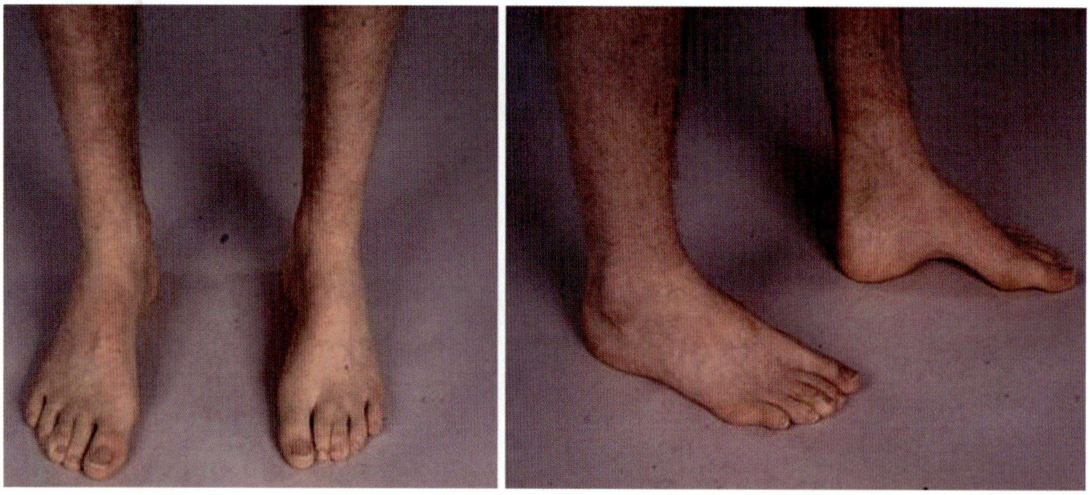

图 38.10　轻度 HMSN 患儿高弓足，无爪形足趾

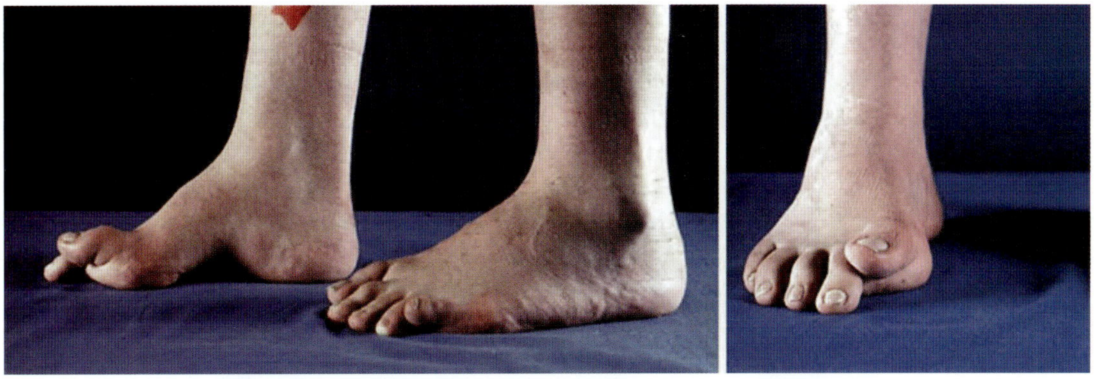

**图 38.11**　右侧高弓足：踇趾固定位

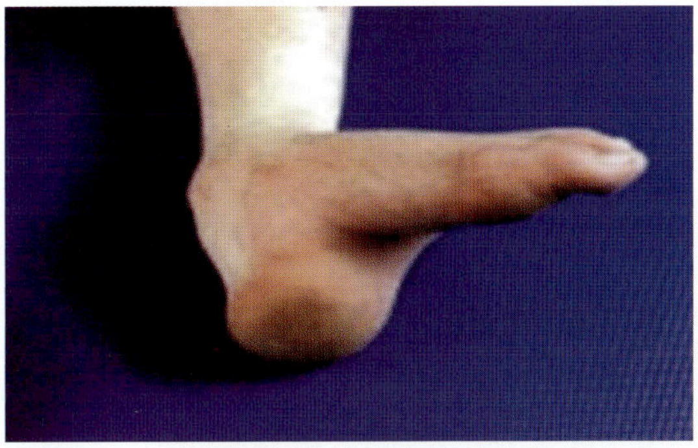

**图 38.12**　脊柱裂患者仰趾弓形足

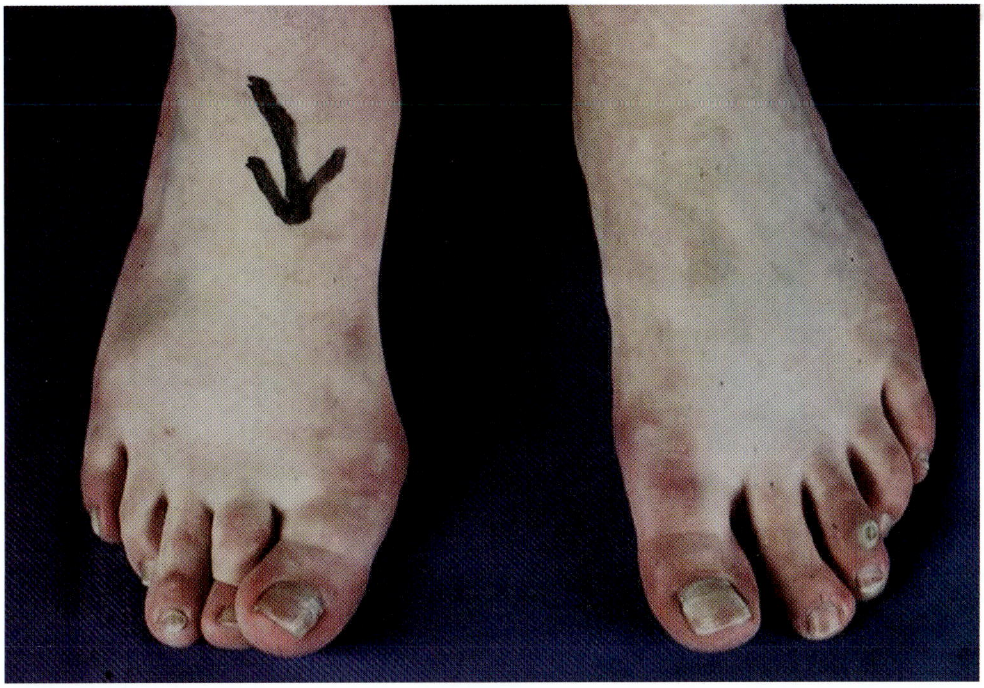

**图 38.13**　双侧脑瘫导致的青少年踇囊炎。患者后足外翻

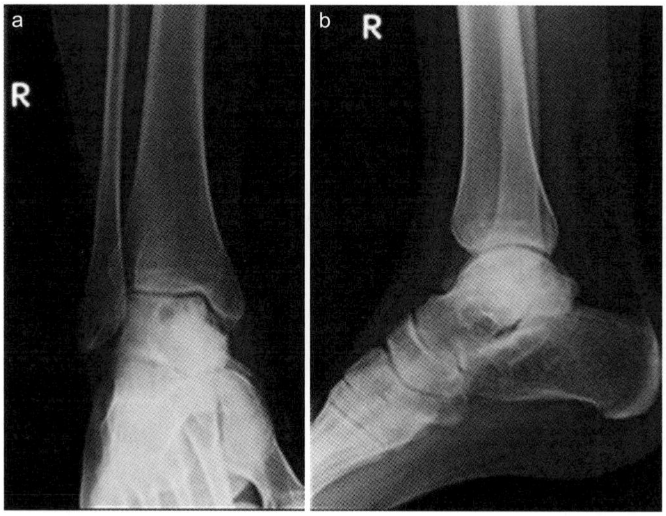


**图 38.14** 16 岁女性患者，距骨成软骨细胞瘤

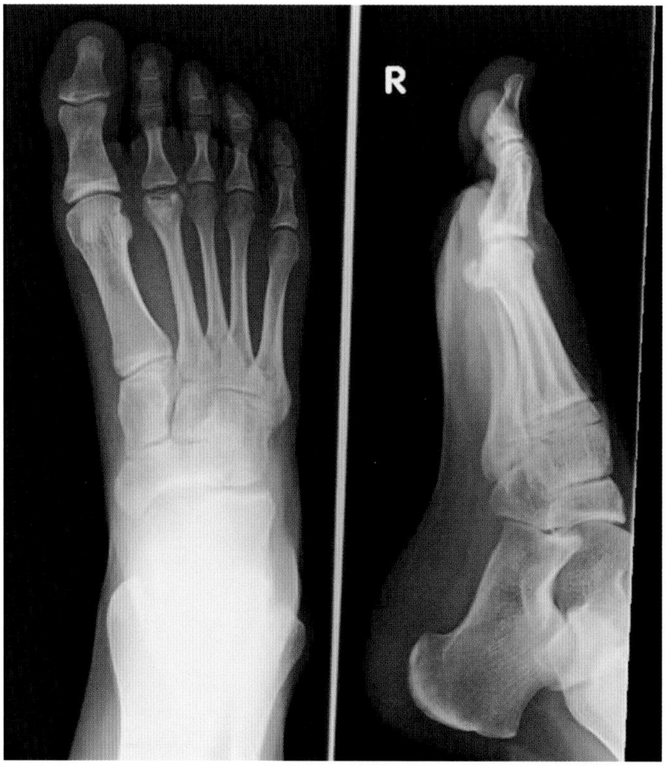


**图 38.15** Freiberg 缺血坏死：青少年第 2 跖骨头缺血性坏死

## 38.6 建立诊断

表 38.2 详述了青少年足部疼痛建立诊断的流程。创伤与发热导致的足部疼痛除外。

表 38.2　青少年足部疼痛诊断流程

| | | | | |
|---|---|---|---|---|
| **病史** | | | | |
| 疼痛与穿鞋有关 | 疼痛与穿鞋无关 | 疼痛与穿鞋无关 | 疼痛与穿鞋无关 | 疼痛有可能与穿鞋有关（穿高跟鞋疼痛） |
| 疼痛与足部运动无关 | 在上下坡行走时疼痛加重 | 在不平的路面行走时疼痛加重 | 在不平的路面行走时可能疼痛加重 | 疼痛与行走路面是否平整或者上下坡无关 |
| 疼痛部位：<br>在畸形足趾或骨突处 | 疼痛部位：<br>踝关节与后足 | 疼痛部位：<br>后足 | 疼痛部位：<br>中足 | 疼痛部位：<br>前足 |
| **体格检查** | | | | |
| 疼痛部位有骨突 | 疼痛部位无骨突 | 疼痛部位无骨突 | 疼痛部位无骨突 | 疼痛部位无骨突 |
| 中部足弓正常 | 中部足弓正常 | 中部足弓减小 | 中部足弓减小或正常 | 中部足弓正常或增加 |
| 足部畸形：足趾存在畸形 | 足部畸形：无畸形 | 足部畸形：后足外翻 | 足部畸形：后足外翻 | 足部畸形：可能有马蹄足、高弓足、踇趾外翻或足部无畸形 |
| 足部关节被动活动正常 | 踝关节活动度减小 | 距下关节活动度减小 | 中央跗骨活动度下降（距下活动度可能减小） | 踝关节被动背伸可能减小<br>主动背伸力减弱或消失<br>第 1、2 跖趾骨间关节可能因疼痛活动度较小 |
| 步态无特征性改变 | 步态站立相无摇杆动作 | 步态站立相有摇杆动作 | 步态站立相有摇杆动作 | 如果存在马蹄足摇杆动作消失 |
| 初步诊断：<br>鞋局部挤压所致 | 初步诊断：<br>踝关节病理性异常 | 初步诊断：<br>距下关节病理性异常 | 初步诊断：<br>跗骨或中足病理性异常 | 初步诊断：<br>前足病理性异常 |
| **辅助检查** | | | | |
| 影像学检查无提示作用 | X 线平片可显示：<br>跗骨缺血坏死<br>跗骨 OCD<br>跗骨骨破坏<br>踝关节关节面狭窄 | X 线平片可显示：<br>距骨跟骨融合 | X 线平片可显示：<br>副舟骨 | X 线平片可显示：<br>Freiberg 缺血坏死<br>踇趾外翻 |
| **诊断** | | | | |
| 穿鞋压迫骨突 | 踝关节疾病：<br>跗骨缺血坏死<br>距骨 OCD<br>距骨骨破坏<br>踝关节炎 | 距下疾病：<br>跗骨融合<br>距下关节炎 | 中足疾病：<br>副舟骨<br>中部跗骨关节炎 | 前足疾病：<br>踇趾外翻<br>踇趾强直<br>Freiberg 缺血坏死<br>跖骨疼痛 |

（James Robb 著　曹　隽　冯　磊 译）

## 参考文献

Beighton P, Solomon L, Soskolne CL. Articular mobility in an African population. Ann Rheum Dis. 1973;32:413–8.

VanderHave KL, Hensinger RN, King BW. Flexible cavovarus foot in children and adolescents. Foot Ankle Clin. 2013;18:715–26.

Weiner DS, Jones K, Jonah D, Dicintio MS. Management of the rigid cavus foot in children and adolescents. Foot Ankle Clin. 2013;18:727–41.

## 深化阅读

Fixsen JA. The foot. In: d'A Benson M, Fixsen J, Macnicol MF, Parsch K, editors. Children's orthopaedics and fractures. 3rd ed. London/Dordrecht/Heidelberg/New York: Springer; 2010.

# 索　引

## H



## J



## K



## L



## M



## N



## P



## Q



## R



## S



## T



## W



## X

## Y



## Z